DAS BUCH VOM GESUNDEN LEBEN

HANS ZOTTER

DAS BUCH VOM GESUNDEN LEBEN

Die Gesundheitstabellen des Ibn Buṭlān in der
illustrierten deutschen Übertragung des Michael Herr.
Nach der bei Hans Schott erschienenen Ausgabe
Straßburg 1533

Mit 32 getreuen Farbwiedergaben aus dem
Tacuinum sanitatis Codex Vindobonensis 2396

AKADEMISCHE DRUCK- u. VERLAGSANSTALT
GRAZ – AUSTRIA

© Akademische Druck- u. Verlagsanstalt, Graz 1988
Sämtliche Rechte, auch die auszugsweise Wiedergabe einzelner Abbildungen
oder des Textes vorbehalten. Satz: Type Service GesmbH, Graz.
Gestaltung, Reproduktion und Druck: Akademische Druck- u. Verlagsanstalt, Graz/Austria

Leinenausgabe: ISBN 3-201-01433-8
Lederausgabe: ISBN 3-201-01434-6

Printed in Austria

Inhalt

Einleitung	7
Die Erstarrung eines flexiblen Systems	10
Die Druckausgaben des Tacuinum sanitatis	12
Bibliographie	16
Schachtafeln der Gesuntheyt	25
(Vorrede)	27
(Erklärung)	29
(Die Schachtafeln)	30
(Das Regelbuch)	111
Die Übertragung der Schachtafeln und des Regelbuches in den heutigen Sprachgebrauch	155
(Vorrede)	156
(Erklärung)	157
(Die Schachtafeln)	158
(Das Regelbuch)	238
(Anmerkungen zum Regelbuch)	269
Tafelverzeichnis	270
Konkordanz der Handschriften	271
Erläuterungen zu den Farbtafeln	276
Register	277
Verzeichnis der Grundqualitäten	294
Was die Speisen erzeugen	295

> Severin sah meinen Meister überrascht von der Seite an.
> „Interessierst du dich für die Kräuterkunde?"
> „Ein ganz klein wenig" antwortete William bescheiden.
> „Ich blätterte einmal vor Jahren
> im Theatrum sanitatis von Ububchasim de Baldach..."
> „Abul Asan al Muchtar ibn Botlan."
> „Oder Ellukasim Elimittar, wie du willst.
> Ob es hier wohl eine Kopie davon gibt?"
> „Mehrere, sehr schöne mit kunstvoll gemalten Bildern."
>
> Umberto Eco: Der Name der Rose.

EINLEITUNG

Der syrische Emir Usāma ben Mungid (1095–1188) überliefert in seiner Autobiographie einige Anekdoten über den berühmten Gelehrten Ibn-Buṭlān, der der Leibarzt seines Urgroßvaters Abu'l-Mutawwadj Mugallad ibn Naṣr war. Über einen Zeitraum von mehr als hundert Jahren wurden diese Geschichten in der Familie der Mungiden weitererzählt, Berichte von gelungenen Heilungen, dem hohen medizinischen Ethos Ibn-Buṭlāns, über seinen Scharfsinn und seine Frömmigkeit. Als etwa Usāmas Großvater im Kindesalter plötzlich an einem Ausschlag erkrankte, befürchtete man das Schlimmste, nämlich Lepra. Der Urgroßvater war bereit, horrende Summen für die Heilung seines Sohnes auszugeben, doch Ibn-Buṭlān wies das Geld zurück. Der Ausschlag sei ein vorübergehendes Phänomen, diagnostizierte der Arzt, das keiner weiteren Therapie bedürfe. Tatsächlich verschwand der Ausschlag mit der Zeit von selbst.

Bezeichnend ist auch die Geschichte von dem Patienten, der seine Stimme verloren hatte und nur unter Schmerzen flüstern konnte. Auf Befragen stellte sich heraus, daß der Mann von Berufs wegen Getreide siebte. Der dabei entstehende Staub hatte seinen Schlund verlegt. Ibn-Buṭlān verschrieb ihm Essig, und tatsächlich lösten sich nach dem Trinken die Verunreinigungen und der Patient gewann seine Stimme wieder.

Ibn-Buṭlāns sparsamer Umgang mit den Mitteln seiner Klientel wird noch in einer weiteren Geschichte belegt. Eine reiche Dame aus Aleppo litt an einem starken Kältegefühl des Kopfes. Der Arzt wies sie an, eine große Menge Kampfer zu besorgen und diesen auf den Kopf zu binden. Die Kur verlief erfolgreich. Da Ibn-Buṭlān der Dame empfohlen hatte, den Kampfer nur zu mieten, konnte sie ihn nach der Therapie wieder zurückgeben.

Trotz seines Ruhmes weist der große Arzt bescheiden immer wieder auf die Beschränktheit der medizinischen Kunst hin – nur die Hilfe Gottes kann tatsächlich die Heilung bewirken. Stärker noch als in Usāmas Anekdoten zeigt sich Ibn-Buṭlāns Persönlichkeit in seinem Werk Da'wat al-atibba' (Die Ärzteparty). Dieses Buch ist eine geistreiche Skizze über Quacksalber, über ihre Unwissenheit und Arroganz; hier äußert er sich direkt zu vielen Fragen des ärztlichen Selbstverständnisses. Seine offenen und klarsichtigen Bemerkungen lassen eine sympathische und anziehende Person vor unserem geistigen Auge entstehen. Großen Wert legt er zum Beispiel auf das Studium der Werke der antiken Ärzte, eines Hippokrates oder Galen. Er geißelt die ignorante Haltung derjenigen, die die Bedeutung dieser Schriften in Frage stellen. Dabei ist Ibn-Buṭlān alles andere als autoritätsgläubig, stellt er doch ganz trocken fest, daß man sich nicht deshalb auf die Medizin verlassen könne, weil durch sie einige Kranke geheilt wurden. Er ironisiert auch die Haltung religiöser Dogmatiker, die medizinisches Wissen über Offenbarungen und Traumgesichte erlangen wollen. Dabei spielt sicher der Umstand eine Rolle, daß er sich zum Christentum bekannte und deshalb der islamischen Theologie distanziert gegenüberstand.

Wenn er sich an anderer Stelle äußert, der Mensch lebe nicht von Brot allein, sondern auch von einem guten Wort, so wandelt er dabei ein bekanntes Bibelzitat ab. Die Hervorhebung der Rolle der menschlichen Beziehungen ist Ibn-Buṭlāns Zutat.

Das Taqwīm aṣ-ṣiḥḥa wird immer als sein Hauptwerk bezeichnet, wenn sich diese Aussage auch eher auf die langwährende Rezeption des Werkes in Europa bezieht als auf Ibn-Buṭlāns Anteil an dieser Kompilation. Wie er selbst im Vorwort feststellt, handelt es sich um eine übersichtliche Zusammenstellung der Aussagen verschiedenster Autoren, oft auch widersprüchlicher Zitate diverser Kapazitäten, speziell bei der Angabe der Grundqualitäten. In den arabischen und in den bildlosen lateinischen Handschriften scheint die Kennzeichnung der Zitate noch einigermaßen konsequent durchgeführt worden zu sein, aber mit der Zeit hielt man das Mitschleppen dieser Information zunehmend für entbehrlich. Das um so mehr, als sich mancher Fehler eingeschlichen hatte und viele Namen den Schreibern nichts mehr bedeuteten. In den bebilderten Tacuinum-Handschriften findet sich kein Hinweis mehr auf die Quellen, und damit ist der Charakter der Handschrift als Zitatensammlung auch verlorengegangen.

Im Vorwort zum Taqwīm as-ṣiḥḥa blitzt auch noch etwas von Ibn-Buṭlāns Kritik an der medizinischen Gelehrsamkeit um ihrer selbst willen auf. In seinen Tabellen möchte er die Quintessenz des medizinischen Wissens seiner Zeit darbieten und nicht das gelehrte Gerede darum herum. Denn die Menschen interessierten sich eben nur für das, was unmittelbaren Nutzen bringe und nicht für Experimente und Definitionen. Seine Absicht ist, die Erkenntnisse der Experten zu systematisieren und zu harmonisieren, um auch dem Laien den Zugriff auf das ärztliche Wissen zu ermöglichen. Das erscheint ihm um so wichtiger, als sein Thema ja nicht die Behandlung akuter Erkrankungen ist, sondern die Herstellung und Erhaltung der Gesundheit durch eine überlegte und wohlabgewogene Lebensführung.

Über Ibn-Buṭlāns Leben ist nicht allzuviel bekannt, und über das wenige ist schon mehrfach geschrieben worden. Sein Geburtsdatum ist unbekannt; wir hören, daß er Schüler des Philosophen und Arztes Ibn al-Ṭagib war. 1049 verließ Ibn-Buṭlān seine Heimatstadt Bagdad, um sich bis zu seinem Tode abwechselnd in Kairo, Konstantinopel, Aleppo und Antiochia aufzuhalten. (Usāmas Erinnerungen beziehen sich auf die Zeit in Aleppo.) Sein umfangreiches schriftliches Werk – die Encyclopedia of Islam verzeichnet acht Titel – ist in Europa mit Ausnahme des Taqwīm as-ṣiḥḥa nicht weiter bekannt geworden. Sein Leben beschloß Ibn-Buṭlān in einem Kloster in Antiochia im Jahre 1066. Das Taqwīm as-ṣiḥḥa wurde wohl am Hofe König Manfreds von Sizilien (1254–66) ins Lateinische übertragen. Von nun an lief der Text unter der Bezeichnung Tacuinum sanitatis oder auch Theatrum sanitatis. Schipperges[1] bezeichnet in seinem Buch über die Assimilation der arabischen Medizin durch das lateinische Mittelalter ohne weiteren Kommentar Farağ ben Sālim, einen Juden aus Girgenti als Übersetzer, der allerdings erst unter Karl von Anjou tätig war. Auch Gerard von Cremona, die führende Kraft der toledanischen Übersetzerschule (†1187), wird in der älteren Literatur als Übersetzer genannt. Die lateinische Version fand in ganz Europa Verbreitung; Wickersheimer zählt 17 erhaltene Kodizes auf. Daneben trat, wohl seit dem 14. Jahrhundert, eine Bildfassung des Textes auf. Einerseits erfuhr dadurch das Tacuinum eine ungemein reizvolle Erweiterung, da die Illustrationen nicht nur die angeführten Objekte, sondern auch zahlreiche Genreszenen aus dem spätmittelalterlichen Leben boten, die eine reiche, noch lange nicht ausgeschöpfte kulturgeschichtliche Quelle darstellen.[2] Andererseits wurde dieser Bilderschmuck teuer erkauft, da rund zwei Drittel des Textes verlorengingen. Nur der Inhalt der eigentlichen Tabellen blieb gewissermaßen als Bildlegende erhalten, die frühere übersichtliche und konzentrierte Anordnung ging verloren. Auch die umfangreichste Bilderhandschrift (Cod.Vindob. 2396) bietet nur einen Bruchteil des ursprünglichen Textes.

Im Vorwort der Faksimileausgabe der genannten Handschrift artikuliert Joachim Rössl seine Betroffenheit über das Fehlen einer kritischen Textausgabe des Tacuinums. Auch die den diversen Faksimileausgaben beigegebenen Transkriptionen könnten dafür kein Ersatz sein.[3] Rössl dachte dabei offenbar nur an die lateinische Tradition, wobei aber schon nach kurzer Lektüre klar wird, daß der kritischen Textausgabe der lateinischen Überlieferung eine solche der arabischen Urfassung vorausgehen müßte. Viel zu vieles ist dem lateinischen Übersetzer und den späteren Kopisten unklar geblieben, viele Bezeichnungen und Wendungen blieben unübersetzt und unverstanden stehen. Solche Passagen wurden beim Abschreiben immer weiter verschlechtert oder vom Kopisten, auf der Suche nach der Plausibilität, umgedeutet.[4] Dieses Schicksal teilten auch Michael Herr, der erste deutsche Übersetzer, wie auch die Übersetzer der modernen Faksimileausgaben – und schließlich auch der Verfasser dieser Zeilen. Ein gesicherter Text wird nur herzustellen sein, wenn die ganze Überlieferung, die arabische wie die lateinische, berücksichtigt wird. Möglicherweise wird es gar notwendig sein, noch weiter zurückzugreifen, da der arabische Urtext offenbar in größerem Umfang persische Fachtermini beinhaltet, vereinzelt auch Begriffe aus der indischen Medizin.[5] Schließlich wird das Aufsuchen der Zitate der antiken und arabischen Autoritäten unabdingbar sein, aus denen das Taqwīm zusammengesetzt wurde.

---

[1] Schipperges, S. 169.
[2] Hübsch ist z. B. die versteckte Bosheit des Malers in dem Cod.Vind. 2644, der als Käufer von Hirn ausgerechnet zwei Laureati, mit Lorbeer bekränzte Gelehrte, auftreten läßt. Daß der Genuß von Hirn die eigene Gehirnsubstanz vermehrt, war dem Maler bekannt, auch wenn die betreffende Textstelle unter den Tisch fiel.
[3] Diese Aussage gilt natürlich auch für die vorliegende Übertragung.
[4] „Europäische" Einfügungen sind etwa bei dem Abschnitt „Erzählungen" die Erwähnung von Tristan und Isolde beziehungsweise Paris und Helena. Daß die beste Silberglätte aus Böhmen käme, ist unverkennbar Herrs Beitrag.
[5] Diese unübersetzt stehengebliebenen und in der Folge stark verballhornten arabischen Termini erschweren das Verständnis nicht unerheblich. Der Verfasser ist Herrn Dr. Naṣr Abdalla zu großem Dank verpflichtet. Er verglich stichprobenartig drei arabische Handschriften mit dem Tacuinumdruck 1533. Dank seiner Sprachkenntnisse und seiner botanischen Kompetenz konnte er manche Unklarheit auflösen, wenn auch noch vieles einer gründlichen Bearbeitung harrt.

Die abendländische Rezeption ist gekennzeichnet durch Informationsverluste und Verständnisdefizite. Ibn-Butlāns Text umfaßte neben den vierzig Tabellen (zu je sieben Abschnitten) umfangreiche Kommentare zu den einzelnen Objekten, die sogenannten „Opiniones", die jeweils auf den den Tabellen gegenüberliegenden Blättern untergebracht wurden. Diese Kommentare gehen aber oft über die in den Tabellen aufscheinenden Objekte hinaus. Weitere Pflanzen, Speisen und Präparate werden abgehandelt, oft führt der Kommentar auf ein ganz anderes Gebiet und ignoriert das ursprüngliche Objekt. So sind die über die Zahl von 280 Objekten hinausgehenden Abschnitte der Wiener Handschrift 2396 Übernahmen aus den „Opiniones". Daneben findet sich, in den arabischen und lateinischen Kodizes entweder an den unteren und oberen Rändern der Blätter eingetragen oder auch in den Textablauf eingeschoben (im Erstdruck 1531 als eigener Textteil vor den Tafeln), eine allgemeine Einführung zu den behandelten Objektgruppen. Diese Einführungen („Canones") behandeln die verschiedenen Zubereitungen von Speisen, ihren Nutzen und Schaden, ihren Ausgleich etc. Dann kommen Abhandlungen über Früchte, Getreide und Samen, über Gemüse, Brotsorten, Gewürze, saure Zutaten, über Fleischgerichte, über das Amt des Koches, über die Verdauung, Zahnpflege, Wassersorten, Weine, Parfume, Nachtische, Musik, Schlaf, Purgiermittel, Koitus, körperliche Übungen und Ruhe, Bäder, Wohnungen und anderes mehr. Schon diese kurze Aufzählung zeigt, daß auch dieser Teil der Anordnung der Tafeln folgt, wenn auch oft zusammenfassend und übergreifend.

Schließlich tritt noch das bereits erwähnte Vorwort hinzu, das etliche wichtige Informationen enthält. Der Aufbau und die Anlage des Werkes werden erklärt, die ausgewerteten Autoren werden genannt und die für sie stehenden Siglen aufgelistet. Gerade in diesem letzten Bereich hat es schon bei der Übertragung ins Lateinische Informationsverluste gegeben.

> Medizin ist keine exakte Wissenschaft,
> sie ist die Kunst des Möglichen.
> Ibn-Butlān

DIE ERSTARRUNG EINES FLEXIBLEN SYSTEMS

Es ist hier nicht der Ort, die antike Humoralpathologie (Säftelehre) in ihrer ganzen Vielschichtigkeit und komplizierten Entwicklungsgeschichte abzuhandeln. Darüber sind zahlreiche ausführliche Arbeiten erschienen, die nicht immer zu größerer Klarheit beigetragen haben.[1] Nur einige grundsätzliche Anmerkungen, die zum Verständnis des Tacuinum sanitatis beitragen können, sollen hier gemacht werden. Ein Großteil der antiken Medizin folgte einer relativ flexiblen, erst spät systematisierten Arbeitshypothese, wonach die Physis des Menschen von der Mischung der vier Körpersäfte, dem Blut, dem Schleim, der gelben und der schwarzen Galle, bestimmt sei. Bei idealem Mischungsgleichgewicht (Eukrasie), das freilich praktisch nie eintritt, ist das Optimum an Gesundheit erreicht. Krankheiten entstünden aus dem mehr oder minder starken Mißverhältnis der Säfte. Jeder dieser Säfte weist zwei Grundqualitäten auf:

      Blut   – warm und feucht
      gelbe Galle   – warm und trocken
      schwarze Galle – kalt und trocken
      Schleim   – kalt und feucht

Diese Qualitäten sind im medizinischen Bereich aber nicht als exakte physikalische Werte aufzufassen, sondern viel stärker als Beschreibungen subjektiven Empfindens. Solcherart konnte man etwa den Lebensaltern die Grundqualitäten zuschreiben: Kinder sind warm und feucht, Jugendliche warm und trocken, Erwachsene kalt und trocken, alte Menschen kalt und feucht. Schon Galen unterschied etwa zwischen Wirkungen in actu und solchen in potentia, zwischen der Hitze des Feuers und der Hitze des Pfeffers. Doch gibt es dabei keine einheitliche Vorgangsweise, wie zum Beispiel Ibn-Butlān bei seinem Kommentar zum Essig ausführt. Nach ihrer potentiellen Wirkungsweise sind zum Beispiel alle Narkotika kalt, weil sie einschläfern, bis an die Schwelle des Todes.

Diese Hypothese wurde in der Antike immer weiter ausgebaut und durch andere Viererschemata ergänzt. Schon im Corpus Hippocraticum sind die Jahreszeiten und die menschlichen Hauptorgane in das Schema eingearbeitet. Dennoch bietet erst Galen im zweiten nachchristlichen Jahrhundert so etwas wie ein komplettes System. Zudem muß darauf hingewiesen werden, daß keineswegs die gesamte antike Medizin die Säftelehre als verbindlich ansah. Bedeutende Ärzteschulen folgten anderen Hypothesen. Schließlich war das System der Humoralpathologie keinesfalls bis in die letzte Konsequenz ausgearbeitet – man war sich verschiedener Widersprüche und Unvollkommenheiten durchaus bewußt. Dem Streben nach einer verbindlichen patho-physiologischen Grundlage stand der Wirklichkeitssinn der griechischen Ärzte gegenüber. Die empirischen Erkenntnisse hatten gegenüber dem Schema stets den Vorzug – auch bei Ibn-Butlāns Tacuinum ist diese Haltung bisweilen noch zu spüren. So stehen in den Tabellen unterschiedliche Aussagen über die Grundqualitäten nebeneinander, eben als verschiedene mögliche Hypothesen, unter denen man wählen konnte.

Die Spätantike und das Mittelalter brachten eine immer weiter gehende Komplettierung der Viererschemata. Bei Galen (und in den Pseudogalenischen Schriften) erscheinen zusätzlich die Korrelierungen zu den vier Elementen, bestimmten Fiebertypen, den Farben, Geschmacksrichtungen, den Temperamenten. Noch heute spricht man von Sanguinikern (Blutreichen), Cholerikern (Galligen), Melancholikern (Schwarzgalligen) und Phlegmatikern (Schleimigen). In der vollen Ausformung ist diese Temperamentlehre eine Entwicklung des Mittelalters, ebenso die Zuordnung astrologischer Prinzipien. Die flexible Hypothese der Antike erstarrte im Mittelalter zusehends zu einem wirklichkeitsfernen Schematismus. Immer weitere Bereiche wurden in das Schema einbezogen, auch die Philosophie, die bildende Kunst und die Musik. Alle Konsequenzen, die in dem System latent vorhanden waren, wurden naiv und bedenkenlos gezogen, ohne die Wirklichkeit als Korrektiv zuzulassen.

Für das Verständnis des Tacuinums ist es auch nötig, das Wesen der Gradeinteilung zu kennen. Diese geht auf Galen zurück und kann nach der Wirkung beziehungsweise nach bestimmten Mischungsverhältnissen definiert werden:

---

1 Die beste Arbeit zu diesem Thema stammt von Erich Schöner: Das Viererschema in der antiken Humoralpathologie. Dort finden sich auch Hinweise auf die ältere Literatur. Die folgenden Ausführungen sind zum großen Teil dieser Abhandlung entnommen.

1. Grad : unmerklich
2. Grad : merklich
3. Grad : heftig
4. Grad : sehr heftig (bis zur Zerstörung)

Auch die Gradeinteilung wurde im Mittelalter weiter verfeinert, besonders der arabische Arzt Al-Kindi tat sich dabei hervor. Er ließ bei den Graden nur geometrische Verhältnisse zu, etwa in der Art, daß jeder Grad die Verdoppelung der Wirksamkeit des vorangehenden bedeutet. Diese Einteilung blieb nicht unwidersprochen; der bedeutende Gelehrte Averroës kritisierte sie nachdrücklich.

Auch alle Krankheiten waren in das Viererschema eingeordnet. So konnte man durch die Berechnung der Grundqualitäten und der Grade das jeweils passende Gegenmittel finden. So nennt Ibn-Butlān zu jedem seiner Objekte die entsprechenden Gegenmittel, die jeweils die entgegengesetzten Eigenschaften haben. Jedes der Objekte ist jeweils für Menschen mit entgegengesetzten Qualitäten (hier Komplexion bezeichnet) besonders geeignet; das gleiche gilt für die Altersstufen, Jahreszeiten und Landschaften. Auch die verschiedenen Geschmacksrichtungen, ein Aspekt, der bei Lebensmitteln naturgemäß im Vordergrund steht, sind mit den Grundqualitäten korreliert:

süß   : warm und feucht
bitter   : warm und trocken
scharf (sauer) : kalt und trocken
salzig   : kalt und feucht

Der Geschmack gibt auch einen Hinweis auf die Auswirkungen des betreffenden Lebensmittels auf die Verdauung: Saures beziehungsweise Scharfes wirkt verdauungsverbessernd, herbe beziehungsweise bittere Stoffe wirken stopfend.

Dadurch entsteht häufig eine Vieldeutigkeit der Aussage, wenn z. B. der physischen Komplexion eine psychische zugeordnet wird. Diese latenten Aspekte sind in der Übertragung nicht immer ansprechbar – man muß sich bei den einzelnen Aussagen die systemimmanenten Weiterungen dazudenken. Nach diesen Theorien ist es durchaus möglich, ein Objekt, ein Medikament, durch ein anderes zu ersetzen, das die gleiche Komplexion hat. In umfangreichen Verzeichnissen mit dem Titel „Quid pro quo" sind solche Austauschstoffe aufgelistet.

Als letztes soll auf die Mittel mit spezifischer Wirkung hingewiesen werden, die ebenfalls von Galen in das System eingebracht wurden. Ihre Wirkung beruht auf den in der gesamten Substanz vorhandenen Qualitäten. Hierher gehören austrocknende Mittel, Emetika (Brechmittel), Laxantia (Abführmittel), Gifte und Gegengifte.

DIE DRUCKAUSGABEN DES TACUINUM SANITATIS

Wie Johannes Schott (1500–48), der gebildete und erfolgreiche Verleger in Straßburg, auf die Idee verfiel, Ibn-Buṭlāns Tacuinum im Druck herauszugeben, ist nicht bekannt. Das kurze Vorwort des Verlegers gibt dazu keinen Aufschluß. Daß Otto Brunfels, der hochgelehrte Hausautor, die treibende Kraft hinter diesem Unternehmen war, kann nur vermutet werden. Ein Jahr zuvor allerdings hatte er noch keine rechte Vorstellung von diesem Text. In seinem 1530 bei Schott erschienenen „Catalogus illustrium medicorum" fehlt der Name Ibn-Buṭlāns alias Eluchasem Elimitar. Dafür erscheint ein merkwürdiger Autor namens Tacuinus. Brunfels schreibt: De Tacuino nihil habeo quod proferam, nisi quod hunc propediem ad nos dabit antiquitatis et veterum medicorum studiosissimus D. Theobaldus Fettichius, Vangionum medicus. Scripsit autem tabulas medicinales, de curationibus morborum et de febribus, quas et ipsas quoque donaturi sumus. (Über Tacuinus weiß ich nichts vorzubringen, außer dem, was uns der in der Medizin der Alten am besten bewanderte Theobald Fettich, Arzt in Worms, demnächst bieten wird. Er schrieb auch medizinische Tafeln, über die Heilung von Krankheiten und Fiebern, welche wir auch herausgeben wollen.) Wiewohl klar sein dürfte, daß von Ibn-Buṭlāns (oder Ibn-Jozlahs) Werk die Rede ist, muß doch offenbleiben, wie der zweite Satz Brunfels' zu deuten ist. Es ist nicht auszuschließen, daß er und Fettich die Ausgabe planten. Dieser Theobald Fettich, dem Brunfels auch seinen Ärztekatalog gewidmet hatte, brachte jedenfalls 1531 in Frankfurt ein kleines Büchlein „Ordnung und Regiment, sich vor der überscharpffen und gifftigen Krankheit der Pestilentz zu enthalten..." heraus, das aber keinesfalls als medizinisches Tafelwerk bezeichnet werden könnte. Ein paar Jahre später weiß Brunfels besser Bescheid. In seinem Ονομαστικον, 1534 bei Schott erschienen, schreibt er unter dem entsprechenden Lemma: Tacuinos appelant, ni fallor, Italico idiomate, tabellas, sive tessulas. Redegit in huiusmodi Tacuinos fere totam medicinam Eluchasem, et Buhahylyha Arabes. (Tacuinos sind, wenn ich nicht irre, in der italienischen Sprache Tabellen oder kleine Täfelchen; nach diesem Schema stellten die Araber Ibn-Buṭlān und Ibn-Jozlah fast die ganze Medizin dar.) Doch damals waren sowohl die lateinische wie die deutsche Ausgabe bereits erschienen.

Jedenfalls lag die Publikation des Tacuinums in der Luft.[1] Schott hatte sich gegen Ende der Zwanziger Jahre verstärkt auf medizinisch-pharmazeutisch-botanische Publikationen verlegt. Neben der Kleinen Wundarznei des Lanfrancus (1528) brachte er 1529 einen lateinischen Dioskurides heraus, im selben Jahr die medizinischen Briefe des Johannes Manardus, 1530 den schon erwähnten Ärztekatalog und den ersten Band von Brunfels' bedeutendstem Werk, seinem Kräuterbuch. Auch in den folgenden Jahren blieb Schott dieser Verlagslinie treu. Neben den beiden anderen Bänden des Kräuterbuches, das in mehreren Auflagen erschien, brachte er Sammelbände mit Schriften von Abu'l-Qāsim, der heiligen Hildegard, des Oribasius, des Aeskulap und anderer heraus.

Auch die übrigen Straßburger Verleger beackerten das Feld der medizinischen Literatur. Brunfels brachte 1531 bei Georg Ulricher (1529–36) seine Sammelausgabe arabischer Ärzte (Serapion, Rhazes, Averroës u. a.) heraus, die viele Berührungspunkte mit dem Tacuinum hat. Der unermüdliche Brunfels schaffte im selben Jahr noch eine Ausgabe der Werke des Paulus Aegineta bei Ulricher. Auch der Verleger Jakob Cammerlander (1531–48) schloß sich dem Boom der Ausgaben arabischer Ärzte mit einem Druck des Johannitius an.

Dennoch hielt es Schott für ratsam, Ibn-Buṭlāns Tabellen nicht allein, sondern zusammen mit zwei anderen Stücken herauszubringen. So schließen an das Tacuinum die Schrift „De virtutibus medicinarum et ciborum) des Albegnefit (= 'Abd al-Rahmān ibn Muhammad) und der Traktat „De rerum gradibus des Jacobus Alkindus (= Abū Ya'qūb ben Ishāq al-Kindi) an. Beide Texte passen ausgezeichnet zu den Schachtafeln. Die dem Druck der Tabellen zugrundeliegende Handschrift scheint von guter Textqualität gewesen zu sein (wenn auch der Herausgeber zahlreiche Lesevarianten anbietet) und im großen und ganzen dem arabischen Original ziemlich nahezustehen. Jedenfalls liegt bei diesem Erstdruck ein wesentlich authentischerer Text vor, als ihn etwa die Bilderhandschriften bieten können.

---

[1] Das Phänomen, daß die antike griechische Medizinwissenschaft in erster Linie durch die Vermittlung der arabischen Übersetzer, deren Arbeiten dann wieder ins Lateinische übertragen wurden, dem europäischen Mittelalter bekannt wurde, nennt man Arabismus. Gerade die Humanisten, die diese ersten Druckausgaben der arabischen Autoren betreuten, bemerkten, daß es besser wäre, direkt aus den antiken Quellen zu schöpfen und so die „Verschlechterung" durch die Araber zu vermeiden. Sie übersahen dabei, wie umfangreich der arabische Beitrag zum antiken Wissensstand war und wieviel die europäischen Ärzte den arabischen Forschern verdankten. Diese Erstdrucke arabischer Medizin in lateinischem Gewande waren die letzte Blüte des Arabismus und zugleich Ende seines Einflusses auf Europa.

Schott sparte nicht an der Ausstattung; die Schachtafeln erschienen im Rotdruck, und auch die Marginalien und Rubriken der Opinionesseiten zeigen die rote Farbe. Der auffallendste Schmuck sind aber die Holzschnittillustrationen. Jeweils auf dem unteren Rande der Kommentarseite sind die sieben eben besprochenen Objekte abgebildet. Man hat diese Holzschnitte einhellig dem Künstler Hans Weiditz zugesprochen. Er war für Schott mehrfach als Illustrator tätig, seine bedeutendste Leistung waren die Pflanzenbilder zu Brunfels' Kräuterbuch. Auch hier ergeben sich wieder Berührungspunkte mit dem großen Gelehrten; so ist zum Beispiel die auffallende Holzschnittinitiale „P" mit der Darstellung Lots mit seinen Töchtern sowohl in Brunfels' Ärztekatalog, im Kräuterbuch und im Tacuinum zu finden.

Hans Weiditz (Wydytz) wurde vor 1500 geboren und arbeitete etwa bis 1536. Von der älteren kunsthistorischen Literatur wird er auch mit dem Petrarca-Meister identifiziert, eine Meinung, die trotz anderslautender Ansichten bis in die Gegenwart nachdrücklich vertreten wird. Jedenfalls sind die Holzschnittillustrationen im Tacuinum von hoher Qualität; die Fülle realienkundlicher Informationen, die sie bieten, brachte es mit sich, daß sie häufig in einschlägigen Publikationen reproduziert wurden, oft ohne Herkunftsbenennung. Besonderen Reiz strahlen die genrehaften Darstellungen auf den Tafeln 31–40 aus, aber auch die Abbildungen von Küchengerät[2] und Gegenständen des alltäglichen Gebrauchs verraten den sicheren Blick des Künstlers. Es waren wohl gerade diese genau gesehenen Details und die miniaturartigen Alltagsszenen, die eine gedankliche Verbindung zu den Darstellungen des Petrarca-Meisters nahelegten.

Ganz offensichtlich wollte Schott an den Erfolg des Tacuinums anschließen, als er 1532 das Tacuinum aegritudinum (Schachtafeln der Krankheiten) auf den Markt brachte. Diese Schrift des arabischen Arztes Yahya' ibn-'Isā ibn-Jozlah, genannt al-Bagdhādi (verballhornt zu Buhahylyha Byngezla) zeigt auf 44 Tafeln die gleiche Anordnung wie die Schachtafeln Ibn-Buṭlāns. Ibn-Jozlah (†1100) war christlicher Herkunft, trat dann zum Islam über, war der Sekretär des Kadi von Bagdad und trieb in seinen Mußestunden Medizin. Seine Krankheitstabellen (Taqwīm al-abdān fi tadbīr al-insān) verfaßte er nach dem Vorbild der arabischen Sterntafeln. Die Nachfrage auch nach diesem Werk scheint erfreulich gewesen zu sein, jedenfalls beschloß Schott für 1533 eine gemeinsame deutsche Ausgabe beider Tabellenwerke.

Die beiden kurzen Traktate von 'Abd al-Rahmān und al-Kindī blieben weg, dafür wurden die beiden Tafelwerke gewissermaßen ineinander gearbeitet. Zuerst kamen die Tabellen Ibn-Buṭlāns, dann die Ibn-Jozlahs. Nach einem ganzseitigen allegorischen Holzschnitt folgten die „Canones" Ibn-Buṭlāns, dann die Ibn-Jozlahs. Das ganze wird von einem beide Teile umfassenden Register und der Schlußrede des deutschen Übersetzers, Michael Herr, beschlossen.

Dieser Michael Herr scheint eine recht interessante Persönlichkeit gewesen zu sein. Er wurde gegen Ende des 15. Jahrhunderts in Speyer geboren, immatrikulierte 1508 in Heidelberg und wurde 1510 Baccalaureus artium. Er trat in die Straßburger Karthause ein und schloß daselbst Freundschaft mit Otto Brunfels. Als sich in Straßburg die Reformation durchsetzte, verließ er das Kloster. Dank der finanziellen Unterstützung des Magistrates konnte er in Montpellier Medizin studieren (1527), kehrte aber schon bald wieder zurück, erwarb das Bürgerrecht und heiratete die Witwe Elisabeth Hügin (1528). 1534 wurde er Arzt des Bürgerspitals; auch beteiligte er sich an den Arbeiten zur Herstellung einer neuen Münsteruhr. Nach 1551 ist er verstorben.

Als Schriftsteller ist Herr in erster Linie als Übersetzer und Herausgeber tätig gewesen. Schon 1515 erschien ein von ihm übersetztes Werk, nämlich die Reisebeschreibung des Ludovico Bartema (Ludowico Vartoman) aus Bologna. Dieser Bericht einer Reise nach Ägypten, Syrien, Arabien, Persien, Indien und Äthiopien war ein richtiger Bestseller; im 16. Jahrhundert gab es sechs deutsche und zehn Auflagen in anderen Sprachen. Die erste deutsche Auflage erschien allerdings in Augsburg und nicht an Herrs späterer Wirkungsstätte Straßburg.

Dann hören wir 16 Jahre nichts mehr von ihm. 1531 erschien ein astrologisch-medizinisches Werk des Georg Tanstetter in Straßburg bei Ulricher. Die Widmung, die Otto Brunfels verfaßte, ist an Michael Herr gerichtet. Mit der Arbeit an den beiden Tacuinum-Übersetzungen tritt Herr wieder stärker in den Vordergrund. Schon 1534 bringt Ulricher Herrs Übersetzung von Grynaeus Buch „Novus orbis regionum ac insularum veteribus incognitarum" heraus, das kurz zuvor in Basel (1532) erschienen war. In dieser Arbeit kann man einen thematischen Anschluß an Herrs erste Übertragung

---

2 Man ist an die Küchengerätdarstellungen im Straßburger Hausratbuch (Grüninger, um 1514?) und an die Abbildungen im Kochbuch des Batolomeo Scappi erinnert.
3 Die Angaben stammen aus der Neuen Deutschen Biographie, Bd. 8. Den Beitrag verfaßte Ernest Wickersheimer. Der Artikel in der Allgemeinen Deutschen Biographie, Bd. 12, hat amüsanterweise aus den Schachtafeln der Gesundheit ein „Schlachtopfer der Gesundheit" gemacht.

1515 sehen. Dann wechselt Herr wieder das Thema: 1535 übersetzt er für Schott Plutarch, 1536 für den Verleger Balthasar Beck Seneca. Zwei Jahre später bringt Herr bei Wendelin Rihel die Verdeutschungen der antiken landwirtschaftlichen Schriftsteller Columella und Palladius heraus, denen er 1545 die Geoponika des Cassianus Bassus bei Beck nachfolgen läßt. Diese letzte Übersetzung erlebte in schneller Folge acht Auflagen bis 1567. Dazwischen arbeitete er auch als Herausgeber. Den dritten Band des Brunfelsischen Kräuterbuches bearbeitete er nach dem frühen Tod des Verfassers (1534). Er erschien 1536. Den Abschluß von Herrs Schaffen bildet das einzige Buch, das Herr als Verfasser produzieren sollte. Der umständliche Titel: Gründtlicher Underricht wahrhaffte und eygentliche Beschreibung, wunderbarlicher seltzamer Art, Natur, Krafft und Eygenschafft aller vierfüssigen Tier, wild und zam, so auff und in der Erden oder Wassern wonen, auch deren so under die Würm gezält werden, samt jrer (so vil müglich gwesen) gantz artlicher Contrafactur und leblicher Abmalung... hat den Verkaufserfolg offensichtlich nicht beflügelt. Herrs Tierbuch gehört zu den Rarissima in den europäischen Bibliotheken. Dennoch ist es ein amüsantes Buch, mit Herrs eigenen, mit witzigen Einfällen besäten Beobachtungen, zusammen mit Weisheiten, die er aus Aristoteles, Plinius und Solinus schöpfte. Die 64 Holzschnittillustrationen wurden in einigen anderen Tierbüchern wiederverwendet.

Die Ausstattung der deutschen Ausgabe des Tacuinums wurde von Schott nur leicht verändert. Der Rotdruck fiel weg, auch der schwierige Marginalsatz wurde aufgegeben. In der lateinischen Ausgabe hatte sich Schott noch bemüht, die Textanordnung der Handschriften nachzuahmen, nun wurden die astrologischen Opiniones in den Text eingearbeitet, die zahlreichen Zitatbelege fast gänzlich gestrichen, soweit sie nicht in den Text integriert wurden.

Die Holzschnitte von Hans Weiditz fanden wieder Verwendung, wenn auch die Qualität der Abdrucke im Verhältnis zur lateinischen Ausgabe schon deutlich schlechter ist. Dafür wurden weitere Holzschnittillustrationen eingeschoben, die in keinem inhaltlichen Zusammenhang mit dem Text stehen. Sie wurden einem älteren Druck Schotts entnommen, nämlich den Precationes biblicae des Otto Brunfels (1528). Es handelt sich um kleine Vignetten mit Tierdarstellungen (Steinböcke, Bären, Vögel), spielenden Kindern, einem als Mönch verkleideten Fuchs, der Gänsen Ablaßbriefe verkauft, Jagdszenen, Antikenstilleben und anderes mehr. Die Vignetten begleiten auch die Tafeln Ibn-Jozlahs; dort treten an die Stelle der Weiditzschen Darstellungen stereotype heraldische Motive. Besonders auffällig ist ein ganzseitiger Holzschnitt zwischen dem Tabellenteil und den Canones (siehe Seite 110). Vermutlich stammt auch diese qualitätvolle Darstellung aus einem anderen Buch – einerseits ist der inhaltliche Zusammenhang mit den medizinischen Abhandlungen ein nur ganz allgemeiner, andererseits zeigt der Abdruck schon deutliche Abnützungsspuren, die auf eine anderweitige Verwendung schließen lassen.

Vor einer weiten Landschaft sind verschiedene Menschengruppen zu sehen. Im Hintergrund reiten am Fuße eines Burgberges zwei Geharnischte mit Lanzen aufeinander los, am Meeresstrand verkauft ein Händler Ware von einem Schiff herunter, an einem Tisch sitzen wohlbeleibte Esser und Trinker, an einem anderen sitzen zwei Männer beim Würfel- und Kartenspiel, daneben sind zwei Betrunkene in Streit geraten und gehen mit Waffen aufeinander los. Im Zentrum des Holzschnittes ist ein Liebespaar zu sehen, das miteinander tändelt; im Vordergrund aber, durch die perspektivische Vergrößerung besonders hervorgehoben, liegt ein junges Paar mit verbundenen Augen auf dem Boden, Mann und Frau, von zwei höllischen Dämonen in Fesseln geschlagen. Über allem, im Geäst eines Baumes hockend, hält der Tod die Sanduhr hoch, um den Akteuren die Vergänglichkeit des menschlichen Lebens vor Augen zu führen.

Ein deutsches Gedicht stellt den Zusammenhang mit dem medizinischen Inhalt des Buches her;

>All kurtzweil/ wollust dieser welt/
>An manchem hatt gar grob gefelt.
>Das er nit wisszt bescheydenheyt/
>Und halten sich der mässigkeit/
>In essen/ trincken/ freüden spil/
>In thůn und lon recht treffens zil.
>Damit sein lebn ordenlich
>On gsuntheit/ schritt nit hindersich/
>Bekrenckt im selb leib/seel/und gůt/
>Und hett dabey kein gsunden můt.
>Darumb leer leben nach der art
>Natürlich wie ein Mensch hynfart/
>Synnrich/ vernünfftig/ adenlich/

> Wie dich diß Bůch weißt ordenlich/
> Fürschreibt der Reglen vil on zal/
> Der du dich halten solt mit wal.

Auch dieser Holzschnitt wurde Hans Weiditz zugeschrieben, wenn auch die Mitarbeit von Johann Wechtlin vermutet wurde.

Den Abschluß der deutschen Ausgabe bildet, wie schon erwähnt, das Schlußwort des Übersetzers. Herr hat ziemlich allen seinen Übertragungen ausführliche Vorbemerkungen beigegeben, in denen er seine Arbeit rechtfertigt. So auch hier. Er habe sich bereden lassen, diese Schachtafeln ins Deutsche zu übertragen, weil man aus ihnen in einem Tag mehr lernen kann, als in zwei Monaten aus dem hochberühmten Avicenna. Er lobt die übersichtliche und bündige Anordnung, die alle Aspekte der Medizin beachte (wobei er natürlich die Tabellen Ibn-Jozlahs miteinbezieht). Aber wenn er auch von den Vorzügen einer solchen Zusammenfassung ganz angetan ist, warnt er doch vor dem unvernünftigen Gebrauch der Tabellen, denn ein Medizinbuch in der Hand eines Unverständigen sei wie das scharfe Schwert in der Hand eines Kindes. Ebenso mahnt er, die Tabellen nicht nur punktuell zu benutzen, denn erst durch die Lektüre des Ganzen würde so manches klar. Er beklagt auch die mangelhafte Übersetzung aus dem Arabischen ins Lateinische, weil dabei so vieles unübersetzt stehengeblieben wäre. Das schmerzt ihn um so mehr, weil dadurch die weisen Lehren der griechischen Ärzte verdunkelt worden wären. So habe er sich sehr plagen müssen, mit vielen Vokabularien, die ihm doch keine Genüge tun konnten. Er führt es an einem konkreten Beispiel aus: elmori hätte er etwa mit „Salzwasser" übersetzt, obgleich man auch „Salzlake" darunter verstehen könne. „Solch ding würt machen/ weiß ich wol/ das die weiten platz werden haben zů tadeln/ die nichts anders in bůcheren sůchen/ dann was zů schelten sey. Der selben urtheyl acht ich glatt nichts". Diesen Kritikastern wollte er auch nicht dienen, sondern den Wohlmeinenden, die Hilfe suchen und sich schnell informieren wollen. Nicht des Ruhmes willen habe er sich dieser Arbeit unterzogen – er sei sich seiner mangelhaften Deutschkenntnisse durchaus bewußt – sondern um der Allgemeinheit zu dienen. Wenn sich jemand besser als er im Arabischen zurechtfände, so sei er für jede Besserung dankbar, denn er – so erwähnt er nebenbei – beherrsche nur Latein, Griechisch, Hebräisch und Chaldäisch. Nochmals weist er darauf hin, daß der deutsche Kanzleistil nicht seine Sache sei, er versichert „das in dißer arbeyt nit lust/ sonder nutz gesucht ist worden. Kan er es/ so mach ers besser. Des soll er uns gegen im danckbar finden".

BIBLIOGRAPHIE

AL SAMMAN, TARIF UND MAZAL, OTTO. Die arabische Welt und Europa. Handbuch und Katalog zur Ausstellung der Handschriften- und Inkunabelsammlung der österreichischen Nationalbibliothek in Wien. Graz: Akademische Druck- u. Verlagsanstalt 1988.
BAADER, GERHARD: Medizinisches Reformdenken und Arabismus im Deutschland des 16. Jahrhunderts. Wiesbaden: Steiner 1979. In: Sudhoffs Archiv. Zeitschrift für Wissenschaftsgeschichte, Bd. 63, S. 261–296.
BENZING, JOSEF: Die Buchdrucker des 16. und 17. Jahrhunderts im deutschen Sprachgebiet. Wiesbaden: Harrassowitz 1963. In: Beiträge zum Buch- und Bibliothekswesen, 12.
BROCKELMANN, CARL: Geschichte der arabischen Literatur. Leiden: Brill 1943–49.
BRUNFELS, OTTO: Catalogus illustrium medicorum, sive de primis medicinae scriptoribus. Straßburg: Schott 1530.
BRUNFELS, OTTO: Ονομαστικον medicinae. Straßburg: Schott 1534.
DEREMBOURG, HARTWIG: Ousama ibn Mounkidh. Un emir syrien au premier siècle des croisades (1095–1188). Paris: Leroux 1889. In: Publications de l'Ecole des langues orientales vivantes, IIe série, vol. XII, Ire partie.
DIOSCORIDES PEDANIUS: Des Pedanius Dioskurides Arzneimittellehre in fünf Büchern. Übersetzt und mit Erklärungen versehen von J. Behrendes. Stuttgart: Enke 1902.
FRIESE, LORENZ: Synonima gerechte Namen und Auszlegung aller Wörter so man inn der Artznei ... zuschreibt. Straßburg: Grüninger 1535.
GALENUS, CLAUDIUS: Claudii Galeni opera omnia. Ed. curavit D. Carolus Gottlob Kühn. Vol. 1–20. Leipzig: Knobloch 1821–1833. In: Medicorum graecorum opera quae extant I–XX.
GOLTZ, DIETLINDE: Studien zur Geschichte der Mineralnamen in Pharmazie, Chemie und Medizin von den Anfängen bis Paracelsus. Wiesbaden: Steiner 1972. In: Sudhoffs Archiv, Beiheft 14.
GUNDEL, WILHELM UND GUNDEL, HANS GEORG: Astrologumena. Die astrologische Literatur in der Antike und ihre Geschichte. Wiesbaden: Steiner 1966. In: Sudhoffs Archiv, Beiheft 6.
HIPPOCRATES: Magni Hippocratis opera omnia. Ed. curavit D. Carolus Gottlob Kühn. Bd. 1–3. Leipzig: Knobloch 1825–1827. In: Medicorum graecorum opera quae extant XXII–XXIII.
HOPPE, BRIGITTE: Das Kräuterbuch des Hieronymus Bock. Wissenschaftshistorische Untersuchung. Stuttgart: Hiersemann 1969.
IBN-BUṬLĀN, AL-MUKHTAR: Tacuini sanitatis Elluchasem Elimithar. Albengnefit De virtutibus medicinarum et ciborum. Iac. Alkindus De rerum gradibus. Straßburg: Schott 1531.
IBN-BUṬLĀN, AL-MUKHTAR: Tacuinum sanitatis in medicina. Vollständige Faksimile-Ausgabe im Originalformat des Codex Series nova 2644 der Österreichischen Nationalbibliothek. Einführung Franz Unterkircher. Bd. 1.2. Graz, Akademische Druck- u. Verlagsanstalt 1967. In: Codices Selecti VI.VI*.
IBN-BUṬLĀN, AL-MUKHTAR: Theatrum sanitatis (Hrsg.) Luigi Serra. Bd. 1.2. Roma: La libreria dello stato 1940.
IBN-BUṬLĀN, AL-MUKHTAR: Tacuinum sanitatis. Vollständige Faksimile-Ausgabe im Originalformat des Codex 2396 der Österreichischen Nationalbibliothek. Kommentar Joachim Rössl/Heinrich Konrad. Bd. 1.2. Graz: Akademische Druck- u. Verlagsanstalt 1984. In: Codices Selecti LXXVIII.LXXVIII*.
KLEIN-FRANKE, FELIX: Vorlesungen über die Medizin im Islam. Wiesbaden: Steiner 1982. In: Sudhoffs Archiv, Beiheft 23.
NISSEN, CLAUS: Naturhistorische Bilderbücher des 16. Jahrhunderts. In: Festschrift für Josef Benzing zum sechzigsten Geburtstag. Hrsg. von Elisabeth Geck und Guido Pressler. Wiesbaden: Pressler 1964.
NISSEN, CLAUS: Die botanische Buchillustration. Ihre Geschichte und Bibliographie. 2. Aufl. Stuttgart: Hiersemann 1966.
NISSEN, CLAUS: Die zoologische Buchillustration. Ihre Bibliographie und Geschichte. Bd. 1.2. Stuttgart: Hiersemann 1969–1978.
RITTER, FRANCOIS: Rèpertoire bibliographique des livres du XVIe siècle, qui se trouvent à la Bibliothèque Nationale et Universitaire de Strasbourg. Bd. 1–4. Strasbourg: Heitz 1937–1955. In: Rèpertoire bibliographique des livres imprimés en Alsace aux XVe et XVIe siècles, IIe Partie.
RÖTTINGER, HANS: Hans Weiditz, der Petrarcameister. Straßburg: Heitz 1904. In: Studien zur deutschen Kunstgeschichte, Heft 50.
SCHELENZ, HERMANN: Geschichte der Pharmazie. Unveränderter Nachdruck der Ausgabe Berlin 1904. Hildesheim: Olms 1962.
SCHIPPERGES, HEINRICH: Die Assimilation der arabischen Medizin durch das lateinische Mittelalter. Wiesbaden: Steiner 1964. In: Sudhoffs Archiv, Beiheft 3.
SCHIPPERGES, HEINRICH: Ideologie und Historiographie des Arabismus. Wiesbaden: Steiner 1961. In: Sudhoffs Archiv, Beiheft 1.
SCHÖNER, ERICH: Das Viererschema in der antiken Humoralpathologie. Wiesbaden: Steiner 1964. In: Sudhoffs Archiv, Beiheft 4.
VULLERS, JOHANNES AUGUST: Lexicon persico-latinum etymologicum. Bd. 1.2. Bonn: Markus 1855–1864.
WICKERSHEIMER, ERNEST: Le livre des Quadrupèdes de Michael Herr, médecin Strasbourgeois (1546). Paris 1960. In: La sience au seizième siècle (= Histoire de la pensée II.)
WICKERSHEIMER, ERNEST: Les tacuini sanitatis et leur traduction allemande par Michael Herr. Genève 1950. In: Bibliothèque d'Humanisme et Renaissance, tom. XII. S. 85–97.
YAḤYĀ BEN SARĀBIYUN. In hoc volumine continentur Insignium medicorum, Ioan. Serapionis arabis de simplicibus medicinis opus praeclarum et ingens. Averrois arabis, De eisdem liber eximius. Rasis filii Zachariae De eisdem opusculum perutile. Incerti item autoris De centaureo libellus hactenus Galeno inscriptus. Dictionum arabicarum iuxta atque latinarum index valde necessarius. Hrsg. Otto Brunfels. Straßburg: Ulricher 1531. (In den Anmerkungen kurz Sammelausgabe genannt).
ZENKER, JULES THÉODORE: Dictionnaire turc-arabe-persan. Leipzig: Engelmann 1866–1876.

Nachfolgende Seiten: TAFELN I–VIII (folio 1v–5r, pag. 1–8) →

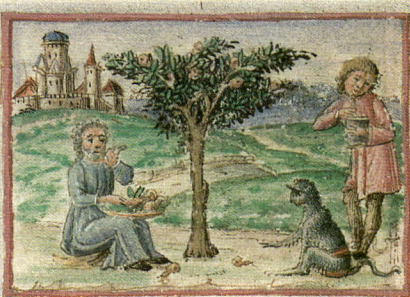

Ficus

Naturae calidę et hu. i
j. gradu melius ex e
is albae et corticatę. Iuua
mentum mudificāt renes
ab harena et ea sbtiliat, et assi
uat a toxicis. Nocumentum
inflant et ingrossāt Remo
tio nocumti cum muri. &
Syrupo acetoso

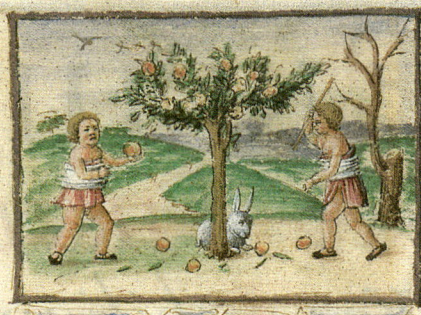

Persica

Naturę frigidae & hu
midae in ij. melius
ex eis muscati odoris Iu
uamentum febribus ad
urentibus Nocumentū.
humores corrumpunt:
Remotio nocumentī.
cum Uino odorife-
ro.

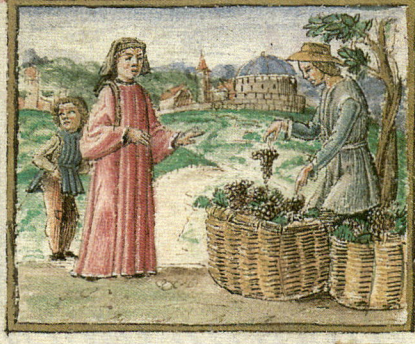

Vuae

Naturę cal. et humi.
in. ij. melius ex eis i
magnę sbtilis corticis et a
quosę Iuum laxāt et i pin
guedine accelerāt Nocum.
sitim faciūt Remo. nocum
cum granatis acetosis:

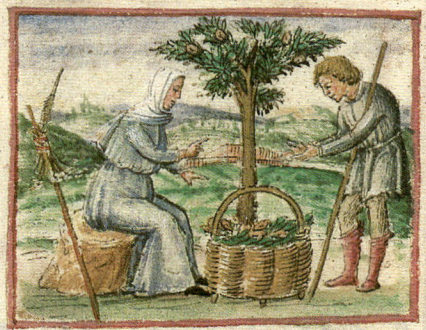

Pruna

Naturę frigide et hu
midae in. ij. melius
ex eis chaloni dulces Iuua
mentū educūt choleram
Nocumentū uilis sto
machi. Remotio nocumēti
cum zucharo rosato:

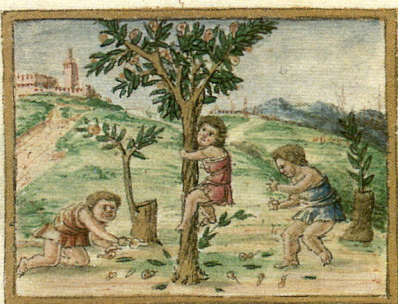

Pyra

Naturae frigidae in .j. humidae in .ij. melius ex eis sigriena matura. Iuuamentum stomachis debilibus. Nocumentū Colicae. Remotio nocumenti. cum comestione alliorum post ipsa.

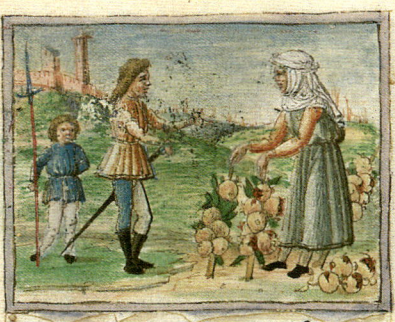

Granata acetosa

Naturae frigidae in .ij. humidae in .j. melius ex eis multae aquositatis. Iuuamentum c pati calido Nocumentum pectori et uoci. Remotio nocumenti cum aqua mellita.

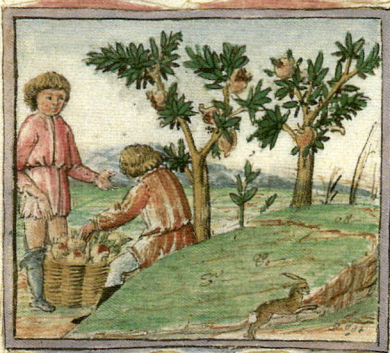

Granata dulcia

Naturae calidae in .j. humidae in .ij. melius ex eis mellissus et magna Iuuamentum tussi et coitui Nocum. facit inflationem. Remotio noc. cum granatis acetosis:

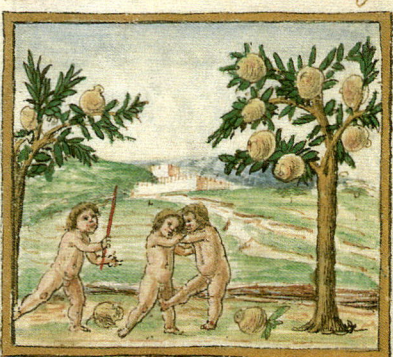

Cydonia

Naturae frigidae & sicę in .ij. melius ex eis completa et grossa. Iuuamentū letificat et p uocant. Nocumentū Colicę Remotio nocumenti cum dactylis mellitis:

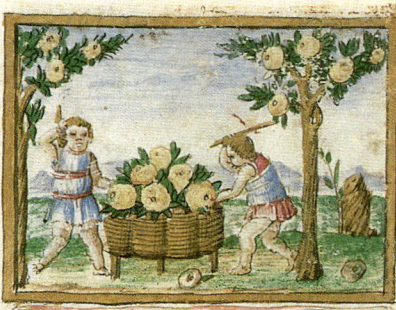

Mala dulcia

Naturæ calidæ et humidæ in.ij. melius ex eis Socheni et hierosolymitani. Iuuamentum confortant cor. Nocumentu neruis Remotio nocumti cum zucharo rosato siue melle rosato:

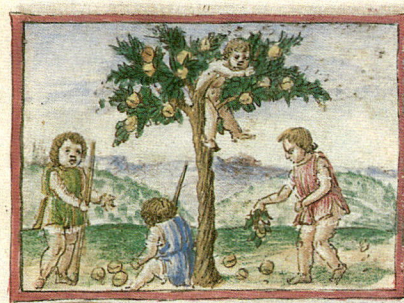

Armenica

Naturæ frigidæ et humidæ in.ij. melius ex eis armenica. Iuuamentum producunt uomitum. Nocumentum multu inflat stomachu et facile corruput Remotio nocumeti cum uomitu.

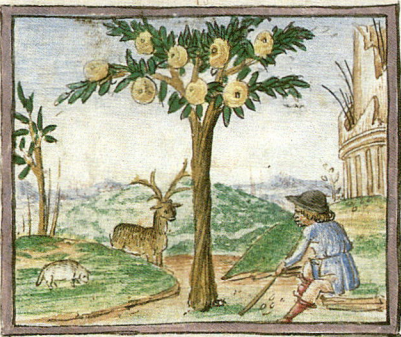

Mala acetosa

Naturæ frigidæ et siccæ in.ij. melius ex eis. quod non est stipticum. Iuuamentum Syncopi Nocumentum Articulis Remotio nocumenti cum uino Citrino:

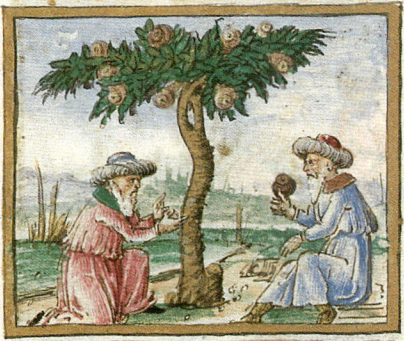

Sicomori

Naturæ frig. et sicc in.ij. melius ex eis magni & nigri Iuuam apostematibs gutturis Nocum faciut dolore stomachi. et coutint uelocit i maliciam Remotio nocumti cum trifera minori:

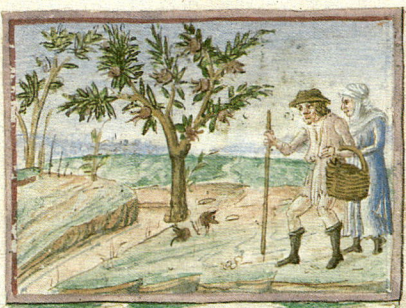

Mespila
Naturæ frigidæ in j. sicc
in ij. melius ex eis
multarum carnium Iuua
mentum præseruant ab
ebrietate. Nocumentum
stomacho et digestioni.
Remotio nocumenti
cum penitidis

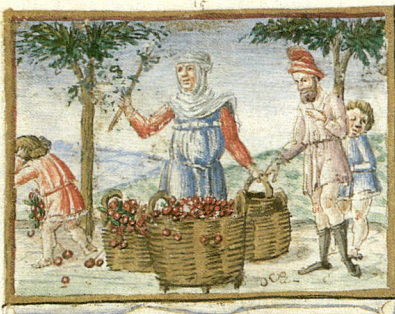

Cerasia dulcia
Naturæ frig. in j. p̃mi g̃
dus. hu. in fine p̃mi
meli' ex eis dulcia et matu
ra Iuua. stomachū humectāt
uentrē molliūt et cito descē
dūt a stomacho. Nocet. nocet
stomacho si nimis utunt. R
nocum. cum uino dulci.

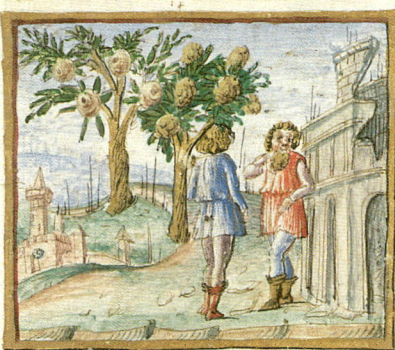

Nabach i. Cedri
Naturæ frigidæ in ij.
sicc in iij. melius ex
eis maiores et odoriferi. Iu
uamentū fluxui cholerico.
Nocumentum tardant dige
stionem. Remotio nocum
cum fauo mellis:

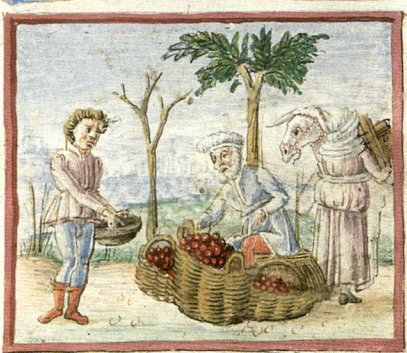

Cerasia acetosa
Naturæ fri. in fine p̃mi g̃
dus. hu. ij. p̃mi grad'
meli' ex eis carnosa s̃tibus cōua'
Iu. conferūt stomacho flegm̃t.
pleno supfluitatib' Noc. tarde
descedūt a stomacho. Rem
noc. a ieiunis sumpta:

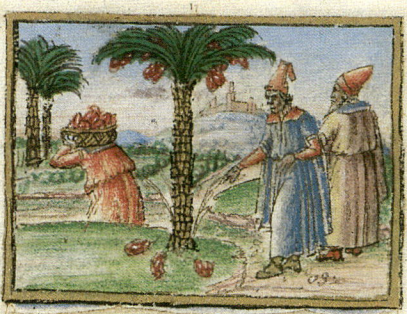 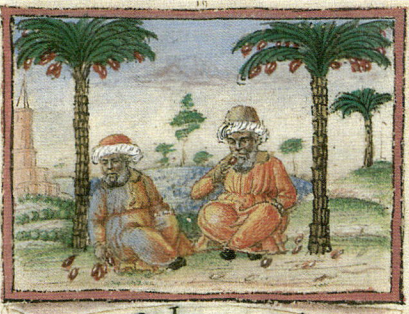

Dactyli syluestres Naturæ frigidæ in j. si cçe in ij. melius ex eis dulces recentes. Iuuamentum confortant uisce ra Nocumentum pectori & gutturi Remotio nocumenti cum dacty lis. et fauo mellis

Dactyli maturi Naturæ calidæ & hu midæ in ij. melius ex eis ex omnibus specie bus Iuuamentum stoma chis frigidis. Nocumen tum gutturi et uoci. Re motio nocumenti cum sa uich de papauere:

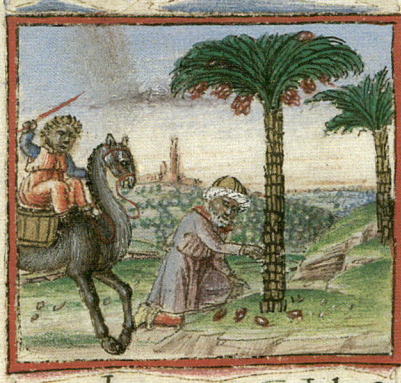 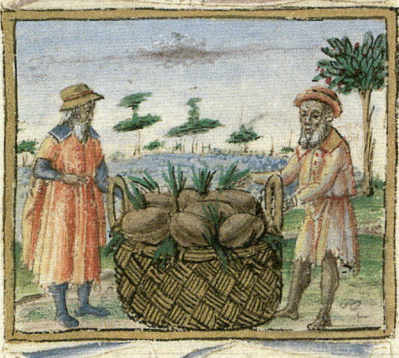

Dactyli cu incipiut dulcese. Naturæ calidæ in j. si cçe in ij. melius ex eis qui non sunt stiptici. Iuuamentum egestionem Nocumentum dentibj & ori. Remotio noc. cum Sy rupo acetoso simplici

Nux Indiæ Naturæ calidæ in ij. hu in j. melius ex eis re centes dulces Iuuam. con fortat stranguria. et accuut intellectũ Nocuim tarde desce dũt Remotio nocumenti cũ penitidis zucharatis

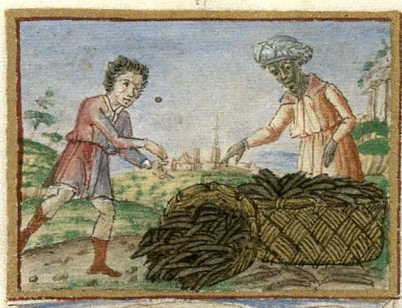

Carubæ

Naturæ calidæ in j. siccæ in ij melius ex eis recentes dulces Iuua. mentum sæpe surgenti ad sellam Nocumentum tarde digerunt Remotio nocumenti cum peni tidis zucharatis

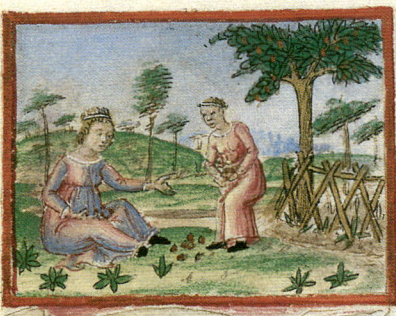

Iuiubæ

Naturæ calidæ & hu. in j. melius ex eis Iuriane no corrosæ. Iuuam extingut acuitate sanguinis Nocum: gnant inflatione et indigestione Remotio noc cum passulis unctuosis ꝑp subtilitatem cor

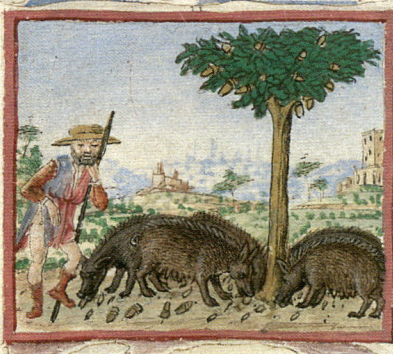

Glandes

Naturæ frigidæ in ij si cæ in ij. melius ex eis recentes magnæ et cople et Iuuam confortat retenti uam Nocum menstrua Remo. noc cum assatæ comedunt. & zucharo

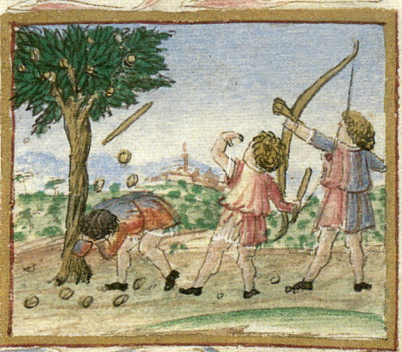

Nuces

Naturæ cal. in ij. hum in j. melius ex eis q uelocit enucleant Iuuam stupefactioni dentiu et toxi co Nocum gnant bothor i ore et gutture. et lingua aggrauant Re. noc. cu semie papauis albi & amygdalis

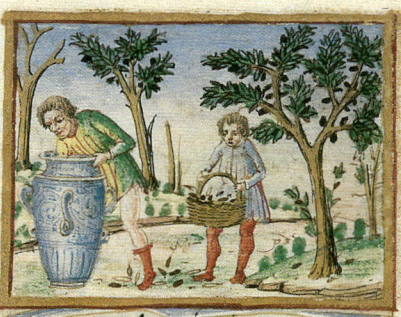

Oliuæ nigræ
Naturæ calidæ tempera
te cum mediocri si
citate melius ex illis q̃ sūt de
coqui regioē illius Iuuam.
excitant appetitū Nocū
tum Sedæ et uigilijs Re
motio nocumenti cum
comeduntur in sta fer
cula

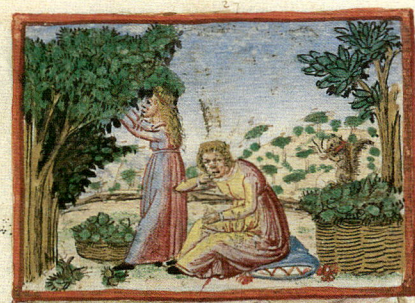

Auellane
Naturæ calidæ et sicæ
in ij melius ex eis
plenæ et maturæ Iuuamē
tum antique tussi et coitui
contra uenena Nocumē
tū inflatione generant
Remotio nocumenti cū
sumuntur ablato cor
tice

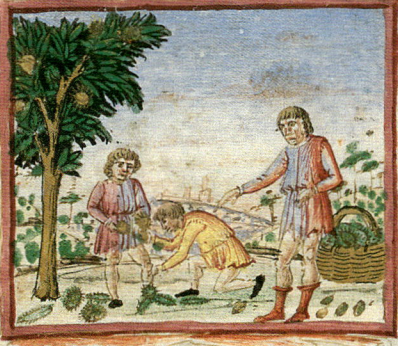

Castaneæ
Naturæ cal. in j sic. in
ij melius ex eis maro
nes de briancia bn maturi
Iuuam mouet coitum et
multū nutriut. Nocū in
flat et dolore capitis faciūt
Re nce. coctæ in aqua

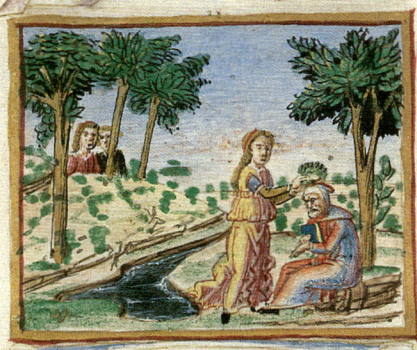

Baccæ Lauri
Naturæ calide et sicæ in
iij melius ex eis co
pletæ et maturæ Iuuamtū
resoluunt uentositates No
cumen. facit soda in capi
te Remotio nocumentī cū
Coriandris confectis

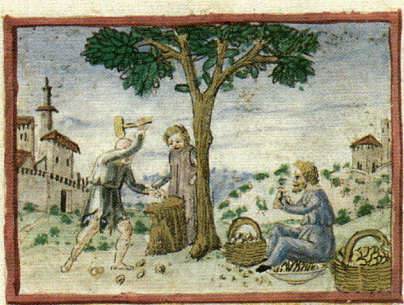 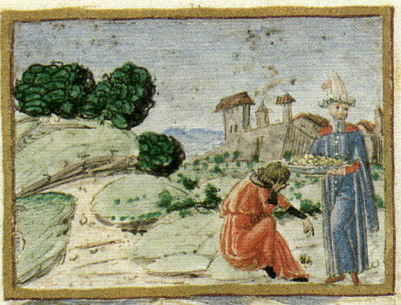

Amyddalæ dulces **N**aturæ calidæ et sicæ in ij melius ex eis cuius cortices fricando separantur Iuuamentum retardant ebrietatem. Nocumentum fastidiuntur. Remotio nocumenti cum sale & Vino Citrino

Ribes **N**aturæ frigidæ & sicæ in ij melius ex eis conseruatum in niue Iuuamentum Variolæ & morbilis Nocumentum pectori et colicæ Remotio nocumenti cu citris conditis

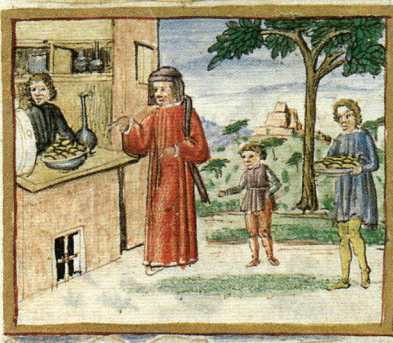 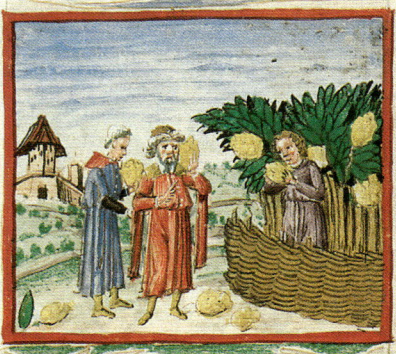

Amygdalæ amaræ **N**aturæ cal. et sicæ in ij melius ex eis dulce unctuosæ Iuuamentu Abstergit lentigines comestæ an pastu Nocumentum Intestinis Remotio noc cu amygdalis dulcib;

Citra **N**aturæ frigidæ in ij sicæ in ij melius ex eis maiori odorifera Iuua. fluxui Cholerico. Nocumentum tardant digestionem. Remotio nocum cum fauo mellis

Schachtafelen der Gesuntheyt

Durch bewarung der Sechs neben Natürlichen ding. Als
Des Lufftz/den gesundtlicher weiß/yn vnd
vß zů athemen/vnd zů entpfahen.
Speiß vnd Tranck ordenlich zů nyessßen.
Rechtmässiger übung/oder Růg des leibs
sich zů gebrauchen.
Deßgleich Schlaffens/vnd Wachens.
Offnung/oder Verstopffung des bauchs.
Innerlicher Begyrlicheyten/oder Affecten.
als Freüden/Zorn/Forcht/Angst.rc.

Großmächtigen Künigen/Fürsten/vnd
Herren erstlich vorgearbeytet/vß-
zogen/vnnd zůgeschriben.

Aller Tafelen
sonderlich Regelbůch angehenckt/
in gemeyn/vnd yeder dyenstlich.
Vormals nye gesehen/dem Gemeynen nutz
zů verstand newlich vßgangen
vnnd verteütscht
Durch D. Michael Hero Leibartzt
zů Straßburg.

Mit Keyß.Maiest.Freyheit vff. v. jar.
Getruckt durch Hans Schotten zům
Thyergarten. M. D. xxiij.

⁋ In die Schachtafelen Eluchasem Elimitar/des ſüns Hahadum/des ſüns Ducellani/ eins artz⸗ ets von Baldath/von den Sechs dingē ſo eim yeden menſchen von nöten ſeind/ſein tägliche Geſunt⸗ heyt zů erhalten/mit ire rechtfer⸗ tigungen vnd würckungen.
Vorred.

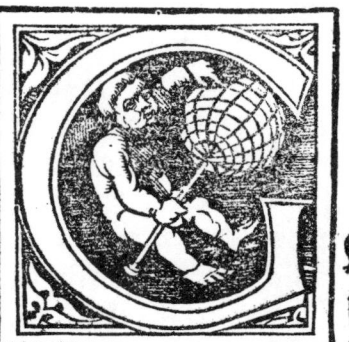

Geſundtheyt zů erhalten/ iſt die erſt ſorg/den Lufft züuor bereyten/als der vnſ⸗ er hertz trifft/anlaufft/vnnd on vnderlaſſz vſz vnd yn vmbfacht. Die ander/rechtfertigung beyder ſpeiſz vnd trancks. Die dritt/rechtfertigung beyder Arbeyt vnd der Růg. Die fyerdt/wie man verhüten ſoll/das man nit züuil ſchlaff/o⸗ der wach. Die fünfft/wie man den leib vfläre/oder erfüll/von ſeinen feüchtigkeyten. Die ſechſt/wie ſich der menſch mäſſig halt in Freüd/Zorn/Forcht/Angſt/vnd der gleichen jnnerlichen affecten. Dañ ſo diſe ding in einer mittelmaſſz ſeind/ſo beſteet die geſundtheyt/vnd ſo ſye dauon abweichen/ſo machen ſye kranck⸗ heyt/nach verhengnüſz des aller oberſten vnd hertzlichſten Got⸗ tes. Nun aber vnder deren yedes geſchlecht/ſeind vil geſtalten/ die wir/ob Gott will/erzalē wöllen/ſo auch vaſt von noten ſeind yegklichs nach ſeiner natur zů wiſſen. Wir wöllē auch anzeygen ire erwölung/die eim yeden zů ſteen/noch ſeiner complexion vnd alter. Vnd aber das allein in kurtz begriffenen Tafelen anzöigen. dañ vil reden der weiſen bringen verdruſſz denē die zůhören/deſz⸗ gleichē vile der bůcher ſo ein ander zůgegen gemacht ſeind. Dañ die menſchen begeren der kunſt/ſo ferr ſye nntz bringt/vnd nit wie man ſye probiere/ſunder wie man ſye beſchreib. Darumb iſt vnſer meynung in diſem Bůch/die langen red bekürtzen/vnnd vil reden in ein kürtze verfaſſzen. doch wöllen wir nit abweichen von der warheyt der Alten. So vndernemen wir auch in diſem vnſerem Bůch nichts anders/dañ ordnungen/zůſamen klaubung/vnd be⸗ kürtzung der fragendē/mit jnleytung zům beſten/das die wort be⸗ krefftigt werden. in dem wir auch nit folgen dem willen der men⸗ ſchen nach irem widerwertigen verſtandt. Darumb rüſſen wir Gott an vmb hilff/das er vnſern verſtandt rechtfertige. dañ des menſchē natur mag kümerlich on betrug ſein/ſo iſt alle vnſere ver änderūg nach maſz vnſers fürnemens. Zů dem vns Gott der hertz ſtercken wöll/vnd vns behilfflich ſein nach ſeinem gütigen willē.

Der menſch würt offt võ den philoſophis dem mon verglichen. Dañ der mon würt etwan võ ſeiner geſchicklicheyt vnd eygen na⸗ tur bey vns beraubt. als in finſternüſſzen. So hat er auch ſchick⸗ ung/das ſein natur vollkomen würt. als ſo er der Soñ zů gegen

Sechs neben natürliche ding.

Der menſch dem man ver⸗ gleicht.

A ij

ſtadt vnd voll iſt. So hat er ſchickung vſʒ welchen er fürſchreit/vn̄ darnach volkomen würt. als ſo er võ der zůſamenfügung/od hal- ben mon zům gegenſatz geet vn̄ voll würt. vnd vſſ ein ander weiſʒ/ ſo er von dem widerſatz gegen der zůſamenfügung geet. Alſo ge- ſchicht auch des menſchen leib. dann ettlich ding zerſtören jn. als gyſſt. Etlich erhalten yn. als ſpeiſʒ vnd tranck. Ettlich vnderſteen jn zům erſten zů erbrechen vnd zerſtören/ vnd helffen jm endtlich. als die artzney. Etlichs hilfft jm zům erſten/vnnd zů letſt ſchadet es jm. als ein artzney die ein ſpeiſʒ iſt. Darumb iſt eim yeden von nöten zů wiſſen/was hilflich an eim yeden ding ſey/ das man das ſelb zům nutz behalt / vnd auch was ſchadens daran ſey/das man es flyehen mög. Hyerin̄ dann der allmechtig Gott gelert hat/wie man eim gůten leben nachſtreben ſoll/vnd das böſʒ flyehen. Deſſʒ- halb ſo will ich nůn anheben mit der Gots hilff/Taflen zůſamen ſetzen/die do Speiſʒ vnd Tranck in̄halte̅/ vn̄ andere ding ſo dar- zů notwendig ſeind/als ich dan̄ ein yede beſchreib in ſeim circk. vff

Vrſpriingklich er nam̄ diſes Bůchs. Vſʒteylung/ vnd verſtandt der Tafelen.

das es handtſam ſey den Küngen vnnd groſſen Herren darinn zů ſehen. dan̄ ſye haben ſunſt Schachtaflen im brauch/welchen diſes werck gleich iſt. Würd alſo diſe Taflen theylen in jre heüſer. In dem erſten hauſʒ ſetz ich die zal am eüſſerſten des circkels darinn das ding iſt dauon ich ſchreibe. In dem andern hauſʒ iſt der nam̄- en des dings. Im dritten ſein natur. Im fyerden ſein grad. Im fünfften das beſt in der art. Im ſechſten die hilff. Im ſybenden der ſchad den es thůn mag. Im achtſten/wie man dem ſchaden wöret. Im neünden was feüchten dauon gemört werd. Vnd alſo nach einander in den fyer andern heüſern ſein gelegenheyt die es hat nach der Complexion/dem Alter/Zeyt des jars/ vn̄ natur der Landtſchafft. Im fyerzehenden hauſʒ / was die leüt dauon ver- meynnt haben. Im fünffzehenden/erwölung vnnd eygenſchafft. Nach dem allen will ich ein ort machen den einfachen dingen/vnd gemeyne Canones/ oder Regele̅ in dem geſchlecht dauon wir red- en. Vnd an̄ der rubrick der erſten lyſten/von dem geſchlecht/ oder art des das darin̄ begriffen würt / auch wie die Aſtrologi dauon geredt habē. Vnd vor dem will ich ein circk ordnen in dem wir zů ſamen wöllen bringen alle ding / do von wir reden werden/vnnd deren yedes die wir geſehen habē. Zům erſten wöllen wir anfa- hen võ der Speiſʒ einfaltigklich. darnach võ eim yeden geſchlecht der ſechs nit natürlichen ding nach ordnung vnd gewonheyt der völcker/ deren ſo ſich iren gebrauchen in eſſen vnd trincken/vnnd ſunſt in iren wonungen. Vnnd wöllen erſtatten die zal der grad nach gewonheyt der Indier. Vnd für ein namen eins philoſophi/ wöllen wir nit mer dann ein bůchſtaben ſetzen für ein gantz wort/ dz wir dan̄ am end diſʒ Bůchs mit der hilff Gottes vſʒlege̅ werdē.

Schachtafelen der Sechs
neben natürlichen ding.

¶ Ir ordnung vnd klarere vßlegung/
was ire Heüſer bedeüten vnd
ynnhalten.

Das erſt hauß begreifft die Zal der vnderſcheyd vnnd capitel des Buchs/gůt für ein regiſter des wercks.

Das ander/die Nammen der ding die man begert.

Das dritt/ire Natur.

Das fyerd/die Grad.

Das fünfft/welchs dz beſt dauõ iſt/zeygt es vnderſchydlich an.

Das ſechſt/die Hilff die dauon kompt.

Das ſybend/den Schaden.

Das achtſt/wie man den ſchaden hynlegt.

Das neündt/was feüchte dauon werd.

Das zehendt/welcher complexionen das ding gemäß ſey.

Das eylfft/welchem alter.

Das zwölfft/zů welcher zeyt im jar es am beſten ſey.

Das dreyzehend/In welchem land man es ſůchen ſoll.

Das fyerzehend hat die meynung der philoſophorũ von ſeiner natur vnd würckung.

Das fünffzehend/ erwölung vnnd eygentſchafft geſagter ding/ welchen zů weilen der Aſtrologen weiſſagung angehenckt ſeind.

Aber das ſechzehend hauß mag man nit alſo begreiffen. dañ es hat gemeyne Reglen von geſchlecht vnd art derẽ ding die der leſer ſůcht / vnd dz vollkomenlich im end des Buchs vff die Schachtaflen/damit ye eins vff das ander deſt ordenlicher folge.

A iij

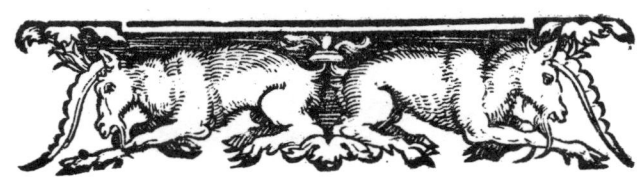

Die Erst Schach Tafel
Von den frischen Früchten/vnd iren arten.

	Die Namen	Die Natur	Die Grad	Das best dz du in d' art findest	Sein hilff	Sein schad den es thůt	Wie man den schaden ab went	Complexion	Die zeyt	Den alter	was es gebür	Landtschafft
j	Feigen	Heyß vñ feü in erstē. G. heyß, vnd Ard. heyß trū vnd feücht.	Kalt vn̄ j. feü dt im andern G. et Jo. kalt trū.vñ G.tēpe.	Die weissen/die geschölet/vnd vō der feüle gereynigt	Sye reynigen den sandt vß dē nyeren/vn̄ verwarē vo: gyfft	Sye blā hen	Mit saltzwas ser/vnd saurem syr.	Getemperiert	In herbst	Den alten	Den kalten	Löblich narüg
ij	Wein beer	Heyß vñ feü dt im erstē. In. heyß, vnd Ard. heyß trū feücht. Jo.vñ G.tēpe.		Die zeytig/vnd feücht seind/vñ die dynn beüg haben	Sye laxieren den leib/vnd machen bald feyßt	Sye machen durst/vnnd schaden der blasen	Mit eim sauren granat	Mitmäßlich	In herbst	Den alten	Den kalten	Gůt blůt.
iij	Pfer sich	Kalt um.j. feü dt im andern G. et Jo. kalt vnd feü dt.		Die wolge schmackt seind vnd wolrye chen	Brennenden febern	Verderben die feücht	Mit wolryech endem wein	Mittäglich	In sommer	Den jungen	Den heyssen	Subtile natur
iiij	Pflaum en	Kalt im erstē feü dt im ij. G.kalt/Jo.kalt vñ truck/Ma. treu.vñ böser f.		Die süssen vō Damasco	Sye treiben die choleram vß	Sye hinderen den magen	Mit rosen zucker	In beyssen	In sommer	Den jungen	Den colericis	Wässerige feü.
v	Byren	Kalt im erstē feü dt im ij. G.kalt/Jo.kalt vñ trucken		Welch süß/ zeytig/vnnd on steyn seind	Den schwach en magen	Dem krym men	Mit anderen so man sye vo: gessen hat	Mittäglichen	In sommer	Den jungen	Den beyssen	Kalt blůt
vj	Süß Gra naten	Heyß vnd feü in d. G.kalt Jo.kalt Mal.heyß vñ feüdt mit em peri er ung		Die groben/ die gern von der schalen gond	Dem hůsten/ vnd der be gyrd zů fra wen	Sye blā hen	Mit sauren granaten	Getemperierte	In herbst	Dē alter	dieteope.in hitz	Löblich narüg
vij	Saur Gra naten	Fran.in oc. Mal.kalt mit subtyler herbe		Die vil safft haben	Der heyssen leberen	Der brust/vnd der stym̄	Mit süsser speiß von honig	Heyß/vñ feü.	In sommer	Den jungen	Flegmaticis	Lützel narung
viij	Mein Nam̄/ vnd Grad/ darzů Na tur/	Zoigt klar lich an diß Klein fi gur.		Zům Bestē sonder	Hilff ich klag/	Mein schad	Benumen wůrt all tag.	Dem Ge meynen Nutz zů gůt				

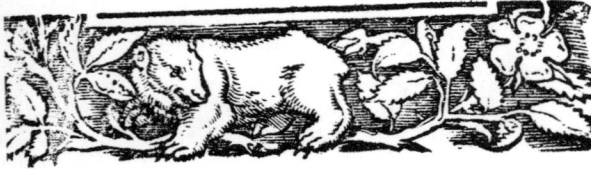
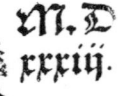

M. D xxxiij.

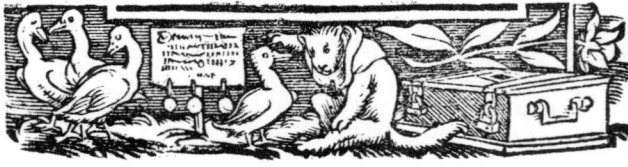

Der Neben natürlichen ding iij
Jr erwölung/eygentschafft/vnd täglich würckung.

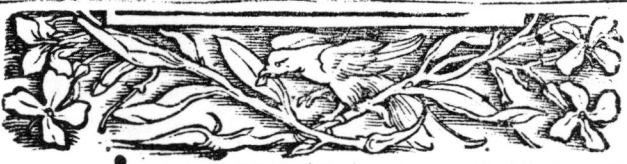

j　Feigen nimpt man die weissen für die schwartzen/dann sye seind subtyler/vnd ist ir hitz mee temperiert/werden auch nit bald zerstört. Gemeyngklich treiben die feigen den wust vß der haut/ dauon die leüß wachßen/vnd wiewol sye leüß machē wachßen von natur/so einer in eim feber wu sten schweiß hat/so seind sye doch gůt zů der brust/dem rucken/der mägere/den nyerē/vnd der begird zů frawen. Vertreiben auch den bößen geruch der von hitz des magens kompt. Sye verdylgē auch das grob miltz/so man sye stoßzt mit essig/vñ dauon ein pflaster vff das miltz macht. R. sagt/ das sye subtyl machen mit irer hitz/vnd grob mit jrer schlymigkeit. So man zymlich essig darzů trinckt/so würt ir schaden abgewendt.

ij　Weinbeer. Was jnwendig in den weinberen ist/das ist besser dann der kern/vnd die hülß/ die man nit verdewen kan. Man soll kein schneewasser vff die winbeer trincken/dann es bringt blähung im magen/zůvor denen die das krymen hond. Die weissen laxierē meer dann die schwartzen/vnd ye süsser/ye hitziger sye auch seind. G. Sye seind der brust vnd lungen gůt/schaden aber der leberen vnd dem miltz. Je. Die hülßen seind kalt vnd trucken/das marck heyß vnd feücht. Jr wässzerigkeit ist heyß vnd feücht im ersten/vnd die kernen kalt vnd trucken im anderen grad.

iij　Pfersich seind besser dann maletlin/darumb/das sye nit so bald verwandelt vnnd zerstört werden. Seind auch gröber/vñ bringen das feber langsamer/vileicht über eim monat/oder zwen. Sye seind auch wolgeschmackter/vnd dem magen angenemer/dañ die maletlin/sunst seind sye einander gleich. Welche pfersich ir kernen gern gon lassen/die seind die besten/vnd dawlichsten.

iiij　Pflaumen braucht man im feber/dann sye löschen den durst/vnd fůren die choleram härauß. Den vralten seind sye verbotten/sye drincken dann alten wein darvff. Die dürre vertreiben den lust züessen. Gal. Jr wasser mit honig gekocht laxiert mee/so man es eim nüchterē gibt. Diosc. welche süß vnd frisch seind/die schaden dem magen/vnd laxyeren zů vil. Aber die alten vnd herben thůnd das widerspil.

v　Byren vertreiben das grewen des magens mit irem gůten geruch vnd herbe. Die vralten sollen sye meiden/sye essen dann gryenen ymber darvff. Die vnzeitigen mögen hart verdewt werden. Gal. Sye neren mee dann andere frücht. H. Die vnzeitigen kelten vnnd verstopffen den bauch/die zeytigen aber thůnd das widertheyl. Diosc. So man byren bey schwammen kocht/ so benement sye den schwamen das damit sye schaden thůnd Byren kernen tödten die würm.

vj　Süß granaten lynderen die scherpffe der brust vnd den hůsten/vnd schaden auch/dann sye machen colicam/oder das krimen. Jr kernen stopffen den bauch so man sye dörrt. Die weinsaurē seind gůt für das hertz klopffen. Wann man granaten preßzt/vnd safft dauon macht/ der selb fůrt die cholera vß/vnd sterckt den magen vnd die heyß leber. Tha. sagt. Jch hab gesehen/so einer drey spitzen/oder güpffel von granaten aß/so behůt es in ein jar vor flüssigen augen.

vij　Saure granaten soll man nach der speiß nit essen/dann sye machē das die speiß vngedäwt vß dem magen geet/es seyend dañ heyße complexen. Die hitzig vom wein seind worden/die haben nichts bessers das sye darvff essen. Seind ir die vralten nottürffig/so essen sye citrinat darvff. Sye seind auch nutzlich dem magenmundt. H. Ein weib het die franckheyt/vnd ward curiert mit gerstensafft/vnd granat safft. Dañ es stilt das erbrechen/vnd den schmertzen mit löschung vnd feüchtigung.

A iiij

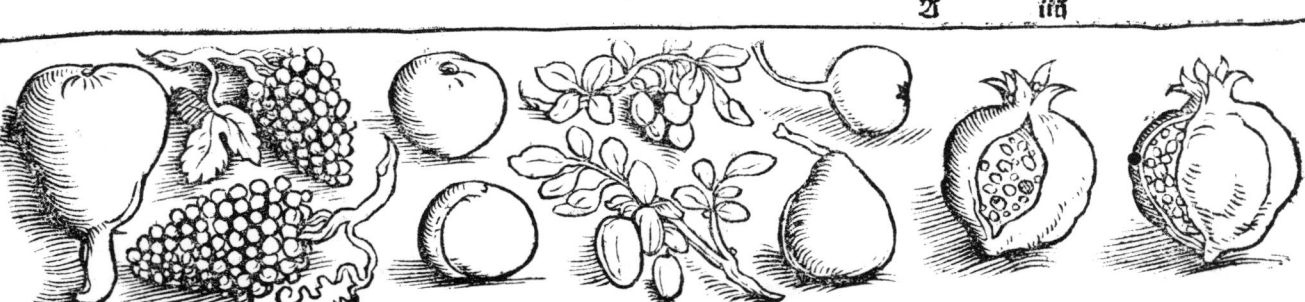

Feigen.　　Weinbeer.　　Pfersich.　　Pflumen.　　Byren.　　Süßgranaten　　Saur Granaten

Die Ander Schach Tafel.
Von Früchten/vnd iren vnderscheyden.

	Die Nammen.	Die Natur vnd Grad	Das best dz du in d art findest	Sein hilff	Sein schad den es thůt	Wie man den schaden abwent	Die complexion wo es gebürt	Die zyt	Das alter	Die art	Die lantschafft
j	Kytten	Kalt vnd trucken im ersten G. kalt vnd feücht	Die grossz vnd volkommen seind	Sye machen frölich/vnnd bringen lust zůessen	Das Krymmen	Mit datteln in honig gelegt	Kalt feüchte	Den colericis	In allen	In aller	In allen
ij	Süß öpffel.	Heyss vnd feücht im ersten Theo. gleich in heyss vñ feücht	Die võ Sichem/ in d landtschafft bey Jherusalem	Sye stercken das hertz	Den spañaderen	Mit rosszucker oder rosßhonig	Den heyssen wenig bluts	In allen	In aller	In allen	Machtzlich
iij	Saur öpffel	Kalt vnd trucken im ersten Theo. wenig h. vnd vil feücht	Welche nit saur seind	Dem geschwynden	Den gleychen	Mit gelem wein	Flegmaticis Flegmat. blůt	Den jungen	Jm sommer	Temperierten cholerischblůt
iiij	Malerlen	Kalt vnd feücht im ersten Theo. G. kalt vnd feücht	Von der landtschafft Acram/ vnd Arcui	Sye machen erbrechen	Sye blähen den magen vast/vñ verderbẽ bald darin	Mit erbrechen.	Cholerischblůt	Den jungen	anfang des som.	Jm gieng	In heyssen
v	Maulberen	Kalt vnd trucken im ersten Arch.G. heyss vnd feücht	Die grossz vnd schwartz seind	Dem halßgeschwär	Sye thůn wee dem magen/ vnd werden bald in böß verwandelt	Mit der kleinen trisera	Vnreyn blůt	Den jungen	Jm gieng	In heyssen
vj	Gulbiaira	Kalt vnd truck. im ersten Arch.G. heyss/ so kalt vnd trucken	Die vil fleysch hond	Sye bewaren vor trunckenheyt	Dem magen/ vnd der däwung.	Mit zucker benet	Truck. naturẽ	Jm sommer	Den stunden	Heyssen vnd f
vij	Nabach	Kalt vnd truck. im ersten trucken im.iij. So kalt vnd trucken	Die grössten die wolryechen.	Dẽ cholerischen flusz.	Sye verhynderen die däwung	Mit honig waben	Melancholy	Den jungen	anfang des her.	Jm sommer
viij	Mein Nam/ vnnd Grad/ darzů Natur/	Zeigt klarlich an diß klein figur.	Zům Besten sonder	Hilff ich klag/	Mein schad	Benümen würt all tag	Dem Gemeynen Nutz zů gůt

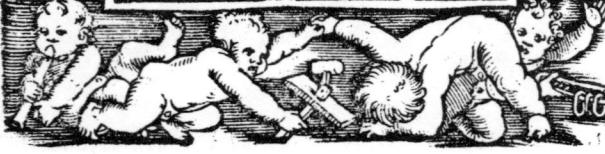
M.D.
xxxiiij.
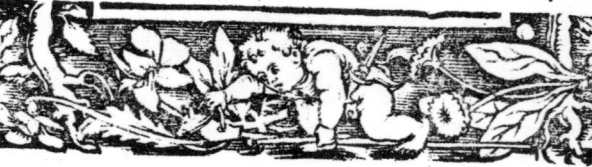

Der Neben natürlichen ding
Ir erwölung/eygentschafft/vnd täglich würckung.

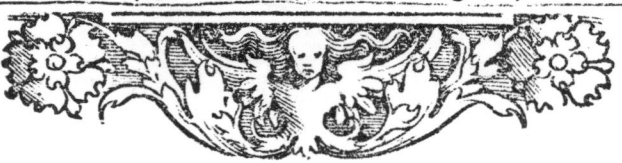

j   Kytten verstellen den blůtflusß/so man sye vor der speiß yssen. nach der speiß aber so stopffen sye. dann sye drucken. Sye seind dem geåder schådlich/man salb sye dann darnach im bad mit ôl./ Von ir eygenschafft reytzen sye den harn. G. Sye stellen das erbrechen mit irem safft vnnd geruch vnd schaden dem krancken nit im magen/noch weniger den gesunden. B. Ir safft ist wårhafftiger dañ ôpffel safft. Dañ der ôpffel safft würt bald essigsen/vmb seiner wässerigkeyt vñ subtyle wille.

ij   Sůß ôpffel von Jerusalē seind die bestē/safft/vñ syrup. dauon zůmachen. dañ sye seind basß temperiert dañ andere ôpffel. Nach denē die ôpffel Sehestem. Vñ nach denē Fotani/vñ Matur. Opffel sterckē das hertz/bewürtzen den magē/vñ besseren die dewung/sye machē das gemůt fröltich vnnd zyeren die mässigkeyt. Sye seind auch gůt für omacht/so man sye vß eim rosßwasser ysßt. Der syrup. dauon dyent dem flusß/vnd dem krymmen/aber sye seind nit bald verdewt.

iij   Essigsen ôffel/von denen macht man ein syrup/der ist gůt für das gyfft des thyers Caruc gehañt/vnd auch für ander gyfft. Dißen syrup haben erfunden so in der landtschafft Indifabarion wonen/als sye im bör zag Mutten lägerten. Er ist auch nütz wider die choleram/vnnd ein franckheyt so Mēschier/vñ Chite genañt/auch in aller entzündigung. Die substantz dauon macht wynd/vnd magenwee/stopfft den leib/vnd schadet dem geåder.

iiij   Maletlen sollen die meiden die ein heyssen magen hond. dann so sye frisch seind/so würt der safft verwandelt. so sye aber alt seind/so würt er ein artzney/vnd ist gůt wid die choleram/gleich wie tamarinden/vñ der gleichen. Ir substantz ist nun vast böß/vnd ir safft würt leichtlich verwandelt. Isßt man sye nach anderer speiß/so verderben sye/vnd schwymmen im magenmundt.

v   Mulberen die nit zeytig seind/soll man meiden. dann sye blåhen. Von irem safft würt harnach gesagt. G. Welche zeytig seind/die laxieren mit irer kelte/vnnd die vnzeytigen stopffen. Es ist auch bequem/das man sye vor wesch/ee man sye esse/vff das der schad vermitten bleib den sye im magen vnd haubt thůn. Man soll auch saurē syr. daruff trincken. Der vnzeitigen schaden wendet man mit subtylenden dingen. als do ist trifera/vnd der gleichen. Die anderen hatt Gal. nit genañt. dann sye seind nit in dem selben landt. Die süssen seind heyß/vñ d sauren kalt.

vj   Gulbraira seind schmackhafftiger dann Zarolen/so einer artzney gleicher seind dann einer speiß/darumb soll man ir nit vil essen. Rufus sagt/sye stellen das erbrechen/stopffen den leib/vnnd meeren den harn. Zarole seind auch herber dann Gulbraire/seind auch dem bauch bequemer/wie wol diße schmackhaffter seind. Gulbraire seind ein bequeme speiß/temperieren die natur so man sye mit milch ysßt.

vij   Nabach reücht basß dann gulbraira Der safft den man darauß macht/sterckt den magen/ vnd hilfft für den flusß. Dartie/vñ Zarole seind sonderer art von gulbraire. So man sye gestossen in ein wasser legt/so macht sye das wasser dick mit irem schlym. So mans mit essig seüdt/so machen sye in starck. Kürßen änderen die choleram/durch ir seüre. Myrtillen beer stopffen den leib/mit irer kelt vnd herbigkeyt.

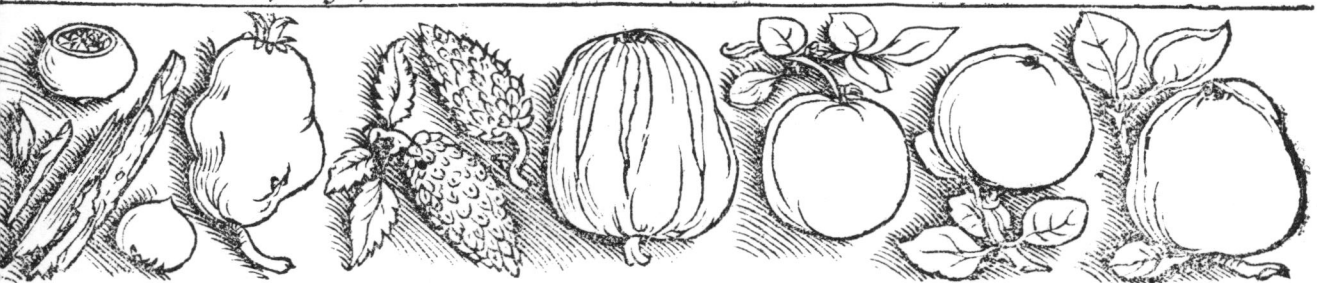

Nabach.   Gulbraira.   Mulberen.   Maletlen.   Essigse ôpffel.   Sůß ôpffel.   Kytten.

vj   Die Dritt Schach Tafel.
Von Früchten/vnd ir yeder art.

	Die Nammen.	Die Natur	Die Grad	Das best dz du in d art findest	Sein hilff	Sein schad den es thůt	Wie man den schaden abwent	Vngeschickt was es gebürt	Die Complexion d aller	Die zeyt	Die laufschafft
j	Süß Melonen.	Kalt vnd feücht Ze. kalt vnd feücht	Kalt im zweyten feücht im dritt. Jo. heyß vnd feücht	Sarmacandi.	Sye brechen den steyn/vnd reynigen die haut	Sye laxyeren den bauch	Mit saure syr. gemischt	weniglich blůt	Flegmatica	In aller	In herbst	Intemperiertt
ij	Weinsaur/vnd vngeschmackt Melonen	G. kalt vnd feücht	Kalt vnd feücht im zweyten	Die Zeytigen.	Sye reytzten den harn	Sye machen bauchwee	So man dar uff yßzet	lügel narung	Heyssen	Den jungen	In sommer	Vnruhiglich
iij	Juden Melonen	G. kalt vnd feücht	Kalt vnd feücht im zweyten	Die wässerig seind/vnd süß	In scharpffen Franckheyten	Der däwung	Mit zucker benet	wässerig blůt	Cholericis	Den jungen	In sommer	Müglich
iiij	Wyld Dattelen	Jo. kalt vnd trucken	Kalt vnd feücht im zweyten t. im ersten	Die frisch vnd süß seind	Sye stercken die nyderen glyder	Der brust vnd kälen	Mit Dattelen/ vnd honig waben	Grobe feücht.	Heyssen vnd f.	Den jungen Alten	anfang des sommers herbst/winter	Vngeschickt Temperiertt
v	Dattelen die anheben süß werden	Heyß vnd t. im zweyten mittel herbe	Heyß vnd t. im zweyten	Die nit herb seind	Sye machen schlüpfferigen stůlgang	Den zänen/vn dem mundt	Mit schlechtē saurem syr.	Zymlich blůt	Temperieren den heyssen	Alten	In aller	Temperiertt
vj	Paradiß öpffel	Jo. kalt feücht	Heyß vnd feü. im ersten	Die grossen/so zeytig vnnd süß seind	Sye reytze zů fleyschlicher begyrd	Dem magen	Mit zucker	Flegmar. blůt	Den heyssen	Den jungen	In aller	Müglich
vij	Nuß vß India	Heyssen vnd feücht	Heyß vnd feü. im zweyten	Die frischen/ vnd süßen	Sye helffē der harnwynden vn scherpffe die vernunfft	Sye gond nit bald vß dem magen	Mit zucker benet	vil scharpffblůt	Kalt vnd truck.	Dem alten	In herbst	Müglich
viij	Mein Nam/ vnd Grad/ darzů Natur/			Zdigt klarlich an diß klein figur.	Zům Besten sonder	Hilff ich klag/	Mein schad	Benümen würt all tag	Dem Gemeynen Nutz zů gůt			

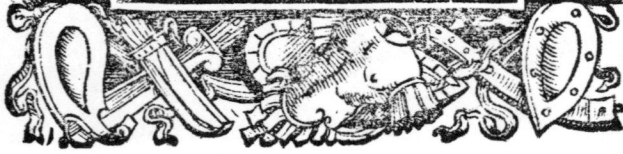 M.D. xxxiij.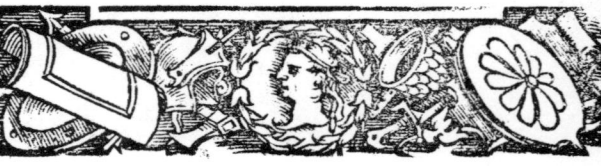

Der neben Natürlichen ding.
Jr erwölung/eygentschafft/vnd täglich würckung

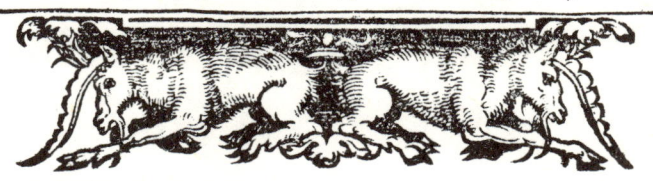

j Melonen so vast zeitig vnd süß seind/die seind verbotten/vmb irer hitz willen/vnd dieweil sye so bald in den aderen verwandelt werden/vnd auch darumb/das sye brennende feber bringen. Aber das seind nit der art Melonen/von denen Galenus sagt/das sye kalter natur seyen. dem daß die gemeyn noch nachfolgt. dañ sye warē nit in den selbē landen. Jo. hatt auch da gefält/der sagt/das man wein soll trincken so man Melonen gessen hab/das sye der wein veranderē vñ ire boßheyt abwend. Vñ alßdañ seind sye am schädlichstē so sye ein vast hungeriger yßzt/vñ züvor/so er off der rechten seyten schlafft so er sye gessen hat. Darumb soll man ein weil spacieren gon so man sye gessen hatt. Die Astrologi wöllen/das Melonē am besten seyen züesszen/so der ascendens ist in eim feurigen/oder wässerigen zeychen.

ij Vngeschmackte Melonen. Dize zwo art werden erwölt den temperierten complexionen. daß sye treiben den harn/vnd reynigen die aderen vnd die nyeren/auch brechen sye den stein. Vnd dieweil sye ein streyffende krafft haben/darumb reynigen sye die vnreynigung der haut/vnd die Muselsücht. Vnd der somen ist das sterckest so do:an ist. Galenus spricht/so sye verderben/so seind sye wie gyfft. Darumb soll man sich erbrechen so man sye gessen hatt. Die Melonen die von kürbßen kommen/do ist auch lützel vndscheyds an/die soll man zwischen zwo trachten essen/oder mit einer anderen speiß. Doch hatt der sun Mesue gesagt/sye seyen warm/wiewol sye nit so süß seind.

iij Melonen vß Palestina. Die erwölt man in brinnenden feberen/vnd heysszen franckheyten vñ complexion. Vnd so man das wasser darvon mit zucker vñ ettwas sawrs braucht/so treibt es den harn/vnd reynigt die blasen vnd nyeren. Sye seind den vralten schädlich. dann sye machen rohe feüchte. Schaden auch der leber/miltz/vñ magen/sonderlich so ein hitz in deren einē wer. So man sye vil braucht/so machen sye den fluß/vnd böse dewung.

iiij Wyld Dattelen Man braucht sye den blöden magen zü stercken/vnd den blütflusß züstellen. Es seind auch grüne dattelen/vnd vnzytige. Vnd so die rechten dattelen anheben süß züwerden/so habē sye mit denē gleiche krafft. Der syrup darvon styllt die bewegung der cholera/vñ des blüts. Galenus spricht/dz das heüßlin darin die kleinen dattelen verschlossen seind/das sey von zweyerley substantz gemacht. Eine ist kalt/wässerig/vnd süß. Die ander ist herb vnd grob. vnd wann die wässerig fürtrifft/so würt es verdewt. nimpt die grob überhvndt/so mag es nit verdewt werden.

v Dattlen die anheben süß züwerden. Was von dattlen zeytig ist/die seind alle heysß vnd feücht vnd bringen verstopffung/sye werdē bald verandert/weychen den bauch/vnd meeren den samen. Welche aber herb seind/Busuri genannt/die seind ettwas kalt vnd trucken. Vnd dieweil sye langsam verdewt werden/so stellen sye den flusß/stercken den magen/vñ machen wynd. Vnd welche ettwas warm seind/die seind nit so krefftig. Dürre dattelen seind temperiert in der wörme/vnd stopffen den bauch. Vnd welche schyer zeytig seind/vnd doch nit gar/die seind schädlicher dann die zeytigen.

vj Süß paradiß öpffel Der soll man nit vil essen. Dann sye machen vndewig/vnd neeren mee dañ andere frücht/haben auch minder überflüssigkeyt/vnd seind in allen würckungen den Melonen gleich die temperierte süße hond. So man sye aber mit zucker/oder honig waben yßzet/so helfen sye der dewung/züvor/so sye zeytig seind/vnd wol geschöler. Vnd so man sye gessen hatt/so soll man güten wolgeschmackten wein darauff drincken/der benympt ynen ir boßheyt vnd schaden.

vij Indische nusß. Die wol zeytig seind/die seind die besten/die meeren den samen/vnd vertreiben das alt reuken wee. Den alten soll man iren schaden nit wenden/aber den newen/mit ettwas das das blüt küler. Die alten seind vast heysß vnd trucken/vnd stopffen den leib. Wann sye verderben/so schaden sye den zänen.

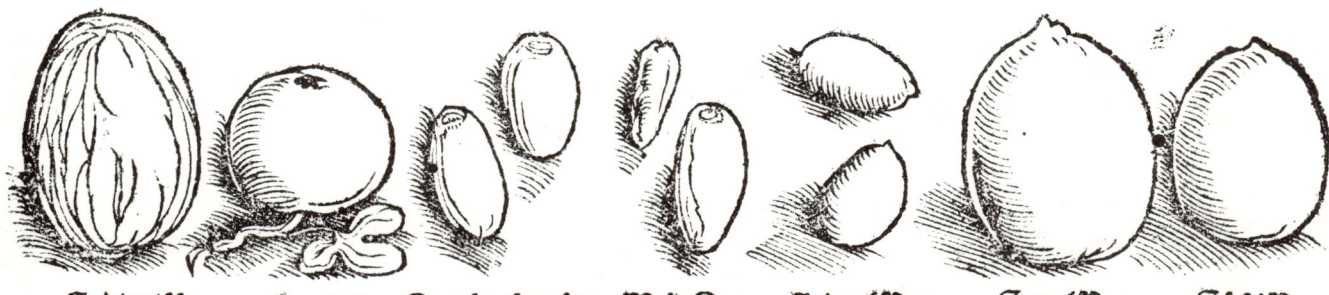

| Indianisch Nusß. | Paradiß öpffel. | Dattelen so anheben süß werden. | Wyld Dattelen. | Juden Melonen. | Saur Melonen. | Süß Melonen. |

Die Fyerdt Schach Tafel
Von Früchten/ vnd dingen so die Zän schauderen/ oder hülcheren.

	Die Namen.	Die Natur / Die Grad	Das best dz du in d' art findest.	Sein hilff	Sein schad den es thůt	Wie man den schaden abwendt.	Landtschafft / Die zeyt / Die Alter / Complexion was es gebürt
j	Zeytig Dattelen	Heyß vnd f. im zweyten. Sye seind vnd schyplicher natur/ h. vnd f.	Von allen geschlechten der zeytigen Dattelen	Den kalten magen	Der stym̄/ vñ der kälen.	Mit vßgetrucktem safft von magsot	Mitnächtlich / Winterlich / Den alten / Cholerisch feücht / Kalt vnd feücht blůt
ij	Mertrübel.	Heyß vnd f. im ersten. Ir fleisch heyß vnd f. vñ welche schwartz die/ r.r.	Die grossen so in der lantschafft Caracena wachßē	Dem schmertzē des yngeweyds	Sye verbrennen das blůt	Mit frischen curulis	Kalten / Winterlich / Der alten / Den alten / Scharpff blůt
iij	Dürre feygen.	Heyß vnd truck. im ersten. Ir. sye seind subtil/ h. vnd. f. im ersten.	Die ronden vß Gartarosia.	Oyenē d' brust vnd verwaren vor vergyfft.	Sye verstopffen die niderlichen glyder.	Mit nuszen/ vnd süßen mandelen	Temperieren / Vergleng / Den alten / Den kalten / Zymlich narũg
iiij	Karuben.	Heyß vñ truck en im ersten. Kalt vnd truck. Jo. heyß vñ t. The. h. vnd t.	Die frisch vñ süß seind	Der offt zum stůlgang lauffen müsz	Sye werden langsam verdewt	Mit zucker benet	Kalten / Winterlich / Den jungen / Heyß / Zymlich narũg
v	Eychlen	Kalt im zwey= en im ersten. t. trucken vnd h. Macer t. vnd t. The. h. vnd t.	Die frisch/ groß vñ volkommen seind.	Sye sterckē die behaltend krafft	Vertreiben der frawen zeyt	So man sye bratet/ vnd mit zucker yßzet	Mitnächtlich / Winterlich / Den jungen / Heyß vñ feücht / lützel narung
vj	Jujuben	Heyß vnd f. im ersten Johan. heyß vnd feücht.	Die vß India/ vñ so nit wurmstichig seind	Sye leschen die scherpffe des blůts.	Sye blähen vast	Mit mostreübel ou die kernen/ vmb irer subtiligkeyt willen	Heyßen / Sommerlich / Den jungen / Heyß vñ truc. / Fleg. blůt
vij	Nusz	Heyß vnd f. im ersten Ori. heyß vnd trucken. Theo. h. vnd t.	Die man bald kürnen kan	Wider das zan hülcheren/ vnd vergifft	Sye machē bläterlin im mund vñ in der kälē/ vñ machē ein schwäre zung	Mit somen/ vñ mandlen	Gebürgen / Winterlich / Den alten / Kalten / Beyß blůt
viij	Mein Nam̄/ vnnd Grad/ darzů Natur/	Zdigt klarlich an diß klein figur.	Zum Besten sonder	Hilff ich klag/	Mein schad	Benůmen würt all tag.	Dem Gemeynen Nutz zů gůt.

M.D. xxxiij.

Die Nebennatürlichen ding
Ir erwölung/eygentschafft/vnd täglich würckung.

j Zeytige Dattelen seind feüchter so sye frisch seind/vnnd hitziger/dann so sye alt werden. Machen vil geburt samens/vnd haubt wee. So man sye mit honig kocht/vñ mit saffron/so werden sye vast heysz vnd trucken/werden auch schädlicher. Das wendt man mit öl. Für ire kernen nimpt man mandlen/vnnd yszt sye mit magsot vnd roszwasser/vnd nach jnen yszt man lattich mit essig. Ir speiß ist verworffen so der Mon in eim feürigen/oder wässerigen zeichen ist/zuuo wo das glück befunden in winckelen.

ij Mertreübel die fleyschecht vnd recht süß/die seind güt/vmb irer wörm/vnd vile der narung willen. So reynigen sye auch die feüchten/vnd laxieren/zuuo so man die kernen dauon thüt. Vnd so man sye yszt vß wasser darinn sye kocht sind/so laxieren sye wie weinbeer. Welche herb/vnd nit so fleyschig seind/die seind auch nit so warm/ stercken den magen/vnnd stopffen den leib. Vnd welche von natur kein kernen hand/die seind subtyler dañ das fleysch der süssen weinbeer.

iij Dürr feigen soll man meiden. dann sye schaden dem miltz/vnd der leber mit irer grobheyt. dann die zwey glyd seind von natur des süssen begyrig. das selb/vnnd des gleichen zyehen sye vom magen/also werden sye verstopfft/vnd grob. Gal. Das sehen wir in den sewen die feigen esszen/das sye grobe leberen hond. Vnnd das macht ir güter geschmack vnd grobheyt/das sye vast neeren. Sye reynigen auch die brust/vnnd machen güte farb.

iiij Johans brot ist schädlich/bey vns mee dann do es herkompt. Dañ so es frisch ist/so macht es den flusz. vnd so es dürr würt/so stopfft es. dann es verleürt sein feüchte/vnd bleibt das yrdisch. O. So es frisch ist/so schadet es dem magen/vnd laxiert den leib. aber so es alt würt/so thüt es das widerspil. Ettlichs treibt den harn/ wañ man es mit süssem wein kocht. Wann man die wartzen mit dem vnzeyttgen reibt/ so vergond sye.

v Eychlen seind kalt im ersten/vnd trucken im dritten grad/ grob vnnd herb. Werden auch nit bald verdewt. dann sye stopffen den leib/vnnd der frauwen flusz. So man sye aber verdewt/ so neeren sye wol. Die Kesten seind süsser vnd besser/haben nit so vil trückne vnd herbigkeyt/vnnd neeren auch basz dann eychlen. Sye seind temperiert in hitz vnd trückne. Doch sagen ettlich/ sye seyen heysz im ersten grad.

vj Juiuben/von denen sagt Gal. das sye nit vast helffen zü erhaltung der gesundtheyt. dann sye seind hartdäwig/machen vil flegma/geben lützel narung/vnd schaden dem magen. Vnnd ist ein wunder/das ettlich sagen/sye seyen heysz mit einer scherpffe/so sye doch die scherpffe des blüts vßlöschen. Man braucht sye/den frawen flusz damit zü bringen. vnd das gibt man ir eygenschafft zü/sunst weren sye grob. Man sagt/sye seyen temperiert.

vij Nusz braucht man auch/so einē die zän verschlewt seind/oder hülcheren. als so man saur/oder vnzeytige ding yszet/so mag man darnach keyn speiß kewen/da von die deüwung zerstört würt. Das wendt man ab mit dingen/die sich mit irem schlym an die zän hencken/das das saur ding abgestreyfft hatt. als dañ ist burtzel/nusz/sisam mel/vnd alles das fett/schlymig/vnd heysz ist/ vnd das do wendt die kelt an den neruen der zän die von der seüre kommen ist. als saltz.

Nusz.   Juiuben.   Eychelen.   Karublen.   Dürr feigen.   Mörtreübel.   Zeytig dattelen.

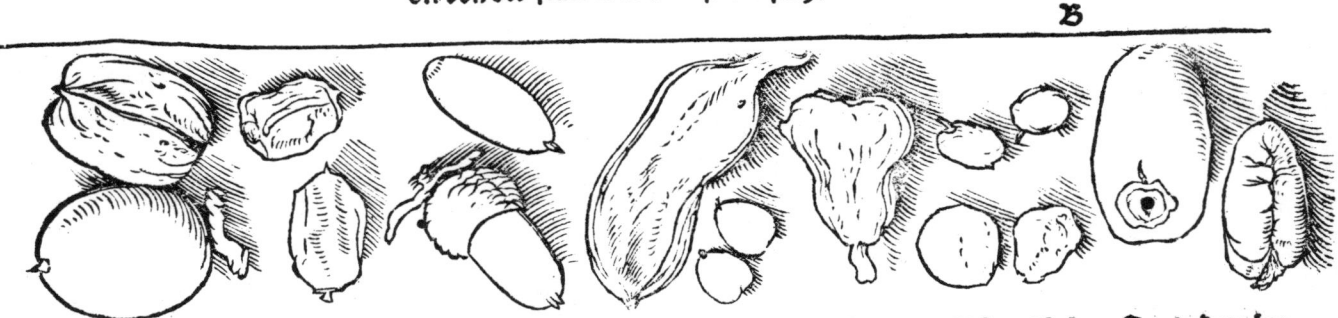

Die Fünfft Schach Tafel
Von dem Getörns / vnd speiß so da von gemacht.

	Die Nammen.	Die Natur	Die Grad	Das best dz du in d art findest.	Sein hilff.	Sein schaden es thůt.	Wie man den schaden abwendt.	was es gebürt	Die Complexion	Die Alter	Die zeyt	Landtschafft
j	Rocken.	Heyß vñ feũcht.	Gal. heyß vñ feũcht	Welcher feyßt vnd schwär ist	Er öffnet die apostem.	Er macht verstopffung.	So man yn wol würckt.	Ein blůt	In allen Complexion	In allen	In aller	Temperierte
ij	Krafftmel.	Kalt vnd trũ.	G. kalt vnd trucken	Das weiß ist / vñ gern bucht	Fár übergylbe.	Es ist langsamer däuwung	Mit süßen dingen.	Melancholy	Heyß vñ feũ.	Den jungen	Winter	Minnöplich
iij	Gebrochener Weyßzen.	Heyß vñ trũ. im anderen	Thr. Jo. heyß v. drucken	Der zymlich gedörrt ist.	Dem seüchten yngeweyd	Er macht die brust rauh.	So man yn mit warmē waßer wescht.	Temperierter blůt	Temperierten	Dem alter	Glentz / winter	In heyßen
iiij	Gersten.	Kalt vñ trũ. in andern	Maß. kalt feũ. Jo. kalt trũ.	Die frisch / grosz / vnd weisz ist	Sye sterckt die vßtreibend krafft / vnnd geet bald durch	Sye bringt kleinen schmertzen	So man sye dörret.	Ein feüchte	Heyßen	Der jugend	Sommer	In heyßen
v	Gebrochen Gerst / oder Rocken.	Kalt vnd truckē in andern	Maß. kalt feũ. Kalt trũ. cken.	So zymlich gedörret ist	Dem cholerischen flusz	Sye macht blähung.	Mit roß zucker.	Ein narung	Heyßen	Der jugend	Sommer	In heyßen
vj	Gersten waßer.	Kalt vnd truckē in andern	H. mit andern kalt feücht	Das wolgesotten vñ glatt ist	Der heyßen leberen.	Dem kalten yngeweyd.	Mit zucker.	Temperierte blůt	Heyß vñ trũ.	Der jugend	Sommer	Minnöplich
vij	Weyßen.	Heyß vñ feũ. in andern	H. heyß vnd feücht.	Der wolgearbeytet ist.	Der brust / vñ der kälen.	Dem schwachen yngeweyd	Mit zucker benet.	Ein narũg gē.	Heyß heyßen ma-	Der jugend	Winter	Minnöplich
viij	Mein Nam / vnnd Grad / darzů Natur /	Zöigt klarlich an diß klein figur.	Zům Besten sonder	Hilff ich klag /	Mein schad	Benumen würt all tag.	Dem Gemeynen Nutz zů gůt					

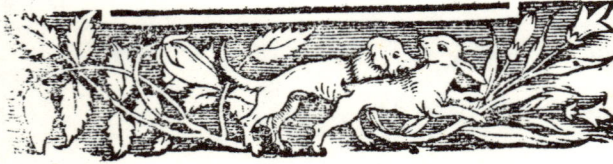

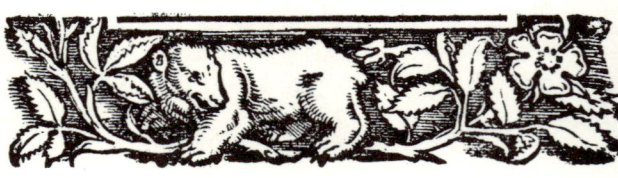

Die Neben natürlichen ding
Ir erwölung/eygentschafft/vnd täglich wurckung.

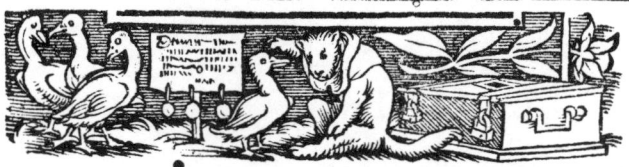

j Rocken ist am besten/so er rot/schlymig/vnd schwär ist/vnnd gůt zů beissen. Er neeret wol/ vnd ist bequemer dañ ander gekörn ein temperierten leib. Etlich Moren essen and gekürn für rocken/gleicherweiß wie die Jndier ryß essen/die Türcken hyrsen. vileicht darüb/das sye nit in so temperiertem erdtrich seind/oder der rocken bey ynen nit so gůt ist. Die art des rockens würt verändert nach dem erdtrich / nach der schickung des jars/vnnd nach seim alter / so er new/oder alt ist. Sein speiß würt verworffen/so das uffsteigend zeychen ist dem so es erwölt würt/im hauß der franckheyt/wiewol es ist ein zeychen der erdgewächß.

ij Krafftmel ist gůt so mans allein kocht/oder mit milch/denen die ein cholerischen/oder bůt- flusß haben. So es aber mit zucker/vnd mandel öl bereyt würt/so dyent es für hůsten/schnuppen/ vnnd scherpffe der brust. L. Man soll zů yeder z. krafftmels iij. becher mit wasser thůn/ vnd es syeden biz es wider wie safft werd/darnach brauch man es. Doch neeret es minder dann was sunst von rocken gemacht würt/vnnd macht verstopffung mit seiner schlymigkeyt.

iij Gebrochner Weysszen. Was von weyssen gebrochen/oder gequetscht würt/das kület/vnd löscht hitz vnd durst/so mans mit kaltem wasser trinckt/vnnd es vor offt mit warmem wasser gewaschen ist worden/da mit man sein blähung vnd wyndigkeyt vertreibt. Das von g.= sottnem rocken würt gemacht/das hat nit so vil wynd/ aber mee wörme vnd narung/ dañ das von vngesottnem gemacht ist. Rasis sagt/ es kül mee dann gequetscht gersten. dañ er zeücht mee wasser in sich.

iiij Gerst ist gůt so sye lützel schölet/vnnd vil marcks hatt/ vnd so sye new/dick/schlymig/vnd schwär ist. Die gerst von deren Hippocrates sagt/das man safft dauon soll machen mit milch/die sterckt/vnd reynigt den leib wol. Vnd würt verändert nach dem man sye bereyt. Dann quetscht mans/so dörrt sye. Kocht mans mit wasser/so feüchtigt sye. Macht man aber brot daruß/so feüchtigt sye nit/vnd dörrt auch nit. So sye new ist/so ist sye nit vast kalt. Die aber alt/vnd geschölt ist/die neeret hefftig/vnd macht von ir eygenschafft die speiß bald in magen gon.

v Gebrochen gerst ist gůt so sye zymlich gedörrt ist/wenig kleyen/vnnd vil marcks hatt. Vnnd so mans mit kaltem wasser wescht/so trinckt mans zů einer külung zwo stund ehe man ins bad gadt im sommer/mit zucker/vnd mit eim stopffenden syrup stopfft sye die natur. Hippocr. Trinckt man sye gleich / so sye in kaltem wasser geweycht ist/so stopfft sye/vnnd über ein weyl so laxiert sye/von feüchte wegen des wassers. Es ist ein speiß der rügenden vnd erhitzigten/doch neeret sye minder dann gebrochner weyssen.

vj Gersten wasser/soll von neuwer/feypster/vnnd schwärer gerst gemacht sein. man weycht/ schölet/vnnd stosßt sye. dann so nimpt man zů einer massz gerst. xiiij. massz wasser/darnach kocht mans/rürets/vnd scheümet sye. Als dann laxieret sye mit irem schlym/reytzt den harn/ vnnd löscht den durst mit irer feüchte / vnnd thůt verstopffung uff mit irer streyffung/neert mit irer substantz/ vnnd überwindt die hitz mit irer qualitet. Mischt man ettwas darunder das subtyl macht/ oder stopfft/ so nimpt es die selbig krafft an sich.

vij Weyssen ist nit gůt so er vngehöfelt ist. dann er ist hart zů deuwen. Aber so man zucker/ oder mandel öl darzů thůt / so ist er der brust franckheyten nütz. Kocht man yn dann mit burtzel vnnd breytem wegerich/so stellt er das blůtspeyen. So er verdeuwt würt/so neert er vast. Vnd so ein gesunder seim schaden entpflieben wil/ so trinck er älten wein daruff/darinn pfeffer gemischt sey/ das vertreibt sein schaden.

B ij

Weyssen. | Gersten wasser. | Gebrochen Gerst. | Gerst. | Gebrochener Weyssen. | Krafftmel. | Rocken.

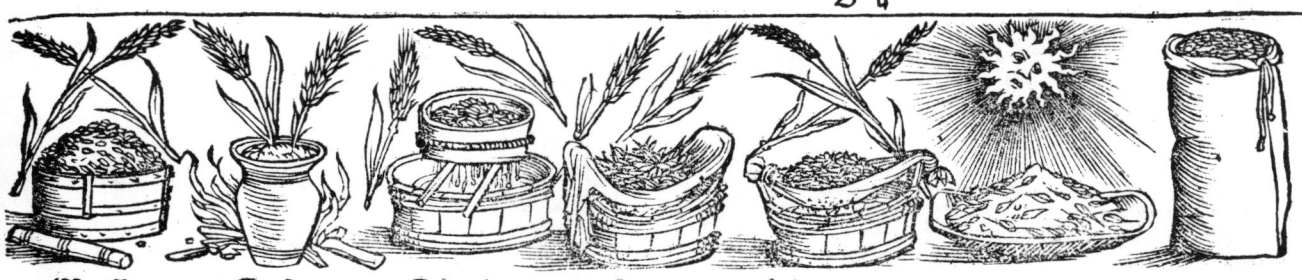

Die Sechst Schach Tafel
Von dem muß Getörn/vnd seiner natur.

	Die Namen.	Die Natur / Die Grad	Das best dz du in d art findest.	Sein hilff.	Sein schad den es thůt.	Wie man den schaden abwendt.	Landtschafft / Die zeyt / Das Alter / Complexion / was es gebürt
j	Reyß.	Heyſſ vñ tru. im anderen G. heyſſ vñ t. trucken	Der den perlin gleich ist/vnnd wechßt od geschwüllt so man jn kocht.	Dem hitzigen magen.	Die das krymmen hond.	Mit öl vnd milch	In allen / Winter / Allen / Heyſſ vñ feü. / Gůt narung
ij	Bonen.	Kalt im ersten/ii. trucken im.ii. Jo. kalt vnd trucken	Die schön/reyn vñ gantz seind	Dem wachen/ vñ haubt wee.	Sye machen dolle syñ.	Mit saltz/vnd wolgemůt.	In heyſſen / Im sommer / Der jugend / Heyſſ vñ feü. tru. / zymlich gůt blůt
iij	Erbßen.	Kalt im andñ tepenert in feü. Jo. kalt/tempe rierte feüchte	Die frisch/vnd grosß seind.	Die den hůsten hond mit eim feber.	Den schwachen zänen.	So man sye mit mandel milch kocht	In heyſſen / Im sommer / Der jugend / heyſſ/feü. tru. / Gůt narung
iiij	Phäseln.	Heyſſ vnd feü: im ersten G. heyſſ truck. Jo. heyſſ vnd trucken	Die rot/vnd nit wurmstichig seind	Sye machen feyßt/ vnnd reytzen den harn.	Sye machen vnwillen/ vnd böse treüm.	Mit öl/saltz wasser vnd senff.	In kalten / Im winter / Dem alter / Kalt vnd tru. / Grob blůt
v	Lynsen.	Kalt vnd truck im ersten G. temp. heyſſ. Jo. kalt vnd trucken	Welche bald trucken werden so man sye netzt.	Sye demen die scherpffe des blůts/vñ stercken den magen	Der melancholy/fleyschlicher begyrd/ vnd dem gesycht	Mit mangolt/ vnd milten.	In heyſſen / Im sommer / Der jugend / Den blůtreiche / Grob blůt
vj	Feigbonen.	Heyſſ vñ tru. im ersten G. ande:. Jo. heyſſ vnd trucken	Die weiſſ vñ schwer seind	Sye vertreiben die würm/ den gryndt/vñ böse feüchte.	Sye seind hart deüwig/vnnd gond nit gern vndersich.	So mã jnen ir bittere laßzt/vñ yßt sye mit essig vnd saltz waſſ.	Nimmerlich / Im winter / Den alten / Flegmaticus / Böß blůt
vij	Gesottner Rocken.	Heyſſ vñ tru. im anderen G. heyſſ vñ feücht.	Welcher schlymig/schwer/ vnnd voll ist.	Denen die lax seind.	Er ist harter deüwung/vñ macht schlymige feüchte.	Mit vil saltz.	In kalten / Im winter / Der jugend / Heyſſ vñ tru. / Milch vñ somē
viij	Mein Nam/ vnnd Grad/ darzů Natur/		Zdigt klarlich an diß klein figur.	Zům Besten sonder	Hilff ich klag/	Mein schad	Benummen würt all tag.	Dem Gemeynen Nutz zů gůt

M.D. xxxiij.

Die Neben natürlichen ding
Jr erwölung/eygentschafft/vnd täglich würckung.

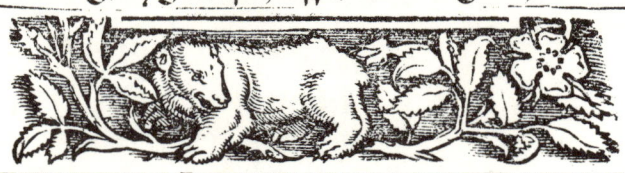

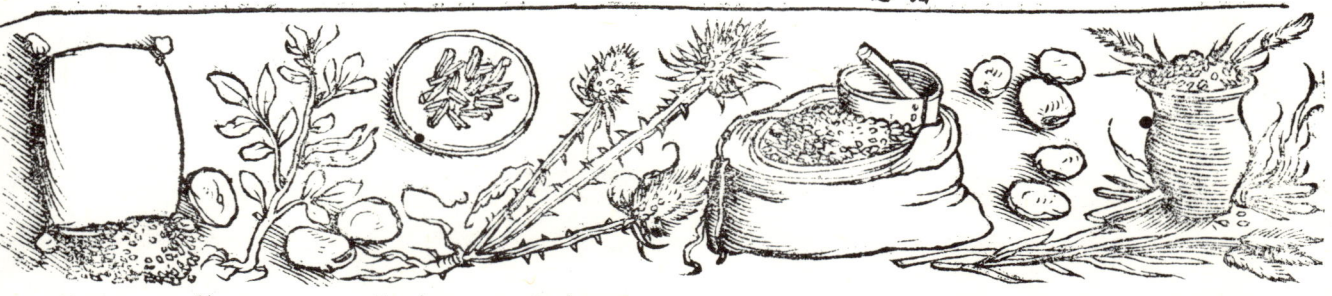

j Reyß ist ein temperierte speiß/leicht zů verdeuwen/vnnd stopfft den leib/zů vor der rot. So man den weissen mit mandel öl/sisam/oder gesottnen buttern kocht/so stopfft er den leib/vnd miltert das beissen im magen vnd yngeweyd. Vnd so man yn mit milch kocht/so macht er verstopffung. aber die milch nimpt jm sein dörre/vnnd macht den leib feyßt. Bereyt man yn aber mit wyld saffron samen öl/so laxiert er. Etlich sagen er hab auch ein hitz bey jm. Gal. sagt/er meer den samen/vnnd myndert den stůlgang/den harn/vnnd die wynd.

ij Bonen soll man meiden. dañ sye blähen/vnd machen weych fleysch/träum/vnd müde. So sye dürr seind/so neeren sye nit so vil als die frischen. Vnd so man sye schölt/vñ kocht sye mit mandel milch/so seind sye nit so schädlich als so sye nit geschölt seind. Jr marck streyfft ab/die schölet ist herb. Darumb kochen ettlich ärtzt bonen mit essig/vnd gebens denen die ein apostem im yngeweyd hond/oder den bauchflusß. Vnnd ist besser das mans koch mit mandel öl/vnd dörr sye nach dem sye offt gesotten seind worden/so seind sye dann gůt zů der brust. Wolgemůt vnnd saltz benemen yn ire boßheyt. Gal. sagt. Sye erhalten die gesundtheyt.

iij Erbßen seind in ir complex schier wie die bonen/darumb mag man sye nahe zůsamen vergleichen. Sye seind harter deuwung/so sye aber verdeuwt werden/so geben sye gůt narung. Vnd seind denen gůt/die das feber hond. Sye laxieren so man bynetsch darunder mischt. Es hilfft der brust/so man sye mit mandel öl bereyt.

iiij Phäseln/ettlich seind weiß/kalt vnd trucken. Ettlich rot/die haben ein wörme vnd blähen/doch wenig/seind aber grosser narung. Sye blähen mynder dann bonen/die haben überige feüchte. Die roten die haben ein subtyligkeyt/die treiben der frauwen flusß. So man sye essen will/so soll man sye bereyten mit öl/saltzwasser/senff/mattkümel/vnd wolgemůt/dadurch würt ir boßheyt gemyndert.

v Lynsen seind denen verbotten die melancholischer complex seind. dañ sye bringen jnen veränderung der vernunfft/fyertäglich feber/vnnd malatzey. Die vngeschölten die machen weychen stůlgang. Ettwañ thůt man das erst wasser hynweg so mans kocht/darnoch so stopffen sye. Vnnd so man mit irem wasser gurgelt/so ist es gůt dem halßgeschwär/vnd feüchtigt den bauch. Sye seind nützer so man sye yßt mit bynetsch/mangolt/vnd vil öl/vnnd schädlich so man sye yßt mit dürrem gesaltzenem fleysch. Ma. Sye haben an ir schölet ein scherpffe/mit der laxieren sye/aber ir marck das stopfft.

vj Feigbonen so man die seüdt biß ir bittere vergot/so werden sye harter deuwung/vñ laxieren nit. Jr bittere die macht/das sye bald vndersich gond/mit der selben tödten sye die würm/vnd werden verdeuwt vnd geben ein narung die der lebern bequem ist. Vnd in einer gemeyn/so reytzen sye den harn mit ir bittere/treiben auch der frauwen zeyt/füren die frücht vß/vnd öffnen die verstopffung des miltzs/der leber/vnd der lungen. Jr wasser würckt baß dann ir substantz. Gal. Das blůt das vß jnen würt/das ist nit böß. Jo. Sye machen grobe vnnd böse feüchten.

vij Gesottner rocken ist harter deuwung/vnnd geet langsam vndersich/vnnd so er sich verhyndert/so macht er schlymige feüchten/vnnd bringt würm im leib wie kürbß kernen. Vnnd das safft das vß seinem mel gemacht würt/vnd mit wasser von gersten mel/das hilfft dem hůsten/vnd brust franckheyten/auch den apostemen an der lungen. Vnd so man es kochen will im winter/so verschliesß man den deckel vff dem hafen mit eim deyg/vnnd kochs mit senfftem feür/vnd thů es nit vff biß es genůg gesotten hatt/darnach růr man es.

B iij

Reiß.   Bonen.   Erbßen.   Phäseln.   Lynsen.   Feigbonen.   Gesottner Rocken.

Die Sybend Schach Tafel.
Von dem Brot / vnd mancherley art des Brots.

	Die Namen.	Die Natur	Die Grad	Das best dz du in d' art findest	Sein hilff	Sein schad den es thůt	Wie man den schaden abwendt	Complexion	Das alter	Die zeyt	Die anschafft was es gebürt
j	Simelbrot.	Heyſſz im anderen G. temperierer hitz	Heyſſz im ersten Na. Heyſſz	Das wolgebachen vnd gel ist.	Es macht den leib feyſst.	Es stopfft.	Mit gnůgsamem deysam	Temperierte	Allen	Allen	Vil narung
ij	Brot da kein kleyen von kommen ist.	Na. Heyſſz	Heyſſz im ersten	Das am wenigsten kleyen hat.	Es lyndert den bauch.	Es macht jucken / vñ gryndt	Mit ettwas das feyßt ist	Gůt narung	Allen	Allen	Den jungen wolt
iij	Vngehöfelt brot.	G. grob vnd feůcht	Temperierter Felte	Das wolgesaltzen / vnd gebachen ist.	Denen die laſſz seind vnd můd	Es blähet / vñ macht wynd	Mit gůtem altem wein	vil ſchlymig fle. heyſſzen / grůbē	Der jugend	Winter	Kalten
iiij	Brot von ryß.	Theo. ſalt vnd trucken	Kalt vnd trucken im anden grad	Das von ryß gemacht / ist den perlin gleich	Es reynigt das yngeweyd / vnd stopfft.	Es geet langsam vnd sich	Mit übung vnd baden	Melancholy	Temperierte	Kalten	Mittmäſſig
v	Brot das im ofen gebachen ist.	Das weyd ist das best	Temperierter E. im anden grad	Das wol temperiert vnd gekocht ist.	Den dürren leiben	Es ist böser deuwung	Mit süſſzer speiß die es vnder sich treibt.	Groß blůt	Heyſſzen	Der jugend	Der winter Mittmäſſig
vj	Brot das vff eim herd gebachen ist.	Jo. Es ift mit ſo bißals dasvff ſteinlin gebachē	Temperiert tru. im anden grad	Das gehöfelt / vñ subtyl sey.	Denen die sich vaſt üben.	Es bemühet den magen / macht den steyn.	Mit zartem fleyſch / vnd brüen.	Kho blůt	Naft grůbē	Der jugend	Winter Mittmäſſig
vij	Brot vff kleynen ſteynlin gebachen.	G. Jo. feůcht grob vnd böß	Tempe. feůcht im anden grad	Das gebachen / vnd mit äſchen gemiſcht ſey	Den laſſzen leiben.	Es geet nit gern vnderſich / vnd macht langwyrige ſchmertzē.	Mit altem wein daruff getruncken.	Böß blůt	heyſſzē vñ můdē	Der jugend	Kalten
viij	Mein Nam / vnnd Grad / darzů Natur /	Zdigt klarlich an diß k lein figur.		Zům Beſtē ſonder	Hilff ich klag /	Mein ſchad	Benůmen würt all tag	Dem Gemeynen Nutz zů gůt			

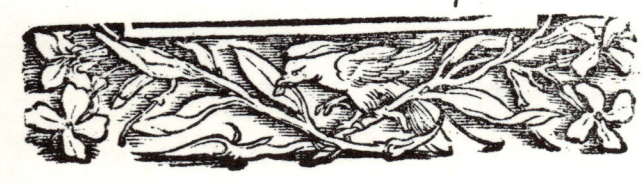

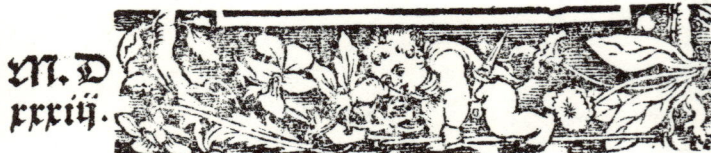

M. D xxxiij.

Die Neben natürlichen ding
Ir erwölung/eygentschafft/vnd täglich würckung.

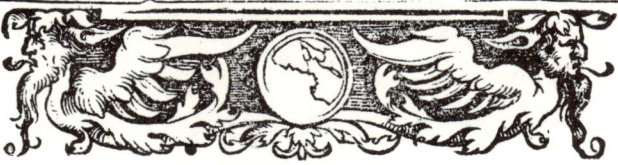

j   Brot von simel soll man meiden. dañ es macht verstopffung/vnd schmertzen der gleych/vnd den steyn. vnd das von wegen seiner schlymigkeyt/vnd das es langsam verdeuwt würt. Es neert aber mee dañ ander brot. Vnd damit sein boßheyt abgewendt werd/so esß mans mit güter fleysch brü/oder eyerbrü mit specerey/auch so man geröst yßzt von fleysch mit specerey. Welchs brot von erst gemaletem mel gemacht würt/das stopfft den bauch/vnnd hat etwas feüriger hitz/das aber von altem mel/das ist dem zü wider. Grosß vnd grob brot/ das neeret basß/vnnd geet lieber durch.

ij Brot da alle kleyen bey bleiben/ist für die/so das krymmen hond/vnd kalte compler. dann es geet bald durch/vnd hat von den kleyen das es die därm abstreyff. darumb neeret es nit so vast/vnd dörrt. Das man aber die dörre hynnem/vnd es mee narhafftig mach/so esß man feyßt fleysch darzü/oder speiß die mit süsßer milch gekocht ist. Es neert auch mee so es noch heysß ist/ geet auch lieber durch dañ das kalt. Das von grobem mel gemacht/wie es langsam weych im wasßer würt/also thůt es auch im magen.

iij Vngehöfelt brot gibt ein schlymige/grobe/vnnd langsame narung/wiewol sye grosß ist so es verdeuwt würt/vß dem magen kompt. Doch macht es den steyn/stopfft das miltz vnnd die leber. Vnd ist denen bequem/die grosß arbeyt thůn. So mans vß not essen müsß/so esß man jmber/oder triferam darauff/darnach trinck man honig wasser. Es gehört auch übung/baden/ reiben/vnd langer schlaff darzů. Gemeynklich die es essen/die fallen in böse kranckheyt/vnd sterben ehe sye alt werden.

iiij Brot von ryß ist darüb böß/das es dürrer ist worden vom feür/das sich zů der natürlichen dürre schlecht/darumb würt es langsam verdeuwt/vnd macht wynd/vnd das krymmen. So man es bereyt/so soll man etwas subtyls darzü thůn. Zů der brust ist es gůt/so mans mit wyld mangolt brü/vnnd mandel öl yßzt. Man yßzt es auch mit saur milch/vnd andern herben dingen die hitz zů löschen. Sunst macht ryß gůte farb/gůte träum/vnd den leib feyßt.

v   Brot das im ofen gebachen ist/soll man meiden/so es an eim ort verbrant ist/vnd am andern halb gebachen. Offt haben wir gesagt/das vngehöfelt brot gehör denen zů die sich vast üben vnnd bemühen/aber die in růg seind/denen schadet es/vnd werden sein schaden in nachkommender zeyt entpfinden. das man es aber vnschädlich mach/so dört man es/vnnd misch es mit wasßer vnnd zucker.

vj Brot in eim scherben gebachen ist böß/zůvor so es mit öl gemischt würt. dann es stopfft den leib/macht verstopffung/vnd böse rohe feüchten im leib Vnnd wer es essen müsß/der thů vil saltz daryn/vnd bache es wol. Wiewol aber das öl/das feür da mans beybacht nit gern daryn laßt/so mag man doch vmb minder schadens willen wolgewürtzte speiß darzü essen.

vij Brot das vff heyßzen kißlingen gebachen ist/do seind drey böser art an. Dann es ist vßwendig verbrant/innwendig roh/vnnd mit äschen vermischt/darumb ist es nit so gůt als das im ofen bachen ist. So man es mit feyßtem fleysch yßzet/so benimpt es jm etwas seiner boßheyt. Vnd ist das best/das man gůten wein darauff trinck/vnd arbeytsame übung darauff hab/damit würt sein schaden abgewendt.

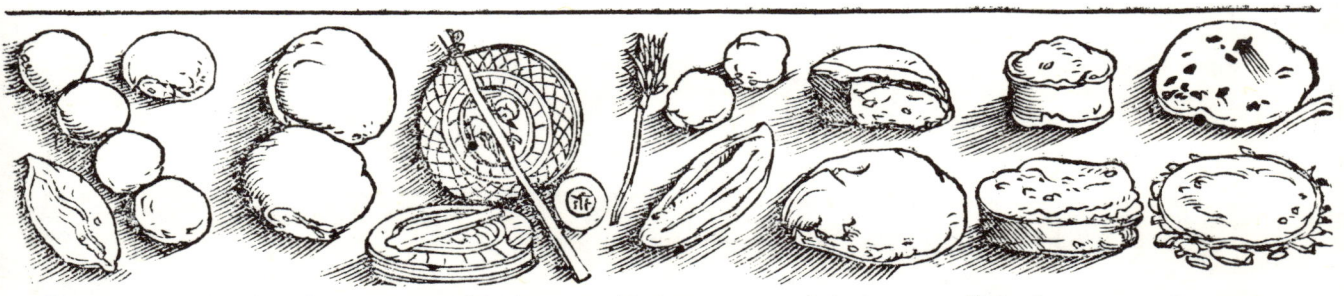

Simelbrot.   Kleyenbrot.   Vngehöfelt brot.   Ryßbrot.   Ofenbrot.   Scherbenbrot.   Steynbrot.

Die Achtest Schach Tafel.
Von ettlichen Kreutern/vnd iren eygenschafften.

	Die Nammen.	Die Grad	Die Natur	Das best dz du in d art findest	Sein hilff	Sein schad den es thůt	Wie man den schaden abwendt	Complexion was es gebürt	Das alter	Die zeyt	Die landtschafft
j	Lattich. Lactuca.	Kalt vnd feücht im andern Jo. kalt vnd feücht		Der breyt/vnd gelb farb ist.	Es stillt das wachen/vñ den samen flussz.	Der begyrd zů weiberen/ vnd dem gesycht	So mans mit epff mischet	Heyss vnd falt Meeret wol	Beyssen Allen	Beyssen	Die landtschafft
ij	Saw Dystel	Kalt im ersten/ trucken im ij. Oit. er G. kalt vnd feücht		So frisch/vñ süß ist	Sye kület die heyssz leber.	Sye hyndert die deuwüg	Mit kresszen.	Beyssen Lützelnarung	Im sommer Der jugend	Beyssen	
iij	Epff.	Beyssz vnd trucken im ersten/ G. Beyssz im ersten trucken		Das im garten wechsst	Es öffnet verstopffung	Es macht haubt wee	Mit lattich.	Kalten Lützelnarung	Im winter Den vralten	Kalten	
iiij	Bertram kraut/ vnd Müntz	Beyssz vnd trucken im ersten Jo. beyssz vnd trucken		Das noch frisch vnnd zart ist vß eim garten	Kalter speiß gibt es ein geschmack	Es macht durst/vnd verhyndert sich.	Mit epff.	Kalten scharpffnarüg	Im winter Den vralten	Kalten	
v	Weisser Senff/ vnnd garten Kressen.	Beyssz in andn feüchtim erstē Jo. beyssz vnd feücht		Welcher mynd scherpffe hat	Er meeret den samen/ vnd fleyschlich begyrd	Er schadet zům halben haubt wee	Mit sawdystel/ vnd essig.	Mümächtlich scharpffeüchte	Im winter Dem vralten	Kalten	
vj	Basilien.	Beyssz in andn truck. im erstē Oit. er ḋ. Jo. beyssz vñ feüch.		Welches wol reücht	Die substantz stopfft/der safft aber der laxiert.	Es macht dunckel gesycht.	Mit burtzelkraut	Mümächtlich blähend narüg	Im winter Den vralten	Kalten	
vij	Burtzel/vnd Melisszen.	Kalt im dritten feüchtim erstē Kalt vnd feücht		Welchs breyt vnd zarte bletter hatt.	Den hylgerden zänen/ vñ vertreibt krägen augē	Den samen/ vnnd der begyrd.	Mit wylden weissem senff.	Beyssen Lützelnarung	Im sommer Der jugend	Beyssen	
viij	Mein Nam/ vnnd Grad/ darzů Natur/	Zöigt klarlich an diß klein figur.		Zům Bestē sonder	Hilff ich klag/	Mein schad	Benůmen wůrt all tag	Dem Gemeynen Nutz zů gůt			

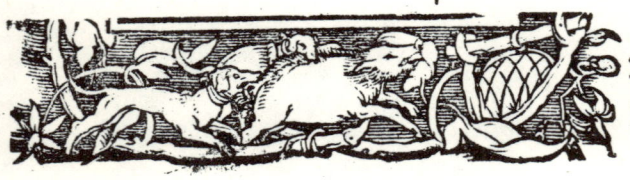

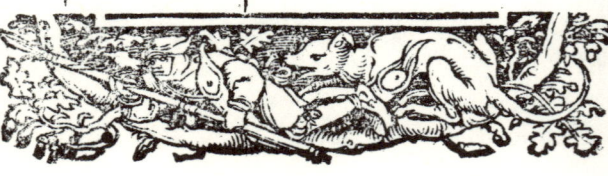

M. D xxxiij.

Der Neben natürlichen ding
Ir erwölung/eygentschafft/vnd täglich würckung.

j   Lattich macht blůt das beßzer ist dañ das von andrem kraut kompt. Es neert auch baßz/vñ geet gern durch den magen Es stopfft nit/so laxiert es auch nit. dann es hatt kein herbe/oder versaltzenheyt. Vnnd welcher kein milch hatt/ist der beßzt. dañ er ist kelter/vnnd hilfft dem stechenden magen baßz. So man jn mit wasser wescht/so löscht er den durst/vnnd schwecht das gesycht. Jo. Er ist kalt vnd feücht im ersten/er nützt der brust/vnd schadt dem magen.

ij   Sawdystel wiewol er in kelt vnd feüchte temperiert ist/doch so nimpt sye auch andere qualiteten an. dann im sommer würt er heyßz züfelligklich/so er bitter würt/vnnd im herbst trucken. darumb macht er grob vnd rauh/öffnet auch die verstopffung des miltzs/vnd der lebern im winter vnd im herbst. Die wylden seind stercker in der würckung/vnnd stercken den magen. Der safft daruon hilfft für die heyssen entzündungen. So man sye seüdt/vnd mit specerey bereyt/so stopffen sye den bauch.

iij   Epff treibt der frauwen zeyt/vnnd den harn/auch die wynd. Er öffnet die verstopffung/vnd sterckt den magen. Er sey roh/oder gesotten/so ist er langsamer deuwung/darumb soll man ettwas daruor essen/das es damit vermischt werd. Sein bletter reynigen den harn mehr dann sye laxieren. Die wurtzel aber thůt das widerspil. Ru. sagt. Er reytz den harn/vnd stopff den leib. Man soll sein nit essen zů der zeyt/so sich die gyfftigen thier regen. dañ er öffnet die weg/vnd hilfft dem gyfft hynein.

iiij   Bertram heyssen die ärtzt keüwen/so man abscheülich artzney nemen soll. dann er benimpt die scherpffe des geschmacks. So man sein ein wenig braucht/so hilfft er deüwen/vnnd der speyß durch den magen. Müntz ist heyßz vñ trucken im dritten grad/vñ hilfft für vnwillen. doch macht sye wynd. So man sein lützel braucht/so hilfft es deüwen/vß seiner natürlichen wörm. Aber vil gebraucht/macht roh mit seiner überigen feüchte. Sye macht den magen wol ryechen/deuwet/vnnd bringt lust zů essen. So man sye allein yßzt/so macht sye das jucken an der haut/sterckt die begyrd zů weibern/vnd zůr speyß/vnd tödtet die würm.

v   Weisser senff/vnnd kressen braucht man zů wollust/dañ es macht wynd. die des mañs růt vffheben/auch meret es den samen/laxiert den bauch/vnd treibt den harn. Es ist offentlich hitzig/vnd macht subtyl/darumb soll man ettwas dazů mischen das die dämpff nit laßz in das hirn steigen. Kressen ist heyßz vnd trucken/er tödt die würm/schadt dem magen vnd der blasen/bringt das tröpflecht harnen/vertreibt die wynd vnd zerteylt das grob flegma.

vj   Basilgen soll man nit essen. dann es ist langsamer deüwung/würt in choleram verwandelt/vnd bewegt wynd. Es ist vnder den subtylen speyßen eine/reynigt die feüchte der brust/stopfft vnd laxiert den bauch. Vnd das ist nit wunder von eim ding zů sagen. dann es mag ein ding zwo vnderschyedlich krafft haben/do yede noch dem sye gestercktt würt ir würckung thůt. So mag auch ein speyß von natur dür sein/aber züfelligklich feücht.

vij   Burtzel hilfft den hülcherden zänen/wiewol sye saur ist/das thůt sye aber von seiner schlymigkeyt wegē. Sye ist auch herb/darumb hilfft sye der abschyndung des gedärms/dem blůtflußz/dem frauwen flußz/vnnd dem blůt speyen. Sye stellt das erbrechen/löscht die choleram mit seiner kelte/benimpt die fleyschlich begyrd/miltert den brunst der blasen vnd der nyeren/vnd vertreibt kreyen augen. Melissa ist heyßz vnnd trucken im ersten. Sye sterckt das hertz/vnnd die leber/erfreüwet das gemüt/reynigt die synn/vnnd zerteylet die melancholy.

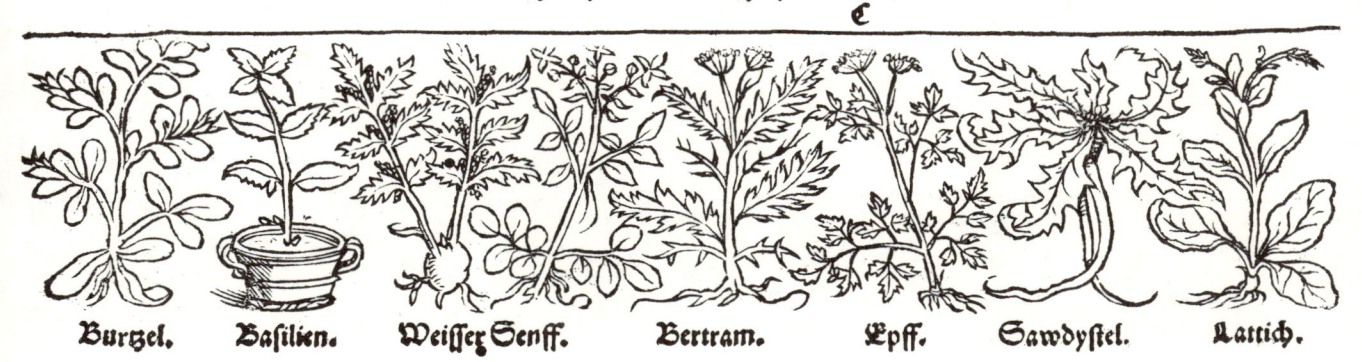

c

Burtzel.   Basilien.   Weisser Senff.   Bertram.   Epff.   Sawdystel.   Lattich.

Die Neündt Schach Tafel
Von Zysern / Senff / vnd ettlichen Kreütern.

Die Nammen.	Die Natur	Die Grad	Das best dz du in d' art findest.	Sein hilff.	Sein schad den es thůt.	Wie man den schaden abwendt.	Benumen würt all tag.	Complexion was es gebürt	Das alter	Die zeyt	Landtschafft
j Zyseren.	Heyss und feü. d' im ersten Ori. Jo. beyss, vnd feücht, od' beyss vn̄ tru.	Heyss vn̄ t. im ij. od' beyss im iij. tr. im ij. Heyss vnd trucken	Die grosszen die nit wurmstychig seind.	Sye meeren den samen.	Den apostemen d' nyeren / vnd blasen.	Mit magsomen.	Samē vn̄ inlich	Kalt vnd tru.	Dem alter	Im herbst	Mittmässiglich Gebirgigen
ij Senff.		beyss vn̄ t. im iij. truckē im ij. Ori. vn̄ iij. Theo. b. vn̄ r. aber so es frisch ist so ist es nit b.	Vß eim gartē / der rot / vnd frisch ist.	Dem podagra / vnnd zerteylt hertze	Dem hyrn	Mit mandel / vn̄ essig bereyt	Scharpff feü.	Kalt vnd feücht.	Den valten	Im winter	Kalten
iij Dyllen.		Heyss vn̄ truckē	So gryen / frisch / vnnd zart ist.	Der safft nützet dem magē.	Den nyeren / vnd vnwillen des magens mit seiner substantz.	Mit lemontellen.	Lützel narung	Kalten	Dem alter	Im herbst	Mittmässiglich
iiij Eschlauch von gärten / vnd vom gebürg.		beyss im iij. trucken im ij. Heyss vnd truckē	Der scharpff wie senff ist.	Er treibt den harn / vnnd bringt lust zů weibern.	Dem hyrn / vnd synnen.	Mit sisamöl / vnnd vngeschölten sisam kernen	scharpff dolera	Kalten	Den valten	Im winter	Kalten
v Galgen.		Heyss im ij. truckē im ij. Jo. beyss vnd truckē	Welcher der gröbest ist.	Der hufft adern / dem lust zů frawen / vnd gibt dem mundt gůten geruch.	Dem hertzen.	Mit feyßter speiß.	Scharpf feüchte	Den feüchten	Dem alter	Im winter	Kalten
vj Mandelöl.		Temperiert hitz / feücht im ersten Temperiert	Das frisch vnd süß ist.	Der brust / dem hůsten / vnd magen.	Dem schwachen yngeweyd	Mit mastix.	Tempe. feücht	Temperierten	Den jungen	Im glentz	Begē vffgang
vij Agreß.		Kalt im dritten / feücht im ij. Paul. Jo. kalt vnd trucken	Der frisch vn̄ lauter ist.	Dem cholerische yngeweyd	Der brust / vnd dem geäder.	Mit feystem / vnd süssem ding.	Lützel narung	Heyssen	Der jugend	Im sommer	Mittmässiglich
viij	Mein Nam / vnnd Grad / darzů Natur /	Zōigt klarlich an diß klein figur.	Zům Bestē sonder	Hilff ich klag /	Mein schad	Benumen würt all tag.	Dem Gemeynen Nutz zů gůt				

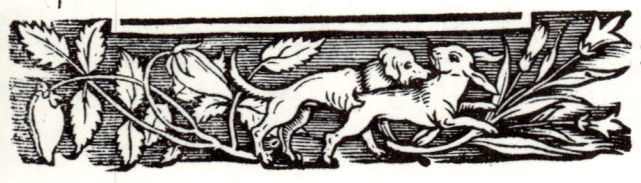

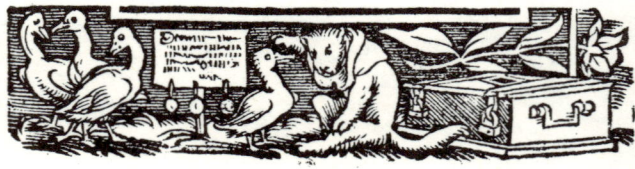

M.D. xxxiij.

Der Neben natürlichen ding
Ir erwölung/eygentschafft/vnd täglich würckung.

j Zjseren sagt Ru. würcken im fleysch wie deyßam im deygk/vñ essig im erdtrich. Die schwartzen brechen den steyn/treiben den harn vnd frauwen zeyt. Sye treiben auch die entpfengknüß von den weibern. Die weiszen haben ein streyffende krafft. dañ sye reynigen das miltz/nyeren/vnd lebern. Sye haben zweyerley substantz/eine gesaltzen/die ander süß. die gesaltzen laxiert den leib/die süß treibt den harn. Vnder kresszen samen/vnd senff/ist ein kleiner vnderscheydt.

ij Senff ist wie pfeffer/heysz vnd trucken im fyerden. Er erwörmt das kalt yngeweyd/vnnd subtiliert die grobe speiß/sein lützel genützt treibt den harn/vnd vil laxiert den bauch. An schwartzem kümel ist der schwäreft der best/vnnd ist heysz vnd trucken im dritten grad. Macht subtyl/vnd zerteylt die groben wynd. Weiszer magsamen ist kalt im dritten/bringt schlaff. Sisam öl ist warm im ersten/feücht im anderen/vnd macht vnlustig. Matkümel der gar dürr ist/zerteylt die wynd/treibt den harn vnd tödtet die würm. Gemeyner kümel/vñ der an bergen wechst/ist trucken wie Matkümel. So man die haut mit schmyert so macht er sye gel farb.

iij Feldtkümel ist gut so er gel ist/vnd den quendel blettern gleich. Vom quendel seind die kleinen zweiglin am besten/die kleine blettlin hond ir natur heysz/trucken/vnd kalt. Es ist zweyerley Wolgemüt. Eins hatt langlecht bletter/vnd ist gewiszer würckung. Das ander hat ronde bletter/vnd ist heysz vnd trucken/macht gut deuwung/begyrd der speiß/vnd zerteylt die wynd. Sumac ist gut so er rot ist/helt den cholerischen flusz. Ruten ist heysz vnnd trucken im dritten/ist den vergyfften gut/vnd dem gesycht/schadet aber der begyrd zün frauwen.

iiij Eschlauch ist nit vast starck/sonder allein die an bergen wachszen. dann die anderen seind nit so subtyl/reynigen auch nit so vast/seind aber gut zü den feigwartzen. Ruten so gryen/die ist heysz vnd trucken im dritten/ vnd hilfft für die fallend sücht. Coriander/sagt Hipp. ist heysz mit herbigkeyt. Gemeinklich aber sagen ettlich er sey kalt. Saffron ist heysz vnnd trucken/sterckt die innerlichen glyder/öffnet die verstopffung/macht die speiß durchgan/vnd erfrewt das hertz. Wyld Saffronn blümen seind heysz vnd trucken/geben güten geschmack der speiß/ vnd machen das grob fleysch bald syeden/seind auch etwas herb.

v Bletter von Asa seind heysz vnnd trucken/helffen der deuwung. Die Asa ist die best/so wol schmackt vß Carmenia/welche ist heysz vnd trucken im fyerden/macht vast subtyl/vnd zerteylt oder verzeret. Sye deuwt/vñ macht begyrd zur speiß/vnd meert stinckenden stülgang. Langer Pfeffer ist heysz vnd trucken/macht den magen feyst/reynigt das haubt vnd den magen. Spicanardi ist heysz vnd trucken. Imber ist heysz vnd feücht. Kanel ist heysz im andern/trucken im dritten. Vnnd welcher wol schmackt/ist das best. Er treibt den harn/die frauwen zeyt/vnnd schadet der blasen.

vj Sisam öl ist der groben brust bequem/der lungen/kälen/vnd schlundt/temperiert den leib/hyndert das gyfft/macht den magen lasz/vnd benimpt den bösen geschmack in speisen so mans damit bereyt. Nussöl ist heyszer vnd verzerender/vnnd den kalten complexionen hilfflich. Frisch öl das man macht von gryenen oliuen/das ist kalt. das aber von den zeytigen ist/die schwartz seind/das ist heysz. Keblebi ist öl das man vff den camelen füret. Vnzeytig öl würt von vnzeytigen oliuen/des brauchen die dyener in iren handtierungen. Oel von wyldem saffron samen ist heysz/vnd macht vnwillen.

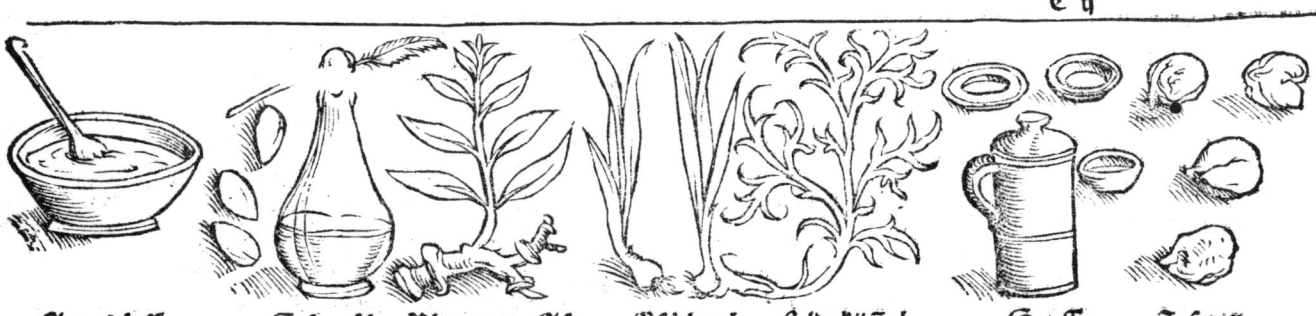

vij Agresz safft soll von eim weinbeer sein zü seiner zeyt gemacht/vnd stoszt mans on die hülßen. Der vō vnzeytigen limonen gemacht ist/der ist vor anderen gut. man soll sye vor schölen/vnd die kernen härusz thůn/darnach vsztrucken. Der von Sumac gemacht würt/soll man vngestoszen durch ein seyhbecken mit den henden treiben. Den man von granaten macht/soll man in eim gläsin/oder marmelsteyn mörsel stoszen. Vnder allen säfften der frücht seind dz die besten/so lauter/gůten geruch vnd geschmack hond/die nit lyederlich faulen/vnd nit in stinckenden geschirren gehalten seind/sonder die in gläsin geschirren behalten/vnd mit gestosznem glaß vor gewöschen seind/sampt sewdystel/oder pfersich bletter. oder mit sand/saltz/vnnd äschen.

C ij

Agresz safft.　　Sisam öl.　Bletter von Asa.　Eschlauch.　Feldt kümel.　　Senff.　　Zyseren.

Die Zehendt Schach Tafel
Von Essig/ vnd was mit essig bereyt würt/ auch ettlichen Früchten.

	Die Nammen.	Die Natur	Die Grad	Das best dz du in d art findest.	Sein hilff.	Sein schaden es thůt.	Wie man den schaden abwendt.	Landtschafft	Die zeyt	Das Alter	Complexion	was es gebürt
j	Essig.	Kalt vnd trucken	Heyß vñ tru. im ersten/ Kalt vnd trucken im ij.	Der vō wein gemacht ist.	Der cholera/ zanfleysch/ vnd begyrd zů essen.	Dem geäder.	Mit wasser vnd zucker.	Heyssen	Im sommer	Den jungen	Cholerischen	Lützel narung
ij	Die wurtzel von Asa.	Kalt vnd trucken	Heyß vñ tru. im dritten	Die frisch/ weiß/ vnd nit durchgraben ist.	Sye streyfft dē mage/ reytzt zů erbrechen/ vertreibt das fyertäglich feber von flegma.	Dem hyrn/ vnd geäder.	Mit essig.	Mitnächtlich	Im winter	Den alten	Melancholy	
iij	Cucumeren/ vñ citrullen.	Kalt vnd feücht	Kalt vñ reücht im anderen	Aisabari/ die volkommen seind.	Dem vrennenden feber/ vnd reytzt den harn.	Sye machen leib vnd magen wee.	Mit honig vnnd öl.	Kalten Heyssen	Im sommer Den jungen	Dauwig blůt		
iiij	Melongianen.	Kalt vnd trucken	Heyß vñ trucken im ij.	Die jnwendig süß seind.	Dē blůtflūß/ dē blůtspeyen/ vnd allen blödigkeyten des magens.	Macht melancholisch dämpff ins hyrn/ vnd bläterlin im mundt.	Mit ventosen/ vnd vil essig.	Kalten	Im herbst	Den alten	Melancholy	
v	Alandtwurtzel.	Heyß vñ trucken	Heyß vnd feücht vnd macht heyß vñ tru.	Die frisch vnd zart ist.	Sye myndert den harn	Sye myndert das blůt vnd samen zů vast	Mit essig.	Kalten	Im winter	Den alten	Böß narung	
vj	Zybelen.	Heyß vnd feücht	Heyß im iij. feücht im j. Heyß vnd feücht	Die weiß/ wässerig/ vñ safftig seind	Sye meerē begyrd zů frawen/ vñ seind vor schaden der vß vilerley wasser komen möcht.	Sye machen haubtwee.	Mit essig/ vnd milch	Mitnächtlich	Im winter	Den alten	Sam vñ milch	
vij	Knoblauch.	Heyß vnd trucken	Heyß im iij. truck im iiij. Heyß vnd trucken	Der knorecht von zähen ist.	Für vergyfft.	Der vßtreibenden krafft/ dem hyrn/ vnnd gesycht.	Mit essig vnd öl.	Gebürgen	Im winter	Den alten	grob vñ saur f.	
viij	Mein Nam̃/ vnnd Grad/ darzů Natur/		Zöigt klarlich an diß Klein figur.	Zům Besten sonder	Hilff ich klag/	Mein schad	Benumen würt all tag.	Dem Gemeynen Nutz zů gůt				

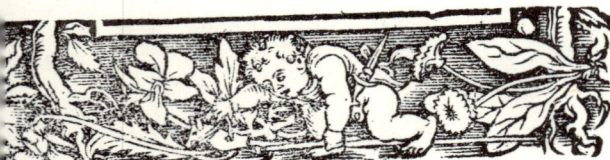

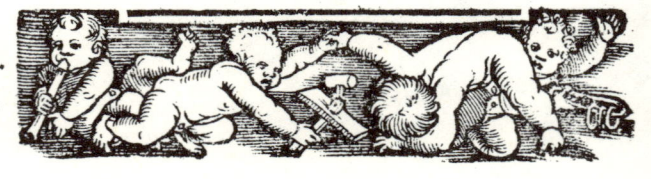

M.D. xxxiij.

Der Nebennatürlichen ding
Ir erwölung/eygentschafft/vnd täglich würckung.

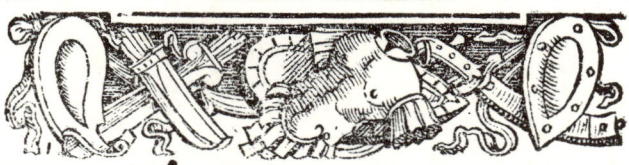

i Essig. Gal. Die weisen überkamen mit einander von seiner trückne/aber võ seiner hitz vnd kelte seind sye misszhellig. Dañ etlich sagen/er sey kalt darumb/das er die choleram milter. Die anderen wöllen er sey heyssz/dieweil er seüdt so man jn vff ein steyn schütt/vnd bricht den steyn. Aber die best meynung ist/dz er heysszer würckung sey/aber vszwendig kalt/also ist der vernunfft gemässer/ein ding nach seiner form zů vrteylen/dann nach seiner krafft. Gal. Wiewol er vileicht ettwas hitz hatt/so stopfft er doch mit seiner herbe/vnd mit honig zerteylt er/vnd macht subtyl. Hilfft dem flegmatischen hüsten. Etlich ärtzt curieren das blůtspeyen damit.

ij Die wurtzel von Asa/bereyt man mit essig. dann er bringt ein scherpffe darin/dadurch sye die feüchten subtyl macht/vnnd das überig zerteylt. Bringt lust zů essen/deuwet/vnnd treibt durch die groben speissen. als köpff/lebern/nyeren/vnd der gleichen. Vnd so man sye mit einer brü bereyt/oder mit einer saltzen von saurem kalten essig/so würt sye ein starcke vnd scharpffe speiss.

iij Cucumeren seind gůt so sye lang seind wie citrullen. dann sye treiben den harn/weychen den leib/vnnd löschen den durst. Die Citrullen seind kelter vnd subtyler/von wegen der bittere die darinn ist/hond auch ettwas herbe/vnnd denen die sye frisch essen dem kompt der durst/zůuor die choleram im magen hond. Rüben seind heyssz vnd feücht/neeren vil/vnd meeren den samen/sye reytzen den harn/bringen begyrd zů essen/vnnd laxieren oder stopffen nit. Gal. Wann man zwey wasser darüber thůt so man sye seüdt/vnd bereyt sye darnach mit essig vnd senff/so ist ir wasser gůt für tröpflecht harnen.

iiij Melongianen seind vnderschydlicher complex/nach dem sye new oder alt/süssz oder bitter seind. dann die alt vnd bitter/die seind heyssz vnd trucken/vnd machen bläterlin im mund. welche aber frisch vnd süssz/die seind kalt vnd trucken. Vnnd roh seind sye schwärlich zů verdeuwen/aber gesotten wol. So man sye mit essig vnd fleysch mischt/so machen sye lustig zů essen. dann sye stercken den magenmundt. Man soll sye vor syeden mit wasser vnnd saltz ehe man sye bereyt/so seind es gewonliche speiss/vnd brüfft man nit bald iren schaden. Doch seind sye gebraten am schädlichsten.

v Alandt wurtzel hilfft die speiss deuwen/öffnet die verstopffung der leber vnnd des miltz/stercket den magen/treibt die speiss hyndurch/stillt die wynd/vnd ist wider den schaden vnd scherpffe des essigs. Cappress seind heyssz vnnd trucken im dritten grad. So man sye mit essig bereyt/so öffnen sye verstopffung des miltz/vnd der lebern/erweychen sye so sye hertt werden. Sye zerteylen die melancholisch feüchte/weychen den bauch/vnnd streyffen ab das flegma im magen. H. Cappress seind ein artzneyische speiss. G. sagt/sye helffen dem miltz/wie wermůt der leberen.

vj Zybelen braucht man/die feüchten damit subtyl zů machen/vnnd das sye den lust zů essen erwecken. Sye weychen auch den bauch/reytzen den harn/schwechen das gesycht/vnnd machen gůte farb. Welche zart/oder mittelmässzigs leibs seind/die sollen sye meiden/die aber hartte leib hond/die brauchens on schaden. Die lang vnd rot/die seind scherpffer/dann die weissz vnnd trücknen. Rho seind sye besszer dañ weych gesotten. Sye machen aber allsamen wynd/vnd böse feüchten. Den syechen soll man ir nit vil geben

vij Knoblauch braucht man/die groben feüchten zů zerschneiden/den leib zů laxieren. Er treibt auch den harn/öffnet die verstopffung/treibt die würm vss die wie kürbsskernen seind/macht gůt stym/vertreibt den hůsten von kelte. Er ist auch schädlich den augen/dem haubt/nyeren/vnnd der lungen/vnd macht durst. Die temperierten cörper bringt Knoblauch bald von irer temperierung. Wann man yn seüdt bitz sein scherpffe vergath/so benimpt man im sein gyfft/zůuor so man yn in essig beytzt/vnd yn mit milch vnnd fischen yssst. Knoblauch ist in summa mee für ein artzney dann für ein speiss zů achten.

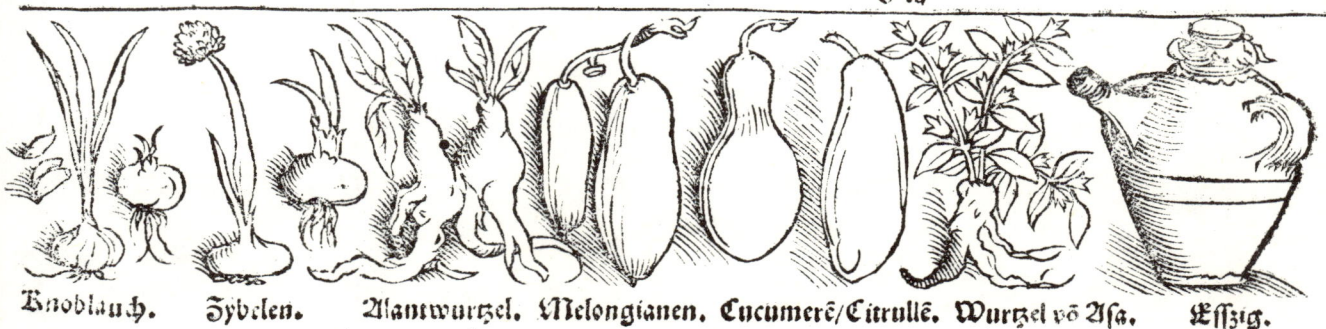

Knoblauch.   Zybelen.   Alantwurtzel.   Melongianen.   Cucumere/Citrulle.   Wurtzel võ Asa.   Esszig.

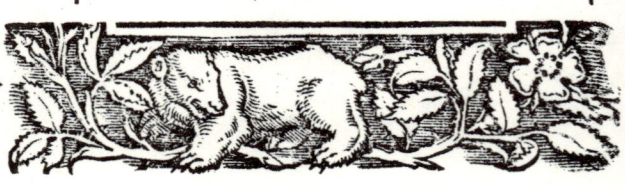

Die Eylfft Schach Tafel.
Von allerley Kreütern die man yſt.

	Die Nam̃en.	Die Natur	Die Grad	Das best dz du in 8 art findeſt	Sein hilff	Sein ſchad den es thůt	Wie man den ſchaden ab wendt	Geſeltſchafft	Die zeyt	Das alter	Complexion	Do mā ſye findt	Wañ mās findt	Den alten	Kalt vnd truck.	Gůt narung
j	Spargen.	Heyſſz vn̄ feücht. tempe= riert	Heyſſz im erſten G.Rn.Jo. heyſſz tempe= riert vn̄ feůcht	Die friſchen/ vn̄ deren dold= en/ ſich zů der erden neygen.	Sye bringen luſt zů weib= ern/ vn̄ öffnē verſtopffung	Dem rauhen im magen.	Geſotten/ vnd darnach mit ſaltz waſſer bereyt.	Allen	Wañ mās findt	Den alten	Kalt vnd truck.	Gůt narung				
ij	Bynetſch.	Kalt im erſten	Jo.Kalt.Oit. heyſſz vn̄ feü. temperiert	Die mit dem regen begoſ= ſen iſt.	Dem hüſten/ vn̄ der bruſt.	Verhindert die deůwung.	Geröſt mit ſaltzwaſſer.	Dürren	Im winter	Den jungen	Cholericis	Lützel narung				
iij	Mangolt.	Heyſſz vnd tru cken im erſten Oit.heyſſz vn̄ f. Jo.heyſſz vnd trucken	Der ſůſſz iſt.	Sein ſafft be= nimpt die ſchůpen.	Verbreñt das blůt.	Mit eſſig vnd ſenff.	Dürrē vngeweyd	Im aller	Dem alter	ſcharpff feüchte	Blůt vn̄ ſamen					
iiij	Beſinapen.	Heyſſz vnd feůcht.	Heyſſz im a.t. vn̄ f.im i. oder ij. Oit.heyſſz vnd f.im j. zů vil.	Die im winter rot vnd ſůſſz ſeind.	Sye bewegen luſt zů weibern	Sye hindern die deůwung	Mit vil ſyeden.	Allen	Im winter	Dem alter	Kalt vn̄ feücht	Blůt vn̄ ſamen					
v	Terra Tufuli.	Heyſſzen̄ feücht	Kalt vnd feů. im anderen Mey.G.kalt vn̄ feücht/ Jo.kalt vnd feücht.	Die groſſzen den melagia nen gleich.	Sye nemen al= len geſchmack an ſich.	Den melancho liſchen kranck= heyten.	Mit pfeffer/ öl vnd ſaltz.	Heyſſzen	Im winter	Den jungen	Hitzigen	Grob flegma					
vj	Kürbſzen.	Kalt vnd feů.	Kalt vnd feů. im anderen G. kalt vnd feüchte/Jo. heyſſz vn̄ feü.	Die friſch vnd gryen ſeind.	Sye löſchen den durſt.	Werden ver= wandelt/ vn̄ gen bald durch.	Mit ſaltzwaſ= ſer vnd ſenff	Allen	Im ſummer	Den jungen	Cholericis	Lützel f. narung					
vij	Krautheübt= lin.	Heyſſz vnd trucken.	Heyſſz im erſt= en/ trucken im anderen Heyſſz vnd trucken.	Die friſch vnd gel farb ſeind.	Sye öffnen ver ſtopffung.	Dem ynge= weyd.	Mit vil öl.	Allen	Wañ mās findt	Den jungen	bōheyſſen byrn	Böſz blůt					
viij	Mein Nam̃/ vnnd Grad/ darzů Na= tur/		Zöigt klar= lich an diſz klein fi= gur.	Zům Beſtē ſonder	Hilff ich klag/	Mein ſchad	Benūmen würt all tag	Dem Ge meynen Nutz zů gůt								

M.D. xxxiiij.

Die Neben natürlichen ding xxiij
Jr erwolung/eygentschafft/vnd tägliche würckung.

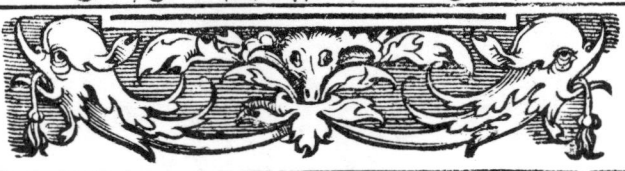

j   Spargen seind dem Magen bequem/vñ neeren vast/zůuor die in den gärten gezogen werd
en/dieweil sye feüchter seind dañ die wylden. Die vnder den steynen wachßen/reynigen on sunde-
re hitz/oder kelt. Gekocht/weychen sye den bauch/vnnd treiben den harn. Die wylden werden im
glentz mit dem erdtrich verbrant/die schlagen dann im anfang des herbsts wider vß. Die milch
gebenden dystel seind heyßz vnnd feücht/bringen begyrd zů frauwen/vnd hartschmackenden
schweyß/schaden auch dem hyrn. Esels dystel seind genaturt wie Spargen.

ij   Bynetsch braucht man den bauch zů weychen. darumb/das er so bald durch geet. Welcher
kalter complex ist/der esse bynetsch mit saltz wasser/kanel/vnnd pfeffer. Welcher aber heyß ist/mit
coriander/vnnd mandel öl. Mylten treibt die choleram vß/vnnd weycht den bauch denen die vil
feüchten hond. Mylten/vnnd klein Mangolt seind kalt/darumb helffen sye dem brinnenden feber/
vnd der geelsücht. Sye stopffen nit/so laxieren sye auch nit/man bereyt sye dann mit öl
vnd saltz wasser. dann laxieren sye/vnd seind bequem dem magen.

iij   Mangolt verbeüt man vmb des magens willen/vmb der feüchten willen die darinn ist/da-
mit er im krymmen laxiert/öffnet/vnd zerteylt die gröbe des miltz. Sein wurtzel macht flegma/das
safft laxiert/vnd die substantz stopfft/doch laxiert sein wurtzel noch mee. Eschlauch hatt mynder
hitz dañ zyblen vnd knoblauch/hat auch minder trückne vnd scherpffe. Vnnd so man sye mit öl be-
reyt/so helffen sye wider die wynd in dem yngeweyd/vnnd für feigwartzen/vnd das würcken
sye auch roh. Die essigßen seind kalt vnd trucken/stercken das yngeweyd/
vnd stopffen den bauch.

iiij   Bestnapen yßzt man roh vnd gekocht/neeren minder dañ rüben/aber sye hitzigen/laxier-
en/vnnd machen subtyl/treiben den harn/blähen/reytzen zů üppiger begyrd/vnnd machen nit gar
gůt blůt. In ettlichen landen schmacken sye wol/vnd seind böß zů verdeuwen/sye seyen
frisch/oder alt. Aber mit essig/saltz wasser/vnd senff vertreibt man jn ir boßheyt.

v   Terra tufuli/hat kein sonderen geschmack/darumb nemen sye allen geschmack an. also/weñ
man ettwas heyßz darunder mischet/so werden sye auch heyßz.rc. Das blůt das dauon kompt/ist
gröber dañ das temperiert. Sye machen auch meloncholische franckheyten/vñ verderben den athem.
Es ist das best das man sye esse mit vil öl/vnnd feyßtem fleysch. Die Schwammen
haben eben die art/vnd seind ettlich tödtlich. darumb wöllen wir nit von jn
sagen. Terra tufuli werden verändert noch der art des erdtrichs.

vj   Kürbßen braucht man zůr speiß für den hůsten/vnd das feber. dañ so sye im magen bleib-
en/so verwandlen sich die feüchten noch ir art. darumb soll man sye mit essig bereyten. Gal. Sye
werden verderbt noch dem sye gekocht werden. Oder dieweil sye sich zů der feüchte verwandelen
die sye finden. Oder auch darumb/dz sye so lang im magen ligen/vnd võ ires vngeschmacks wegen
allen geschmack der speiß annen rc. Sye sollen bereyt werden nach dem einer yeden complex bequem
ist. Sye laxieren den bauch/vnd treiben den harn. Vnd so man Chabis darauß macht/so ist es nütz
den beyßxencöpleren. Chabis ist ein speiß die macht man mit gekochten kürbßen/meel/vnd honig.

vij   Kraut häubtlin seind wie chabis kraut/dörren aber nit so vast. Die soll man syeden/vnnd
mit vil öl vnd saltz wasser bereyten. dann so sye mit wasser vnnd saltz gesotten werden/so schaden
sye dem magen. Sunst treiben sye den harn/zůuor die häubtlin die frisch seind/bewaren
vor truncfenheyt/vnd curieren die truncfenen.

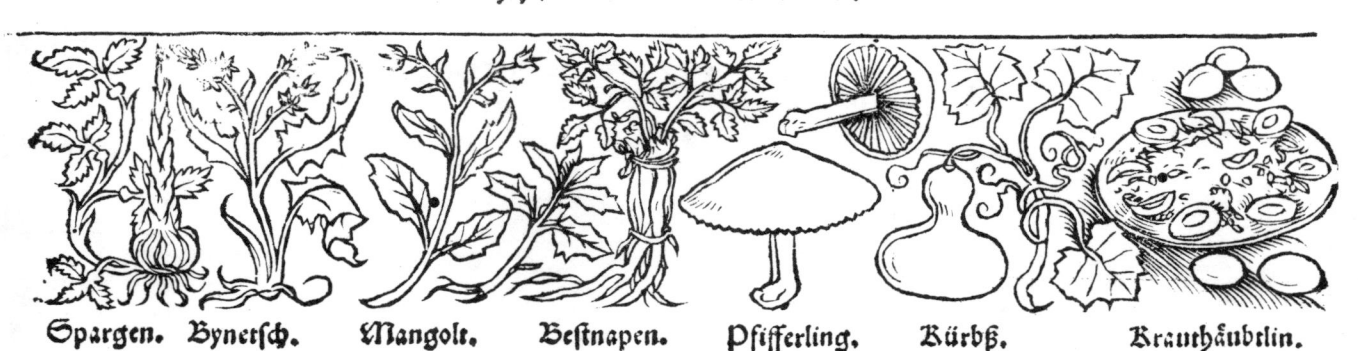

Spargen.　Bynetsch.　Mangolt.　Bestnapen.　Pfifferling.　Kürbß.　Krauthäubtlin.

Die Zwölfft Schach Tafel.
Von Milch/vnd was man dauon macht/von Verdämpffter speiß/Saurmilch/Käsen/vnd Oliuen.

	Die Nammen.	Die Natur	Die Grad	Das best dz du in d art findest	Sein hilff	Sein schad den es thůt	Wie man den schaden abwendt	Die landtschafft was es gebürt	Complexion	Das alter	Die zeyt
j	Gedämpffts	Heyß vnd trucken	○	Das wolgekocht/vnnd feücht ist.	Es macht das flegma subtyl	Mach durst.	So mans vor zů stucken hauwt.	Mittmäßlich	Scharpff blůt	Den alten	Im winter
ij	Galrey.	Kalt vnd trucken	○	Da jungen tauben iñ seind.	Der cholera.	Dem geäder vñ melancholy.	Mit gůtem altem wein.	Mittäglich	Kalt blůt/dañ temperiertē	Den jungen	Im sommer
iij	Süßmilch	Temperiert kalt/heyß.	○	Von jungen schafen.	Der brust/vnd der lungen.	Den febren.	Mit rosynlin	Mittäglich	Gůt narung	Den jungen	Im sommer
iiij	Saurmilch.	Kalt vnd feücht	○	Die noch vil buttern hatt	Sye löschet den durst.	Dem zanfleysch/vnd den zänen.	Mit gurglen mit honig waßer.	Mittäglich	Gůt feüchte	Den jungen	Im sommer
v	Neuwer Käß.	Kalt vnd feücht	○	Der võ gůter milch ist/vnd andre das da zů gehört.	Er macht den leib weych/ vnd feyßt.	Er bringt verstopffung.	Mit nußen/ mandeln/vñ honig.	Kalt	vil grob nariig/ doch nit böß	Den jungen	Im winter
vj	Alter Käß.	Heyß vnd trucken	○	Der ein fetten geschmack hat	Gebraten stellt er den flußz.	Dem steyn/vñ den nyeren.	So man yn yßzt zwischen zweyen essen.	Kalt	Der geübten macht vil nariig	Den alten	Im winter
vij	Oliuen.	G. temp. in b. mit wenig t.	○	Die von der landtschafft Coqui seind.	Sye bringen lust zů essen.	Machen das haubtwee/ vnd wachen.	So man sye zwischen den speißen yßzt	Kalt	Melancholy	Den alten	Im winter
viij	Mein Nam/ vnnd Grad/ darzů Natur/	Zeigt klarlich an diß klein figur.		Zům Besten sonder	Hilff ich klag/	Mein schad	Benůmen würt all tag	Dem Gemeynen Nutz zů gůt			

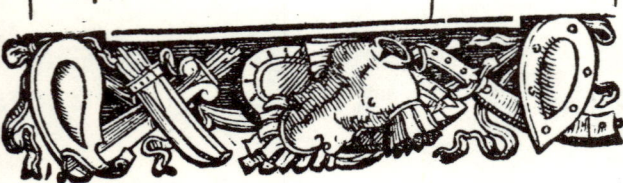

M. D.
xxxiiij.

Der Neben natürlichen ding
Ir erwölung/eygentschafft/vnd tägliche würckung.

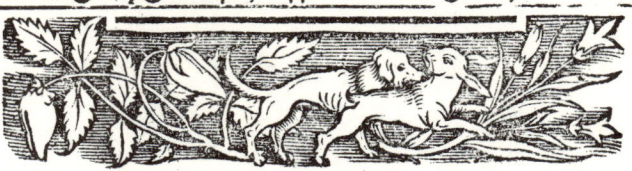

j Gedämpffte speiß sollen die brauchen so vil flegma im magen hond. dann das feür hatt sein feüchtigkeyt verzert/darumb so würt die feüchte des magen von ir dürre verzert/vnnd stopffen das vnder mundtloch des magens/vnd geben dem leib ein heyssze vnd dürre narung. Welch man mit heysser specerey macht/die werden harter deuwung. Darumb soll man in die speiß kein gewürtz thůn so sye kalt werden.

ij Galrey gehört für die/so entzündter complexion seind/vñ ist denen verbotten die kalt seind. Sye nützen zů begyrd der frauwen. Schaden aber dem geäder/vnd dem podagra/man essze dann ettwas süssz daruff da honig bey sey. Dise speisen so sye gemacht werden võ den ussern glyderñ der geenden thyer/so seind sye besszer dañ von fischen/weisszem zartem fleysch/oder auch ků fleysch. Die köch machen den essig gesteen zů der galrey mit äschröszlin/krafft mel/vnd geyß füsszen. Helem ist ein brů einer galreyen gleich/dauon alle feyszte abgehaben ist.

iij Milch ist von drey dingen zůsamen gesetzt. Von molcken/der ist heyssz vnd scharpff/macht subtyle feüchte/vnd laxiert. Von käß/der stopfft/vnd macht grobe feüchten. Von schmaltz/oder buttern/der ist heyssz vnd feücht. Dise theyl der milch seind vnderschydlich. Dann ettlich werden gemeeret/oder gemyndert nach art der thyer. Esels milch ist den verzerten gůt. Aber Camel milch mit irem harn vermischt/ist den wassersüchtigen hilfflich.

iiij Saurmilch ist gůt nach fyertzig tagen als das thyer geworffen hat/vnd ist vnderschydlich/ nach dem sye bereyt würt. Dañ kocht mans mit ryß/oder rocken/so ist sye langsamer däuwung. Võ welcher der butter kommen ist/vnd darnach saur gemacht mit vilem rüren/die ist den heysszen complexionen gůt. Von welcher aber mit dem buttern/auch der molcken hynweg ist/die ist dem heysszen magen bequem. Ettwan legt man dürre steyn darein/die verzeren die feüchten dauon/die selb ist dann gůt für den bauch flussz. Von deren aber das grob mit lipp genommen ist/die selb ist gůt für das jucken der haut.

v New gemachter käß ist so vil besszer/ye näher er bey der milch ist/vnd ye älter er würt/ye mee er durst macht/vnd hartdäuwiger er würt. Er hatt vnderscheyd noch den thyeren da von er kompt. Die erst milch nach der geburt ist kalt vnd feücht/macht den leib feyst. Das wasser dauon reynigt die adern/ist gůt zů der heysszen lebern/vnd den cörpern die temperierter hitz seind. Die matten die da kompt von dem molcken/mit milch gesotten/ist mittel vnder newem käß/vnd der groben milch die nach der geburt kompt. Das wasser von der saurmilch ist kalt vnd trucken im anderen. Milch die nit vast saur ist mit specerey/die ist heyssz vnd trucken.

vj Alter käß ist zů meiden. dann er ist harter däuwung/macht durst/vnd böse narung/vnd ye scherpffer vnd rauher er ist/ye böser er ist. dann das lipp/oder rhan gibt jm die scherpffe. Vnd dieweil all sein feüchte verzert würt/dahär kompt jm die dörre. Dieweil er auch so schlymig ist/macht er den steyn/zůuor in heysszen leiben. So man jn seüdt/vnd darnach vßtruckt vnd bratet/so stopfft er. vnd so man jn mit hitzigen vnnd dürren dingen yssszt/als mit saltz/ vnnd oliuen/so dörret er noch meer.

vij Oliuen seind zweyerley. Ettlich seind ölecht/die neeren vast. Ettlich vast fett/die behalt man in saltz wasser/vnd seind herb/desszhalb stercken sye die begyrd zů esszen/vnd den magen/zůuor so man sye mit essig yßt. Die zeytigen seind heyssz/die vnzeytigen kalt. Die roten machen feüchte wie eyer dottern/die schwartzen geben mee öl dañ die andern/machen auch mee choleram/also das sye ettwan ein flussz bringen. Aber der essig benimpt jnen ir boßheyt.

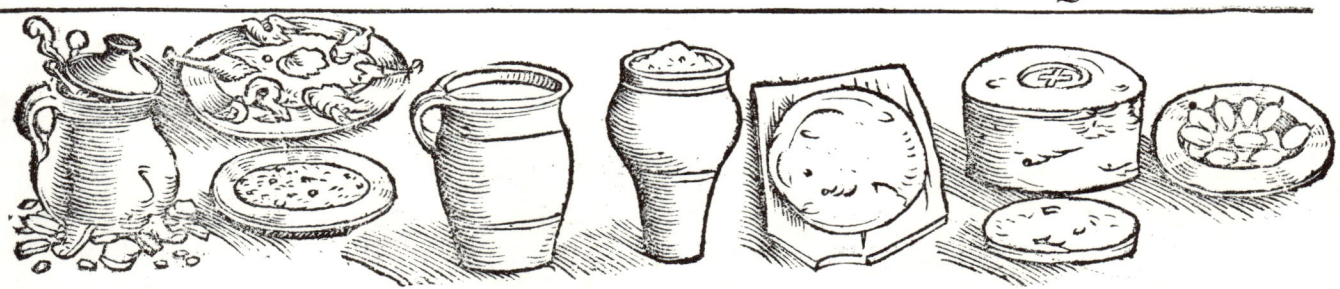

Gedämpfft speiß.   Galrey.   Milch.   Saurmilch.   Newer käß.   Alter käß.   Oliuen.

Die Dreyzehendt Schach Tafel
Von Buttern/lustspeisen/vnd mancherley eyern.

	Die Namen.	Die Natur	Die Grad	Das best dz du in d art findest.	Sein hilff.	Sein schaden es thůt.	Wie man den schaden abwendt.	Landtschafft	Die zeyt	Das Alter	Complexion was es gebůrt
j	Buttern.	Jst heyß vnd feücht	o	Von schaff milch	Er fürt vß die überflüssigkeyt der lungen/die von kelt vnnd trückne kompt	Er macht den magen feücht	Mit herben dingen.	Nimmlich	Im winter	Den vralten	Vast gůtblůt
ij	Cyperen/oder anderer gewürtz.	Es hat complex oder ding dauo es gmacht würt	o	Die temperiert seind mit scharpffe/vnd grosser hitz.	Bringt lust zů esszen/vnnd reynigt den magen.	Sye löschet den durst.	Mit essig vnd feyßter speiß	Kalten	Im winter	Dem alter	Verfalzen fleg
iij	Saltzen von kreütern.	Es hat complex oder ding dauo es gmacht würt	o	Die mit vil wein/senff/vñ milch gemacht ist.	Bringt lust zů esszen.	Der däwung.	So mans mit vil gůter speiß yßt	Temperirten	Im glentz	Dem alter	scharpfefeüchte
iiij	Eyer mit leberen gemacht	Heyß vnd feücht	o	Von der landt schafft Johan nichor.	Denen die sich vast üben.	Macht vil reübßen.	Mit altem wein	Nimmlich	Im winter	Den jungen	Starck narung
v	Hüner eyer.	das weiß ist kalt/vnd f das gelb ist heyß vñ feü.	o	Die grosß/vñ frisch seind.	Bringē begyrd zů frauwen.	Sye hynderen die däwung/vnd machen ryßemen.	Man esße allein dē dottern	Nimmlich	Im winter	Den jungen	Gůt feüchte
vj	Rebhüner eyer.	Die seind sub= tyler dan hen= nen eyer	o	Die rond/vnd gebachē seind.	Denen die vō einer kranck= heyt vffston.	Denen die sich vast üben.	Mit rotem wein.	Temperierten	Im glentz	Jungen/vralte	Lützel narung
vij	Gänß eyer.	Temperiert in hitz/vnd grob	o	Die halb gebraten seind.	Denen die in übung seind	Dem krymen/den wynden/vnd schwindel.	Mit wolgemůt vñ saltz	Nimmlich	Im winter	Den jungen	Vilblůts
viij	Mein Nam/vnnd Grad/darzů Natur/	Zdigt klarlich an diß klein figur.		Zům Bestē sonder	Hilff ich klag/	Mein schad	Benumen würt all tag.				Dem Gemeynen Nutz zů gůt

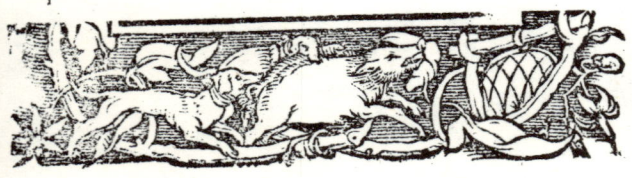

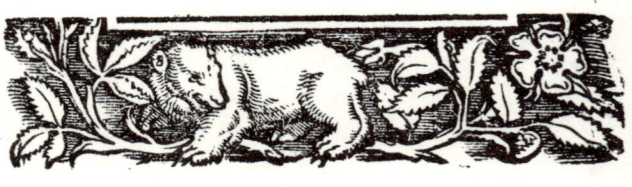

M.D.xxxiiij.

Der Nebennatürlichen ding
Ir erwölung/eygentschafft/vnd täglich würckung.

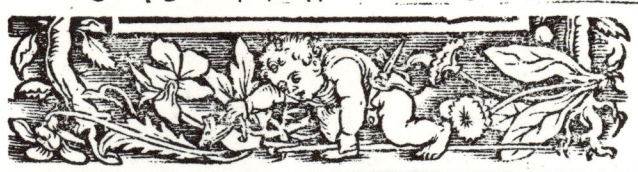

i Butteren so er frisch ist/so hatt er würckung wie frisch öl/vnnd ist denen bequem/die überflüssigkeyt in der brust vnd lungen haben/vnnd wöllen die zeytigen vnd reynigen/zuuor so man in mit honig oder zucker yßzt. Der gesotten butteren ist genaturet wie der frisch/allein das er etwas hitziger ist/vmb des saltz willen das darzu kompt. Vnd ye älter er würt/ye hitziger er würt/ vnd reynigt dañ auch meer.

ii Was von lust speisen seind/die yßzt man nit für sich selbs/sonder so man vil grober/oder feyßter speiß über ein malzeit yßzt/so braucht man sye/den vnlust abzů wenden. Sye machen die speiß bald hynab gon/bringen durst/vnd grobe miltz/zuuor den heyssen complexionen. Man soll sye zům gebratens essen/vnd zů kalter speiß. dañ sye bringen gůten vnderscheyd des geschmacks der speisen.

iii Saltzen von kreütern. Macht man sye mit wolgemůt/so vertreibt sye die wynd die von der milch kommen. Macht mans mit senff/so macht es subtyl. Mit epff/müntzen/oder bertram kraut/ dauon gewynt es ein gůten geschmack. Kürbßen so man sye mit milch bereyt/so helffen sye dem heyssen magen. Ir boßheyt benimpt jnen senff/vnd der großz kümel mit öl.

iiii Eyer mit leberen bereyt. Hye will ich sagen von natur einer yeden leberen. Dañ so sye vermischt werden/so seind sye grober substantz/vnnd harter däuwung. so sye aber verdäuwt werden/ so geben sye vil narung. Vnd das blůt das dauon kompt/das ist gůt. Die leberen haben auch in jnen selbs ein gůten geschmack/zuuor gänß vnd hüner leberen. Man soll ir nit vil essen/zuuor von den fyerfüssigen thyeren.

v Hüner eyer seind die besten/vnnd wörmsten eyer/so sye frisch seind. So sye warm/oder gar gesotten seind/so macht ir herte vnlust/vnnd gond langsam durch. so sye aber verdäuwt werden/ so neeren sye vast. So sye halb gebraten seind/so geben sye bald vil narung. Gesotten aber/vnnd in essig gelegt/stopffen den bauch. Die man aber vßsupfft mit subtylmachenden dingẽ/die reynigen die brust vnnd lung. Wañ man sye aber schlecht vßsupfft/so seind sye gůt zů dem heyssen schlund/ zům magen/blasen/vnd blůt speyen/sye machen auch helle stym. Die besten gesotnen eyer seind/die man in ein heyßz wasser schlecht.

vi Rebhüner eyer seind subtyler dann hennen eyer/neeren aber nit so vil. In einer gemeyn zů reden/ist diß die best weiß eyer zů bereyten. Man leg sye in ein syedend wasser mit saltz vnd essig/ also dz das wasser die eyer eben deck. Oder man rür sye wol mit saltzwasser/öl/vñ ein wenig wein. darnach thů mans in ein geschyrr/vnd hencks in ein kessel mit heyssem wasser/vnd decks zů. darnach mach ein feür vnder den kessel/bitz sye wol gesotten seind. Was gebachen/oder gedämpfft eyer/die seind böß. dañ sye machen den steyn/vnwillen/vnd das krymmen. welch man aber in wasser bereyt/die seind bassz zů verdäuwen.

vii Eyer von Gänßen/Enten/vnd Straussen seind gemeyntlich grob/vñ langsamer däuwung. wer sye aber gern yßzt/der esse das gel allein. Dañ in allen eyern ist das gel das subtylest/vnd das weissz das feüchtigst. Welch eyer zwen dottern hond/die neeren am besten/vnd seind die subtyligsten. Die neeren aber am minsten so von einer hennen kommen die kein hanen hatt. Von den beyden kompt kein frucht. Seßgleichen von eyern die in zeyt der finsternüß des mons gelegt werden. Die eyer aber die in zůnemendem mon gelegt/die werden voll vnd feücht/vnnd seind geschickt zů der frucht. die aber in abnemendem mon gelegt/seind nit gůt darzů.

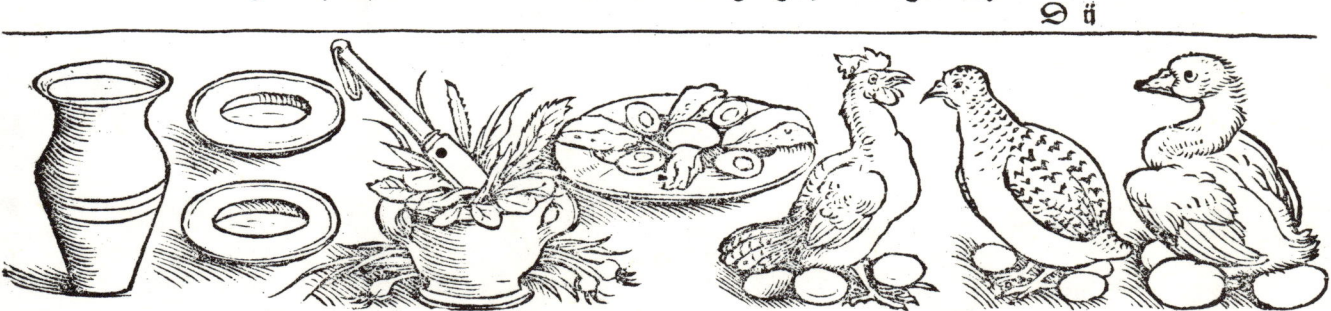

D ii

Butter.   Lust speiß.   Saltzen.   Eyer mit leberen.   Hüner eyer.   Rebhüner eyer.   Gänß vñ Enten eyer.

Die Fyerzehendt Schach Tafel
Von frischem / vnd gesaltznem fleysch ettlicher thyer / auch von irer natur.

	Die Nammen.	Die Natur	Die Grad	Das best dz du in d art findest.	Sein hilff.	Sein schad den es thūt.	Wie man den schaden abwendt.	Landtschafft	Die zeyt	Das Alter	Complexion was es gebüre.
j	Wyder fleysch.	Heyß vnnd feūcht im j. heyß vñ feū= gēhen geyß= en gerechnet	Heyß vnd dn Temperiert fünff temperiert. heyß im erste gegē dē lamb fleiß / bōland. Es ist beßter kalt vnd trucken. dan wyder od fleysch.	Das eins jars alt vnd feyßt ist.	Dem temperierten magen.	Die offt vnwillen vnnd vnlust hond.	Mit herber brüe.	Gegen vffgāg	In glenz	In end d jugēt	Temperierten Flegma
ij	Geyßzen / vnd Bytzen fleysch	Heyß im and n feūcht / bēlāb fleisch auch lyd= terer dauwung		Von roten kytzlin auff braun farb / die vnder sechß monat alt seind.	Sye seind bald verdäuwt vnd geen gern durch	Dem krymen / so es gesaltzen ist.	Mit süßzer speiß von honig.		In glenz	Den jungen	Temperierten vntemp. narūg
iij	Kalb fleysch.	Heyß vñ trū. feūcht.	Temperiert in andern.	Ye jünger sye seind.	Denen die in übung seind	Dem miltzsüchtigen.	Mit bewegung vnd baden.	Vnmäßlich	In glenz	Den jungen	Geyßzen Vil narūg
iiij	Kū fleysch / vñ Camel fleysch	Heyß vñ trū.	Heyß vnd trucken.	Die jungen die sich üben	Die in übung seind / vnd ein cholerischen flußz bond.	Vil kranckheyten.	Mit jmber / vnd pfeffer.	Vnmäßlich	In winter	Den jungen Cholerischen	Flegmat. narūg
v	Saltz.	Heyß vñ trū. trucken im iij.	Heyß vnd trucken	Vom Adriatischen mör.	Es macht die speiß däuwen vñ durch gon.	Dem hyrn / vñ dem gesycht.	Das gewesch en / vnd wider geddört ist.	Vnmäßlich	In winter	Den kalten	Kalt vñ feūcht jucken an d hūt
vj	Gesaltzen dürr fleysch.	Heyß im ij. trucken im ij.	Heyß vnd trucken	Das feyßt vñ feücht ist.	Den ringeren.	Dem krymmen.	So mans mit öl vnd milch focht.	Vnmäßlich	In winter	Den jungen	Heyß vñ feū. Melancho.blūt
vij	Geddört fleysch an der sonnen	Heyß tempe. im dritten. Es ist nit so heyß als das gesaltzen		Von feūchten thyeren.	Sye gebē dem leib stercke.	Es macht jucken.	Mit kalter vñ feūchter specerey.	Vnmäßlich	In winter	Den jungen	Heyßen Melancholy
viij	Mein Nam / vnnd Grad / darzū Natur /	Zöigt klarlich an diß klein figur.		Zūm Beste sonder	Hilff ich klag /	Mein schad	Benūmen würt all tag.				Dem Gemeynen Nutz zū gūt

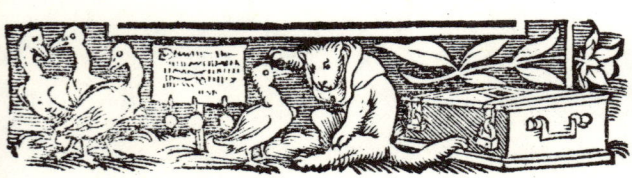

M.D xxxiij.

Der Neben natürlichen ding xxix
Ir erwölung/eygentschafft/vnd täglich würckung.

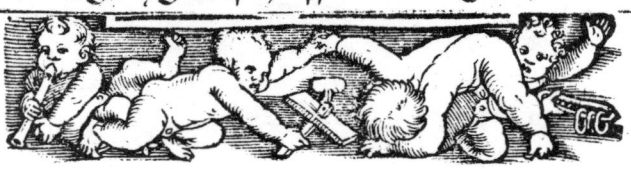

j Wyder fleysch ist verbotten. dañ es macht böß blůt. Lamb fleysch gibt vil heysß vnd feücht narung/aber es macht flegma. Die wyder die eins jars alt/die seind temperierter dann die jünger seind/vnd seind im glentzen am besten denen die külung bedörffen mit essig. denen es die speiß vndersich treiben soll/mit saltz wasser bereyt. darauff soll man weissen subtylen wein trincken/vnnd süsse speiß mit zucker gemacht essen.

ij Geyssen fleysch/zůuor von jungen kytzlin/oder zygen/das ist das best. dañ es gibt gůte narung. Welchs aber alt ist/es sey von männlin oder weiblin/das ist nit gůt. dann es ist harter däuwung/vnd böser narung. In einer gemeyn aber/so ist das geyssen fleysch denen gůt/die blatern vnd eyßlen hond/den soll mans bereyten mit süssem rotem wein. Bytzen fleysch ist im sommer gůt/im winter böß/zů ander zeyt mittelmässig. Man neñt es kytzlin/biß sye sechs monat alt werden/vnd ye älter sye werden/ye böser sye werden.

iij Kalb fleysch/vnd aller dürrer thyer fleysch/so sye jung/so seind sye temperiert in feüchte vnd trückne/vmb das zůnemen der neerlichen feüchten vnd natürlicher trückne/wie dann ist ein Kalb. Vnd feüchter thyer fleysch ist an den alten temperierter/dañ an den jungen. als da ist wyder fleysch/welches ist eim temperierten leib bequemer dañ küe fleysch. vnd vom herbst an biß zům mitten des glentzen ist es böß/vnnd den gantzen sommer gůt.

iiij Kůe fleysch/vnd Camel fleysch seind gůt in einer galrey brů die kalt ist/denen die ein heysse leber/vnd die geelsůcht hond. Welch aber kalte complex haben/die sollen knoblauch/pfeffer/fenel/vnd müntzen darzů essen. Camel fleysch ist denen bequem/so die recht bufftsücht haben/vnd das fyertägig feber. Sein boßheyt würt jn benommen mit dingen die sein gröbe zertreyen. als do ist gryener oder dürrer jmber.

v Saltz braucht man die vngeschmackten speisen damit zů bereyten/das sye durch die glyder gangen. Es trücknet auch den leib. Man rectificiert es mit sisam/das erfeüchter sein schärpffe mit seiner fettigkeyt/vnnd mit seiner substantz/da macht es den leib feyßt. Magsomen temperiert die hitz des saltz/mit seiner kelten. Hanffsomen wiewol er hitzigt vnd trücknet den samen vß/so ist er doch subtyl/vnd treibt den harn. Wolgemůt treibt die fette vß/die wynd vnd gyfftigkeyt. Das kraut von Asa macht lust zů essen.

vj Dürr vnd gesaltzen fleysch würt dem gryenen verglichen von dem es kompt. das saltz aber das meeret die hitz vnd dürre darin/vnnd myndert sein narung. darumb soll man es bereyten mit milch/oder mit einer eyer brüe/butter/sisam öl/oder anderer frischer feyßte. Welchs fleysch hart vñ feyßt ist/das soll man saltzen. dem ist die trückne des saltz bequem. das ist dann gůt den feüchten flegmaticis so sye sein ein wenig essen.

vij Fleysch das gesaltzen vnd an der sonnen gedörrt ist/das nimp an sich die qualitet der specerey die man darein thůt. als ameos/pfeffer/cardamümlin/vnd coriander. Das ist gůt den wassersüchtigen vnd geschwollenen/zůuor das in essig gelegt ist. dann es macht nit so dürstig. Es benimpt auch den vnlust der von feyßter speiß kompt/vnd stellt den durst der truncknen.

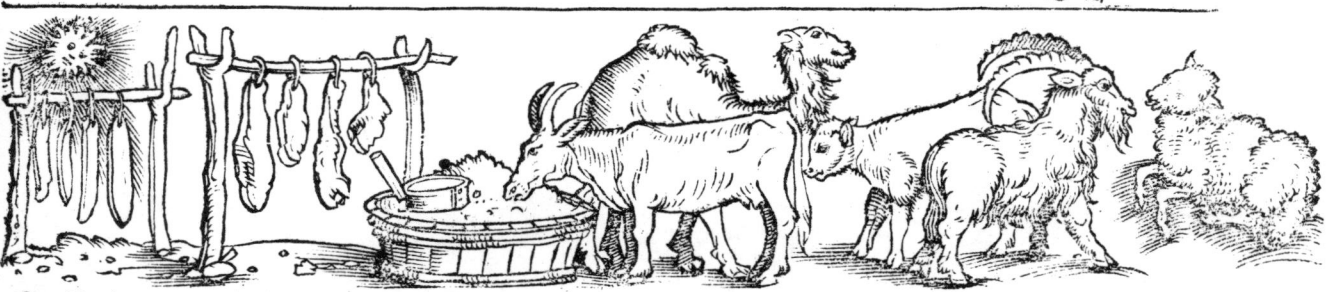

D iij

| Fleysch an der sonne gedörrt. | Dürr gesaltzen fleysch. | Saltz. | Küfleysch. | Kalb fleysch. | Geyssen fleysch. | Wyder fleysch. |

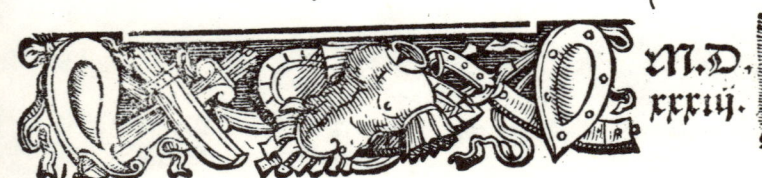

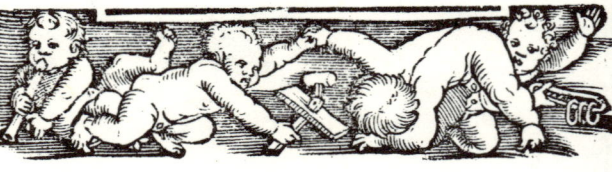

Die Fünffzehend Schach Tafel.
Von Wyldpret der Fyerfüsszigen thyer/ vnd der Vögel.

	Die Nammen.	Die Natur	Die Grad	Das best dz du in d art findest	Sein hilff	Sein schad den es thůt	Wie man den schaden abwendt	Complexion	Das alter	Die zeyt	Gesellschafft was es gebürt
j	Fleysch von Gazelen.	Heyſſz vñ tru. im anderen / Heyſſz vñ tru. vnd iſt dz beſt wyldpret		Die jungen.	Dem krymen/ dem schlagk/ vnd denen die vil überflüſſzigkeyt hond.	Es verdört das geäder.	Mit öl vnd saurem ding	Scharpff blůt	Den alten	Jn winter	Kalten Melancholisch
ij	Hasen fleysch.	Heyſſz vñ tru. im andern / Heyſſz vñ tru. ſtopfferd band		Die von den jaghunde gefangen seind	Die vast feyßt seind.	Sye machen wachen.	Mit subtylmachender specerey.	Melancholy	Den alten	Jn winter	Kalten
iij	Bränch.	Heyſſz vñ tru. im anderen / Th. kal vñ t. die / Jo. h. vnd t. die ſeind		Die von eim falcken gefangen seind.	Denen die sich vast üben.	Sye machen übel däuwen.	So sye mit gůter specerey kocht seind.	Grob blůt	Den jungen	Jn winter	Kalten Heyſſen
iiij	Bistarden.	Heyſſz vñ feü. d'im andern / G. h. vñ f. Maſ. / Jo. h. vnd t. die gröſſer dã gänſſ enten/ alſ vñ feyſt ſeind / dañ die hůner		Die im nest bleiben vñ můd gemacht werden ee man sye würgt.	Ir fleysch miltert die wynd	Der glydsücht/ vnd krymen.	Mit zymmet/ öl/ vnd essig	Flegmat. blůt	Den jungen	Jn winter	Kalten Mundtlich
v	Pfawen.	Heyſſz vnd feü. d'im andern / d'. hart däuwbaren / Jo. h. vnd böser complexion		Die jungen.	Dem heysszen magen.	Seind harter däuwung.	So man sye an dē halß henckt/ vnd ein steyn an die füſſz.	Grob nazung	Den jungen	Jn winter	Heyſſen Mundtlich
vj	Gänß/ vnd Enten.	Heyſſz vñ feü. d'im andern / d'. hart däuwbaren / Jo. vast. vñ f. / dañ die buß dz.		Die zů letst im nest bleiben.	Sye machen feyßt.	Sye machen vil überflüſſzigkeyt im leib	E· man sye tödtet/ so blaß man jn boraß in halß.	Flegmat. feüch.	Den jungen	Jn winter	Heyſſen Mundtlich
vij	Staren.	Ku. heyſſz im anderen / Jo. Temperierter biß		Die feyßt vnd feücht seind.	Denen die von einer kranckheyt vffſton.	Den kalten bäuchē seind sye beschwerlich.	So mans mit deyſſam bereytet.	Temperiert blůt	Den kinden	Jn glentz	Begē vffgang Temperierten
viij	Mein Nam/ vnnd Grad/ darzů Natur/	Zdigt klarlich an diß Klein figur.		Zům Beste sonder	Hilff ich klag/	Mein schad	Benůmen würt all tag				Dem Gemeynen Nutz zů gůt

M.D. xxxiiij.

Der Neben natürlichen ding xxxi
Ir erwölung/eygentschafft/vnd täglich wurckung.

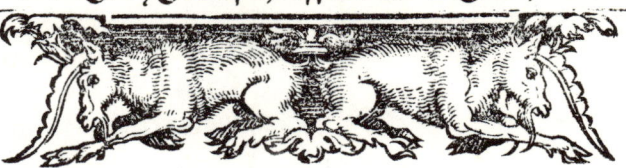

i Gazelen fleysch/vnd alles wildpret ist böß. dann es macht grob vnnd melancholisch blůt. Doch ist der Gazelen fleysch nit so böß als das ander. Nach dem ist Hasen fleysch/das ist gůt den vialten die kalter complex seind/zůvor von alten Hasen. Den jungen ist es nit bequem. wöllen sye es aber essen/so legen sye es vor ein nacht in granat safft vnd essig. So man aber võ den jungen milchlingen sagt/so verstöt mans von den gazelen.

ii Hasen fleysch/von dem ist das hyrn gůt gebraten für das zitteren/so mans mit pfeffer yssest. Vnd ist denen gůt/die vßdörrung bedörffen. die aber subtilierung bedörffen/denen ist es schad. Es stopfft auch den bauch/vnd treibt den harn. Vnd dieweil es im feld weydet/so würt es dürrer complex. dann alles das im feld weydet/das ist trückner/dann das im hauß. Fleysch von hirtzen/vnd steynböcken das ist alles böß vnd schädlich.

iii Kränch soll man also essen/das man ettwas süsser speiß von honig daruff ess/vnd gůten gelen wein trinck/vnnd ettwas das sye bald mach durch gon. dann sye seind äderig/vnnd grober feyste. Darumb so man sye tödtet/soll man sye ein tag oder zwen hangen lassen mit eim steyn an füssen/so würt das fleysch zart. dañ soll man sye wol kochen/vff das sye däuwig seyen so man sye ysszt. Also soll man allen der gleichen vögel thůn.

iiii Bistarden seind verbotten. dañ sye haben grob fleysch/vnnd seind harter däuwurg. So man sye getödtet hat/sollen sye ein tag ligen ee man sye kocht. Man soll auch vil knoblauch/pfeffer/ vnd ander specerey hyn vnnd wider darein stossen. So sye dañ verdäuwt werden/so geben sye vil narung. So man sye erst vß dem nest nimpt/so seind sye besser dañ die alten. Doch soll man süsse speiß mit honig daruff essen/vnd gůten wein mit jmber gemacht daruff trincken.

v Pfawen fleysch würt gehasszt darůb/das es äderiger ist dañ anderer vögel fleysch/vñ harter zů verdäuwen. Man soll sye auch vor ein nacht vffhencken mit eim gewycht ee dañ man sye kocht/ darnach wol bereyten. Die sollens aber nit essen die in růg on arbeyt leben/dann sye seind deren speiß allein so sich vast üben vnnd bewegen. So man aber gůten alten wein darzů trinckt/ der macht sye bald däuwig.

vi Gänß vnd Enten so man sye bratet/soll man sye mit öl schmyeren/iren geruch zů benemen. Man soll sye auch mit vil heysszer specerey bereyten/das benimpt jn ire grobheyt. dann sye haben böß hart fleysch/das dem magen zů wider ist/vmb seiner harten deuwung willen. H. Das feüchtest fleysch vnder hauß vögelen/haben die Gäns/vñ das feüchtest vnder den wasser vögeln/haben die Enten/welche dieweil sye vil überflüssigkeyt hond/so machen sye bald feber.

vii Staren seind in ir natur den Phasanen nahe. Vnnd haben die ordnung in irer temperierung vnd subtilitet/das zů erst seind Staren/darnach Phasanen/vnd zů letst Rebhüner/vmb irer trückne willen. Seind aber nit speisen für die gesunden die in bewegung seind. Phasanen/Haselhůner/vnnd Turtel tauben seind im herbst am besten zů essen.

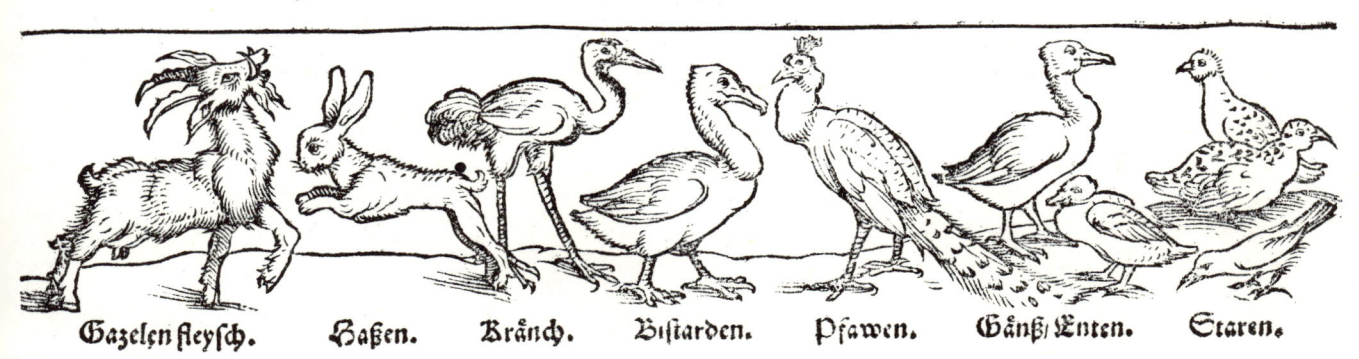

Gazelen fleysch.   Haßen.   Kränch.   Bistarden.   Pfawen.   Gänß/Enten.   Staren.

Die Sechzehend Schach Tafel.
Von Vögelen.

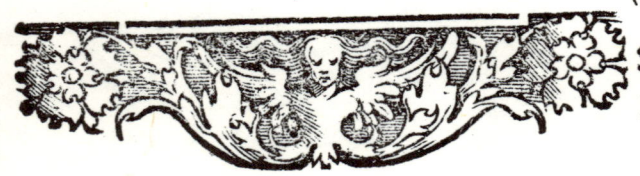

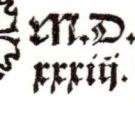

	Die Nammen	Die Natur	Die Grad	Das best dz du in d art fin= dest	Sein hilff	Sein schad den es thůt	Wie man den scha= den ab= wendt	Complexion was es gebůrt	Das alter	Die zyt	Vaterlantschafft Gebůrtzyt
j	Feldthůner.	Heyßvñ tru= cken im andern	Heyß vñ tru. Zud.heyß vñ trucken	Vß der provintz Nidasia/die feüchter art seind.	Den glydsüch tigen/vñ kaltē.	Der heyssen leberen.	Mit coriand/ vnd esszig.	Beyß blůt	Kalten	Den vralten	Numächlich Jm winter
ij	Jung vögel	Heyß vnd tru cken im anān G.he.vñ tr.Zo harter vō fleysch dañ bennen	Die gebraten vñ feyßt seind	Sye meeren die begyrd/ vnd samen.	Den erstlichen feüchten.	Mit mand= el öl.	Cholerisch feü.	Kalten	Den vralten	Kalten Numächlich
iij	Trostelen vnd Amßelen	Heyß vñ tru. im anderen Je.heyß vñ t. vnd böß zuuo: die mageren	Die mit strick en gefangen seind.	Sye helffen die mañs růt vffheben	Dem hyrn.	Mit fetich= ten brüen.	Scharpff feüchte	Kalten	Den vralten	Kalten Jm winter
iiij	Bennen.	Tempe. in hig im andern Mes.tēperiert in hig	Die vß India komen/vnd bey vns in gryener weyden gond	Sye meeren das hyrn/vñ den samen.	Denen die in übung seind	Mit gůtem wolgescha cktem wein.	Temperierten Tempe.narung	Temperierten	Den kinden	Jn glentz Temperierten
v	Hanen.	Heyß vñ tru. im andern Mes.heyß vnd trucken temperiert	Die ein tem= perierte stym hond.	Die das kry men hond.	Dem mag= en.	So man sye vor můd ma chet ee man sye tödter.	Böß narung	Kalten	Den vralten	Jn winter Numächlich
vj	Jung tauben	Heyß vñ feü. im andern G. heyß vnd vast feücht	Die selbs ess= en kännen.	Dem schlagk von kelte.	Dem hyrn/vñ dem wachen	Mit esszig vñ coriander	K.vnd feücht Daß heyßß blůt	Kalten	Den vralten	Jn winter Schnüpigen
vij	Verschnit= tene thyer.	Heyß vñ feü. im andern dz im andern dz is felter dañ dz vnverschnittē	Das eins jars alt ist/vnnd böckin.	Es ist schnel= ler deuwung	Sye machen den magen lasß.	Mit safft von früchten.	Temperiert blůt	Tempe. in hig	Den jungen	Begß nōgang
viij	Mein Nam̄/ vnnd Grad/ darzů Na= tur/	Zōigt klar= lich an diß Klein fi= gur.	Zům Bestē sonder	Hilff ich klag/	Mein schad	Benimen würt all tag	Dem Ge= meynen Nutz zů gůt				

M.D. xxxij.

Der Neben natürlichen ding
Ir erwölung/eygentschafft/vnd tägliche würckung.

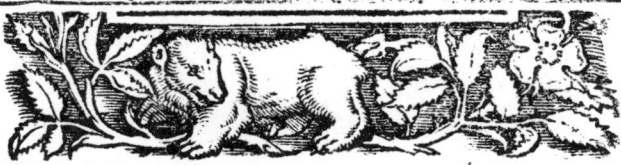

j Feldthůner seind nit vast gůt gebraten. dañ sye seind zů dür/zůuo: die mit nyeßwurtz erzog=
en seind. Durtel rauben seind heysß vnd trucken/vnnd haben hefftige trückne/darumb soll man
nit mer dañ die jungen esszen die zů letst im nest bleiben. Staren die habē überflüssigkeyt in jnen/
vnd seind böser däuwung vnd narung. Das blůt das dauon kompt/das ist heysß vnd trucken.

ij Jung vögel/vnd Cuzarden seind verbotten. dann so man sye ysszt mit iren beynlin/so letzen
sye den schlundt/vnd schynden das yngeweyd. Vnnd so man von den jungen ein esszen macht mit
eyern vnnd zyblen/so neeren sye die begyrd zůn weybern. Die brü dauon lariert/vnnd das fleysch
stopfft/zůuo: das mager Die man in heüsern möstet/die seind die besten. Cuzarden die
stopffen den bauch/vnnd die brü dauon ist gůt für das krymmen.

iij Trostelen/vnd Amselen seind schädlich. dann sye esszen würm vnnd hewschrecken/dauon
wirt ein scherpffe in irem fleysch mit bösem geruch vnd farben/vnd ist böser fleysch dann der Cu=
zarden. Ruffus setzt drey ordnungen vnder den vögeln/vnnd sagt/das die besten wylden vögel
seyen Calandrielle/vnnd Sachar die feyßt seind. Darnach Staren/Phasanen/Rebhůner/Durtel=
tauben/jung tauben/bloch tauben. Vnd nach denen seyen Feldt/oder Basel hůner/vnd
Cuzardi. wiewol Cuzardi beßzer zůr artzney seind dann zů der speiß.

iiij Hennen seind ein temperierte speiß. dann sye seind nit heysß das sye zů cholera würden/so
seind sye nit kalt das sye flegma machten. Vnnd ist nit bewißzt/warumb das gemeyn volck/vnd
ettlich ärtzt sagen/sye seyen den podagricis schädlich/vnd machen das podagram. Die solichs sag=
en/acht ich sye haben kein ander bewärung/dañ allein die eygentschafft/die man doch in keim bůch
begriffen seindt. Sye machen gůte farb/vnd ir hyrnlin meeren das hyrn/vnd stercken die syfi/vnd
seind ein bequeme speiß denen die in rüg seind/oder von einer franckheyt offston/
zůuo: ee dann sye eyer legen.

v Hanen die alt seind/haben ein versaltzne scherpffe bey jnen/die selb lariieren den leib/vnd ist
den glydsüchtigen nutz/dem zitteren vnd langwirigen febern/zůuo: so man sye seüdt mit wasser/
saltz/köl/wyld saffron samen/vnd engelsüsß. Die jungen hänlin seind am besten zůr narung so sye
anheben kreyen/vnd die hennlin ee dann sye eyer legen.

vj Jung tauben/Durtel tauben/Filacotane seind schyer einer natur. Aber die jungen tauben
schaden dem hyrn/vnd den augen/zůuo: so sye gebraten seind. Sye haben auch vil überflüssigkeyt.
Vnd das blůt das dauon kompt verdyrbt lyederlich/vnnd macht blůtige franckheyten. Die speisen
die man macht võ der feüchte so daruß tropfft/zůuo: so man ir feyßte darzů thůt/die meeren die be=
gyrd zů weibern/vnd nutzen den nyeren. Durtel tauben soll man esszen so sye ein tag todt seind
gewest/aber die mee dann eins jars alt seind/die soll man nit mee esszen.

vij Verschnittene thyer so feyßt/die seind gůts geschmacks vnnd feücht/lariieren den leib/vnd
gond langsam durch. Die mageren seind denen zů wider/vnd gond gern durch. Doch ist das zům
besten/das weder zů feyßt/noch zů mager ist/vnd ist bequem den jungen die in übung seind. Vn=
der dem ist das wyder fleysch im end der jugent das best/vnd das kü fleysch das nit am end
der jugent ist/vnnd verschnitten caponen. Denen die sich nit vast üben/den
ist kalb fleysch/vnnd zygen fleysch das best.

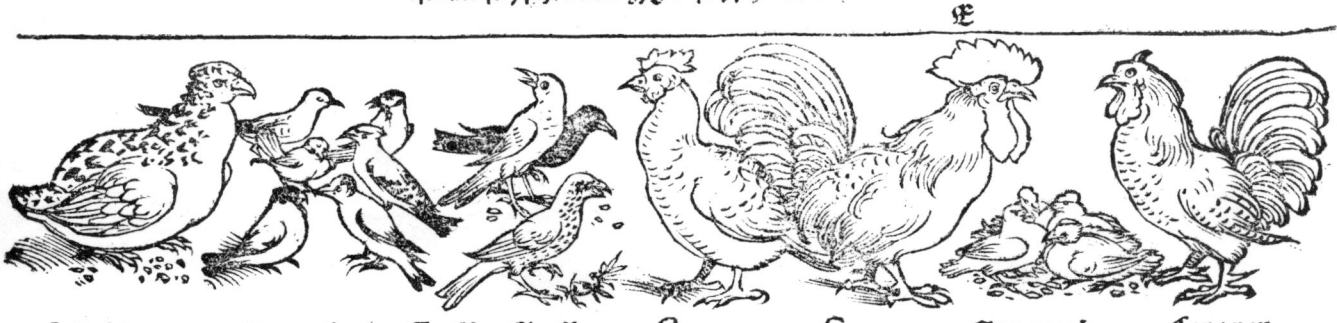

E

Feldthůner. Jung vögel. Trostlen/Amßlen. Hennen. Hanen. Jung tauben. Caponen.

Die Sybenzehendt Schach Tafel
Von Fischen/ frisch vnd gesaltzen.

	Die Namen.	Die Natur	Die Grad	Das best dz du in d art findest.	Sein hilff.	Sein schaden es thůt.	Wie man den schaden abwendt.	was es gebürt Complexion Das Alter Die zeyt Landtschafft
j	Fisch.	Kalt vnd feü.	Kalt vnd feücht im dritten	Die in steynen wonen/ subtyl vnd klein von leib.	Sye machen grobe leib.	Machen durst	Mit wein vň rosynlin.	Flegma, feücht Heyssen Den jungen Im sommer Vmb das mör Heyssen
ij	Fisch die saur abgesotten seind.	Kalt vnd feü.	Kalt vnd feücht im anderen	Die nit grösser dañ ein ellenboge/ nit kleiner dañ ein spañ lang seind.	Der cholerischen lebern.	Dem gesycht.	Mit hart gesottenem honig	Saurflegma Heyssen Den jungen Im heyß, sommer Vmb das mör Mittäglich
iij	Gesaltzen fisch.	Kalt vñ tru.	Heyss vñ trucken im anderen	Die lang gesaltzen gewest seind.	Sye machen das flegma flüsszig.	Sye bringen die schwartz muselsücht.	Mit rotem wein mit honig gemacht	zitternal/ grynd Kalt vñ feücht Dem alter Im winter Mittäglich
iiij	Gebachē fisch/ in esszig vnd kreütern gebeyßt.	Kalt vñ tru.	Kalt vnd trucken im anderen	Die feücht vñ feyßt seind.	Sye erwecken de lust zů essen.	Der hüfftsücht.	Mit diatrionpipereon.	Melancho. blůt Feüchten Den alten Im glentz Mimächtlich
v	Thareth.	Heyß vñ tru.	Heyss vnd trucken im andern	Die nit lang im saltz gestanden.	Sye larieren den bauch.	Dem miltz/ vñ dem magen.	Mit eim gesäitz võ weychen eyern.	Böß narung Kalt vñ feücht Den alten Im winter Mimächtlich
vj	Sachne.	Heyß vñ tru.	Heyss vnd trucken im andern	Die wol ryechen.	Dem stinckenden mundt dz vom magen kompt.	Sye machen durst	Mit marck von lattich.	Böß blůt Kalt vñ feücht Den alten Im winter Kalten
vij	Vibien.	Heyß vñ tru.	Heyss vnd trucken im andern	Die gel vnd frisch seind.	Sye meeren den lust zůn frauwen	Dem schlaff.	Mit saltzen võ mandel öl.	Grob blůt Kalten Dem alter Im glentz Mimächtlich
viij	Mein Naṁ/ vnnd Grad/ darzů Natur/			Zöigt klarlich an diß klein figur.	Zům Bestē sonder	Hilff ich klag/	Mein schad	Benumen würt all tag.	Dem Gemeynen Nutz zů gůt

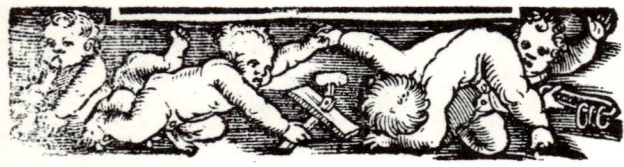

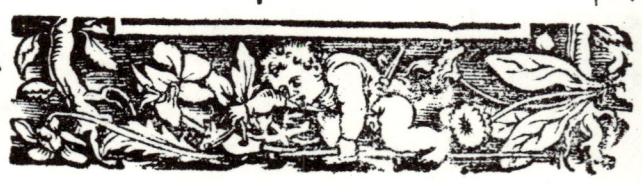

M.D. xxxiiij.

Der Nebennatürlichen ding
Jr erwölung/eygentschafft/vnd täglich würckung.

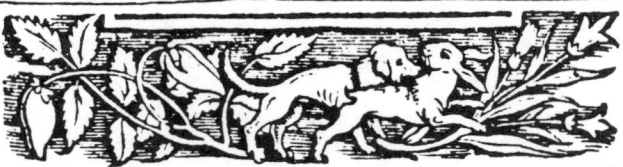

j Fisch haben vil vnderscheyds/doch vor andern hasszet man die grosszen so in pfitzen gon/vnd das mür fresszen. dañ sye seind dem magen schädlich/vnd larieren den bauch. Die fisch der flyessenden wasszer haben vil grät/vnd vil feüchten. Mör fisch aber seind den zů wider. Die äl neeren vil/vnd machen den leib schlüpfferig/reynigen die rör zůr lungen/machen hell stym/neeren den samen/vnd machen vnwillen. Die grosszen aber haben vil narung/vnd überflüssigkeyt.

ij Fisch die saur mit gewürtz abgesotten seind/so nit grösser dañ ein arm seind/vnd nit kleiner dañ ein spann/seind den geelsüchtigen gůt/vnnd den cholerischen febern. Fisch brü darin wein ist/die lariert den bauch. Der massz gesotten fisch seind bessʒer dañ die gebachenen/zů vor so sye in meel vorhyn gewöltzt werden. Sie man mit esszig bereyt/seind bessʒer. doch soll das wasszer vor wol syeden/vnd darnach die fisch darin gekocht. so behalten sye iren gůten geschmack/vnnd werden nit zerbrochen im syeden. Man soll sye aber ein weil nach dem sye gefangen seind kochen.
vff das sye nit verderben.

iij Gesaltzen fisch/dazů soll man die nemen so hart fleysch hond/vnd jung seind. Welche aber zart fleysch hond/do mag man auch die alten nemen. Man soll aber die nit nemen so vß eim wüsten müringen myſtigen wasser komen/oder da vil sprochbeüser/bäder/oder wassersteyn in gon/oder die deüchlen so durch die stett gond in die wasser die nit vast flyessen. Müssz man sye aber vō not wegen brauchen/so halt man sye vor ein zeytlang in eim frischen wasszer/darnach saltz man sye/vnd dör sye mit vil öl. mit dem allen werden die fisch gůt.

iiij Gebachen fisch die man darnach in esszig legt/die machen nit so dürstig als die gesaltzen/vnd frischen die mit öl gebachen seind/vmb der veränderung willen die sye von kelte des esszigs bekommen. Sye seind auch behender däuwung vnd subtylierung/vß vermischung der specerey mit jnen. Seind aber den melancholischen schad. dañ sye bringen melancholisch blůt. Vñ der schwantz an eim yeden fisch ist bessʒer dañ der ruck/vnnd der ruck bessʒer dan der bauch. vmb der bewegung willen. So seind auch die fisch rogen haerter zů däuwen dañ die substantz des fleyschs.

v Tharet. Man soll sein lützel brauchen. dañ es ist ein artzney so die melancholy subtyl macht/vnnd das feber quartan. als G. sagt in einer epistel zům Glaucone. Man soll kein wein darauff trincken/auch nichts heysz darauff esszen/wie auch vff die gesaltzen fisch. dann es meeret die hitz vnd dörre im leib. Sye seind auch dem magen schädlich/doch machen sye subtyl/vnnd larieren mit wörme den leib.   Curchach ist jm in all weg gleich.

vj Sachne ist für den der bösen athem hatt/von verdorbnem flegma im magen/vnnd so eim der magen vnwillig ist worden von vil feüchten. dann es zerschneidt/subtyliert/vnd reynigt vnd das vmb seins saltz wegen das es in jm hatt. darumb bringt es auch durst/haubtwee/vnnd dört den leib. Welch new gemacht ist/mit gůten feyſten fischen/die schadt nit so vil.

vij Vibien/Bubulichi/vnd gesaltzen krebs seind harter däuwung/vnnd larieren den leib/vnd alle so lützel saltz hond/die seind schwärer däuwung. Die so vß dem mör seind dürr/gesaltzen vnd im saltz behalten Auch so vß flyessendem wasser in ein brü bereyt/seind gůt den Ethicis/vnd blůtspewendern. So man sye in ein yrdin geschyrr thůt/vnnd verkleybt es mit leymen/darnach verbrēnt mit eim senfften feür/vnd gibt eim die äsch zů trincken mit magsomen syr. das hilfft dem blůtspeuwenden.   Cambari seind heysszer dann Vibien.

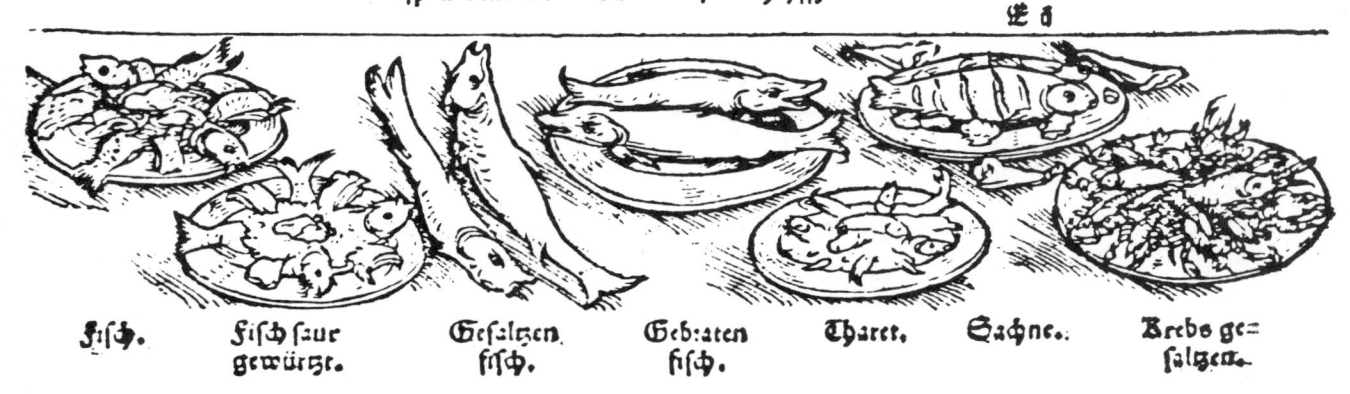

L ij

Fisch.   Fisch saur gewürtzt.   Gesaltzen fisch.   Gebraten fisch.   Tharet.   Sachne.   Krebs gesaltzen.

Die Achtzehendt Schach Tafel
Von fleysch der Glyder der thyer/ vnd von irer natur.

	Die Nammen.	Die Natur	Die Grad	Das best dz du in d art findest.	Sein hilff.	Sein schaden es thůt.	Wie man den schaden abwendt.	Complexion was es gebürt	Die zyt Das Alter	Landtschafft
	Köpff.	Keyß vn feü.	Kalt vnd feü. im anderen Keyß grob vnd feücht	Die von eim temperierten thyer seind.	Sye laxieren den bauch/ vnd treiben den harn.	Was leicht ist/ das machen sye schwär.	Mit zymmet vnd pfeffer.	Beyßen Vermischt feü.	Im winter Den jungen	Gebürgen
ij	Hyrn.	Kalt vn feü. im anderen Kalt vnd feücht		Von eim vollkommenen thyer.	Es meeret das hyrn/ vnnd macht speyen mit öl.	Es macht den leib schwär.	Mit saltz/ senff/ vnd wolgemůt.	Beyßen Flegmat. blůt	Winter/herbst Den jungen	Kalten
iij	Augen.	Keyß vn feü. im anderen Keyß vnnd feücht		Die zymlich härfür gon.	Sye meeren den samen.	Sye machen vnwillen.	Mit asa kraut/ vn wolgemůt	Beyßen Flegmat. blůt	Winter/herbst Den jungen	Kalten
iiij	Füssz/mit den schynbeynen	Temperiert h. im andern Temperiert		Von lämer/ oder zygen.	Sye vergäntzen die gebrochenen beyn	Dem krymmen.	Mit essig/ vn saffron.	Temperierten Güt narung	Im gläntz/som. vnd mageren Kinden/alten	Temperierten
v	Das hertz.	Beyß vn feü. im andern Beyß vnd feücht		Von eim saugenden thyer.	Denen die sich üben ist es bequem.	Den glydern der däuwüg	Mit essig vn asa kraut.	Beyßen Starck narũg	Im winter Den jungen	Mimächtlich
vj	Eüter.	Beyß vn feü. im andern Beyß vnd feücht		Võ einem temperierten thyer	Es macht vil milch	Es geet nie bald durch	Mit wolgemůt/ vnnd essig	Beyßen Melancho. blůt	Im winter Den jungen	Gebürgen
vij	Hoden.	Beyß vn feü. im andern Beyß vnd feücht		Von feyßten hänen.	Sye meeren den samen.	Seind harter däuwung.	Mit wylder boley/ vnd saltz.	Kalten blůt vñ samen	Im winter Den alten	Kalten
viij	Mein Nam/ vnnd Grad/ darzů Natur/	Zöigt klarlich an diß klein figur.		Zům Besten sonder	Hilff ich klag/	Mein schad	Benummen würt all tag.	Dem Gemeynen Nutz zů gůt		

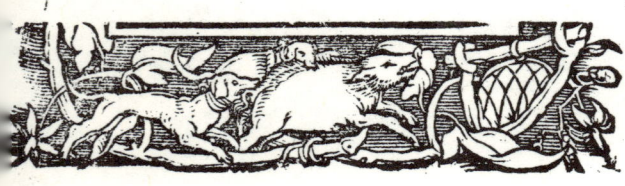

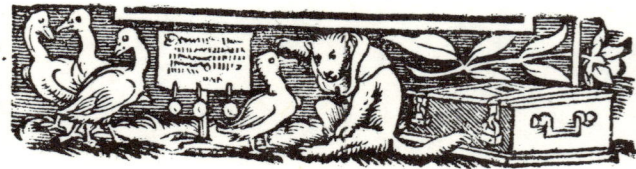

Der Neben natürlichen ding
Ir erwölung / eygentschafft / vnd täglich würckung.

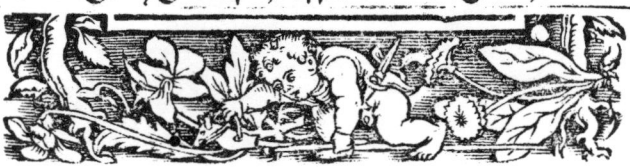

i̍   Kopff fleysch hatt vil narung / vnnd meeret den samen / es hyndert aber die däuwung / vnnd schadet dem magen. dañ der magen müssz arbeyten soll ers verdäuwen / dieweil es vnderschydlicher natur ist / vnd nit gern durch geet / darumb kompt es eim lang vff so mans gessen hat. Das wendt man / so man vor ein quitten ysszt. Es gehört denen zů / die in übung seind. Es macht stinckenden harn. Dar für soll einer mastix keüwen. dañ mastix macht den harn von eygentschafft schmacken wie ross wasser.

ii   Hyrn gibt allweg flegmatische narung / geet langsam durch / ist schwärer däuwung / macht vnlust vnnd schlym / dem volget nach zerstörung. Es schadet dem magen / bringt vnwillen vnd erbrechen / zůvo: so man es ysszt nach einer speiß mit vil öls. Sonderlich ist es schädlich denen / die es nit verdäuwen mögen / vnd die vnlustig zů essen seind. darumb soll man es bereyten mit saltz / essig / wolgemůt / wylden boley / vnd andern hitzigen specereyen.

iii   Augen ysszt man. dañ sye seind vnderschydlicher substantz vnd natur. Man soll aber nit meer dañ die meüßfleysch / vnd das feyßt daruon essen. Die meüßfleysch geend behender durch vnder allem dem das man von eim thyer ysszt / die feyßte aber die schwympt im magenmund. Vß allen glyderen der thyer seind die meüßfleysch die besten / zůvor in der mitten. dañ die er d seind äderig. Zungen fleysch ist temperiert / vnd zymlicher narung. Die oren seind krospelecht / deren spitzlin soll man essen.

iiii   Füssz vnd scheynbeyn / da ysszt man die vordersten. dañ sye seind däuwiger dañ die hynderen. So seind auch die theyl daran so gegen dem leib gond / däuwiger dañ die von dem leib gond. dann das bewegen der scheynbeyn ist mee von jnnen härus. vnnd seind lützeler narung / darumb / das sye mager seind / geen auch lieber durch / vmb irer schlymigkeyt willen. Aber das blůt das daus kompt / das ist gůt   Die hälß seind nit als gůt. von wegen der überflüssigkeyt des hyrns / vnd tryeffen der scheynbeyn. Obgemelt fleysch ist auch bessser dann die rüsszel der thyer. doch seind die selben besszer dann die oren.

v   Hertz die seind vast harter däuwung. Die so von eim temperierten thyer seind / die ysszt man mit saltz wasser / pfeffer / vnnd kümel. darnach soll man gryenen jmber daruff essen. so es dañ also verdäuwt würt / so neert es vast. Die Lungen seind heyß vnd trucken / vnd seind denen gůt / die leichte feber hond / vnd den jungen. dañ sye seind lynd vnd leichter däuwung / vnnd seind schädlich denen die in grosszer übung seind. dann sye haben lützel vnd flegmatisch narung / vnd stopffen den bauch.

vi   Eüter ist ein fleysch wie trüsen / haben ein süssen geschmack / seind feüchter compler / vnnd zyehen sich vff kelte / vnd das ist von der änlicheyt die sye mit dem samen hond. Das blůt das dauon kompt / ist gůt / vnd so sye verdäuwt werden so neeren sye vast. Die von jungen thyeren / seind besszer dann der alten / vnd seind gůt / oder böß nach dem das thyer ist dauon sye seind. Ettlich sagen / so man sye wol kocht / vnnd darnach esse / so meeren sye den samen.

vii   Hoden / oder Geylen seind in substantz vnnd complex den eüteren gleich / seind aber ein wenig beysszer. dann sye machen den samen / vnd geben böser blůt dann die eüter / vnd seind vngeschmackt. Sie von alten thyeren / die seind vndäuwig. Es ist sunst kein speiß / die in so kleiner substantz mee neere. Man soll sye aber essen mit saltz / wolgemůt / vnd däuwigen saltzen.

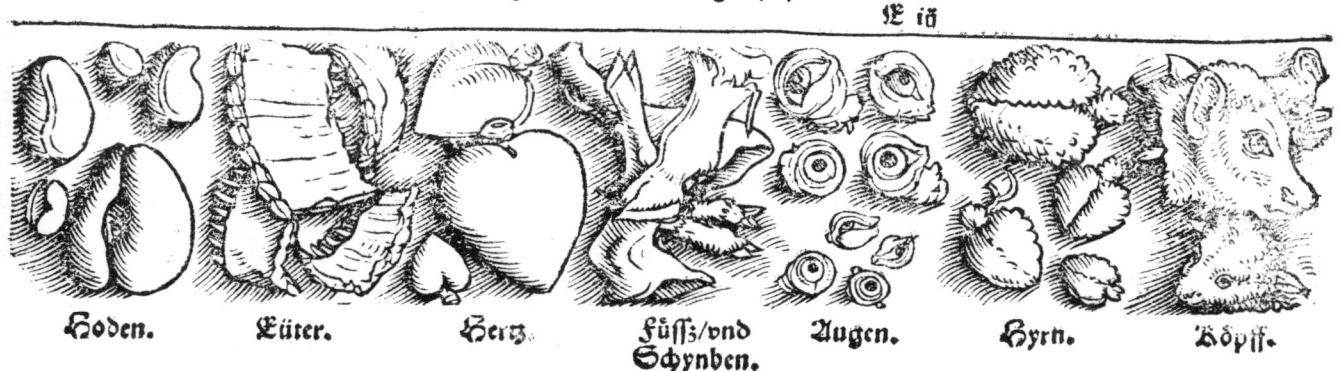

E iij

Hoden.   Eüter.   Hertz.   Füssz vnd Schynben.   Augen.   Hyrn.   Köpff.

Die Neünzehend Schach Tafel.
Von den ynnerlichen Glydern der thyer/vnd den vsseren endglydern.

	Die Nammen.	Die Natur	Die Grad	Das best dz du in d art findest	Sein hilff	Sein schad den es thūt	Wie man den schaden abwendt	Wie man den schaden abwendt Complexion was es gebürt	Das alter	Die zeyt	Dieländschafft
j	Leber.	Heyß vnd feücht	Heyß vnd feücht in dē andern	Von feyßten gänßen.	Die zū nacht nit sehen/zū vor geyssen leberen.	Sye seind dem magē mühlich	Mit öl/vnd saltz.	Schön blūt	Den jungen	Im winter	Gebürgen
ij	Miltz.	Heyß vnd trucken.	Heyß vñ trū. im andern	Von feyßten thyeren.	Die complex zū gröbern.	Den melancholischen.	Mit fette/vñ vil öl.	Melancholy	Den jungen	Im winter	Gebürgen
iij	Jngeweyd.	Kalt vnd aderig	Kalt vnd trū. im anderen	Der wyder von eim jar.	Den die speiß im magen reücht.	Den groben knorrigen adern.	Mit einer gewürtzten brü/ mit galgen vnd pfeffer.	Flegma	Den jungen	Im winter	Gebürgen
iiij	Feyßte/vnd Vnschlitt.	Heyß vñ feū. im ersten	Beyß vñ feū. im ersten	Von eim temperierte thyer	Der begyrd zū weibern.	Sye werdē zū eim rauch/heylen/vnd lösen den vnlust.	Mit myeß/ jmber vnd essig.	Vnlustigē ar.	Kalt vnd trū.	Den alten	Im winter
v	Flügel vnd hälß.	Temperiert in hitz	Temperiert in hitz im j.	Von den besten hennen.	Denen die vō einer kranckheyt vffston.	Den starcken leiben.	Die wol gekocht seind mit öl.	Lützel blūts	Temperierten	Den fünden	Im glentz
vj	Haut/oder fell.	Kalt vnd trū.	Kalt vnd trū. gegen dem fleysch zū rechnen	Die haut von eim feüchten vogel/od vō eim saugenden thyer.	Den die cholera in magen fleüßt.	Sye machen verstopffung/ vnnd böse däuwung.	So sye wol gekocht werden mit essig/vñ specerey.	Lützel vñ e. blūt	Beyßen	Den jungen	Im winter
vij	Bāch/oder wammen.	Grober substantz		Von jungen feyßtē gänßen.	Denen die in übung seind.	Sye werden langsam verdäuwt.	So man sye wol kocht mit saltz.	Zymlich nar tag	Beyßen	Den jungen	Kalten
viij	Mein Nam̄/ vnnd Grad/ darzū Natur/	Zöigt klarlich an diß klein figur.		Zūm Bestē sonder	Hilff ich klag/	Mein schad	Benūmen würt all tag	Dem Gemeynen Nutz zū gūt			

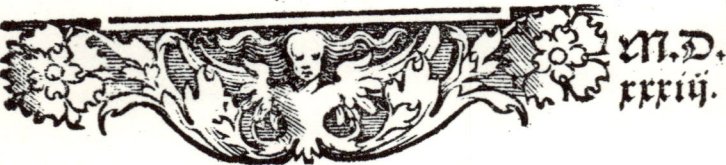

M.D. xxxiiij.

Der Neben natürlichen ding
Ir erwölung/eygentschafft/vnd täglich würckung.

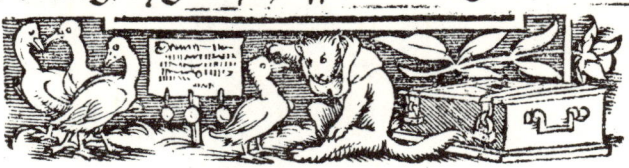

j Leber. Gebraten geyſſʒ leberen erwölet man für die ſo ſchwach geſycht hond. Ein yede leber iſt harter däuwung/vnd macht grob blůt. So man eins Eſels leber bratet/vnd ſye nüchtern eim zů eſſzen gibt der die fallend ſucht hatt/ſo hilfft es jn wol. So aber einer der die fallend ſucht hatt von einer gebraten geyſſʒ leberen yſſzt/ſo fellt er von ſtund an/zůuor ſo es von einer bocks leberen iſt. Gäſʒ leberen die gemöſt ſeind mit deygk mit milch gemacht/die ſeind eins aller beſten geſchmack/ auch leberen von feyſſten hennen/darnach ein ſchweinin leber/die mit feigen gemöſt ſeind.

ij Miltʒ iſt nit wolgeſchmackt. dann es iſt ettwas herb/vnd macht hefftig böſʒ blůt. dann es neygtſich vff melancholy. Welche aber võ ſchafen/oder feüchten thyeren iſt/die noch friſch vñ zart/ die ſeind nit alſo böſʒ. Nyeren die ſeind heyſſʒ vnd harter däuwung/geben auch böſʒ narung. dañ man ſpürt ettwas von des harns art darinn/ſye ſtopffen auch den leib. Man ſoll ſye bereyten mit ſaltʒ waſſer/vnd eſſzig. vff das ſye deſter ee verdäuwet werden/vnd gern durch gangen.

iij Das yngeweyd iſt nit gůt. dann es iſt äderig/vnd harter däuwung/vnd ob es ſchon wol gekocht würt/ſo gibt es doch lützel blůts. So ſeind es behaltnüſſzen der überflüſſigkeyten ſo die natur vſʒtreibt. Auch ſeind ſye weit vom hertzen/vnnd nit in ſtäter bewegung/vnd geet nichts von jnen ab. Will man es aber eſſzen/ſo ſyed mans vor wol/darnach bereyt man es mit eſſzig vnd ſpecerey. vff das ſye deſter ee verdäwt werden.

iiij Feyſʒte/oder vnſchlitt. Vnſchlitt iſt nit ſo feücht als feyſʒte/oder ſchmaltʒ. darumb ſo es in der ſpeiſʒ zergat/ſo geſteet es darnach/vnd das macht den magen laſſz. Die feyſʒte aber würt eitel cholera/vnnd hatt vnderſcheyd nach den thyeren danon es iſt. Das vnſchlitt von kůen iſt das düriſt. Auch nach dem alter. dañ das von jungen thyerē/iſt feüchter. Auch nach der friſche/oder älte/oder ſo es võ eim männlin/oder weiblin iſt. Doch iſt es nütz/das man das fleyſch damit bereyt. So mans aber allein yſſzt/ſo macht es flegma/vnd verſtopffung/es zerſtört auch die ſpeiſʒ/vnd zůuor die ſüſʒ.

v Flügel vnd hälſz ſeind denen gůt die von einer Franckheyt vffſton/von wegen der ſchwachen hitz die ſye hond/vnd das ſye leychterer däuwung ſeind dañ andre glyder der thyer/vnd lützel überflüſſz vñ kleine narung haben/vmb irer bewegung willē. Vñ die flügel von kleinen feyſʒten vögelen/ ſeind die beſten. Welche aber von alten vögelen ſeind/es ſeyen hälſz/oder flügel/die ſeind harter däuwung/vnd iſt auch ſunſt nichts gůts daran.

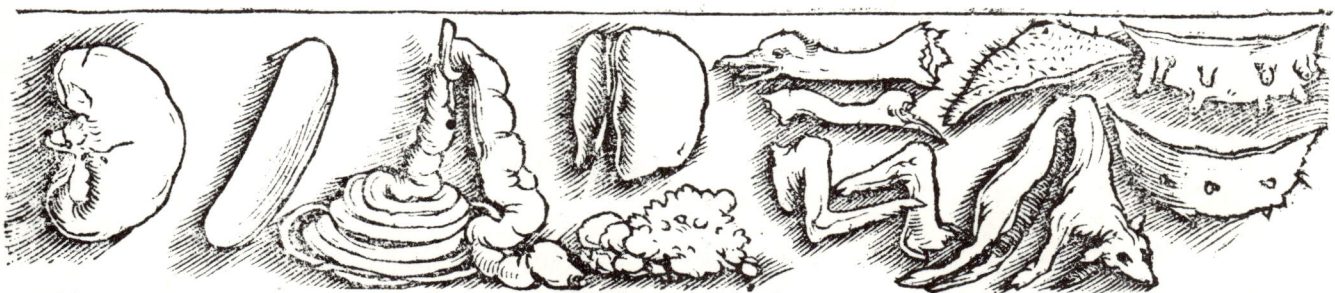

vj Heüt vnnd fell von vögelen ſeind die beſten vnder allen thyeren/ſeind auch ſubtyler vnnd leichterer däuwung gegen den thyerē gerechnet/gegen den vögelen aber ſo iſt ein glyd beſſzer oder böſer/nach dem der vogel iſt des glyd es iſt/nach irem geſchlecht/gröbe/alter/weyd/ſtatt oder wonung/vnd zeyt/auch in ander weyſz/wie wir von den vögeln geſagt haben. Vnd wiſſʒ/das die natur die haut den thyeren geben hatt/nit darumb das ſye verdäuwt/oder nit verdäwt werde/ſonder die überflüſſzigkeyt vſʒzůtreiben/den leib zů beſchirmen/vnd zů entpfinden.

vij Die Bäuch/oder Wammen ſeind grob/vñ die bäuch võ den feyſʒten gänſzen ſeind die beſten/darnach von feyſʒten hennen. Die leberen von vögelen ſeind feücht vnnd heyſſʒ vnd wolgeſchmackt/machen auch gůt blůt/ſo ſeind auch die leberen von feyſʒten gänſzen die wolgeſchmackten/darnach von den jungen feyſʒten hennen/zůuor ſo man ſye ſpeiſʒt mit gůter zeyttiger vnnd ſüſſzer frucht.

Lbeer.   Miltʒ.   Yngeweyd.   Feyſʒte/od vnſchlitt.   Halſʒ vnd flügel.   Haut vñ fell.   Bäuch vñ wamen.

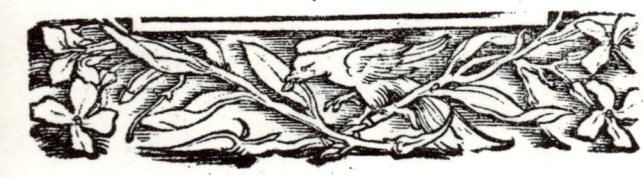

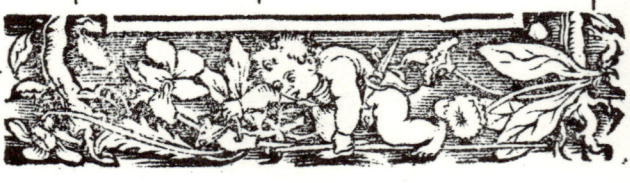

Die Zwentzigst Schach Tafel.
Von mancherley Speisen/vnd irer bereytung.

	Die Namen.	Die Natur	Die Grad	Das best dz du in d'art findest	Sein hilff	Sein schad den es thůt	Wie man den schaden abwendt	was es gebürt	Complexion	Das alter	Die zeyt	Vielandt Gspött
j	Sicheis.	Temperiert in hitz	Temperiert in q. drin ander en vermischung	Das wolgearbeyt ist in der vermischung	Der cholerischen leberen.	Es macht die blůtrůr/vnd mager am leib.	So mans süß macht mit honig waben.	Gür blůt	Heyßen	Den jungen	Im sumer	Heyß
ij	Salhadia/vñ Grindibeis.	Heyß vñ feücht	Heyß vñ feücht drin andern	Das zymlich gesaltzen ist.	Dem krymmen.	Es macht vnlust zů esssen/vnnd bringt durst.	Mit einer speiß von lymonen safft gemacht	Gür feüchte	Kalten	Den alten	Im glentz	Kalt
iij	Madua/vnd Maskia.	Kaltemperiert in andern	Kalt temperiert drin andern feücht	Das zymlich bereyt ist mit essig vnd lymonen safft.	Vberwyndt choleram.	Den kalten cōplexionen.	Mit süßzer speiß von honig.	Flegmat.narüg	Heyßen	Den jungen	Im glentz	Heyßen
iiij	Iyserbrü.	Heyß vnd feü im andern	Heyß vnd feücht drin andern	Die bereyt ist mit zyseren/bonen/vnd süßzer milch	Dem parlis oder schlagk	Den cholericis.	Mit sikabegi.	Milch vñ samē	Kalten	Den alten	Im glentz	Mittelmäßig
v	Sumacheria vnd Rumania.	Kalt vnd tru. im andern	Kalt vnd trucken.	Mit frischem sumac.	Der blödigkeit des leibs	Der brust.	Mit matalebia.	Melancho-blůt	Heyßen vñ feü.	Der jugend	Im sommer	Mittelmäßig
vj	Habarissa/vñ Sicinkia.	Heyß vñ tru. im ersten	Heyß vnd feücht	Mit zartem fleysch vnnd reynem kor̄.	Es bringt lust zů weibern vnd samen.	Dem blöden magen.	Mit saltz waß. vnd kümel.	Vil narung	Heyßen	Den jungen	Im glentz	Mittelmäßig
vij	Ziribes.	Temperiert in hitz	Temperiert in an dn bitz	Mit saurem syrup.	Der leberen.	Dem yngeweyd.	Mit süßzer speiß von zucker.	Temperiert blůt	Allen	Allen	Allen	
viij	Mein Nam̄/vnnd Grad/darzů Natur/		Zdigt klarlich an diß klein figur.	Zům Besten sonder	Hilff ich klag/	Mein schad	Benůmen würt all tag	Dem Gemeynen Nutz zů gůt				

M.D. xxxiij.

Der Neben natürlichen ding
Jr erwölung/eygentschafft/vnd tägliche würckung.

j   Die von der kuchenmeysterey geschriben hond/die geben dem Sitheis das lob/dieweil es temperierter complex ist in den stucken dauon es gemacht würt/vnd dieweil es von dem zartesten fleysch/vnnd güter specerey gemacht würt/auch mit gütem samen/vnnd so es kocht/das man das feür darunder vnd darüber macht. Dañ so man es also bereyt/so ist es den cholericis güt/vnd sanguineis. Es sterckt die begyrd/vnnd stopfft den leib/vmb der qualitet willen die das fleysch überkompt von kelte vnd trückne. es sey dañ vast süsz vnd feyßt/oder von küe fleysch gemacht. Denen ist es am besten/den vil feüchte in den magen fleüßt/mit der cholera. von wegen der weiten gäng so zwischen der gallen vnd dem magen seind.

ij   Salhadia/vnd Stindibeis braucht man für die/deren complex sich zü kelte zeücht/vnd dieweil es die choleram myndert vnd subtyl macht/vnd sye auch vß dem magen treibt. Sye seind auch für die/so grobe wynd haben/vnnd die gewon seind das krymmen zü haben/zuuor so man engelsüsz darein thüt/oder güten alten wein der schön ist vnd klar.

iij   Madua/das ist fleysch das mit saurmilch gekocht ist.   Maskia das ist fleysch das mit molcken gekocht ist. Madua gibt kalte narung/vnnd macht flegma/vnd ist nütz denen die heyßer complex seind/vnd schadet den kalten. darumb soll man es bereyten mit gütem samen/vnd heyßer specerey. als pfeffer/galgen/zymmet. vnd darnach süsz gemacht mit honig. Daruff soll man gelen wein trincken. vnnd nach andrem eßzen soll man penidien brauchen/vnnd dattelen in honig gebeyßt.

iiij   Zyser brü. Die complex der zyseren ist die fürtreffenlichst qualitet in diser speiß/die treibt den harn/vnd der frauwen zeyt/bringt milch/treibt vß die tödt geburt/macht güte farb/vnd schadet den nyeren/vnnd der blasen/deren die verletzt seind. Sye blähen nit so vil als die bonen/neeren aber basz/so man sye vermischt mit eyer vnnd zyblen/so meeren sye den samen/machen feyßt/vnnd erfeüchten die dürrigkeyt.

v   Rumania/vnd Sumacheria seind speisen dem magen bequem/vnd stopffen den flüsszigen bauch/seind hylfflich den blütflüßzen vnd blütreichen complexen/von irer eygenschafft. So man ir natur gewältigen will/so misch man darzü so mans bereyt bynersch vnd mangolt. Wer dise allein halten will/der misch ampffer vnnd burtzel steüdlin darunder. Rumania ist aber nit so starck in der würckung/so man nichts süsz darzü thüt.

vj   Habarisia vnnd Sirinkia/die zwo speisen neeren für all ander speisen des menschen leib. dann sye vergleichen sich in der qualitet. doch wöllen sye ein güten magen haben/der sye wol verdäuwt so das geschicht/vnd sye durch die hertz adern gon/so neeren sye wol/machen feyßt/stercken die krafft/vnd geben güte farb. Sye werden aber langsam verdäuwt/machen verstopffung/vnnd den steyn. darumb/das sye so vil überflüßzigkeyt hond/zuuor so sye mit milch bereyt werden. Es seind speisen für die/so sich vast üben. So mans aber mit heyßer specerey bereyt/so neeren sye nit so wol/seind aber besser zü verdeüwen. Vnd wañ man sye bereyt mit pfäseln vñ lynsen/so behalten sye die art irer körner. Die aber võ gryenem korn gemacht werden/die seind feüchter.

vij   Ziribes ist für die temperierten complexen. dañ es gibt temperierte narung. Schadet denen auch nichts die andere complexionen haben/zuuor so sye wol temperiert vnnd züsamen gemacht seind vnd bereyt. Sye richten den bauch/seind wider die scherpffe der feüchten/reynigen die natur/meeren die krafft/erfreüwen das hertz/vnd seind bequem den krancken/wie vil mee den gesunden.

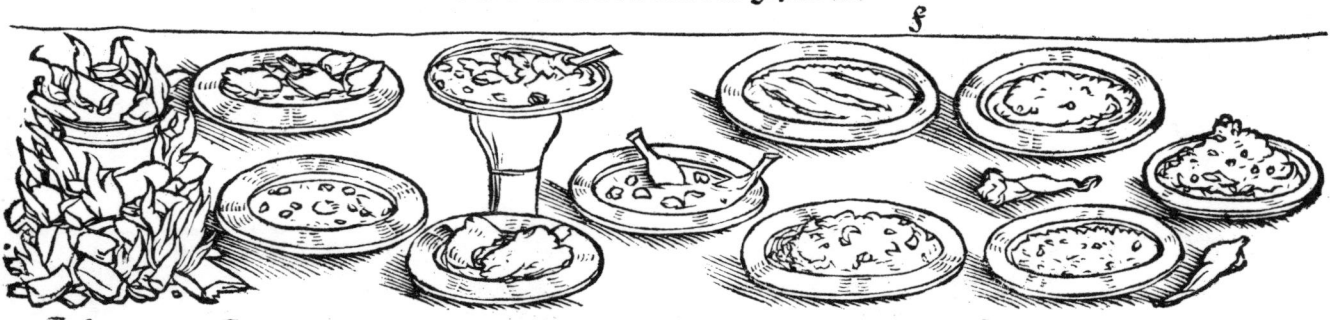

f

Sitheis.   Salhadia/vnd Stindibeis.   Madua/vnd Maskia.   Zyserbrü.   Rumania/vnd Sumacheria.   Habarisia/vnd Sirinkia.   Ziribes.

Die Einvndzweintzigst Schach Tafel
Von vnderscheyd der Speisen.

	Die Nammen.	Die Natur	Die Grad	Das best dz du in d art findest.	Sein hilff.	Sein schad den es thůt.	Wie man den schaden abwendt.	Landtschafft / Die zeyt / Das Alter / Complexion / was es gebürt
	Homadia.	Kalt vnd tru. im anderen	Kalt vnd trucken	Von Citronen vß Susia.	Es erlöscht die hitz der cholera	Dem geäder.	Mit feyßten hennen.	Mittäglich / Im sommer / Den jungen / Heyßen / Bürnarung
ij	Tamutia.	Heyß vñ feü. im anderen	Vō kalb fleysch gemacht.	Es macht die mageren feyßt.	Es macht vnwillen.	So man ettwas saures daruff yßßt.	Gebürgen / Im winter / Den jungen / Heyßen / Grob blůt
iij	Berberosia.	Kalt vnd tru. im andern	Kalt vnd trucken	Von frischem saurauch.	Der entzündung d lebern.	Den verstopfften	Mit süßzer speiß von zucker.	Mittäglich / Im sommer / Den jungen / Heyßen / Tempe.narung
iiij	Corumbria.	Heyßz vñ tru. im andern Heyß		Von hůner feyßte.	Es vertreibt trunckenheyt / vñ verhyndert die dämpff des weins ee sye ins haubt steigen.	Es dörret den leib.	Mit frischem wein.	Nimäßtlich / Im winter / Den jungen / Heyßen / Gůt narung
v	Munturia.	Heyß vñ tru. im andern Temperiert in hitz im andn	Von heyßzen vñ däuwgen specereyen.	Sye machen reüßen / vñ begyrd.	Denen so die rot růr hond.	Mit kaltē speisen von fladen / oder oflaten / od feyßtem marck	Gegēnwgang / Winter/glenz / Den alen / Kalt vnd feü. / Scharpff blůt
vj	Torosia vnd Cerasia.	Heyß vñ feü. im andern Heyß vnd feücht	Das von vil eyeren gemacht würt	Es meeret begyrd zů weibern.	Den cholericis.	Mit sauren safften.	Mittäßlich / Im winter / Den vralten / Kalten / Vil narung
vij	Agrestia od Cosomia.	Temperiert in hitz im andn Kalt vnd trucken	Von frischem vnd reynem agreß.	Es dämpfft die choleram.	Den schwach brüstigen.	Mit gestoßzen mandelen die mit milch gefeüchtet seind	Mittäglich / Im sommer / Den jungen / Heyßen / Wynd im leib
viij	Mein Nam / vnnd Grad / darzů Natur /	Zöigt klarlich an diß klein figur.	Zům Bestē sonder	Hilff ich klag /	Mein schad	Benumen würt all tag.	Dem Gemeynen Nutz zů gůt

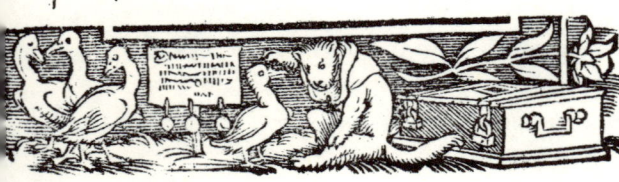

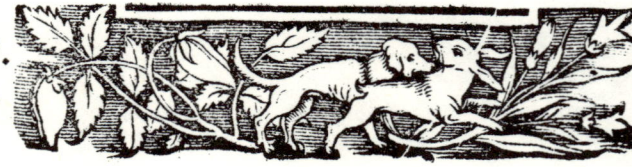

M. D. xxxiiij.

Der Nebennatürlichen ding
Ir erwölung/eygentschafft/vnd täglich wurckung.

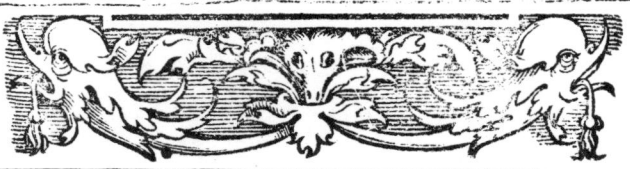

j Homadia würt von esszig gemacht/vnnd ist für die truncknen/vnd die heyssjer complex seind. Es ist zůuermeiden den kalten vnd vralten. Man soll vff dise speiß kein dattelen essen die in honig gebeyßt seind/sonder gůten wein soll man darüff trincken. Dise speiß macht ein rauhen halß/vnd schadt der lungen/dem hůsten/vnd der brust/sye temperiert aber die bösen feüchte.

ij Tamuria ist fleysch das bereyt ist mit furnest/vnd seind daüwiger dann die vff dem trifůß gekocht seind. Diße speiß meeret begyrd zů weibern/macht feyßt/meeret das blůt/temperiert den bauch/treibt vß die wynd/vnd schmertzen von kelte. Sye schadet dem schwachen magen/vnd denen die bald vnwillen/oder den die speiß in choleram verwandelt würt.

iij Berberosia ist fleysch mit saurauch bereyt/vnnd ist für die so heyssjer complex seind/vnd entzündte leberen haben/auch denen die ein cholerischen flusß hond. Dise speiß hatt den besten geschmack vnder allen stopffenden speisen/hatt auch mee nutz/zůuor so sye frisch ist. Wan als dann bereyt man phasanen/rebhůner/vnd jung tauben darmit/so sye wol bereyt ist.

iiij Corumbria/ist fleysch mit saurauch vnd köl bereyt. Die köl brů laxiert den bauch. dann es reynigt/vnnd die substantz dauon die stopfft. dann sye trücknet/vnnd hilfft den truncknen. doch schwecht es das gesycht/vie lynsen/zůuor dürre augen. Aber den feüchten augen hilfft es/zůuor sommer köl. Sye seind gůt zů dem zittern/vñ yngeweyd/zůuor dem miltz/schadet aber dem magen. Es vertreibt die boßheyt der adern/vnnd treibt den weibern ir zeyt.

v Munturia/ist geröst fleysch mit esszig vnd specerey. Die brů von der speiß macht die feüchten subtyl/vnnd zerteylt das flegma/von wegen der seüre vnnd versaltzenheyt so damit vermischt seind. Sye ist aber nit gar gůter daüwung/vmb vilerley willen das darin vnrmischt würt. Es schadet aber denen nichts die heysse/oder kalte complexionen haben/sye schadet aber dem geäder/vnd der melancholy.

vj Torosia ist fleysch mit eyern gekocht. Cerasia ist fleysch mit saurmilch gekocht. Die sollen sye meiden so lyederlich vnwillen/vnnd die ein heyssen brünstigen magen hond. darumb/das sye durst machen/vnnd das man so vil wasszers darüff trinckt das sye wider vftreib. Es ist ein speiß im glentzen/vnd deren die sich vast üben. So man dise speiß verdäuwt so neert sye wol. Cerasia aber ist schwächer in aller würckung.

vij Agrestia/oder Coformia/ist fleysch mit agreß bereyt. Diße speiß ist gůt so sye mit gůtem agreß bereyt würt den der sommer zům theyl erkocht hatt. Vnd so man sye mit frischem agreß bereyt/so keltet sye mee/vnnd ist böß für den cholerischen vnnd blůtreichen magen. Doch macht sye wynd im magen vnd yngeweyd. darumb/das der safft vnzeyttig vnd vngekocht ist/deßhalb das im zeyt zerrunnen ist/das er nit zeyttig würd. Sye stopfft auch den bauch mit irer herbe.

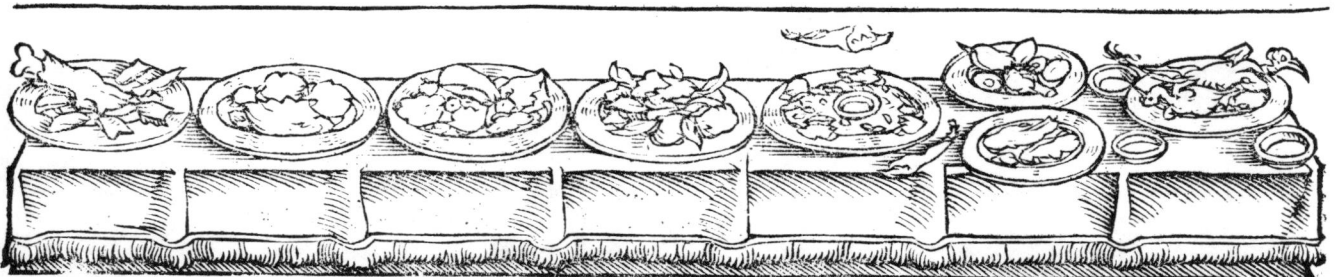

f ij

Homadia. Tamuria. Berberosia. Corumbria. Munturia. Torosia/Cerasia. Agrestia.

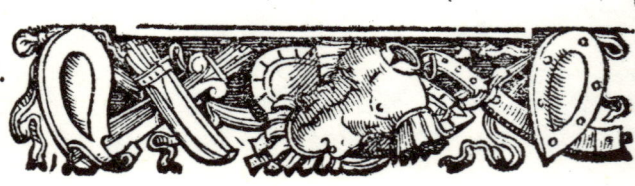

xliiij | Die Zweyvndzwentzigst Schach Tafel
Von vnderscheyd der Speisen.

	Die Nammen.	Die Natur	Die Grad	Das best dz du in d art findest.	Sein hilff.	Sein schaden es thůt.	Wie man den schaden abwendt.	Complexion	Das Alter	Die zeyt	Landtschafft	was es gebürt
	Micheles bua.	Temperiert heyß vñ feü.	Temperiert trucken im ij. in andern Kalt vnd trucken	Das võ hůner feyßtē gemacht vnd das nit zů hertt ist.	Es behalt die gesuntheyt.	Den cholericis.	So man zů nor etwas mit agreß yßzt.	Temperieren	Jn winter	Jllen	Tempe. nattig	Temperieren
ij	Pumata/vñ Bibesia.	Temperiert heyß vñ vast trucken	Kalt vnd tru. im andern Kalt vnd trucken	Die weinsaur seind/mit specerey bereyt.	Dem cholerischen flußz.	Dem hůsten.	Mit feyßten hennen.	Cholericis	Jn summer	Den jungen	Zymliche fett	Mittaglich
iij	Rapata/vnd Cumabitia.	Heyßen vñ vast wynig	Temperiert heyß im andn	Mit frischen kabbißhäubtlin.	Sye treiben den harn	Verfinsteren das gesycht.	Mit frischem wein.	Heyßen	Jn winter	Den jungen	subtyl waß. blůt	Kalten
iiij	Orkiscera.	Heyß vñ vast wynig	Temperierter heyß im andn Temperierter heyß vñ tru.	Das zymlichen saur vñ gesaltzen ist.	Es ist bōser däuwung/ von wegen seiner kelte.	Der melancholy.	Mit kůrbßen gumpost.	Heyßen	Jn glentz	Den jungen	Meland. blůt	Mittäglich
v	Reiß/ vnnd Hyrsen mit milch.	Heyß vñ feü. in anderen temperierte feüchte	Temperierter heyß vnd feücht	Mit schöner geyß milch bereyt.	Es heylt das verwundt yngeweyd	Der verstopffung.	Mit zucker Taberzeth.	Temperieren	Jn glentz	Jllen	Gůt narung	Temperierten
vj	Maguminie.	Heyß vñ feü. im anderen Heyß vnd feücht	Temperiert in trucken im ij. Hey-r sich zů trucken, tem= periert heyß	Von fleysch das temperierter complex ist.	Dem flegmatischen magen.	Der brust vñ yngeweyd.	Mit mechelebua.	Melanch. blůt	Jn summer	Jllen	Tempe.in hig	Heyßen
vij	Maskinbe.	Heyßē vñ feü. in andern Heyß vnd feücht	Temperiert in trucken im ij. in andern Heyß vnd feücht	Das wol kocht vñ noch feücht ist.	Denen die sich üben.	Es macht vnwillen.	Mit subtylem wein.	Heyßen	Jn jungen	Jn winter	Ditnarung	Kalten
viij	Mein Nam̃/ vnnd Grad/ darzů Natur/	Zdigt klarlich an diß klein figur.		Zům Besten sonder	Hilff ich tlag/	Mein schad	Benumen wurt all tag.	Dem Gemeynen Nutz zů gůt				

M.D.
xxxiij.

Der Neben natürlichen ding
Ir erwölung/eygentschafft/vnd tägliche würckung.

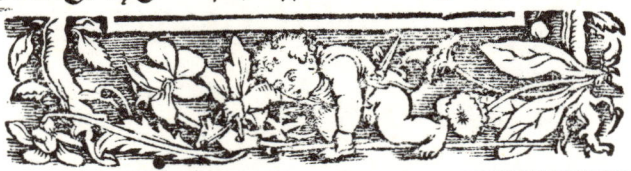

j Mechelebria ist ein speiß von fleysch/reiß/milch/vnd heysszer specerey gemacht/vnd ist temperierten complexionen gemäß. Vnnd sein temperament kompt dahär/das der reiß keltet die hitz der specerey/vnd die milch erfeüchtet die dürre des reiß. Vnnd ist ein speiß deren die nit vil arbeyt thünd/zuuor in temperierten zeyten. dieweil sye aber weder stopfft noch laxiert/so erleütert sye den verstandt/vnd macht liebliche träum.

ij Pumata/vnd Bibesia/seind zwo speisen für die cholericos/vnnd für schwache magen/für heyß vnd entzündte lebern/für den langwirigen cholerischen flusß/für scherpffe der brust vnd der lungen/für das krymmen vnnd auch kalt complexionen. Sye schaden dem geäder/vnd myndern den samen/vnnd begyrd zü weibern.

iij Rapata vnnd Cumabitia/die köl müser seind für die kalten complexionen. Cumebeth ist ein art des köls/mit grossen vnd groben blümen wie ein grosß vasß/vn werden gehaszt/dieweil sye flegma machen/grosß wynd vnd schmertzen. Sye treiben den harn/zuuor so man die häubtlin dauon allein bereyt. so mans aber mit wasszer vnnd saltz seüdt/so seind sye dem magen schädlich. Rüben müser seind heysß vnd feücht/bringen lust zü weibern/vnd machen wynd. so sye wol verdäuwt werden/so haben sye vil güter narung.

iiij Oxiscera/ist ein saure speiß von fleysch/ampffer safft/vnnd saltz wasszer gemacht/ist güt für die mägen so feücht/vnd voll flegma seind/doch schadet es der melancholy/vnd kalter vnd dürrer complexion/auch meer den mageren. Man machts auch vß einer gewürtzten brü/von wein/oder saltz wasszer. gemeynklich aber von wein/grobem mel/saltz/wolgemüt/vnnd wasszer/also würt es zum brauch behalten. Dise speiß hatt vil vnderschydlicher würckung/nach dem sye auch vil vnderschydlicher geschmack hatt/als süß/saur/gesaltzen. ic. vnnd würt sein complex genañt/nach dem das dariñ fürtrifft.

v Reiß vnd Hyrsen mit milch gekocht/dise speisen seind güt denen so die milch erfeüchtet die dörre der samen/vnd würt also temperiert in feüchte vnd trückne/neygt sich etwas vff kelte/neeret den leib wol. vnd so man zucker oder honig darzü ysszt/so verdäuwt mans dester ee. Welche aber verstopffung hand an der leber/oder nyeren/denen ist sye schädlich/auch denen der steyn in nyeren wechßt. Reiß/Hyrsen/vnd heydenkorn seind kalt/aber temperiert in dürre. Doch sagen ettlich/das reyß hitzige die heyssen.

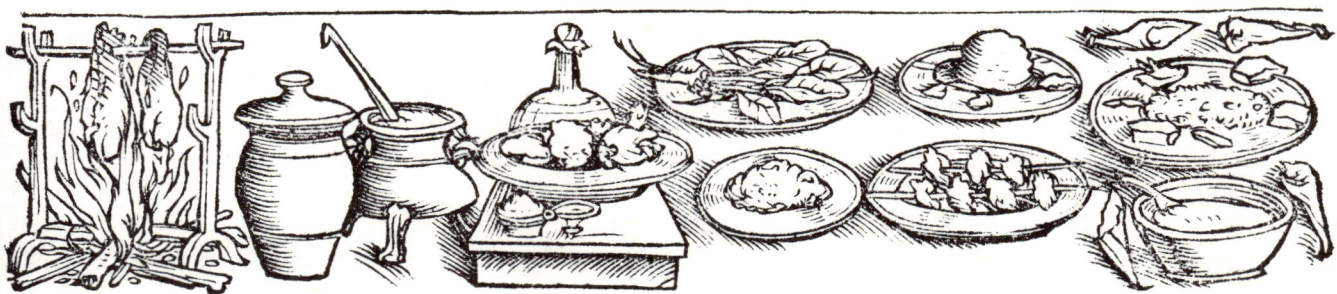

vj Maguminie ist fleysch mit essz gbereyt in eim hafen der verkleybt ist mit eim deygk/vnd ist sein eygenschafft/das es das flegma zerschneide mit seiner versaltzenheyt vnd seüre. Es macht die feüchten subtyl/vnnd neeret vast so es wol verdäwt würt. Aber es füllt das haubt mit scharpffen dämpffen/vnd schadet dem hyrn vnd dem geäder. Es ist auch schad dem schwachen magen. Ettlich esszen gern melonen darauff/das doch seiner verdäuwung am aller schädlichsten ist.

vij Maskinbe ist fleysch das ob der flammen gebraten ist/das ist wider die so von einer franckheyt vffston/vnd die on arbeyt seind/auch die ein schwachen magen hond/zuuor so mans mit subtyler speiß ysszt. oder darnach essz man etwas herbs. dañ die speiß reücht im magen/vnd verdirbt dariñ. Doch ist sye für die/so sich hefftig üben/die heysse leib hond/vnd offne schweyßlöcher.

F iij

Maskinbe.   Maguminie.   Reiß vnd Hyrß.   Oxiscera.   Rapata/vnd Cumabitia.   Pumata vnd Bibesia.   Mechelebria.

Die Dreyvndzwentzigst Schach Tafel.
Von kalten speisen/ Geröst/ Verdämpfft/ Gebraten am spissz/ oder vff eim rost/ vnd mit feyste geschmyert.

	Die Nammen.	Die Natur	Die Grad	Das best dz du in d art findest	Sein hilff	Sein schad den es thůt	Wie man den schaden abwendt	Die complexion was es gebürt	Das alter	Die zeyt	Die anherrschafft
j	Bismaguard.	Heyss und grob	Temperierter biß in j.	Das mit safft von sauren früchten bereyt ist.	Es sterckt die krefften.	Der däuwung.	Mit wolgeschmacktem wein.	Dil temp. blůt	Den jungen	Im winter	Mimächtlich
ij	Muducatate.	Heyss und feücht	Temperierter dritten andern biß in j.	Vß fleysch/ dz von subtylen thyeren ist.	Es macht den leib feyßt	Es macht vnwillen.	Mit safft võ sumac.	Temperiert blůt	Den alten	In glenz	Temperierten
iij	Thabegeth.	Heyss und feücht	Temperierter biß in ij.	Mit essig/ vñ lymonē safft.	Dem cholerischen mage.	Den franckheyten der neruen.	Mit süsser speiß von zucker.	Gůt narung	Den jungen	In glenz	Gegen oßgang
iiij	Geröst.	Heyss vñ trucken	Temperierter biß in ij. temperiert truck.	Das feücht vñ süß ist.	Es bessert die gedächtnüß.	Dem magen mundt.	Mit sauren dingen.	Kalten blůts sich zů dörre neygt	Den alten	Im winter	Mimächtlich
v	Verdämpfft vnd gesaltzen.	Heyss	Heyss vñ tru. im andern	Das süß vñ feyst ist.	Es sterckt vñ behalt die gesuntheyt.	Der brust/ vñ macht durst.	Mit süssem jnber/ vnnd gumbest võ küßen.	Phlegmaten dur temperiert	Den alten	Im winter	Mimächtlich narung
vj	Vff kolen gebraten.	Heyss und feücht	Heyss vñ feü. im andern	Das gebraten/ feücht/ vnnd weych ist.	Denen die gelassen hond	Die ettwas im magen leidē	Mit kleiner trifera.	Dil narung so es verdäwt wirt	Den jungen	Im winter	Mimächtlich
vij	Gebraten am spissz	Heyss vñ feücht zůfellig	Heyss vñ feü. im andern/ feücht natur	Das gebraten/ vñ vast feücht ist.	Es meeret den lebhafften geyst.	Den schwachen magen.	Mit wolgeschmacktem wein.	Wie dz vff kolen gebach ist	Den jungen	Im winter	Gebüren
viij	Mein Nam/ vnnd Grad/ darzů Natur/	Zdigt klarlich an diß klein figur.		Zům Bestē sonder	Hilff ich klag/	Mein schad	Benůmen würt all tag	Dem Gemeynen Nutz zů gůt			

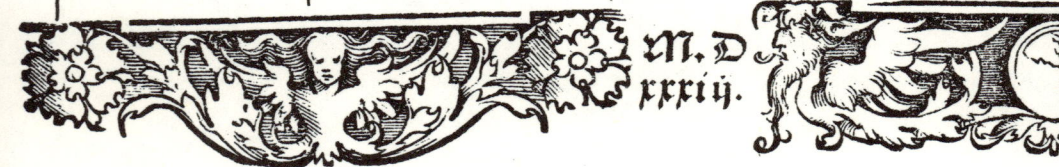

M. D. xxxiij.

Der Neben natürlichen ding
Ir erwölung/eygentschafft/vnd täglich wurckung.

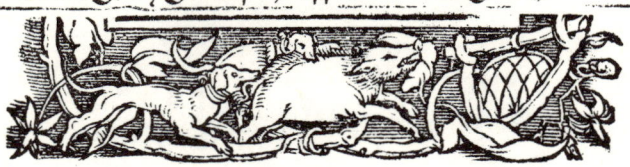

j Bismaguard ist ein speiß mit roßwasser vnd sauren safften gemacht/für die so grosß arbeyt thůnd/die wol verdäuwen vnnd ein heysßen magen hond. dañ es ist von vnderschydlichen dingen zů samen gemacht. vnd wiewol vnderschydliche ding mühlich seind/so bringt die doch der magen in ein gleiche natur. Vnd so dise speiß verdawt würt/so gibt sye vil vñ gůt narung. Sembusuch ist ein brot das nit verdåwt mag werden/man bach es dañ vast wol so mans macht. Vnd ist auch ein speiß die man Ramole neñt/von klein geschnittenem fleysch/eyern/vnd kreütern gemacht/vnd ir seyßte hyndert das es nit bald verdåwt würt.

ij Muducatate das klein geschnitten fleysch ist für die/so sich mit weibern überlebt hond/oder die sich sunst hefftig üben / oder denen ein zůfall des gemüts kompt der die däuwung hyndert/das dañ blödigkeyt vnd forcht bringt. Ein theyl des fleyschs würt in brü verwandelt/das die däuwend krafft darnach leichtlich in blůt verwandelt/dauon der leib geneeret würt. Muducatate ist ein speiß von fleysch klein zerschnitten/vnd von specerey gemacht.

iij Tabegeth ist ein speiß võ geröstem fleysch/vnd darnach saur gemacht. Vnd ist für die/denē flegmata vnd cholera im magen werden. dañ mit seiner dörre so dörret es das flegma/vnd mit der seüre die choleram. Dise speiß neert vast/doch mit ettwas dörre. Welche mit sumac bereyt würt/ die sterckt den magen/vnd welche mit lymonen safft bereyt/die meeret den lust zů essen.

iiij Gerösts on brü / ist für die in deren magen sich vil flegma samlet. dann es zerschneidt/zů vor so es mit heysßer specerey gemacht ist. dann die specerey hyndern ire däuwung. Dise speiß macht dürre narung/vnnd gehört denen die sich vast üben/zůvor so es von grobem fleysch gemacht würt.

v Verdämpfft/vnnd gesaltzen/seind speisen für die da feüchte magen hond/die vergessylich seind/vnd flegmatische franckheyten hond/auch deren die sich vast üben vnd bewegen. dann was also bereyt ist/würt nit bald verzeert/vmb irer dürre vnnd widerstands willen. Dise speiß ist den schwachen magen mühlich/vnd bringt vnwillen vnd durst/vnd kleinen schmertzen im leib.

vj Gebratens vff kolen das neert wol/geet aber langsam durch/ vnd so man lambfleysch also bratet/so gibt es ein gůt vnd bequem narung / zůvor denen die gelassen hond. dañ die feüchte dauon die würt bald zů blůt/vnd sterckt die lebhafft krafft.

vij Gebraten am spisß/ist gůt so es von jungen hünern/rebhünern/vnnd phasanen ist/darunder man kein wüste glůt gemacht hatt so mans gebraten hatt. Man soll offt vff das gebratens mandel öl treüffen/dauon überkompt es ein andere feüchte dann sein eygne ist. Dise speiß gehört für die heysßen magen/vnd die offne schweysßlöcher hond/vnd sich vast üben.

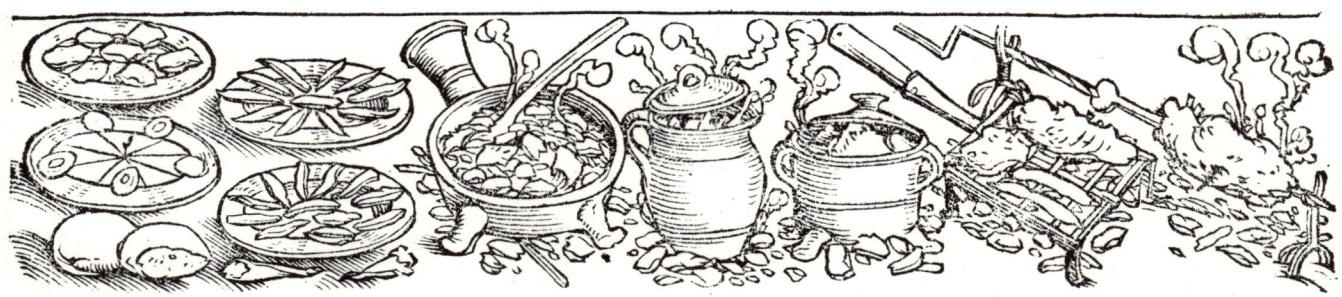

Bismaguard/vnd Sambusuch. — Muducatate. — Tabegeth. — Gerösts. — Verdämpfft. — Gebratens vff kolen. — Gebrate am spisß.

xlviij Die fyervndzwentzigst Schach Tafel.
Von Gebratens/vnd das der geruch von Heringen hynnımpt.

	Die Nammen.	Die Natur	Die Grad	Das best dz du in d art findest	Sein hilff	Sein schad den es thůt	Wie man den schaden abwendt	Die lantschafft	Die zeyt	Das alter	Complexion	was es gebürt
j	Gebratens.	Heyß vñ feü. im ersten	Heyß vnd feücht	Das über wasser gebraten ist	Es macht kröspelich fleysch.	Es letzt den magen.	Mit grosszer übung.	Kalten	Jm winter	Den jungen	Beyssen	Vil narung
ij	Julep von brot.	Heyß vñ feü. dt im andern	Heyß vnd feücht	Mit gehöfelt= em brot.	Dem magerē vnd ranen.	Dem feüchten yngeweyd.	So man ettwas stopffens darauff ysszt.	Mumächtlich	Jm herbst	Den alten	Kalt vnd tru.	Vast feücht blůt
iij	Julep cathuy.	Heyß vñ trü. im andern	Heyß vñ trucken.	Das kein nussz vnd honig hat	Die stätigs vff dem weyd= werck seind.	Es würt zerstört vñ fault.	Mit süsszen citrullen.	Gegenötzlich	Jm winter	Den alten	Kalten	vast scharpf blůt
iiij	Julep von magsamen.	Temperierter big im ü.	Temperiert in heyß vñ feü.	Mit zucker/ mandel öl/ vnd gall öpffel.	Dem wachen/ vñ dem durst.	Dem schwachen yngeweyd	Mit stopffenden dingen/als quitten.	Gegenmäßgang	Jm gleng	Alten	Temperierten	Temperiert blůt
v	Julep võ melonen/ vnd mandlen.	Temperierter h. vnd f. im ü. Temperiert in heyß vñ feü.		Zucker der zymlich süssz ist.	Er reytzt den samen/ vnd den harn.	Er zerstört das blůt.	Mit sauren speisen.	Mumächtlich	Jm herbst	Den alten	Dürren	Verdorben blůt
vj	Julep von dattelen.	Beyss vñ tru. im anderen	Heyß vnd trucken	Mit frischen dattelen.	Dem lust zů weibern.	Es macht heyssz blůt.	Mit weinsauren granaten.	Mumächtlich	Jm winter	Den alten	Kalten	Trüb blůt
vij	Coriander.	Kalt vnd tru. im andern	Kalt vnd feücht.	Der frisch vñ im garten zogen ist.	Er löscht das hitzig blůt.	Dem hertzen.	Mit saurem syr. võ quitten vnd gall öpffelen.	Mundlich	Jm sommer	Den jungen	Beyssen	Lützel narung
viij	Mein Nam / vnnd Grad/ darzů Natur/	Zdigt klarlich an diß klein figur.		Zům Besten sonder	Hilff ich klag/	Mein schad	Benůmen wurt all tag	Dem Gemeynen Nutz zů gůt				

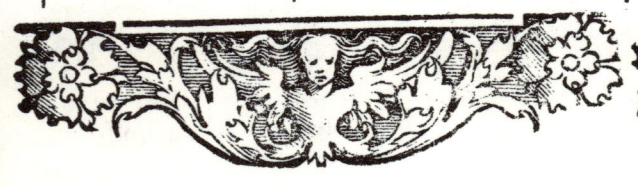

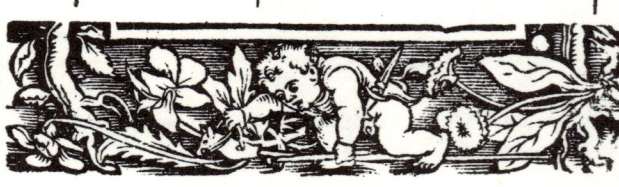

M.D. xxxiij.

Der Neben natürlichen ding xlix
Ir erwölung/eygentschafft/vnd täglich würckung.

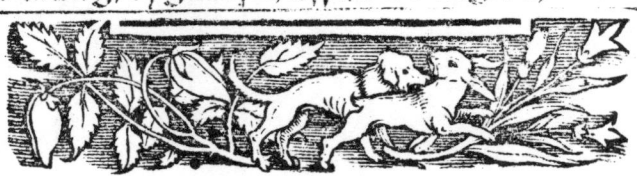

i Gebratens. Die alten ärtzt haben ein vergleichung gemacht des gebratens/vnnd gerösten fleyschs/gegen des menschen leib/vnd erachten/es geb ein dürre narung. dañ was gebraten ist/hat nit so vil feüchte das es den leib feüchten mög/ob es schon lang im magen ligt. Also ist auch das gerōst. Aber alles fleysch das in waßzer gesottē ist/das halt sich da wider. dañ es bekompt ein feüchte vom waßzer. dieweil das waßzer das feüchteste element ist/als die ärtzt sagen.

ij Julep von brot ist für die mageren/vnd die gern feyßt weren. dann es neeret vast/geet gern durch/vnd gibt gůte narung/vnd das blůt das dauon würt ist gůt vnd starck/zůuor so es von gesottnem brott gemacht ist das wol gehōfelt ist. dann so laxiert es den leib/nützt zů dem hůsten/vnd scherpffe der lungen rōr. Es macht aber den steyn/vnd verstopffung.

iij Julep Cathay. Dise speiß neeret wol/vnd würt langsam verdäwt/vnd so mans mit nuß oder irem öl bereyt/so ist es vast heyß. so mans aber mit mandel öl/sisam öl/oder hennen schmaltz bereyt/so ist es nit so heyß. Julep võ Musen ist harterer däuwung/vnd geet nit gern durch. So mans aber mit zucker bereyt/so meeret es den samen/reytzt den harn/laxiert den bauch/vnd nützt die schärpffe der brust.

iiij Julep võ magsot soll mit zucker gemacht sein/so er den leib soll külen/vnd schlaff bringen. vnd das ist von kelte wegen des magsomen/vnd das er lang im magen ligt. Er ist nütz zům hůsten/vnnd scherpffe der brust vnnd lungen/auch denen die flüßzige häübter hond/da dynne/heyße feüchte von fleüßt. Er würt nit bald verdäwt/zůuor so er mit vil öls bereyt würt/vnnd so man jn bereyt von frischem magsot/so ist er stercker.

v Julep von melonen vnd mandlen/ist nit gůt. dañ er würt gemacht von vast süßzen melonen/die werden bald verändert/vnnd verderben die feüchten die in den adern seind/dauon kompt dañ das feber/nach dem die feüchtē bald/oder langsam verderben. So man aber vor ettwas saurs yßzt/so schadet er nit so vil/oder herbe frücht/als quitten. Die speiß die man macht von geschōlten mandeln/ist denen gleich die man von zucker macht. doch seind sye alle langsamer däuwung.

vj Julep von dattelen. Die speiß die man von dattelen macht/heyßt Rutal/die neert wol/geet bald durch/ist auch bald verdäwt. Sye laxiert den bauch/macht verstopffung/schadet den franck= heyten des miltz/vnd der lebern/macht den leib feyßt/nützt zů den groben wynden/vñ kalten kranck heyten/zůuor so man honig waben vnd saffron darunder mischt so mans bereyt.

vij Coriander. Etlich eßzen gern knoblauch/oder zyblen/die haben ein abschewlichen geruch. für den selben geruch ist gůt das man gryenen/oder dürren coriander kew/ruten/boley/citronen schōlet vnnd ir bletter/auch so man den mundt wäscht mit gůtem wolgeschmackem wein. Oder so man kewt wolschmackende herbe frücht. als quitten/byren/vnnd der gleichen. Auch so man kewt cyperen/negelen/aloes holtz/vnd wyld müntz.

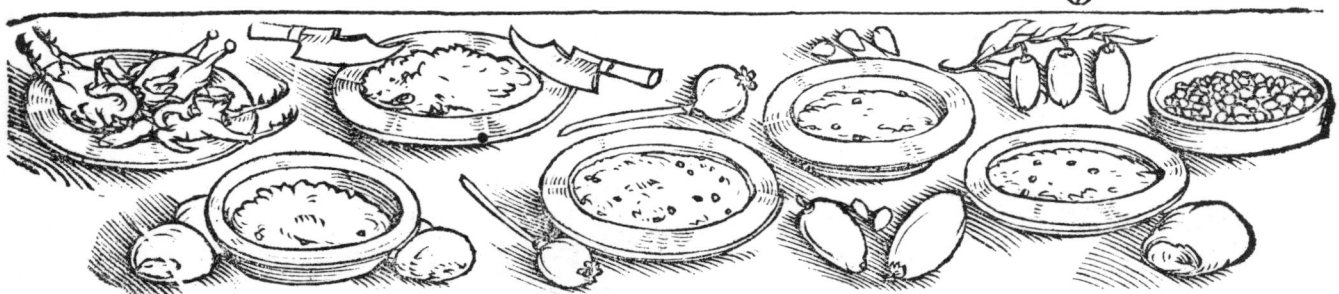

G

Gebratens. Julep võ brot. Julep võ cathay. Julep võ magsot. Julep võ melonē. Julep võ dattelē. Coriander.

Die Fünffvndzweintzigst Schach Tafel
Von süßzen Speisen/den einfachen/vnd zů samen gesetzten.

	Die Nammen.	Die Natur	Die Grad	Das best dz du in d art findest.	Sein hilff.	Sein schad den es thůt.	Wie man den schaden abwendt.	Complexion	Das Alter	Die zeyt	Landschafft was es gebürt
	Zucker.	Heyß vñ feü. im andern	Heyß im ersten/Heyß vnd feücht	Der weiß vñ schön ist.	Er reynigt den leib/vñ ist nütz den nyeren.	Er macht durst/vñ bewegt die choleram.	Mit weinsauren granat öpffeln.	Allen	Allen	Allen	Ingewonen Nirböß blůt
ij	Honig.	Heyß vñ tru̇ckten in andern	Heyß vnd tru̇cken	Der jung ist.	Er reynigt vñ laxiert/verhůt vor zerstörung fleysch vnnd änderung/vñ feüchte.	Er macht durst.	Mit weinsauren öpffelen.	Kalten	Im winter	Den valten	Gebürgen Heyß blůt
iij	Feludichi.	Heyß temper. ieren andern	Heyß	Das mit zucker gemacht ist.	Der brust vñ lungen.	Es verstopfft die leber vnd das miltz.	Mit ein wenig krafftmel/vnd vil zucker.	Kalten	Im winter	Den valten	Kalten Heyß narung
iiij	Cathayf von nuszen.	Heyß vñ feü. in anderen	Heyß	Das wol gekocht/vnd gedeysampt ist wie ein fyereckecht brot.	Die sich vil üben.	Es macht blatern im můdt/ vñ verstopfft die leber.	Mit guten granaten.	Kalten	Im winter	Den alten	Kalten Vnkocht blůt
v	Kappis/oder Chabiß.	Heyß temp. in andern Vast heyß	Heyß	Mit brot brosam wol bereyt.	Es ist dē hyrn beßzer dann feludichi.	Der groben leberen.	Mit frischen citrullen.	Kalten	Im winter	Den valten	Kalten Vil narung
vj	Süße speiß mit nuszen.	Heyß vñ tru. in andern Vast heyß		Die schön weiß ist.	Dem flegmatischen magen/ vñ den nyeren	Es macht ein schwär haubt	Mit lattich vñ magsot.	Kalten	Im winter	Den valten	Vsmachzung vil nar. vñ samē.
vij	Cuskabenchi.	Heyß im ersten Temperiert in bits		Die wol gekocht seind mit lützel öl.	Denen so die rot růr hond	Es macht vnwillen.	Mit gemischtem wein.	Kalten	Im winter	Den jungen	Heyßen Vil narung
viij	Mein Nam̄/ vnnd Grad/ darzů Natur/			Zdigt klarlich an diß klein figur.	Züm Besten sonder	Hilff ich klag/	Mein schad	Benu̇nsen würt all tag.			Dem Gemeynen Nutz zů gůt

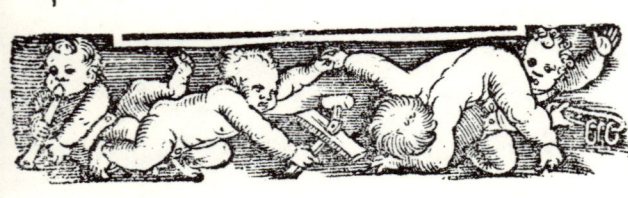

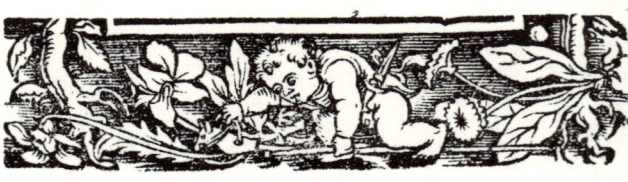

M.D xxxiij.

Der Neben natürlichen ding
Jr erwölung/eygentschafft/vnd täglich würckung.

j Zucker. Das best im zucker ist Calareck. Vnnd ist das der best/so wol gesyhen ist. Zucker ist temperierter complex/vnd neygt sich vff feüchte/vnd ist in allweg dem honig gleich/er macht aber nit so vast dürsten: als honig/vnd neeret bassz. So man aber jn seüdt/vnd verschaumpt/so löscht er den durst vnnd hůsten/hylfft den gebresten des magens/nyeren/vnnd der blaßen/vnd löscht hitz. Manna ist heyssz im ersten grad/nutz der brust/vnd der lungen. Das vff eychbäumen fellt/ das ist trucken. Welchs aber vff ein lorber baum fellt/das ist heyssz vnd trucken.

ij Honig/reytzt den harn/vnnd macht erbrechen. So man jn aber mit wasszer seüdt vnd verschaumpt/so geet jm die scherpffe ab/vnnd würt nit so süssz/vnd hitzig/vnnd nimpt zů an narung/ harn treiben/vnd laxieren. Der best honig ist/der scharpff/süssz/dick/rotfarb/vñ im glentz gemacht ist. Deps ist honig von dattelen/heyssz vnd feücht/mit temperierter complex. Das man aber an der sonnen seüdt/das ist nit so feücht/aber süsszer vnd heysszer. Rob ist heyssz vnd trucken/ vnd verbrent das geblůt. Welchs saurlecht ist/das ist nit so heyssz.

iij Feludichi neeret wol/vnnd würt hartlich verdäuwt. Leüsimichi ist subtyler dann catayf/ gibt mynder narung/vñ ist harterer däuwung. Fingi seind böser zů verdäuwen. Dise speisen alle sollen die nit brauchen so sich nit vast üben. dañ sye gehören den arbeytsamen zů. Jren schaden aber wendt man ab/so man gůten wein daruff trinckt fyer stund nach dem man sye geszzen hatt. Welche auch verstopffung an leber/oder miltz hond/die sollen die speiß nit esszen. doch seind sye der brust nütz.

iiij Catayf mit nusszen/die sich besorgen vor dem steyn in der blaßen/die sollen dise speiß meiden/zůvor die heyssz nyeren/vnnd verstopfft lebern hond. darumb/das sye so schlymig seind/doch helffen sye zů der brust vnd lungen. So mans aber bereyt mit zucker/mandlen/vñ nusszen/so seind sye für die temperierten. Das quadrat nent man darumb/das es von fyer stucken gemacht würt/ von brot brosam/von dem das man darein füllt/von dem vmbgenden deyge/vnd esszig. Die ding die man darein füllt/sollen also gemäßt seyn/das sye dem geschmack im mundt anmůtig seyen. Als Leüsimcheri/da das ein dritteyl mandlen ist/vnd die zwey zucker.

v Chabis. Hippocrates sagt/das die speisen die man macht von weysszem mel/honig/vnnd baum öl/oder andrem öl/die gond bald durch/vnnd werden lyederlich im magen verstör. dañ der honig vnd das öl geend bald durch. so würt auch dem honig sein gengigkeyt genomen so man jn kocht. das er aber bald zerstört würt/ist dahär. dann so man jn wol kocht/so würt das öl vnnd der honig dester scherpffer. kocht man jn aber nit/so bleibt das meel roh.

vj Chaloe mit nusszen. Alle dise speise die man mit nusszen vnd honig macht/die machen cholerant. die man aber von mandlen macht/die seind gůt zů dem feüchten hůsten. Die man mit fisticken macht/die seind gůt für verstopffung der brust/vnnd der lungen. Die man mit magsomen macht vnd zucker/die seind gůt für den schnuppen vñ hůsten von hitz. Die man aber von sisam macht/die machen vnwillen/wiewol sye vast neeren. Es würt einer yeden süsszen speiß art verändert nach den dingen die mit dem honig vermischt werden.

vij Cuskabenchi neeren mee dann all andre süssze speisen/so man sye verdäuwt. darumb/das ein teyl brot daran ist/vnd geet vngern durch. dañ das öl lasszt das brot nit kochen. Welchs geröst ist/das ist harter zů däuwen dañ so man es sunst bereyt. von wegen seiner übrigen feyßtigkeyt willen. Dise speisen gehören für die/so sich vast üben. Welche aber dürr vnnd schlymig ist/die geet nit gern durch. dañ das feür macht sye schlymig/durch vermischung der eyer. Welchs aber vnder der zungen zergeet/das ist dem zůwider.

G ij

Zucker.   Honig.   Feludichi.   Catayff mit nusszen.   Chabis.   Chaloe mit nusszen.   Cuskabenchi.

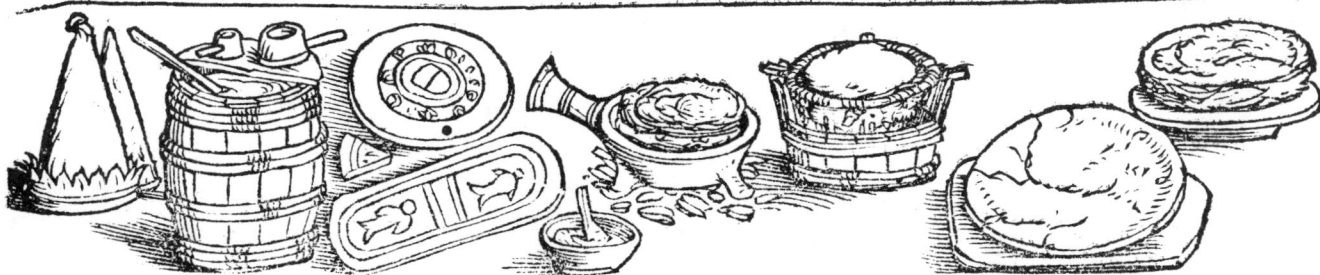

Die Sechsvndzwentzigst Schach Tafel
Von bereytung vnd erhaltung der Zän.

	Die Namen.	Die Natur	Die Grad	Das best dz du in d art findest.	Sein hilff.	Sein schad den es thůt.	Wie man den schaden abwendt.	Landtschafft / Die zeyt / Das Alter / Complexion was es nehrt
j	Bereytschafft zů den Zänen	Heyß vñ tru. mit köpffung	o	Das gůten geruch hatt.	Dem zanwee von kelte.	Den nyeren.	So mans wescht mit roßwasser.	Kalten / Den alten / Kalten
ij	Maheleb.	Kalt vnd tru. im ersten. Kalt vnd trucken		Das frisch/ groß/ vnd schwär ist.	Dem zanfleysch/ vnd reytzt den harn der von kelte versteet	Dem heyßen hyrn.	So mans temperiert mit eim kůlenden öl.	Mitnächtlich / Kalten / Den alten / Kalten
iij	Campher wasser.	Heyß vñ tru. im andern. Heyß vnd trucken		Das geferbt ist wie balsam öl.	Es reynigt den wůst ab.	Dem haubt wee von hitz.	Gemischt mit viol öl.	Allen/oñ mittz nächtlichen / Im winter / Den alten / Kalten
iiij	Vßnen.	Heyß im ij. vnd tru. im ij. Heyß vnd trucken		Von Berbim das reyn ist.	Es treibt die geburt auß/ vnd reynigt die zän von irem schlym	Es schadet der kälen/vnd brennt die zän	Mit marck vō melon samen/ vnd viol öl.	Allen / Den alten / Kalten
v	Cyperi.	Heyß vñ tru. im anderen. Heyß vnd trucken		Vß eim garten/ das weiß ist.	Der kalte blasen/ es zeücht dz zanfleysch zůsamen.	Der kälen vñ dem hůsten.	So man zucker vñ sandal darzů thůt.	Kalten / Im winter / Den alten / Kalten
vj	Weisser Sandal.	Kalt vnd tru. im anderen. Kalt vnd trucken		Von Makastri.	Dem heyßen mundt vnd lebern.	Es schadet der stymmen.	Mit zucker kandit.	Heyßen / Im sommer / Den jungen / Heyßen
vij	Rosen.	Kalt im dritten/ vnd tru. im ij. Kalt vnd trucken		Die roten.	Sye stercken die zän/ vnd zanfleysch.	Sye hynderen den lust zů weibern.	So mans mit zelem kernen nach anderer speiß yßt.	Heyßen / Im sommer / Den jungen / Heyßen
viij	Mein Nam/ vnd Grad/ darzů Natur/	Zdigt klarlich an diß klein figur.		**Zům Besten sonder**	**Hilff ich klag/**	**Mein schad**	**Benumen wůrt all tag.**	**Dem Gemeynen Nutz zů gůt**

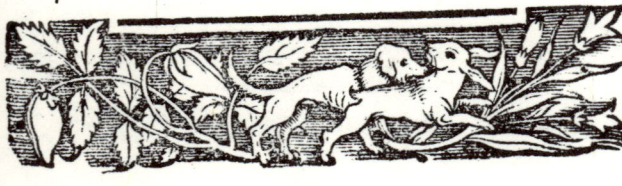

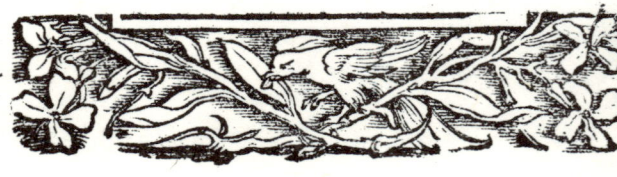

M.D. xxxiij.

Der Neben natürlichen ding
Ir erwölung/eygentschafft/vnd täglich würckung.

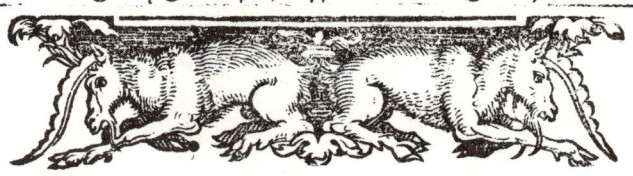

i Bereytschafft zů zänen soll man nach der leer Maymonis nemen/das frisch vnd schwär ist/ das heyßz vnnd trucken ist von natur/doch ist sein dürre grösszer dañ sein hitz. dañ das selb stercke die zän sampt dem zanfleysch mit seiner herbe/vnd mit seiner hitz da verzeret es die geschwulst da uon/vnd dieweil es wynd macht/so reytzt es zů frauwen begyrd/zůuor so man ettwas seins gleichen darzů vermischt.

ij Mahaleb/ist das aller best damit zů weschē/man nimpt aber die zweig die am besten schmecken/vnd was an seim holtz weiß/volkomē/vnd wolgeschmackt ist/das ist das best/das perlecht/ vnd das man bringt võ Aldrabing vnd Vehemir. Man sagt es sey temperiert in hitz/vnd benimpt den bösen gestanck von feystem fleysch. Mit seiner zertreibung vnd anzyehung brucht es den steyn/ vnd weycht die härten geschwulst. Es wüscht die rysamen ab/öffnet die verstopffung/ tödtet die würm im leib/vnd benimpt die flüßz von der brust vnd lungen.

iij Campher wasser. Die Alten sagen es tryeff ein wasser vß der rynden eins campher baums in Carasac/dahär kompt er auch. vnd sagen/dz ettlicher campher kom von seiner rynden also schön. den andern seudt man vß der rynden/vñ seyher yn darnach dz das wasser daruon kom. Diß ist sein eygenschafft. thůt man jn zů einer speiß/so flyehen die mucken all daruon. Auch so man wolgemüt puluert/vnnd streüwet es vff fisch/oder fleysch/oder andre speiß/so vertreibt er die mucken daruon.

iiij Vßnen samlet man in Berbim Casdrie/das hatt grosse weißze körner/die soll man in roßwasser legen/vnd dañ wider im schatten trücknen/vnd dañ zů puluer stossen/vnd in eim gläsin geschyrr behalten. Darnach reibt man es vff ein glatten steyn/vnnd behalts/rauch damit zů machen für vergyfft. Gale. sagt/es wesche das yngeweyd/sey gůt für die rot růr/vnnd schade der blasen. doch benimpt man jm sein schaden mit honig. Ettwañ hett einer sein zůuil gessen/der ward wassersüchtig. Es hatt ein vast streyffenden geschmack/der schadt den augen/vnd dem mundt.

v Cyperi werden bracht von der landtschafft Kuffi/die seind kleyn/haben ein kurtz Kreütlin/vñ feyste körner. Die samlet man auch die in wysen stond/vñ an dürren stetten. Nach denen seind die gůt von Bausuri. Nach denen die võ der statt Raßis. Die allsamen dyenen zů den apostemen des mundts/haben ein schneidende krafft/damit sye den steyn brechen/den harn/vnd der frauwen zeyt treiben/stercken den schwachen magen der nit däwen mag/sye hitzigen vnd trücknen on beisszen.

vj Weißzer Sandal ist gůt die zän/vnd das zanfleysch damit zů stercken/macht ein gůten geruch im mundt/vnd ist gůt für das haubt wee võ hitz. So man sye mischt mit artzneyen der lebern vnd des magens/so stercken sye sye/vnnd so man sye im anfang streicht vff die entzündung/zůuor der lebern/vnnd des magens/so hilfft es wol. Der rot ist kelter dañ der weißz/sunst ist er als nütz als der weißz. So man den sandal reibt/so gewynt er ein hitz dauon wie das meel vom malen/vnnd ein speiß von dem feür.

vij Rosen haben vnderschydliche theyl. In ettlichen überwindt die bittere/vnd seind die heysssen subylen teyl. In ettlichen die herbe/die seind kalt vnd grob. Vnd in ettlichen die wässerigkeyt/die seind vngeschmackt. In ettlichen überwindt die kelte gar/die seind mittel vnder der gröbe vnd subiylheyt/vnd stercken das heyßz hyrn.

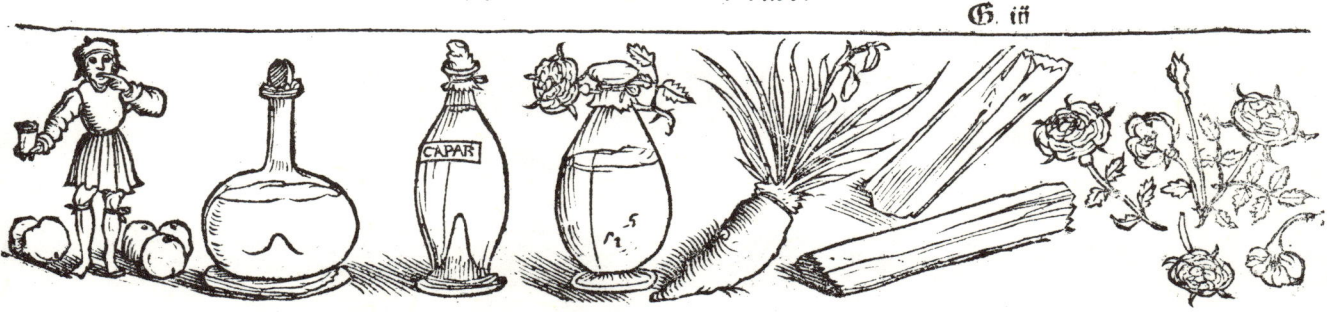

G iij

Zän bereyt- Mahaleb. Campher Vßnen. Cyperi. Sandal. Rosen.
schafft.   wasser.

Die Sybenvndzwentzigst Schach Tafel.
Von Regenwaſſzer/Bruñ waſſzer/Schneewaſſzer/Bach waſſzer/ꝛc.

	Die Nammen.	Die Natur	Die Grad	Das beſt dz du in d art fin­deſt	Sein hilff	Sein ſchad den es thůt	Wie man den ſcha­den ab­wendt	Dieerſchafft	Des zyt	Das alter	Complexion	wie es gebürt
j	Bruñ waſſz­er.	Kalt vnd feü­cht	Kalt vnd feü. im ſierden	Vß den brüñē gegē vffgang der ſonnen.	Der heyſſen lebern/vnnd der däwung	Es keltet/macht kelte/vnd ge ſchwulſt.	Mit baden/ vñ zymlich­er übung.	Heyſſen	Im ſommer	Alten	Heyſſz vñ tru.	Keyſſerbeharn
ij	Regen waſſz­er.	Kalt vnd feü. im ſierden	Kalt vnd feü. Es hat etwas wöꝛme	Das in gůter erden geſam let iſt.	Dem hüſt­en.	Es macht heyſſz er ſo es zer­ſtöꝛt würt.	So mans wöꝛmt.	Allen	Allen	Temperierten	Temperierten	macht ſchwitzē
iij	Schnee/oder Eyß.	Kalt vnd feü. im bitten	Kalt vnd feü. Kalt natürlich/ tru.zůfellig	Das von ſüſſz­em waſſzer iſt.	Es beſſzert die däuw­ung.	Es macht hüſten.	Man ſoll voꝛ ein wenig an der waſſzer trinckē.	Mittegs	Im ſommer	Den jungen	Heyſſzen	Es döꝛrt die gleych im paꝛlis
iiij	Waſſzer da ſchnee bey iſt gemiſcht.	Kalt vnd tru. im andern	Kalt vnd feü. Kalt natürlich vnd zůfellig	So mans mit andrem waſſz­er vermiſcht.	Der däuwũg/ vnd verhüt voꝛ kalter ge­ſchwulſt.	Der bruſt vnd der kålen.	Mit baden/ vnd kleiner bewegung.	Heyſſen	Im ſommer	Den jungen	Heyſſz vñ feüchte	Kalt vñ feüchte
v	Warm waſſz­er.	Kalt vnd tru. im andern	Heyſſz zů­fellig	Das låb vnd ſüſſz iſt.	Es reynigt den magen.	Es laxiert den bauch.	So man roſſz­waſſzer dar­under thůt,	Kalten	Im winter	Den alten	Kalt vnd feü.	Entzündung vñ reüche
vj	Geſaltzen waſſzer.	Kalt vnd tru. im andern	Heyſſz vñ trucken.	Das nit bitter iſt/vñ fleüſſt.	Es laxiert den leib.	Es macht krätzig.	So es gemiſcht würt mit gůtē letten/vnd dar uff in das bad geet.	Kalten	Im winter	Den alten	Kalt vnd feü.	Vertreibt durſt
vij	Alun waſſz­er.	Kalt vnd tru. im bitten	Kalt vnd trucken	Das man trin­cken mag/ vñ dz ein wenig herb iſt.	Den feigblat­tern/vnnd bauch fluſſz.	Es döꝛrt den leib.	Mit feüchten dingen vnnd ſüſſzem wein	Miſſiglich	Im gieng	Den jungen	Heyſſz vñ feü.	Das krymē
viij	Mein Nam/ vnnd Grad/ darzů Na­tur/		Zdigt klar­lich an diß klein fi­gur.	Zům Beſtē ſonder	Hilff ich klag/	Mein ſchad	Benümen würt all tag	Dem Ge­meynen Nutz zů gůt				

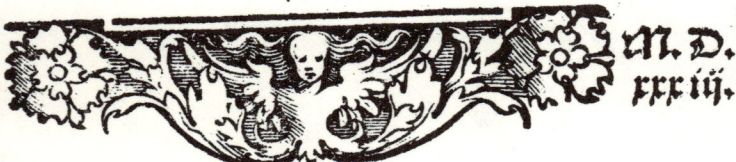

M. D. xxxiij.

Der Neben natürlichen ding
Ir erwölung/eygentschafft/vnd tägliche würckung.

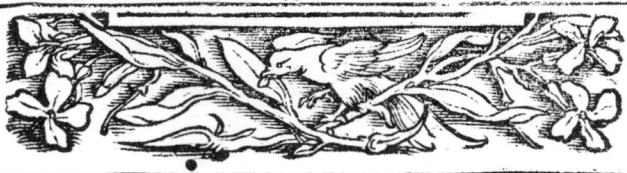

i Brunn waſſer iſt nit gůt das zů vil kalt iſt/vnd ſo man das nüchteren trinckt das über ſand laufft. dañ es ſchadet dem magen/den zänen/dem geäder/den beynen/vñ dem hirn. dañ diſe glyder ſeind kalter complex. Es iſt auch böß ſo einer im bad trinckt/oder nach dem er mit einer frauwen zů ſchaffen hatt gehebt/vnd ſo einer in übung iſt/vnd ſo einer in der nacht trinckt. dañ das verlöſcht die natürlich hitz. der durſt kom dañ von eim feber/oder ſunſt von heyſſer vnd truckner vrſach.

ij Regen waſſer. Hippoc. ſagt/das regen waſſer das beſt waſſer ſey/das leichteſt vnd ſüſſeſt. dañ es iſt das ſubtyliſt das die ſoñ vß dem waſſer zogen hatt. So es zerſtört würt/ſo geſchicht es von ſeiner ſubtyligkeyt willen/vnd nit von boßheyt. dañ alles das leichtlich zerſtört würt/das iſt ſubtyl. So das waſſer zerſtört würt/ſo macht es heyſſer vnd feber. ſo es nit zerſtört würt/ſo iſt es gůt. Das iſt aber das beſt waſſer/ſo ſittlich herab regnet/mit dondern. zů erſt vmb ſeiner ſubtyligkeyt willen. darnach/das es die wolcken reynigen mit irer bewegung.

iij Eiß vnnd ſchnee. Ettlicher ſchnee iſt eiß/ettlicher kelte. Das eiß iſt gůt/oder böß nach der ſtatt da es iſt. Das iſt das beſt eiß das vff die felſen fellt/vnd vff das hart erdtrich/vnd ſandt. Vnd ſo man nichts dann böß waſſer hatt/ſo temperier es mit ſolchem ſchnee. Der ſchnee iſt der böſſeſt/ der vff bergkwerck fellt. Der ſchnee wiewol er kalt vnd trucken iſt/ſo achten jn doch die ärtzt feücht.

iiij Waſſer das mit ſchnee vermiſcht iſt. Welche von flyeſſenden brunnen trincken/vnd waſſer das im lufft keltet iſt/oder im ſand erhalten/die bedörffen kein ſchnee im hauß. dañ ob ſchon der ſchad des ſchnees den jungen nit in gegenwürtigkeyt erſcheynt/ſo kompt es doch im alter/zůvor denen die vff das podagram/oder ander kranckheyten des geäders geneygt ſeind. Das aber waſſer nichts narung gibt/bezeügt das/ſo man es ſeüdt das es nit dick würt/darumb ſpeißt es kein hungerigen. ſo ſagt man auch nit das es verdäuwt werd/ſo bringt es auch kein luſt zů eſſen.

v Warm waſſer/iſt für die nüchtern. dann es weſcht den magen vß von überflüſſigkeyt der ſpeiß/vnd iſt müglich das es den leib laxier/zůvor ſo es mit zucker oder honig gemiſcht würt. Sein brauch zerſtört die däuwung/laxiert den magen vnd den leib/vnd macht die naß blüten. Welches aber weder kalt/noch warm iſt/das blähet den leib/letzt den luſt zůr ſpeiß/vnnd das geſycht/löſcht auch keyn durſt. So das waſſer grob iſt von wegen der kelte/ſo macht es das feür ſubtyl. Iſt es aber grob von hitz/ſo macht es das feür gröber. wie in Egypto dem Nilo geſchicht.

vj Geſaltzen waſſer laxiert zů erſten den leib/darnach ſtopfft es vñ dörret. Dabey aber ſchwebel oder bech iſt/das iſt gůt für den gryndt/alt apoſtemen oder waſſerſücht. Kupffer waſſer das ſtellt den harn. Welchs von ſylber ertz kompt/das keltet/vñ trücknet zymlich. Das yrdiſch waſſer iſt dem magen gůt/vñ der blähung des miltz/es hitzigt vnd trücknet. So man geſaltzen waſſer in ein yrden new geſchyrr über fiſch thůt/vnnd dañ ein kleyns löchlin in den boden macht/das waſſer ſo dann darus tropfft iſt gůt getruncken nach feyſter ſpeiß. dañ es benimpt den ſchaden der dauon kompt.

vij Alun waſſer. Alle ſolche waſſer ſeind gůt vßwendig des leibs zů brauchen/nit zů trincken. Tringt aber einen not das er es trincken můſs/ſo miſch er letten võ ſeiner land ſchafft darunder/vnd ſyed es vor/vnd miſch herben wein darunder/ſeind anders die kalter complex ſo es trucken. Seind ſye aber heyſſ/ſo gib jn zybeln zů eſſen vnd ſauren ſyr. zů trincken. Die waſſer die böſer qualitet ſeind damit ſoll man zyſeren ſyeden/vnd dañ ſeyhen/vñ zů trincken geben. Nach dem gibt man auch gebürlich zybeln mit eſſig gebeyßt zů eſſen. Darnor ſoll man von wylden beſtnapen eſſen/geſaltzen fiſch/vnd kürbs. Trüb waſſer würt lauter/ſo man alun darein thůt/ oder kernen von maletlin/oder glüend kolen.

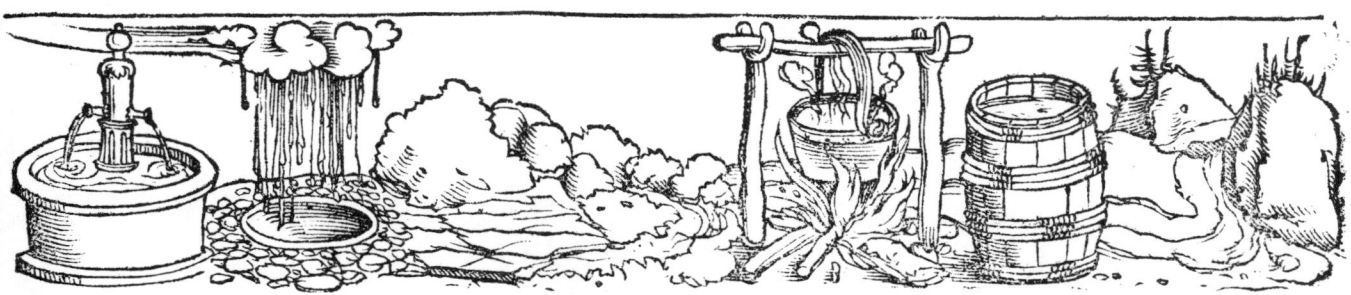

| Bruñ waſſer. | Regen waſſer. | Eiß vnd Schnee. | Waſſer mit ſchnee vermiſcht. | Warm waſſer. | Geſaltzen waſſer. | Alun waſſer. |

Die Achtvndzwentzigst Schach Tafel.
Von den Weinen / Treübelen / vñ andern früchten / gewarsame vor trunckenheyt.

	Die Nammen.	Die Natur	Die Grad	Das best dz du in d art findest	Sein hilff	Sein schad den es thůt	Wie man den schaden abwendt	Complexion was es gebürt	Das alter	Die zyt	Die landschafft
j	Wein.	Heyſſ vñ trucken.	Heyſſ vñ tru. im andern trucken im j.	Der geel vnd wolgeſchmacket iſt.	Er ſtyllt den hunger.	So man jn vnmäſſig trinckt.	Mit dinge die man nach anderem eſſẽ yſſzt / vnd mit waſſer gemiſcht.	Temperiert blůt	Den alten	Jn winter	Kalt / můtiglich allen / vñ ſoner
ij	Wolryechen der wein.	Heſſig heyſſ	Heyſſ in ij. trucken im j.	Der feyſt iſt / vnd wolreücht.	Er heylt das heyſſz augen wee.	Den ſynnen / vnd gedächt nüſſz d kind.	Mit weinſauren öpffelen / vñ lattich marck.	Subtyl blůt	Den alten	Jn winter	Kalten
iij	Grober roter wein.	Heyſſ vñ tru. im andern Temperier in hitz vnd tru.		Der durchſychtig iſt.	Er ſtyllt die omacht.	Schwachen leber vñ miltz	Mit ſauren granaten	Rot cholera	Den alten	Jn winter	Kalten
iiij	Geeler ſcharpffer wein.	Heyſſ vñ tru. im andern Der hat die gröſt hitz vnd den weinen	Der eins jars alt / vñ ſchön iſt.	Er benimpt den ſchaden von gyfft.	Er ſtyllt den luſt zů weibern.	Mit weinſauren quitten.	ſcharpff cholera	Den alten	Můtiglich gemiſchter glŏſs	
v	Wein der anhebt zů eſſzigſen.	Heyſſ vñ tru. im andern Wenig hitz vñ trückne	Der von eim weingarten kompt der begoſſzen würt	Den cholericis.	Den nerven / vnd dem yngeweyd.	Mit ſüſſzer ſpeiß die mā nach andrem eſſzen yſſzt.	Wüſt blůt	Temperierten	Den jungen	Jm glentz	Gegẽ vffgang
vj	Wein von dattelen.	Heyſſ vñ feū im andern Grob vnnd vnluſtig	Der võ vnzeytigen dattelen / vñ irem honig gemacht iſt.	Er macht den leib feyſzt / vnd laxiert.	Er ſtopfft.	Mit ſüſſzen granaten.	Rot blůt	Kalt vnd tru.	Den alten	Jm herbſt	Vnd das mŏ
vij	Bitter mandlen.	Heyſſ vñ tru. im andern Heyſſ vñ feū im ij. vñ mit der ſchŏle h. im iij.	Die groſſz / ſüſſz / vnnd feyſzt ſeind.	So mā ſye vor dem trincken yſſzt / ſo verhůtẽ ſye vor trunckenheit / vertreiben die ryſamen	Dem yngeweyd.	So mā ſye yſſzt mit ſüſſze mãdlen / magſot / vnd zucker.	vngedŏrr feū.	Kalten	Den alten	Jm winter	Můtiglich
viij	Mein Nam̃ / vnnd Grad / darzů Natur /		Zŏigt klarlich an diß klein figur.	Zům Beſte ſonder	Hilff ich klag /	Mein ſchad	Benůmen würt all tag	Dem Gemeynen Nutz zů gůt			

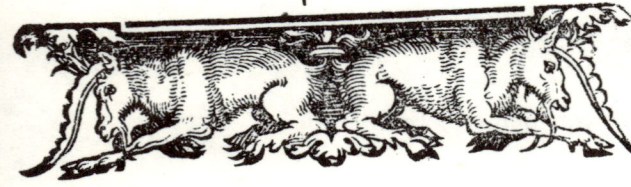

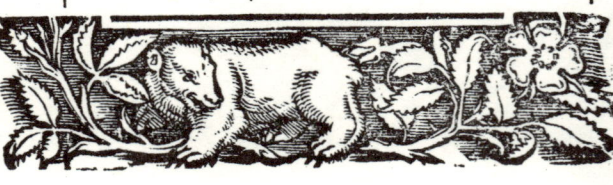

M. D. xxxiij.

Der Neben natürlichen ding

Ir erwölung/eygentschafft/vnd täglich würckung.

Wein hatt sein vnderscheyd in der farb/geruch/geschmack/ordnung/im trincken/vnd in der zeyt. Weisszer wein hatt lützel würme vñ narung/vnd würt bald verdewt. Der schwartz ist dem züwider. Welcher güte geruch hatt/der macht güt blüt. der aber stinckt/der ist dem züwider. Der süssz wein würt bald verdewt/treibt den bauch nit so vast als den harn. Der herb ist dem züwider.

Grober wein neeret wol/geet aber nit bald durch. Subteiler wein ist dem züwid. Newer wein blähet/alter macht leicht. Wein trincken ist am lüstigsten/so der Mon ist in wässerigen zeychen/on im scorpion. Nach dem/so er Veneri vnd Ioui würt zügesellt.

ij   Alter wolryechender wein ist heyssz im end des dritten grads. Aber der new im ersten. Der dazwischen/ist warm im anderen grad. Denen aber die heyssz von compler seind/den schadet geler/roter/durchsychtiger/alter/bitterer vnd lauter wein. dañ er macht haubtwee/vnrüg/vnd wachen züuo: denen die heyssz leberen vnnd hyrn hond. dañ schlaffen vnd wachen kompt nach dem der wein vnd das hyrn heyssz oder kalt seind. Die aber temperierter compler seind/denen ist rosswein nutz/der nit alt ist/in zymlicher mässz vnd mischung.

iij   Grober roter wein/so der new vnd süssz ist/so neeret er vast/doch seer schädlich dem magē. Welcher aber schwartz/grob vnd süssz/der ist bösser/vnd nach bösser der schwartz grob vñ herb ist. dañ er geet schwärlich durch. Vnd allen weinen hatt der weissz wein am mynsten hitz/vnd die narung dauon ist am besten den hitzigen/iren harn zütreiben/züuo: welcher subtyl ist. darumb. das alle weissze wein seind herb/o grob vñ wässerig/subtyl/doch nymer süssz. Aber alle schwartze wein feind süssz. Hye hab acht/so das vffsteigend zeychen/oder der mon ist im fünfften hauss/so ists erwölt/verworffen aber im achten hauss.

iiij   Geeler schärpffer wein/warumb der schad denen die von einer franckheyt vffston/vnd die schwachs leibs seind/ist vonn wegen seiner dürre vnd scherpffe. Das er auch begyrd zü weiberen hynnimpt/ist von wegen seiner hitz die den same verzert/vnd vßwendig des leibs zeücht/vß freüden vnd subtyle des weins. Die vrsach warumb die heysszer compler seind/ee truncke werden so sy vß kleinen geschirren trincken/dañ vß grossen/ist das lützel weins in eym kleinen geschirr würt ee vertheylt/vnd steigt fürderlicher ins hyrn mit seinen dämpffen/dohär macht es vil ee truncken. Oz aber zytteren vñ schwancke von wein trincke köpt/wiewol er heyssz ist/dz ist vß dem flegma das da kompt võ vndäwigkeit/die macht kalt. dañ der lufft geet in die schweisslöcher/die der wein vffthüt.

v   Esszigser wein/so man den von seiner heffen abzücht/vñ vermischt mit anderer güter heffen/so vergath jm das esszigsen. Eschen von einer weisszen reben zertribe/mertreübel/gestosszen/zyseren vnd myrten/welches man vnder den dinge vnd essigsen wein thüt/benimpt jm das essigsen. So man weinbeer vßtrottet die anheben züverwelcken im schatten/im abnemen des mons/vñ den selben wein insüdt bitz das wasser verzert würt/vnd dann gehalten in geschyrre mit engen munde löcheren/die mit ein eyssin blech verdeckt seind/die soll man darüff thün so es blyxt vnd döndert/vñ hynweg thün so d no:dtwynd gath/der selb wein ist versichert dz er nit essigsen würt. Der Wein ist verworffen zütrincken so Saturnus ist im vffsteigenden zeychen. wañ er hyndert seer/vñ Mars darinn bringt vngestümige übertrettung im trincken/so macht der drachenschwantz faul vnd träg.

vj   Wein vonn Dattelen. Man soll mit allen gesottenem weinen gequerst nussz trincken/das benimpt jm den rauch der von dem syeden darinn blibe ist/vnd vff das er lauter werd/so thüt man saltz darein. Der wein von dattelen ist gröber dañ ander wein/hatt auch mynder hitz. Vnnd der von bem dattel honig gemacht würt/der ist gröber dañ anderer wein/vñ ringerer hitz/geet langsam durch/vnd macht vil mee wynd dañ ander wein. Er macht auch verstopffung so er alt würt.

Wein der mit honig gemacht würt/ist hitziger dann ander wein/vnd macht mee doll. Wein von mertreübelen ist nit so starck/als schwartzer grober wein. Temperierter wein ist für andere wein zü erwölen. Gebychter wein ist kalt vnd trucken. etlich sagen er sey heyssz.

vij   So einer nimpt safft von weisszen reb blettere z ij. starcken essig z j. agress safft z j. köl samen z ij. das vndereinander gemischt vnd ein theyl vor de trincken ynnimpt/das verwart vor trunckenheit. Vnd so man nimpt köl samen z ij. vnnd vermischt es mit agress safft/vnnd braucht ee man trinckt/das verwart auch vor trunckenheyt. So einer vil trincken will/so ess er wenig. vnd so man feyßte kölbrüe trinckt/vnd zucker küchlin ysst/oder trinkt drey mol süssen wein/schmackt an campher vnd sehblümen/bewegt sich nit vil/redet auch nit vil/das alles bewart vor trunckinheit.

So man trincken will/soll man zü erst kleyne trünck thün. Welcher gern wein trinckt/so man de selben on wissen/wasser von reb bampele vnder sein tranck thüt/der würt hynfürter den wein hasszen. Oder so man jm vor myrten/oder ruten zütrincken gibt/so würt er jm auch leyden.

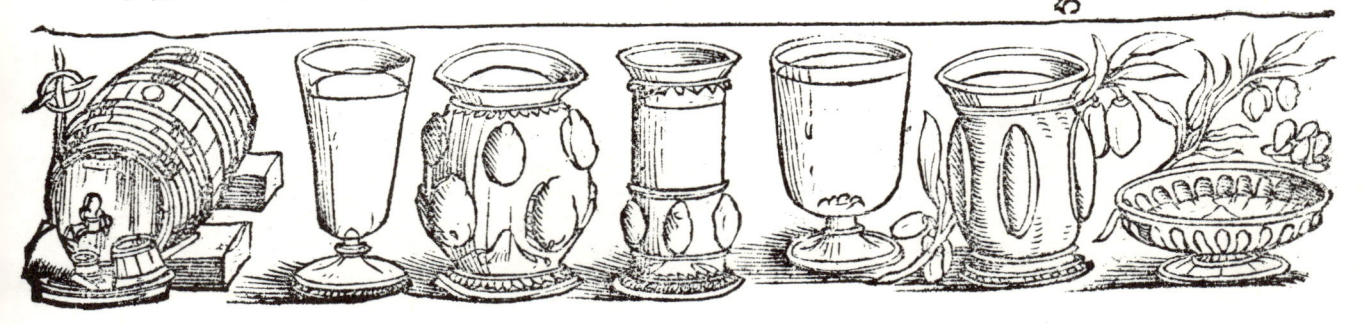

B

Die Neünvndzwentzigst Schach Tafel.
Von Geruchen / vnd Blůmen.

	Die Namen	Die Natur	Die Grad	Das best das du in der art findest	Sein hilff	Sein schad den es hüt	Wie man den schaden abwendt	Die landtschafft was es gebürt	Die zeyt	Das alter	Complexion
j	Myrten.	Kalt vnd trucken.	Kalt im andn̄/ trucken im iij.	Von der lantschafft Contracta.	So mans legt über ein heyß leberen.	Dem wachsen.	Mit frischen violen.	Mittäglich	Den jungen	Heyssen	Heyss vñ feü.
ij	Rosen.	Kalt vnd trucken	Kalt im andn̄/ trucken im iij.	Von Zuri in Persia / die noch frisch seind	Dem heyssen hyrn.	Etlichen bringen sye trawrigkeyt.	Mit campfer.	Mittäglich	Den jungen	Heyssen	Heyß
iij	Krauß Basilien.	Kalt vnd trucken	Heyß in erste/ trucken im ij.	Die nach wolgemüt schmackt / vmb seiner kelte vnd schlymigkeyt willen.	Es zerteylt die überflüßzigkeyt des hyrns.	Das kalt hyrn füllt es mir überflüssigkeyt.	Mit seeblůmen.	Begñ vffgang	Allen	Allen	Den temper.
iiij	Violen.	Kalt vnd feücht	Kalt im ersten/ feücht im ij.	Azichne die vil bletter hond.	So man daran schmacket in wütigkeyt / so mans trinckt so laxiert es choleram	Den schnuppen von kelte.	Mit Chayr / vnd Cassia.	Mittäglich	Den jungen	Den entzündten	Allen
v	Gilgen.	Heyss vnd trucken	Heyß in ij. trucken im iij.	Die blawen.	Sye zerteylen den überfluß des hyrns / vñ treibē das geel wasser.	Dem haubtwee võ hitz	Mit campfer.	Kalten	Im winter	Den vralten	Kalten
vj	Citronen.	Heyss vñ tru. in anderen vnd t. dz fleysch kalt vnd feü.	Die schöler h. vnd t. dz fleysch kalt vnd feü. das saurt. vñ t.	Von der landtschafft Fasissgna	Wider das vergyfft mit geruch stocōnie. Sein rynd die verdäwt die speiß.	Dem heyssen hyrn / vñ ist harter däuwung.	So mans nach and speiß yßzt / soll man frisch violen : yechen	Kalten	Im winter	Den vralten	Kalten
vij	Alraunen öpffel.	Kalt vnd trucken	Kalt im dritten trucken im ij.	Die grossen / die wolryechē	Der geruch für das haubtwee nützt elephanticos / vñ grosse erkeltung der haut.	Es macht doll / vnnd beweget zů schlaffen.	Mit ebhew frucht.	Heyssen	Im sommer	Den jungen	Heyssen
viij	Mein Nam/ vnd Grad/ darzů Natur.		Zöigt klarlich an diß klein figur.	Zům Beste sonder	Hilff ich klag /	Mein schad	Benumen würt all tag	Dem Gemeynen Nutz zů gůt			

M.D xxxiij.

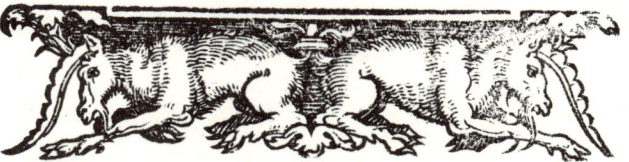

Der Neben natürlichen ding
Ir erwölung/eygentschafft/vnd täglich würckung.

j Myrtë vmb seiner herbe wille ist er kalt vñ trucke/vñ von wege der bittere hatt er etwas heyß vnd feüchts. Holder ist vast heyß vnd trucken/vnd ist denen nutz denen der mund verzogen ist/ vnd dem pårlis vß kellte. Nägelin roßen seind in krafft dem holder nahe/seind aber schwecher vñ lyeblicher. Narcißz ist temperirt in hitz/macht die feüchte subtyl/vnnd zertheylt sye. Der wyld ist sterckcer vnd hitziger dann der in gärten zogen würt. So man ein zybel nimpt von eim narcißz/vnd schneidt ein kretitz darein/vnd pflantzt sye dañ wider in ein garten/so würt die blüm doppel.

ij Roßen haben vil vnderscheyd. dañ ettlich seind lyecht rot/ettlich weiß/ettlich geel/ettlich vß wendig geel/iñwendig schwartz. Ire natur auch hatt vnderschydlich krefften/doch neygen sye sich all vff kelten/darumb külen sye/vnd trücknen das hyrn/denen die ein kalt hyrn haben/ den machen sye den schnupffen.

iij Krauß basilië die nach wolgemüt schmackt die hatt ein hitz/damit sye zertheylt die überflüßigkeit des hyrns. Besprengt man sye mit wasser/so kület sye vnd feüchtet dester mee. Wyld müntz ist heyß vnd trucken im dritten/zertheylt vast die feüchte des hyrns. Der safft dauon ist güt für den beschen der von völle kompt. Maioran ist heyß vnd trucken im anderen/der zertheylt die feüchte des hyrns/öffnet die verstopffung/vnd macht die feüchte subtyl. Das öl dauon heylt den schmertzen der oren der von groben wynden kompt. So man das safft dauon in schrepff hö:nlin thüt/vnnd sye vff setzt/so macht er das man die schrepff maßen nit sycht.

iiij Violen von irer kelte wegen/seind sye güt dem heysßen hyrn/vnd wider das überig wachen. dann so man daran schmackt/so machë sye bald schlaffen. So man sye frisch vff das haubt legt/ so machen sye den harn schmacken wie sye ryechen/wie denen geschicht die sich mit rüßz bestreichen/vnd den harn auch also ferben. Die Seechblümë seind den violen in krafft vñ nutz gleich/doch seind sye kelter/darumb dyenen sye zü dem haubtwee von hitzen. Ir ist zwey erley. Die wylden seind geel/vnd die heymischen blaw/die seind etwas lyeblicher vñ feüchter. Die blüm von erdnüßzen ist heyß vñ trucke. So man sye in wein legt/vñ den wein darnach trinckt/so macht er truncken.

v Gilgen haben auch vnderscheydt/doch seind sye alle heyß/vnnd schädlich dem hyrn. Die geelen seind heyß vnd subtyl/zertheylen zymlich/wiewol all ander arten seind temperiert in hitz vñ kelte. Krauß basilien ist gleicher würckung mit Maioran. Rachacaromi seind temperieeter complex/lyeblichs geruchs/vnd dyenen zü den leichten wynden. Die frucht von epphew vnd baschie seind auch der gleichen.

vj Citronen. Ettlich schwangere frawen essends/so sye züfällige lüst hond. Es ist güt für tödliche gyfft. Sein schölet ist heyß/trucken/vnd scharpff. Sein saur safft ist kalt vnd trucken im dritte/ vnd sein fleysch mit seiner scherpffe vnd güten geschmack sterckt den magen/vnd die däwung/sein hitz ist noch temperiert. Sein saur safft das zerschneidt/vñ macht subtyl. Daß fleysch ist mittel zwischen der schölet vnd dem sauren.

vij Alraunen öpffel die kelten vnd feüchten das haubt vñ machens vnentpfindlich. Arantzen die zertheylen die kalten wynd/vnd seind subtyler dañ citronë. Limonen seind jnen gleich im geruch/vnd würckung zum hyrn. Der geruch von quitten kelter/vñ sterckt das hyrn vnd die seel benimpt das vnwillen vnd erbrechen.

H ij

Myrten.   Roßen.   Krauß basilien.   Violen.   Gilgen.   Citonen.   Alraun öpffel.

Die Dreyigſtſſ Schach Tafel
Von Nutz vnd Schaden deren ding/ die man nach anderer ſpeiß yſſzt.

	Die Nammen.	Die Natur	Die Grad	Das beſt dz du in d art fin- deſt	Sein hilff	Sein ſchad den es thůt	Wie man den ſcha- den ab- wendt	Complexion was es gebürt	Das alter	Die zeyt	Die lantſchafft
j	Honig rôten	Heyſſ vñ feü-	Heyſſ vñ feü. im erſten	Die vaſt feücht vñ ſüſſz ſeind.	Der bruſt vnd dem hůſten.	Macht wynd.	So mans weſcht mit warrmem waſſzer.	Temperiert Baltē	Dem alter	So mans findt	Die hitzig
ij	Zucker Candit	Heyſſ vñ feü. feücht im iij.	Temperiert in hig	Der lauter/ durchſychtig/ vnd glatt iſt/ oder leicht.	Der lung- en rôr.	Dem choleri- ſchen magē.	Mit weinſaur en früchten.	Güt feüchte Temperierten	Allen	Im winter	Heyſſ vñ feü.
iij	Leymen von Coraſcen	Temperiert kalt/trū. im iij. Kalt vnd trucken	Heyſſ im erſtē/	Der leicht vnd mürb iſt.	Er ſtelle das erbrechen.	Er macht den ſteyn in lendē.	Mit weinſaur en früchten/ ſaurem ſyr. vnd ſamen.	Heyſſ vñ feü. Dürre narung	Den alten	Im winter	Heyſſ vñ fū.
iiij	Fiſtick- en.	Heyſſ vñ tru im dritten Heyſſ vnd trucken	Heyſſ vñ tru feüchtim erſtē	Die alt vnnd groſſz ſeind.	Für ſchlang- en byſſz.	Es macht ſchwyndlen	Mit dürren maierlin.	Dürre blůt Balten	Den alten	Im winter	Heyſſ vñ feü.
v	Nüſſzlin/ oder Haßelnuſſz	Heyſſ im iij. Heyſſ vnd trucken	Heyſſ vñ trū feücht	Die grob vñ feücht ſeind.	Sye meeren das hyrn.	Sye letzen den magen.	Mit zucker Benet.	Vngürblůt Balten	Den alten	Im winter	Mümãchtlich
vj	Mandlen mit ſaltz.	Heyſſ vñ trū. im andern Heyſſ vnd trucken		Die geſcholt ſeind.	Sye hyndern die trunck- enheyt.	Machen vn willen.	Mit geelem wein.	Geſaltzen fleg. Heyſſen	Den jungen	Im winter	Müglich
vij	Rabes.	Heyſſ vñ tru. im andern		Das man im ſchnee behalt	Der rôtee/vñ der vrſchlech- ten.	Der bruſt/vnd dem ſchnup- pen.	Mit citro- nat.	Wůſt feüchte Heyſſen	Den jungen	Im gientz	So mans findt
viij	Mein Nam/ vnnd Grad/ darzů Na- tur/	Zdigt klar- lich an diß klein fi- gur.		Zům Beſtē ſonder	Hilff ich klag/	Mein ſchad	Benůmen würt all tag	Dem Ge- meynen Nutz zů gůt			

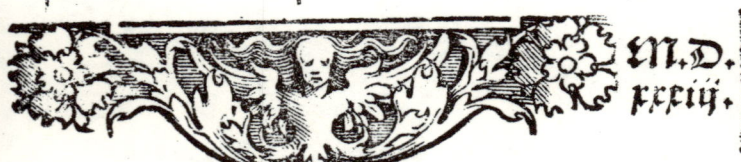

M.D. xxxiij.

Der Neben natürlichen ding
Jr erwölung/eygentschafft/vnd täglich würckung.

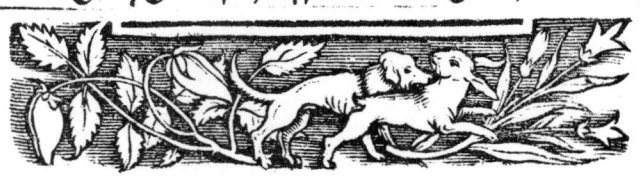

i̇ Honig rören seind temperiert in hitz/reynigen die brust/den schlund/vnd die lungen rör võ den feüchten darinn verschlymt/vnnd treibē den harn. Jr wyndigkeit würt hyngenom̄en so man sye schölt/vnd mit warmem wasser wescht. Zucker Benet ist beyssz and feü bt/ist gůt zů der brust vñ dem hůsten/laxiert den bauch/vnd macht temperiert blůt. Vnd seind das die besten so vß lauterem zucker gemacht werden.

ij̇ Zucker Bandit reynigt die käl da die feüchtigkeit vom haubt hyn fleüßt võ geschrey/oder sing en/hůsten vnd heysserkeit/vnd ist gůt zů der brust vnd lungen. Vnd so mans bereyt mit frischē Co riander safft/vnnd magsot/so seind sye den hitzigen complexionen bequemer. So man jn mit lazur ferbt/so dyent er zůr melancholey/vnd macht sye subtyl.

iij̇ Leymen von Corascen yssz̃t man die däwung zůsterckē vnd besseren/oder den magēmundt zůstopffen/zůuor so man etwas feyßts gessen hatt. Er trücknet die feüchten des mageus. Man soll sein zwischen eym qnintlin vnd eins guldin schwär nemen. nympt man sein meer/ so bläht er/ vnd macht verstopffung/vnd gel farb. Die weite aderen hond/den schadet er mynder dañ den an- deren. Er hatt auch ettwas hitz in jm/von wegen das er gesaltzen ist/vnd neert ettlich thyer. dañ es ist ein reyn erdtrich. Sein eygentschafft aber die verwandelt sich nach seiner art.

iiij̇ Fistiken braucht man so ettwas herb seind vnd wolgeschmackt/das sye den magen sterckē/ vnd vßtreiben die feüchtigkeit der brust/leber vnd lungen. Sye reynigen auch die nyeren. Die aber nit herb/die seind nit vast nutz/oder schaden dem magen/vnd laxieren ein wenig/ja sye neeren wen ig. Doch soll man sye nach anderer speiß essen. Die bauren sagen/sye wachßen
so man mandlen in ein lentiscum pflantzt.

v Nüsszlin/oder Haselnussz. Hippoc sagt/sye neeren bassz dañ die nüssz/vnd werden hartlich er verdawt/sye seyen dañ wol geschölt. Jre rynd ist herb/stopfft den leib/vñ macht vil wynd. Etlich Alten sagen/so man sye vor anderer speiß mit ruten essz/so beissz einen kein kryechend thyer. Man sagt auch/die scorpionen flyehends/vnd so man sye ysst mit feigen/so helffen sye denen so von jnen gebissen seind.

vj̇ Mandlē mit saltz. Mandlē mit wein seind verhasszt/anders dañ für dieso flegma im magē hond. Die wolgeschmacktē mit saltz bereyt/reynigē dir brust vñ lunge/laxyerē auch den bauch. dañ sye haben ein streyffende krafft. Die bitterē streyffen die lung vñ brust bassz/vnd öffnē die verstopff ung der leberen/des miltz/der nyeren vnd der blaßen/vnd treiben den harn/vñ so bitterer sye seind/ ye bassz sye diße würckung hond.

vij̇ Rabes ist für ein schwachen vnd cholerischen magen/das er den magenmundt sterckē/ vñ den vnwillen hynnem. Es verhütet/dz die dämpff võ wein nit ins hyrn steigē/sterckt den schwach en bauch/stopfft den leib/vnd besszert die brust. Aber es schadt den vralten/
vnd denen so kalter complex seind.

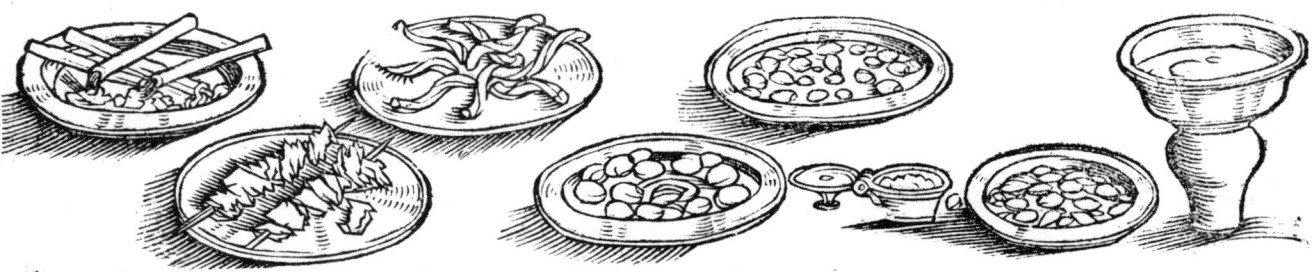

B iij

Honig rören.   Zucker Candit. Leymen von Corascen.   Fisticken.   Haselnuß.   Mandlen mit saltz.   Rabes

Die Einvnddreyssigst Schach Tafel
Von der Musica/Zůfellen des gemůts/vnd artzneyen die den leib reynigen.

	Die Nammen.	Die Natur	Die Grad	Das best dz du in d art findest.	Sein hilff.	Sein schaden es thůt.	Wie man den schaden abwendt.	Landtschafft / Die zeyt / Das Alter / Complexion was es gebürt
j	Gesäng.	So man die stymmen vergleicht mit tönen der jnstrument		Der die oren bewegt.	Er erledigt von franckheyten.	So man sein gewont von lusts willen.	So man einen brennt/ von seiner hilff wegen.	Ingewonnen / Allen / Allen / Allen
ij	Orglen/vnd Pfeiffen.	Ein stymmen be stymm/ oder gewaltiger gesang.		So sye einhellig proportioniert seind in stymmen.	So man lustigklich syngt.	So man misshellig syngt/dz man einen nit hört.	So man sich in rechter maß vergleicht.	Ingewonnen / Allen / Allen / Allen
iij	Tönen/vnd Springen.	Die füss vergen wegen/ vnnd den leib nach dem ton schicken.		So sich rechter maß vergleichen/der gsang/ vnd die übung der person.	So es gleich verteylt würt/sehen vn hören/die vergleichung d stymen.	So man abweicht vom rechten ton der noten.	So man wid kompt zů rechter stymung der noten.	Ingewonnen / Allen / Allen / Allen
iiij	Freüd.	Es ist ein vffgang der lebhafftigkeyt krafft/ vnnd der big nach einander		Die zů glückseligkeyt fůrt.	Dene die traurig vnd in nöten seind.	Zů vil freüd/ tödtet.	Mit beysein der weisen vnnd verstendigen.	Kalten / Kalten / Den vralten / Kalten
v	Scham.	Bewegung des hertzens ynnerlich vnd eüfferlich.		Die on ein redlich vrsach ist.	Verbergen die scham.	Sye ist lebhafftig so sye köpt nach bösem wůten.	Mit besserüg der zůcht.	Allen / Allen / Den jungen / Temperierten
vj	Zorn.	Vffwallung des blůts im hertzen.		Der feysst macht vnnd verlorne farb bringt.	Dem schlagk/ vnd verzychung des mundts.	Denen die vnzymlichen willen gehellen.	Man soll jn wenden mit höfflicher weyßheyt	Kalten / Allen / Im winter / Den vralten / Kalten
vij	Sylberglett.	Temperiert in big Es trücknet.		Das vß Behem durchsichtig ist.	Es trücknet die apostem/so es fleysch macht wachsen.	Es treibt die überflüssigkeyt zum hertzen.	Mit rosöl.	Vnnatürlich Kalten / Den alten / Kalten
viij	Mein Nam/ vnnd Grad/ darzů Natur/	Zdigt klarlich an diß klein figur.		Zům Bestē sonder	Hilff ich klag/	Mein schad	Benumen würt all tag.	Dem Gemeynen Nutz zů gůt

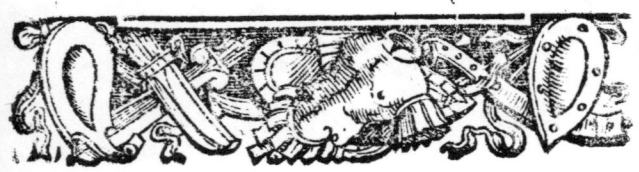

M.D. xxxix.

Der Neben natürlichen ding.
Ir ewölung / eygentschafft / vnd täglich würckung.

j Gesang. Ein schwache vñ abgelaßzene stym / oder halb tönend ist / so kein vergleichung hat zů der scherpffe / oder schwäre / sonder ist allein ein anfang der tön / doch vergleicht sye sich zů den tönen wie sich die bůchstaben gegen der red vergleichen. dañ sye werden darůß / vñ werden wider darein zertheylt. Das schlahen vff den instrumenten hellt sich gegen dem gesang / wie die kunst verß zů machen / gegen den versen. Die zal der tön ist nach der zal der complexionen / darumb seind sye gůt zů den franckheyten die da kommen vß zůfällen des gemüts. Dañ ettlich ärtzt curieren auch da mit die hüfft / oder adersucht / vnd die Musica würckt im gemüt.

ij Orglen. Der nutz der orglen / gesangs / vnnd des schlagens ist das / so der singer die stym nit so hoch bringen mag als von nöten wer / vnnd mag auch mit seyten sein willen nit erstatten / so thůt er es mit der orglen / oder mit einer pfeiffen. Als der gesang der über das bemi gath / ist sterck er / dann der über zir gath. Der pfeiffen ton soll ein mitler sein zwischen dem senger / vnnd dem der nit redt / das seind die seyten. darumb beschreibt man das pfeiffen / das es sey zům theyl ein stummender gesang. Die von Signa seind zů pfeiffen erwölt worden. dañ sye haben weit backen damit sye den lufft fassen / vnd dicke lefftzen die pfeiffen rör zůheben / auch ein kalt hertz / das sye lang blassen mögen / vnnd seind sunst vngeschickt zů singen. Im gesang / orglen / vnd allen instrumenten / soll der Mon erstlich sein in lüfftigen zeychen / vnd folgends in feürinen / darzů Veneri vnd Mercurio vereynt.

iij Springen. Der ton von instrumente ist ein art von springen / vñ der bewegung. Der würt getheylt zům ersten in ein schwären / vnd ein leichten den anderen / vnd in ein mittelmässigen vnd sein leichten / vnd in ein donder ton vnd sein leichten. deren ein yeder hatt sechs ordenlicher weiß des gesangs / das ist. Schlechter gesang. Vogel gesang. Hoher gesang. Süßzer gesang. Enger gesang. Gesang der durch vil note vō den versen abweicht / gesang mit mancherley note / gesang vnd schydlicher noten die von der stym abwechē zů dem ersten gesang. Ettlichs springe thůt man mit instrumenten / ettlichs on. Der springer soll leicht sein von natur / angenem in seiner kunst / vnd temperiert in glydmaß seins leibs.

iiij Freüd / macht die mageren vnd rhanen leib feyßt. dañ sye vergleicht die feüchte / vnd zeücht die natürlich hitz härus. So sye aber vrblitzlich kompt / so tödtet sye / deßhalb. das sye die natürlich hitz schnell härus fürt. Darumb die so in freüden seind / sollen offt andere gedencken annemen.

Angst ist der freüd entgegen / vnd ist schädlich allen leiben die kalt vnd trucken seind / vnnd so sye lang wäret / so tödtet sye / es halte dañ einer gar ein gůt regiment.

v Scham bewegt die natürlich hitz hynein / vnnd fleücht das so die scham bracht hatt. darumb würt der schämig zů erst bleych / darnach durch dedächtniß wider härus gefürt / vnd würt die farb rot. Des gleichen geschicht in traurigkeit. Ettlich meynen / das im bedencken der scham vnd traurigkeit / wer d' die hitz hynein getriben / vnd so einer verhofft ettwas zů erlangen / so werd sye wider härus getriben. Diße ding dörren den leib. Doher sycht man / das ettlich angefochten werden vß hoffnung / oder verzweiffelung. Die farb deren so in hoffnung seind / ist anmütig / die aber verzwyssen die seind bleych. Zwey vnglück sollen nit erfunden werden im vffsteigenden zeychen / auch weder Veneri / Mercurio / oder dem Mon zůgefügt. Vnd hab acht / das in der zeit erwölung / der Mon nit sey im sybenden / oder ersten hauß.

vj Zorn bringt gelfarb / zytteren / vnd angst / er vertreibt auch das fiber / die natürlich zucht vertreibt jn dañ / darumb soll man sich sein massen. Herwider so ist er nutz den forchtsamen / vnnd die kalter complex seind. darumb / das er das blůt härus fürt / macht rorfarb / füllt die aderen / vnd macht schwitzen. Forcht ist jm zůgegen. dañ würt die hitz hynein trungen / darumb mögen die Melancholici dauon sterben / die sich leichtlich fürchten / vnd haben üppige argwon.

vij Sylbeeglett. So man ruciam / vnd tamarischen samen zůsamen stoßt vñ es mischt mit roßwasser / dz vertreibt den gestanck des schweyßzs vnd den armen / vñ zwischen den beynen. Auch der safft von gilgen bletteren / so man yn bereyt in eim yrdenen geschirr / vnd laßt jn trücknen / vnd stoßt yn darnach mit dem geschirr / das ist dañ auch darzů gůt. Will einer das den kinden kein har an der scham wachß / so ropff er es zů erst vß / vnd salb es darnach mit frösch blůt / oder schnecken blůt / omeyssen eyeren / oder mit öl von eim hußbeyder / stellio genant. Die röte vnd dicke die an den augbrawē würt / heyl mit roßwasser do sumac vñ agreß bey sey. So ein mensch vil schwytzt / so salb jn mit alchanna / vnd gilgen bletter safft.

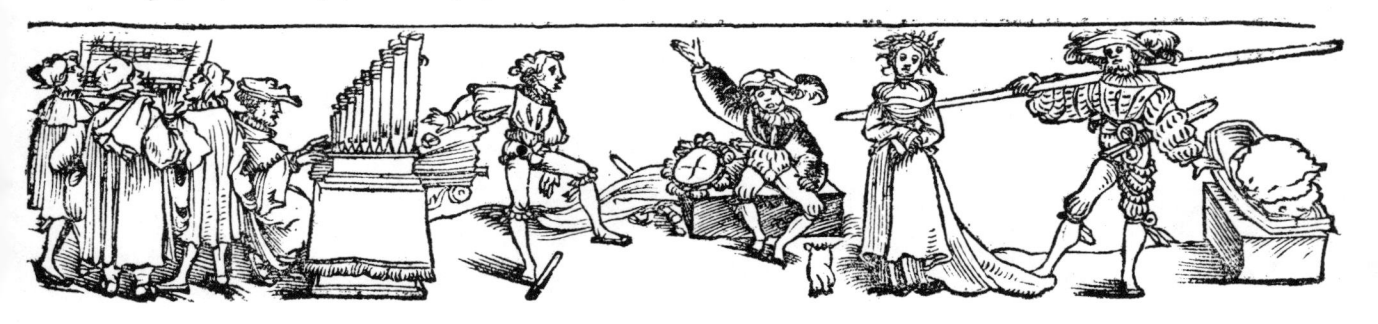

Die Zwey vnd dreyigstẽ Schach Tafel
Von Trunckenheyt/Erbrechen/Reden/Schlaffen/vnd Wachen.

	Die Nammen.	Die Natur	Die Grad	Das best dz du in d art findest	Sein hilff	Sein schad den es thůt	Wie man den schaden abwendt		Das alter c̃omplexion vñ es gebürt	Die landschafft die zeyt
j	Trunckenheyt.	Bewegung d'innern instrument der synn.	o	Der den lust myndert.	Groſſzen schmertzen.	Dem samen/ vñ dem hyrn.	Mit den dinge die das hyrn stercken/darnach mit erbrechen.	o	Den valten kalten	Mitnächtlich Kalten
ij	Erbrechen.	Vſzgang d' frißchen d' wegē speisen zů wid	o	Das leichtlich zů geet/denen die weite brüſt hond.	Dem magen/ vnd den vndern glydern	Dem hyrn/ vnd der engen brüſt.	Mit byndung der augen/vñ angreiffen.	o	Alle vnd valte Flegmaticis	Beyſſen So es von arbeyt kompt
iij	Rettich/vnd seins gleichẽ	Heyſz im iij. ern. im andern trucken	o	Die frisch vſz dem garten kommen.	Vor der speiſz zů kozen/darnach zů laxieren/vñ dz geel waſſer vſz zů treiben.	Es bewegt die speiſz/vnd die feüchten.	Mit erbrechen.	o	Den valten vñ feü. Böſe feüchte	Mitnächtlich Kalten
iiij	Schlaff.	Vnbeweglich= heyt der sinn	o	Acht stundē zů schlaffen/mittel zwischen den zwey ersten vñ zweyen leisten der nacht.	Zů rügen vñ zů däuwen.	So man vil schlafft/so dörrt er den leib.	Mit feüchten speisen.	o	Den valten Flegmaticis	Allen Allen
v	Ein Mitredner.	Das ist ein vrsach des schlaffs	o	So deſſe natur bequem ist der schlaffen will.	Die ein luſt darin hond.	So einer luſt hat mit eim allein zů redẽ/vñ fyndet sunſt vil die mit jm reden wöllen.	So man allein võ eim sunderlich hört	o	Alle/ohn kinden Allen	Ingewonten Allen
vj	Ein mitredner im schlaff.	Es sey ein war oder falsch geschrey	o	Die am bequemſten seind zů hören	Es bringt schlaff.	So ein böſz geschrey ist.	So man das so vnangenẽ/ angenẽ macht	o	Nach seim alter Allen	Allen zůuor im winter Allen
vij	Wachen.	Vbung der synn.	o	Mit denen so die däuwung vollbracht würt	Zů bekom̃ung der ding die zům leben dyenen.	Zů vil/macht verdroſſzen sein.	Mit schlaffen.	o	Allen Allen	Ingewonten Allen
viij	Mein Nam̃/ vnd Grad/ darzů Natur/	Zdigt klarlich an diſz klein figur.		Zům Besten sonder	Hilff ich klag/	Mein schad	Benůmen würt all tag		Dem Gemeynen Nutz zů gůt	

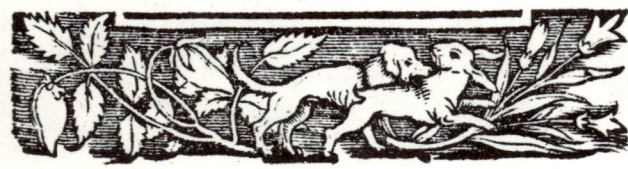

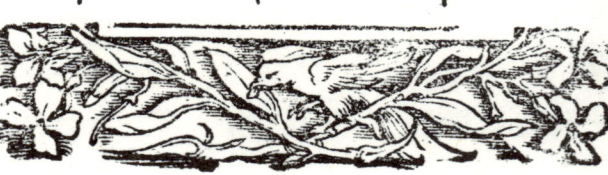

M.D xxxiij

Der Neben natürlichen ding
Ir erwölung/eygentschafft/vnd tägliche würckung.

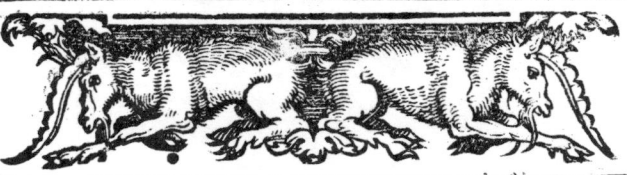

i Trunckenheyt võ wein/ist ein vnnatürlich ding. dañ der vyehisch geyst würt betrübt von den vffsteigenden dämpffen des weins. so stürmen zů samen erschrocklich vnd schnelligklich die syñ/krefften/vnd würckungen/also/dz der wein anzeygt/das so in der nüchtern erschrocklich/in trunckenheyt angenem sein. Ettlich reytzt des weins lust zů zorn. Ettlich nären sich on vernunfft vnd vrsach. Ettlich seind zůuil frölich. Die andren meynen sye seyen vast witzig onnd nit truncken/vnnd wöllen ettwan von grosser weißheyt disputieren.

ij Erbrechen ist ettwan von nöten/ettwan nach willen. Das von willen ist/als da sich einer erbricht das er den leib reynige. Oder mit einer artzney. als mit dyllen. Oder on artzney. als denen geschicht die keyne brauche. Das aber die not bringt/das kompt võ gebreste der vßtreibenden krafft im magen. Oder in gesuntheyt. als den truncknen geschicht. Oder in einer kranckheyt/als so die kranckheyt geurteylt würt. Oder in den bundts tagen. Das erbrechen ist gůt/so es geschicht wañ der Mon ist in mittnächtlichen mansionen/vnd ettwo eim hyndersichgondem Planeten zůgefügt.

iij Rettich/vnd seins gleichen. Man soll sich erbrechen nach dem bad/noch viler übung/vnd so man sauren syrup mit samen getruncken hatt/nach dem man gesaltzen fisch mit senff gessen hatt/vnnd die speisen die man Stridebeng neñt/melonen/rettich/oder wurtzeln. Zwo stund nach dem essen soll man sich erbrechẽ/vñ dyllen wasser/honig wasser/warm wasser/vñ sisam öl trinckẽ/auch vil vnd mancherley wein nach einander. Darnach netz man ein feder in öl/die stoßz in halß/vnd erbrich dich. Nach dem erbrechen wesch den mundt mit wein/vnnd roßwasser. Darnach nim ein teyl võ öpffel syrup/vnd fast bitz an den andern tag vmb die selb zeyt. darnach yß/vnd erbich dich.

iiij Schlaff der lang ist/der schwecht die krefft/vnnd die natürlich hitz. Kurtzer schlaff macht flegma/vnd mägert den leib. Mittelmässiger schlaff der erweckt die krefft/vnd natürlich hitz/vnd macht gůt gedencken. Der schlaff würt verändert nach der speiß. Dann ist ettwas im leib das die krafft teylt/so ist es müglich/das die krafft vndergee. Darumb gebeüt man/nach der speiß so die febres zůnemen/oder stond/das man nit schlaffen soll bitz die speiß verzert/vnnd der leib darnach leicht werd. So der leib lär ist/so keltet der schlaff/trücknet/vnd schwecht die krafft.

v Mittredner. Welcher fablen erzelen will/der soll geübet sein/vñ gůten verstandt hon in der gleichen dingen darin sich das gemüt erlustigt/das er es mög kürtzeren/vnd erstrecken nach seim willen/auch die fabelen zyeren/ordnen/vnd vollstrecken/wie es sich gebürt. Er soll auch sein gestalt im reden nit verwandlen/oder võ seiner meynung in sein lang reden abfallen. Der fabler soll geschickt vnd höflich sein/soll wol wachen mögen/erfaren in historien vnd gedychten von Fürsten vnd Küngen/in lustreden die zů lachen bewegen. Soll auch geschickt sein rymen vnd verß zů dychten/dauon ein Künig volkommen freüd entphahe. dañ dadurch würt sein däuwung gebessert/die geyst vñ das blůt gereynigt/vñ geschickt vil zů gedencken/vñ geschlächt new zeyttung anzůnemen.

vj Mittreden im schlaff. Was man gemeynklich mit eim andern redet/das ist von vergangen dingen. die seind dañ wor/oder gelogẽ/oder der gleich. Vnd werden vnderschyden. Ettwan nach anmůtung des zůhörers. als die hystorien seind von den lyebhabenden/Tristand/Salde/Paris vñ Helena. Ettwan nach lust vnd begyrd des verstands. als die Künst/höflicheyten/vß d Hystorien Alexandri vnnd des gleichen. Oder das zů zorn dyent. als kryeg vnd streyt/eroberung der schlöß vnd stett. Solchs fabulieren gehört eygentlich zů den zůfällen des gemüts.

vij Wachen lartert den leib von natur/vnd die natürlichen krefft/auch die vyehisch/vnd die natürlich hitz/vnd die hitz des hertzen treibt es haruß/dadurch werden die syñ wacker/mit dem williger bewegen. darumb würt das hertz ynnen kalt/vnnd vssen heyß. So aber das wachen zůuil würt/so benimpt es den schlaff/meeret die dörre vnnd hitz des leibs/zerstört die feüchte des leibs/vnnd macht hole augen.

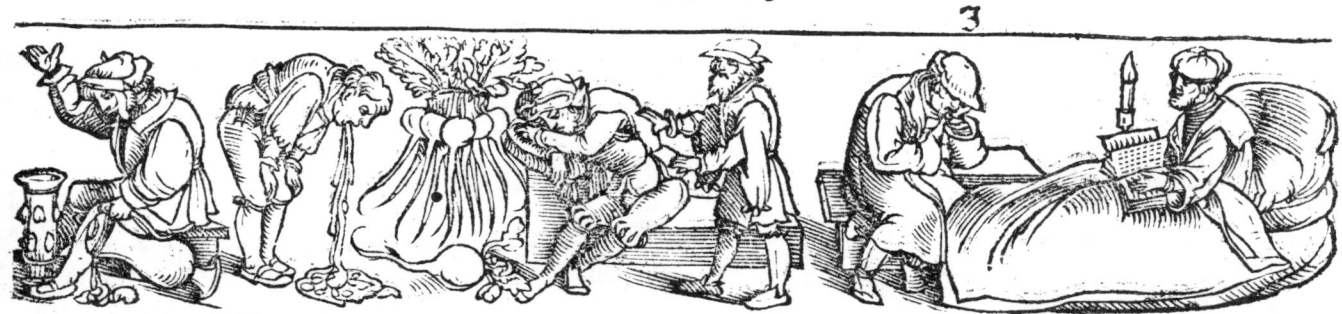

3

Trunckenheyt. Erbrechen. Rettich. Schlaff. Mittredner. Mittreden im schlaff. Wachen.

Die Dreyvnd dreyigstß Schach Tafel
Von Purgieren / Verstopffung / Reynigung der Zän / vnd cur der Trunckenheyt.

	Die Nammen.	Die Natur	Die Grad	Das best dz du in d art findest	Sein hilff	Sein schad den es thůt	Wie man den schaden abwendt	Dþ alter was es gebürt	Complexion	Die landtschafft	Die zeyt
j	Purgieren.	Zertrybung	Der vßtreibenden krafft	Das allein die überflüßzig feüchte hynnimpt.	Der tugenden behaltenden krafft.	So man dem purgieren zů vil thůt.	Mit dingen die stopffen.			Allen	Allen	Allen
ij	Verstopffung.	Vberwyndung	Der behaltenden krafft	Die krafft behalten so lang es gůt ist.	Es erhalt die wurtzel der feüchten.	Verhaltung d überflüßzigkeyt.	Mit treiben der artzney.		Jngewonten	Allen	Allen	Jm winter
iij	Mit frauwen zů schaffen haben.	Eyniguug zweyer / den samen jnzůlassen	Es ist ein verlassen	So es geschicht bitz der samen vollkommenlich vßgossen ist.	Zů erhaltung menschlichs geschlcht.	Die kalten vnd dürren athem hond	Mit speisen die vil samen geben.		Temperierten der frauwen zeyt	Den jungen	Heyß vñ feü.
iiij	Samen.	Matery	Der geburt beyß vnd feücht	Der zymlicher maß vñ gestalt ist / vñ im wasser zů bodē fellt	Zů der geberung.	So gebresten an der geburt ist.	Mit gewarsam des samen / vñ der entpfangenden statt.		Temperierten	Den jungen Alle zůvor b.f.	Heyßzůnor b.f.	Ein thyer
v	Reynigung der Zän.	Reynigung Vnd sterckung		Die dem zan fleysch nichts schaden.	Da sye dick / oder hol seind	So die zän bewegen / vñ die das zanfleysch verwüsten vñ schynden.	So mans nit offt braucht.		Allen	Dß starck zänē Heyßsen	Allen
vj	Trunckenheyt.	Vnlust zum wein		Die nymmer keyn nutz ist	Keyner.	Dem hyrn / vnnd den krefften.	Mit kaltem geruch.		Jn allen böß	Jn keynen Keyner	Keyner
vij	Byer.	Heyß vnd feücht Oder kalt vnd feücht		Das scharpff mit würtz gemacht ist.	Es löscht die hitz / vñ scherpfe der trunckenheyt.	Es blähet dz geäder / vnd macht vnwillen.	So mans mischet mit lymonen safft / vnd mit seüre der citronen.		Viel Jngewonē Heyßsen	Jungen Heyßsen Böß feüchte	Heyßsen
viij	Mein Nam / vnnd Grad / darzů Natur /	Zdigt klarlich an diß klein figur.		Zům Besten sonder	Hilff ich klag /	Mein schad	Benůmen würt all tag	Dem Gemeynen Nutz zů gůt			

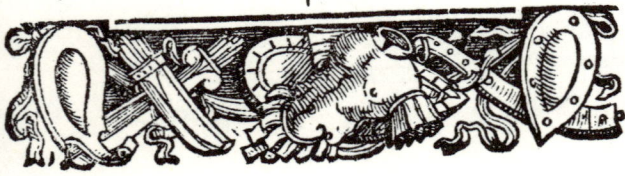

M. D. xxxiij.

Der Neben natürlichen ding
Ir erwölung/eygentschafft/vnd tägliche würckung.

j Purgieren ist ein nötliche hylff der natur/den überflusß vßzütreibē. Doch soll man acht habē/ist die verstopffung vß mangel der speiß/vnd von wegen der dörre/so verordne jm vil speiß mit feyßter brüe/vnnd feüchten suppen. Ist es aber von einer vorgesszenen stopffenden speiß/so meid er die selb. Isßt er zůuil/so nims jm hynweg. Kompt es aber von böser complex/so rechtfertig man sye. Ist es von verhaltung des harns in den nyeren/oder blaßen/vnd kompt das selb von hitz/so curier es mit dem gemeynen samen/mit Indischen melonen/vnd judēp. Ist aber die verhaltung von kellte/so brauch epffsamen/vnd fenchel.

ij Verstopffung. Kompt die von kellte/so gang er ins bad/vnd lassz sich reiben. Kompt es von hitz/so bad er allein mit lawem wasser/vñ violöl. Wil einer das jm der schnuppen flyessz/so gurgel er mit honigwasser das die zän abstreyfft/vnd kew mastix. Beyßerkeit würt mit nyeßen vertribē/ vnd so man das engesycht über warm wasser dämpff halt. Was im magen ist/des soll man mit erbrechen ledig werden/vnd das in der brust ist/mit kochung von feigen/gilgen wurtzel/mauruté/ vnnd butter essen. So der leib voll ist/so zeüh die feüchte die überhandt nimpt/mit einer treibenden artzney/vnd mit aderlaßen. Im aderlaßen soll der Mon in feürigen/vnd folgends in yrdischē mansionen sein/on in zwylingen/vnd ist besser bey halbem/dañ vollem Mon.

iij Die natur hatt wöllen im geberen ein schnellen wollust sein/der zů eim edlen end fürt/das ist/zů der frucht. In dem wollust werden vil ding bewegt. als die vernünfftig seel. vnd dz geschicht mit eim kützelē/oder jucken/vnd so man den handel sycht/oder daran/im schlaff/oder wachend gedenckt. Dañ hatt einer am basten mit frawen gehandelt/so er leicht vnd frölich darnach würt. Der es aber thůt/der soll nit voll sein/auch nit hungerig. dañ es macht verstopffung vnnd dörre. Es soll zů zymlicher zeit geschehen/in eim gůten lufft/vnd von eym der nit vff kranckheyt geneygt sey.

iiij Der Samen kompt von dem edelsten überflussz des leibs. Darumb würt einer krafftloß/ so man sein vil vergeüssZt/vnd macht den schlagk/zitteren/gleych sucht/hertz klopffen/schweyssz/apostem an lung vnd leber/vnlust zů essen/verdunckelung des gesychts/vnd das zůvor den vralten vnd die kalter complex seind. Die aber mit frawen nit zů schaffen hond/es traümpt jn aber das ye es thůnd/den kompt verkerung des gemüts/geschwulst der hoden/vnd in sua franckheyt von völle am leib vnnd im hyrn. Knäblin zů geberen soll der Mon in knäblichen zeychen sein. als dann seind die Wag/vnd Schütz. Also seind auch mägd zeychen/die Fisch/vnd die Jungkfraw.

v Kalt wasser trincken das letzt die zän/nach heysszer vnnd süsszer speiß/auch so man milch oder scharpff ding ysszet. Büldherung der zän/so man ein speyß artzney kewet das bricht die zän gemeynklich/auch so man zůuil darin gryblet. Welche man reynigen soll/die stürchel man mit dattel stylen die von Mecha komen. Die zän so hynweg faulen/soll man weschen mit wasser von pfersich schoßzen. Die zän reynigt man auch mit eim lynen tůch in roßwasser genetzt/vñ in ein puluer gedunckt. Das sterckt das man macht von cypero/squinanto/vnd roßen. Kolen die man erst gebrant hatt die reynigen die zän auch/vnd das puluer von yriderem geschyrr von Seni.

vj Trunckenheyt ist ein erhebung der heyssz dämpff vom wein in das schwach hyrn. Das curier mit leichter übung/baden in lawen wasser/mit süsszer speiß/vnd mit syrupen die hitz löschen. Der truncken werd curiert mit abstinentz. So er vast voll ist/reib jm die füssz/vnd sterck das hyrn. damit setzt sich das wüten des weins in dem magen vnnd hyrn. Speiß jn mit köl/vnnd lynßen die saur gemacht seind/vnd sunst mit saurem ding/auch jungen hüneren die saur bereyt seind/das alles soll man thůn nach dem er saure frücht gebraucht hatt.

vij Byer ist ein hylff für trunckenheyt/so es mit granatsafft gemacht ist. Das von gersten das blähet. Das gewürtzt hitzigt vnd dörrt. Das man von brot vnnd kreüteren macht/das blähet nit so vast als das von gersten. Dañ aber bewart es vor trunckenheyt/so man vor dem wein syrup von lymonen/agreß/vñ myrtille safft trinckt. Es hilfft auch/so man ein wenig rebesch trinckt mit schnee wasser/oder gemischtem wein. Es ist ein eygentschafft des byeres/das es helffen beyn schön macht so mans darin netzt.

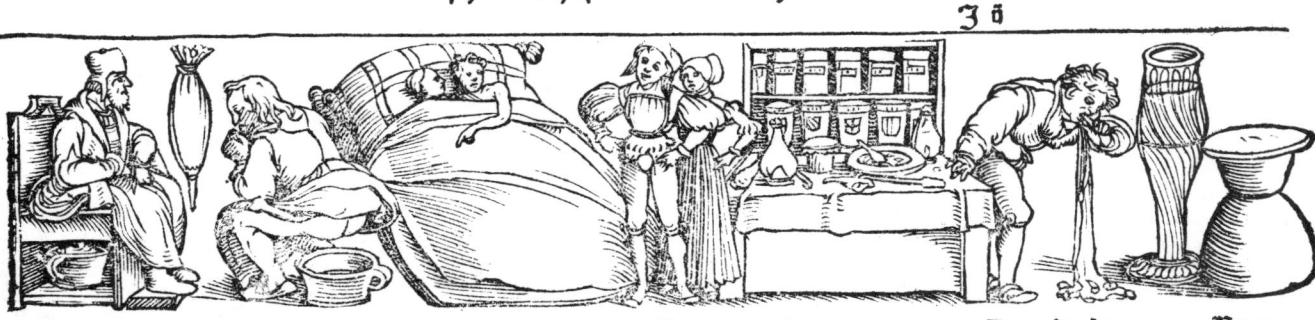

Purgierung.　Verstopffung.　Geburt werck.　Sam.　Zän artzney.　Trunckenheyt.　Byer.

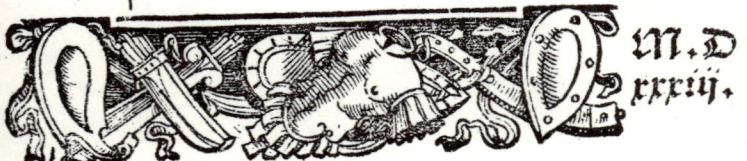

Die fyerunddreyßigst Schach Tafel.
Von Bewegung / vnd Rüg / zymlicher übung / vnd irer natur.

	Die Nammen.	Die Natur	Die Grad	Das best das du in der art findest	Sein hilff	Sein schad den es hüt	Wie man den schaden abweidt	was es gebürt	Die complexion	Das alter	Die zeyt	Die landschafft
j	Bewegung.	Ein fürschnitt vnd verbewegung.	o	Die zu eim edlen end dyener.	Erfüllung der bewegung / vnd des der sich bewegt.	So ye on maßz ist.	So man die hindernüß fürkompt.	o	Vntemperierte	Den jungen	Jm sommer	Heyßen Baken
ij	Rüg.	End der bewegung.	o	Die erhelt das end der bewegung	Der engen brust.	Es bringt flegma.	Mit bewegung.	o	Vntemperierte	Dialen / finden heyßen offner schweyßlöcher	Jm sommer	Heyßen
iij	Zymliche übung.	Ein willige zeybische bewegung	o	Die temperiert ist in maßz vnd gestalt.	Die überflüßzigkeyt treibt es auß.	Den mageren / die offene schweyßlöcher hond.	Mit zymlicher rüg.	o	Temperieren	Dz volkommende	Zymlich kalten	Heyß vñ feü. Jngewonten
iiij	Reiten.	Ein mäßige bewegung	o	Es bringt schweyßz.	Jn drey dingen die wir sagen werden.	So mans zü lang treibt.	Mit feüchten dingen.	o	Temperieren	Alte / vn finden	Allen	Heyßen Lbnen
v	Weydwerck im feld.	Willige thyer zü jagen	o	Der leichtlich jagt.	Es macht subtyle feüchte.	Es dörrt den leib.	Mit salben im bad.	o	Temperieren	Den jungen	Allen	Heyßen Temperieren
vj	Ballen schlagen.	Jst ein trib eins instrumentes da zü bereyt	o	Mit eim zymlichen ballen.	Es erlustigt das gemüt / vnd übt den leib zymlich.	Den schwachen gleychen.	So mans lyeblich braucht.	o	Temperieren	Den jungen	Jm gleng	Heyßen vñ feü. Temperieren
vij	Ringen.	Ein stein mäßige übung enderweyen	o	Nach dē man leichterung entpfindt.	Den starcken cörperen.	Der brust.	Mit schlaffen nach dem bad	o	Temperieren	Den jungen	Jm gleng	Heyßen vñ feü.
viij	Mein Nam / vnd Grad / darzü Natur.	Zdigt klarlich an diß klein figur.		Züm Besten sonder	Hilff ich klag /	Mein schad	Benumen würt all tag		Dem Gemeynen Nutz zü güt			

M.D xxxiiij.

Der Neben natürlichen ding.
Ir ewölung/eygentschafft/vnd täglich würckung.

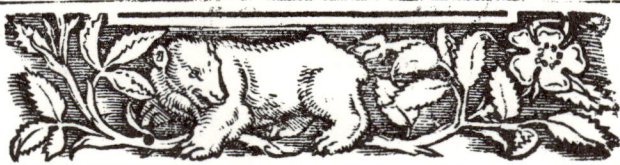

j   Bewegung/hatt sechßerley art. werden/verderben/zůnemen/abnemen/verandern/vñ von einer statt zů der anderen kommen. Vnd das darumb/dañ die bewegung ist entweders in der substantz/oder im zůfall. Ist sye in der substantz/da ist werden/oder verderben. Ist sye in dem zůfall/so ist sye ynnerlich/oder eüßzerlich. Jnwendig/oder nach der qualitet/so ist es veranderūg. Nach der maßz/so ist es zůnemen/oder abnemen. Vßwendig ist es bewegung vonn einer statt zů der anderen. Bye sey der Mon im dritten hauß/der freüden/dem glück zůgestellt/ vnd das uffsteigend zeychen/vnd herr seyen auch glückhafft von dem herren der erden/das ist des fyerdten hauß.

ij   Růg bringt dem leib kelte/feüchte/glydsucht/vil ungestalt fleysch/ungeschaffne gestalt/vnnd böße däwung. Das aber mag alles durch bewegung abgestellt werden. Die aber vn reüchender dämpff im leib hond/denen ist růg nutz/dann dieweil sye růgen/so vertheylen sich die dämpff nit/ sonst vermischten sye sich mit den feüchten/vnd mächten feber.

iij   Mässzige übung. Der glentz ist die temperiert zeyt/darnach der herbst/vnd das temperiertest im tag ist der morgen eins sommers tag/vnd der mittag im winter. Mässzige übung můsz bequeme zeyt vnnd stadt hon. In einer gemeyn/so würt mässzige übung vnderschyden nach vnderscheyden der element. dann mässzige übung gehört den jungen vnd nidertruckts leibs zů. In kalten landen/vnd im winter soll es alles starck sein/vnd herwider im sommer.

iiij   Reiten ist ein müsszige übung/vnd würt vnderschyden nach gestalt vnnd art des reitens. Senfftlich reiten ist ein übung so man nit mit bewegung des gantzen leibs reitet. Dreyerley nutz kompt von mässzigem üben. Zům ersten so würt die natürlich hitz erweckt/die däwung gestercket/ vnd die feüchten gereynigt. Zům anderen/so werden die schweyßlöcher geöffnet/die gäng gereynigt mit schweyß/vnd die dämpff ußgetrückner. Zům dritten/so werden die glyder hart vn gestreckt/ so man eins an das ander reibt. Reiten ist erwölt/so der Mon ist im dritten anblick Martis/vnd Jouis/vnd das in beweglichen zeychen.

v   Weydwerck im feld das keltet vnd trücknet. dañ man helt kein massz/ußz lust zů fahen. desshalb verzert es die feüchte/die ein erhaltung der hitz ist/darumb würt der leib kalt vñ trucken. Diße übung ist zůmeiden denen die sein nit gewont hand. Dañ einer der in růg lebt/vnnd sich darnach vast bewegt/vnd offt wildprett ysszt/dem gat es uß dem magē ee es verdawt würt. Also geschicht allen/sye seyen sein gewont/oder nit/so sye es offt essen/so geet es jnen vngekocht uß dem magen/ vnd macht sye kranck. Fisch fahen/das keltet vnd feüchtet. Bye soll der Mon sein in ein zeychen/so sein herren nit anblickt. Die übung auch so sye wässzerig/soll im wässeriger zeychen/die yrdisch/in yrdischen zeychen geschehen.

vj   Lustige übung. Das ist die best übung die mit lust vnd freüd geschicht/vnd nit so vil arbeyt hatt als jagen/waffen tragen/vnd das arbeyt selig kryegen. dañ diße übung kan man nit stätz treiben. Ballen schlagen mag man stätz treiben. dañ es ist ein müsszige übung/nützlich in allen altere. Das ballenspil treibt man in mancherley weiß. Dañ ettwan treibt man den ballen mit eim stecken/ ettwan mit einer blatten tafel/ettwan mit eim spießlin/vnd ettwan mit der hand. In dem schympff růgen die vnderen glyder des leibs/vnd werden die oberen bewegt. Jn anderen ist das widerspyl. Lüstiger schimpff vnnd übungen gebrauch man sich/so der Mon laufft in beweglichen zeychen/ vnd doch nichts gemeynschafft hab mit Saturno.

vij   Ringen ist sorgklich den fleysztigen leiben. dann es bewegt die feüchten in irer růg/dauon mögen dañ brüch kommen/feber/überig fleysch/vnd der gäh todt/auch ander ding nach natur der feüchte vnd der glyder dahyn sye flyeßen. Ûebung ist denen schädlich/die kalter vnd trückner complex sind/die eng brüst hond/vnd mager seind/die offne schweyßlöcher hond/vnd uff den hüfften geneygt seind/die engen athem hond/vnd allen bader knechten/mit irs gleichen.

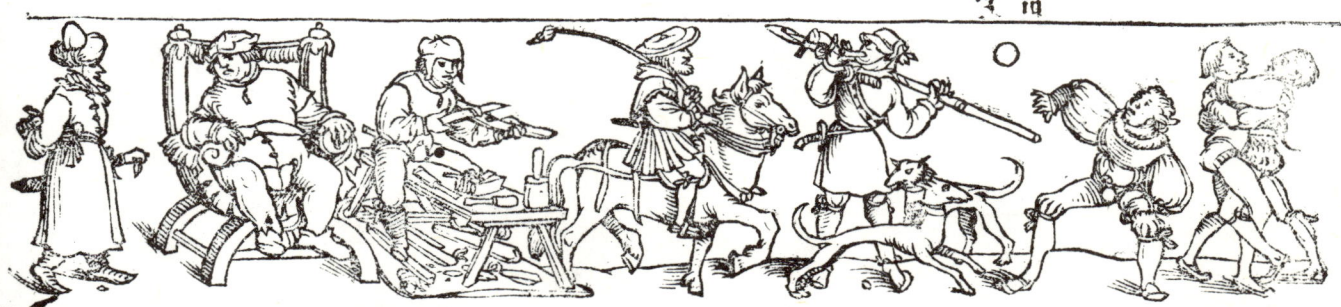

J iij

Bewegung.   Růg.   Mässzige übung.   Reiten.   Weydwerck.   Lustige übung.   Ringen.

Die fünffunddreyßigst Schach Tafel
Von würckung der Bäder / vnd iren teylen.

	Die Nammen.	Die Natur	Die Grad	Das best dz du in d art findest.	Sein hilff.	Sein schaden es thůt.	Wie man den schaden abwendt.	was es gebürt	Landtschafft	Die zeyt	Das Alter	Complexion
j	Baden.	Fyer qualiteten	o	Das alt vnd hoch ist von süßzem wasser gemacht.	Allen menschen.	Den scharpfen franckheyten.	Mit dingen die vast kalt seind.	o	Ingewonten	Allen	Allen	Allen
ij	Die Gemach/ vnd ire lüfft.	Gal. feücht vnd trucken	o	Das temperiert ist mit wasser vñ lufft.	Die sich vergleichen syechen vnd gesunden.	Denen geschwyndt vñ das hertz klopfft.	Mit entphahung des mit ternächtlichen wynds.	o	Ingewonten	Allen gleich	Dürren cöpler / nit den feysten	Den gesundē/ nit den seychen
iij	Lustigs wasser.	Law.	Beyssz vn feū. im andern	Das die schweyßlöcher zymlich vffthůt.	Den leiben mit offnē schweyßlöchern/ vnd dē abgondē tertian feber.	Dem bauch flussz.	Mit eim stopfendē tranck	o	Begē vffgang	In glentz	Den jungen	Temperierten
iiij	Heyssz wasser.	Temperiert in hitz vnd feü. züfelligklich h. vñ macht natürlich hitzig	Beyssz vñ feū. im andern	Das nit vast übermoß heyssz ist.	Es macht das flegma subtyl.	Den vernünfftigen krefften.	Mit kaltem wasszer.	o	Mittnächtlich	In winter	Den alten	Kalten vñ feü.
v	Kalt wasser.	Süß kalt im anderen. Es kelt natürlich/ vñ hitzigt züfelligklich	Temperiert	Das süssz vnd lüstig ist.	Es bessert die däuwung.	Denen die zů vast erkeltet seind.	So man in dz warm wasser geet.	o	Heyssen	In sommer	Den jungen	Feysß vñ trū.
vj	Vast kalt wasszer.	Kalt vnd feücht.	Kalt vnd feüchet im andern	Das keyn böß qualitet hat.	Dem schlagk von feüle.	Denen die zů vil purgiert seind.	Mit gelem wein.	o	Begē nidgang	In sommer	Den jungen	Feysß vñ trū.
vij	Artzney die dz har vß beyssjt võ gelöschtem kalck gemacht.	Heyssz vñ trū. im anderen võ vngelöschē kalck/das breñt	Das weissz ist/ vnd dz har bald vßzeücht.	Es zeücht was vnder der haut ist/ mit verzerung.	Den magern	Mit roßwasser vñ viol öl.	o	Vast kalten	In winter	Den alten	Kalten vñ feü.
viij	Mein Nam/ vnnd Grad/ darzů Natur/	Zöigt klarlich an diß klein figur.	Zům Bestē sonder	Hilff ich klag/	Mein schad	Benumēn würt all tag.	Dem Gemeynen Nutz zů gůt

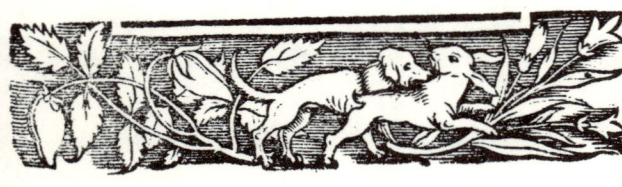

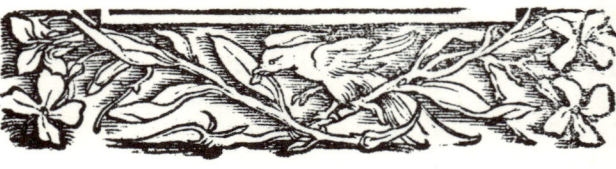

M.D xxxiiij

Der Neben natürlichen ding
Ir erwölung/eygentschafft/vnd täglich würckung.

i Ein kalt wasser bad das keltet natürlich/vnd wörmt zůfälligklich. Warm wasser aber thůt dz widerspil. Doch feüchten sye beyd. Der warm lufft im bad der trücknet. damit würt die gesuntheyt erhalten. Es ist auch gůt dem gewonten feber Ethica genant/der wassersucht/vnnd dem schlagk von völle/oder von läre. So du dich feüchten wilt mit eim bad/so beschütt das bad mit vil wasser/vnd sitz lang in einer bütten. Wiltu dich aber trückne/so trückne das bad von allem wasser/ vnd sitz in der bütten biß der athem aůhebt streng vnd groß zůwerdē. So das vffsteigend zeychen ist im hauß Jupiter/oder Martis/vnd der Mon Venus anblickt/oder ist in winckelen/als dann ist gůt ins bad geen.

ii Der lufft im bad würt vnderscheyden nach den Gemachen. Dan das erst ist läwb/das ander mäsßig/das dritt recht heyß vnd trucken. so nůn einer in dem selbem ein weil bleibt/so würt er feücht vnd heyß/bleibt er lang darin/so würt er kalt vnd dürr/vmb vnmäßigkeit willen der feüchten/vnnd verzerung der natürlichen hitz. Es keltet auch zůfälligklich/so es die cholerische feüchte vß dem leib zeücht/wie dan im tertian feber geschicht.

iii Lüstig wasser thůt die schweyßlöcher vff/zeücht zů jm die cholerische feüchte/kelt zůfällig/ feüchtet natürlich/myltert schmertzen/dät t den flusß/vnd die feüchten/bringt schlaff/stillt das byd men/verzert die schwären schmertzen des haubts/vertylgt den brunst vonn der sonnen/nutzt den schlagk/vnd macht des leib feyßt der ein klein weil nach essens darein geet.

iiii Vast heyß wasser hitziget vast/vnd feüchtet wenig. Hippoc. sagt/wer vil ins bad gee/dem zerflyeßen sein feyßte/zerbrechen die vernunfft/vnd bringt jn ohmacht. Vnnd an eim anderen ort. Es schad denen derē leib verstopfft sey/es sey dan das bad mit wasser gekelt. Auch denen derē leib flüßig gemacht ist. dan das bad stopfft. Es schadt auch den schwachhertzigen/vnd die sich erbrechen/auch die cholerischen feüchte im magen hond/vnd denen die naß offt blůtet.

v Kalt wasser gibt den nutz im bad/das es keltet vnd feüchtet/vnd wörmt zů fällig/dieweil es die schweyßlöcher stopfft. Es behalt auch die dēpff im leib. Darūb so man nach essen darin badet/so sterckt es die däwung. Sein würckung aber/die würt verandert nach dem leib/nach der gegenwürtigen zeit. dan so ein junger der vests leibs ist im sommer darin badet/so nimpt sein hitz zů/ auch sein krafft vnd däwung. Es nimpt hyn die läme vom schlagk der vß völle kompt/ durch vile der hitz die in sich triben würt.

vi Es kompt auch schaden von kaltem wasser/so man darin badet/so einer gearbeyt hatt/mit frawen gehandelt/gewacht/sich erbrochen/nach einer treibenden artzney/in eym bauchflusß von vndäwigkeit/vnd so mans im bad trinckt. Es ist auch schädlich den gleychsüchtē/kalten geschwulsten/es stellt das blůten der nasen vn anderswo. Dan das kalt wasser macht das blůt gerinnē. Den vialten widerfert so sye in kaltem wasser baden/als den schlangen im winter vonn keite geschicht. Den nutz des brunwassers haben wir gesagt im capitel von dē trinckwasseren. Schwymmen/oder sich weschen mit kaltem wasser/soll geschehen so der Mon laufft im krebs/oder fischen/ vn Saturno nit sey vereynt. Ist auch nit gůt so er ist im Steynbock/oder Wassżerman.

vii Vff das die har fressend artzney den leib nit verbren/soll man das ort vorhyn schmyerē mit bappelen/vnd darnach mit kaltem wasser ab weschen/vnd trücknen/alsdan die artzney dar streichen/vnd das soll man thůn nach dem man im bad geschwitzt hatt/vn der schweyß wol abgewischt vnd getrücknet ist worden. So es dan anhebt blůt zůmachen/so soll man in eim warmen gemach bleiben/bitz die artzney wol zerflyeßt. Darnach reib die stadt mit wyldē saffron samen/der gestoßen sey mit melonē sam/weyßemel/das mit myrten vnd pflumen wasser temperiert sey/vnd in eim geschirr behalten/so es dan die notturfft erfordert/so zertreib man ein wenig mit roßwasser/vnnd salb die stadt damit/das vertreibt den brant vnd die maßen von der artzney. Dise salbung vnnd schmyeren soll bey abnemendem Mon geschehen/ee dan er von der sonnen abweicht/ vnd ist gemeyngklich gůt/zů reynigung aller vnflätigkeit des gantzen leibs.

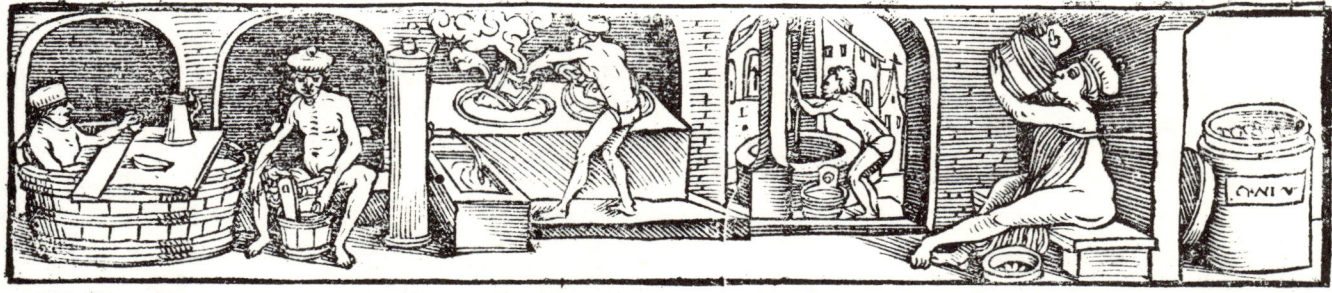

Kalt Bad. Camerē. Lüstig wasser. Warm wasser. Kalt wasser. Kalt wasser im bad trincken. Bad artzney

Die Sechsvnddreysigst Schach Tafel
Von ordnung des Bads/veränderung der Kleyder/nach dem Bad/vnd erhaltung der Nägel.

	Die Nammen.	Die Natur Die Grad	Das best dz du in d art findest.	Sein hilff.	Sein schaden es thůt.	Wie man den schaden abwendt.	Landtschafft Die zeyt Das Alter Complexion was es gebürt
j	Auripigment	Heyſſ vñ tru. im andern Gal. heyſſ.r. ſtopffend vñ brennend.	Das von leichten vergülten blechen iſt	Es ſchyert das har ab/vnnd zeücht die feüchten mit ſchweyſſz	Es macht die haut ſchwartz	Mit ſafft von reiß/vnd wyld ſaffron ſamen.	Jngewonten Im winter Den alten Kalt vnd feücht
ij	Anſtreichen mit öl/on reiben.	Temperiert in kalt im.ij. Es feüchtet naturlich	Nach dem bad	Es feüchtet den leib/vñ verwart vor apoſtemen	Es macht ein zarten leib	Mit ſandal/vñ roßwaſſer	Leymgebürgen Im ſommer Den vralten Dürren Schönen leib
iij	Reiben on anſtreichung des öls.	Es feüchtet vñ trücknet	Senfftlich	Es öffnet vñ verzert die dämpff.	Es macht bläterlin	Mit temperiertem baden	Munißbürg Im winter jungen vñ alt feüchte Bart glyder
iiij	Ybiſch.	Temperierter hitz in.ij. Temperiert heyſſ	Die am gebürg wachßt/vnd zart iſt	Es reynigt vñ lyndert den bauch/zertreibet die apoſtem im affieren	Es weycht die kreüße des hars	So man nägelin/vnnd ſaffron darzů miſcht.	Jngewonten Alten Alten Lyabe glyder
v	Lyne kleyder.	Kalt vnd truckē en im.ij. Kalt vnd trucken	So leicht/hübſch/vnd ſchön ſeind	Sye temperieren die hitz des leibs	Sye machen die haut dick/vnd behalten die dämpff	So man ſyden darunder macht	Münächlich Somer/glentz Den jungen Heyſſen verdorrung der apoſtemen
vj	Ein kleyd von ſeyden vnd wollen.	Heyſſ vñ tru. im andern Heyſſ vnd trucken	Vß den landen Mäſi vnd Faſi.	Zeücht die hitz herus	Entzündt die hitz.	Mit lynen kleyder/vnd vnder lynin kleyder	Gebürgen Im winter Den vralten Kalten Meerung der hitz.
vij	Violöl.	Kalt vnd feücht im andern Kalt vnd feüchtum.ij	Das von gůten violen gemacht iſt	Es weycht die hertten adere	Es laxiert das geäder/vnd die glyder	Mit holder öl.	Münächlichen Im ſommer Den jungen Kalten Heyſſen blödeannaßgriff
viij	Mein Nam/ vnnd Grad/ darzů Natur/	Zdigt klarlich an diß klein figur.	Zům Beſtē ſonder	Hilff ich klag/	Mein ſchad	Benumen würt all tag.	Dem Gemeynen Nutz zů gůt

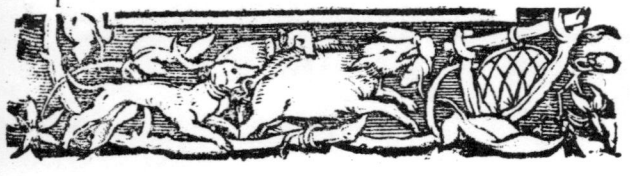

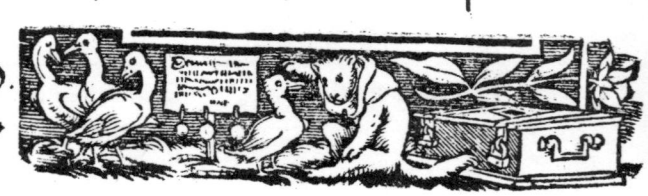

M.D. xxxij.

Jr erwölung/eygentschafft/vnd tägliche würckung.

i   Auripigment nimpt man das fyerteyl zů gewesche̅em kalck/vn̅ zertreibt das/für die hitzig= en/mit gerst/oder reiß wasszer/oder melon safft. für die kalten mit maioran vnd wyld müntz safft. Jst ettwas vnder der haut vßzůfüren/so thů zů den vorgeschribn̅e dingen aloes epimitide/myrrhen vnd coloquinten yedes z. ij. zů verhüten die apostem vnd bläterlin. Wañ man mörschaum mischt mit wasser/vnd streicht es an ein ort/so fellt das har daselbst vß. Oder nim mörschaum/zerreib jn/ vnd beyssz jn in auripigment wasser/darnach in alkali wasser / das distillier darnach ab. wo du das hyn streichst/do fellt das har hynweg. Bedunckt dich das es zů scharpff sey/so zerlassz es in frisch= em brunn wasser. Jst es aber nit zů scharpff/so brauch das vorgenañt wasser. Es thůts auch allein das auripigment mit honig gemischt.   Zům har vßfelle̅/erwölt man dz auripigment so der Mon erfunden würt in eim zweyleibigen zeychen/vßgeschlossen die jungkfraw.

ij   So man ein mit öl salbt/ist das öl kalt/als viol öl/so lyndert es die überflüssigkeyt/öffnet die schweysszlöchlin/feüchtet vnd lyndert den leib. Jst es aber heysz/als holder öl/bysam/vn̅ kosten öl/ so hitzigt es/vnd verzert hefftig/so der eins gebraucht würt vō eim der das feber hat/noch vollkom= mender däuwung der feüchten. So man ein mit öl salbt ee jn die schweysszlöcher geöffnet seind/ so behämpt es die überflüsszigkeyt/so die natur vnder der haut vßtreibt. So aber die schweysszlöch= er vffthon seind / so verzert es die überflüsszigkeyt/vnd feüchtet den leib.

iij   Reiben on öl/thůt man das sennfftlich/so verzert vnd zertreibt es die überflüsszigkeyt/vn̅ öff= net die schweysszlöcher. Reibt man aber hart/so verzert es die feüchten/vnd macht die glyder hart. Thůt man es aber mittelmässziger weiß/so zeücht es das blůt vßwendig vß dem leib. Salbt man aber ein mit öl on reiben/so thůt es die schweysszlöcher zů/vnnd verhyndert das vßryechen darusz. Thůt man es nach dem bad mit warmem wasszer/so erhalt es die natürlich hitz das sye nit verzert werd/hitzigt vnnd feüchtet den leib. Salbt man ein nach dem er in kaltem wasszer ge= badet hatt/das keltet vnd feüchter.

iiij   Ybisch ist zweyerley/weissz vnd gryen. Die gryen ist besszer/doch sagen ettlich sye sey heysz im ersten grad. Sye hat ettwas stopffendes/sye feüchtet/däuwet vn̅ reynigt/darumb streyfft sye die schwartzen mosen im antlitt ab. Die ander dyent das antlitt damit zart zů machen/vnnd das hot schlecht. Nim geddrrt vnnd gestossen psilien samen/den beütel durch ein halb seyden vnnd wüllin thůch/vn̅ misch es mit ybisch safft. Die ander dyent zů den schüpen des haubts/so man das haube zůuor mit mangolt safft wescht. Die ander mischt man mit leüsz samen safft/das tödtet die leüsz vn̅ nyssz. Was würckung vßnen/sandal/vnd rosen bond/ist gesagt im hend weschen.

v   Alle kleyder die den leib anrůren/soll man vor warm machen/darnach wörmen sye auch/ort lynen kleyder. dañ sye kůlen zům ersten/darnach bringen sye ein senffte hitz. Die kleyder von Scu= meysi die lyndern vnd feüchten den leib.   Baumwollen kleyder ye besszer sye seind/ye mee sye den leib lyndern vn̅ hitzigen. welche aber grobe har hond/ die braucht man im winter. Aber was leicht/ dyn̅/vnd scheynbar ist/ im somer. Welcher sein rechten schůch am morgen ee an thůt dañ den lynck= en/dz bewart jn vor der miltz sücht. Kleyder an thůn/geschicht am füglichsten/so der Mon laufft in beweglichen zeychen/ on den Steynbock. Vnd die besten vnder den beweglichen zeychen/ist die Wag/vn̅ der Wider/zůuor so sye Venus/oder Jupiter im dritten/oder sechsten aspect ansehen.

vj   Seydin/oder Beltzin kleyder. Seydin kleyder machen leichte leib. Jst sye gezwyrnt/so gibt sye nit so warm als floder seyd. Beltz hatt vnderscheyd nach art der thyer. Die besten macht man vō Bissam/oder Biber häuten. dañ es hitzigt vast. Aber Füchsz bälg gebe̅ wörmer. Künglen vn̅ Hassen gebe̅ nit so warm als Biber/die seind temperierten leiben bequemer/vmb der leichte wille̅. Lambs fell geben wörmer dañ zygen fell/seind auch dem rucken vn̅ den nyeren besszer. Sesszel die vō mör katzen gemacht werden/seind gůt für die feigwartzen.   Rauhe kleyder machen mageren leib.

vij   Die Nägel seind die eüssersten glyder des leibs/deren gesuntheyt erhalt die salbung. Am donstag soll man sye abschneide̅/so reisszen sye nit. Trifft einer mit der schärē das fleysch am finger/ oder so man sye wescht mit saltz nach dem man sye abgeschnitten hat/so mag ein heyssze geschwulst daran komen/die curiert man mit psilien samen in wasser gebeysszt/vnd vffgelegt. So aber die ge= schwulst anhůb zů kloffen/so ist es ein zeychen das eyter da würt. als dañ nem man grob meel/vnd kew es/vnd leg es daruff. Bleibt aber die feüle da/vnd fellt der nagel ab/so salb den finger vornen mit kaltem öl/vnd wachs. dañ das bewart jn das keyn hesszlicher nagel darnach wechst. Nägel der hend soll man nit abschneide̅/so der Mon ist in Zwylinge̅. Desszgleich der füssz nägel abschnitt ist nit gůt/so der Mor laufft in Fischen/zůuor so er dem Jupiter/oder Mercurio zů würt gefůgt.

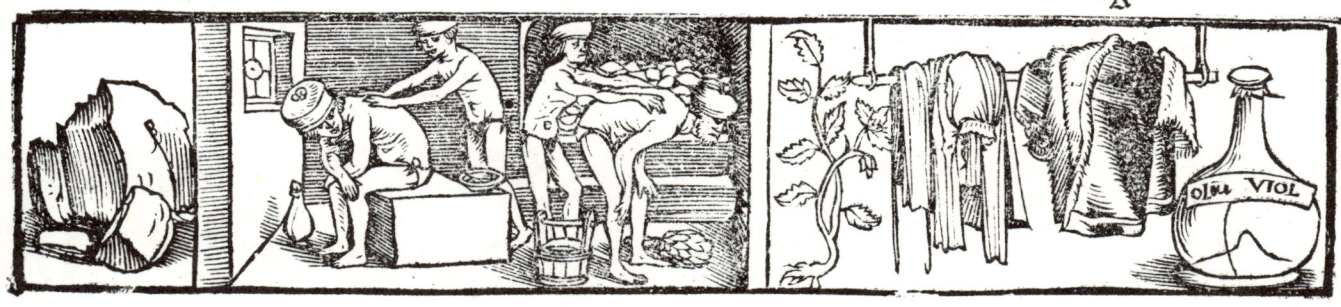

Die Sybenvnddreysigst Schach Tafel
Von guten Geruchen/nutz vnd schaden der Syrupen.

	Die Nammen.	Die Natur	Die Grad	Das best dz du in d art findest.	Sein hilff.	Sein schaden es thůt.	Wie man den schaden abwendt.	Landtschafft / Die zeyt / Das Alter / Complexion was es gebür
j	Aloes holtz.	Heyſſ vnd trucken	o	Das ſchwartz/ ſchwär/ vnd bitter iſt.	Es helt/ ſterckt den magen/ vñ die geyſt.	Den heyſſen kranckheyten des hyrns.	So mans mit campher braucht.	Mittmäſſig / Im winter / Alten / Kalten / Menſch des leb hafften geyſts
ij	Byſam.	Heyſſ vnd trucken	o	Der von der landtſchafft Culbeth kōpt	Er ſterckt das hertz/ vnd dz hyrn.	Dem heyſſen hyrn.	Mit campher.	Mittmäſſig / Im winter / Den alten / Kalten / Menſch der kräfft.
iij	Campher.	Vermiſcht hitz vnd kelt	o	Der rotfarb/ weiſſ vnnd groſſ iſt.	Er ſtellt den blůtfluſſ vß der naſen.	Er macht wachen/ vnd benimpt luſt zů weibern.	Mit violen vnd ſehblůmen.	Mittäglich / Im ſommer / Den jungen / Heyſſen / Wolluſt
iiij	Ambra.	Heyſſ vñ tru. nach art des byſam	o	Der graw/ leicht vnnd feyſt iſt.	Er ſterckt hertz/ vñ meert die geyſt.	Die geneygt ſind vff Machire	Mit geruch võ campher/ vñ alchanna	Mittmäſſig / Im winter / Den alten/ feücht. / Kalten / Künheyt
v	Roſenwaſſer.	Kalt vnd ſtopffend	o	Das võ roſen on waſſer diſtilliert iſt.	Es iſt bequem dē krefften / vñ iren glydern	Es erſchōpfft die bruſt.	Mit kandit vnd julep.	Mittäglich / Im ſommer / Den jungen / Heyſſen / Dapfferkeyt
vj	Saurer ſyrup.	Temperiert in hitz/ kelt/ vnd ſubtylheyt	o	Der reynklich vnd zymlich gekocht iſt.	Er zerſchneidt/ macht ſubtyl/ reynigt, vnd ōffnet.	Dem helſen/ hůſten/ vnd blůt rūr.	Mit julep.	Ingewonten / Allen / Allen / Kaltfeüchte
vij	Saurer ſyrup von ſamen.	Temperiert hitz	o	Der nach rechter kunſt gemacht iſt.	Er treibt vnd ſich die cholera vnd flegma/	Dem mvgen/ der bruſt/ vnd dem gedder.	Mit ſyrup võ magſot.	Kalten / Im winter / Den jungen / Kalt vnd feü. / Narung d'man nit ddwē har
viij	Mein Nam̃/ vnnd Grad/ darzů Natur/	Zdigt klarlich an diſ klein figur.		Zům Beſtē ſonder	Hilff ich klag/	Mein ſchad	Benum̄en wirt all tag.	Dem Gemeynen Nutz zů gůt

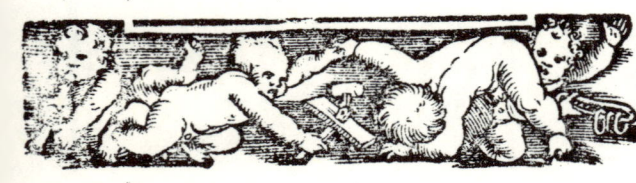

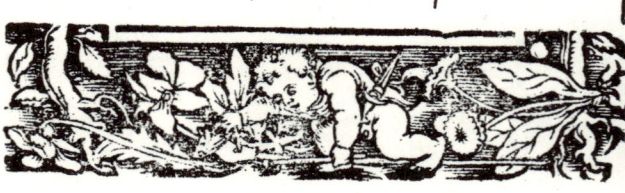

M. D. xxxix.

Der Neben natürlichen ding

Ir erwölung / eygentschafft / vnd tägliche würckung.

i Aloes holtz. Das best kompt vß India / das gibt die lyeblichsten reüch. Darnach das von Saumsi / das selb macht das tůch wolschmecken / so es feücht ist / vnnd ist gůt zů keüwen. Das vß Brino gleicht dem võ Saumsi. in dem ist ein süßze / die macht leüß wachßen. Aber das Indisch ist bitter / das wöret das nit leüß wachßen. Aloes holtz hatt vil vnderscheyd / nach den landen da es hår kompt. Es würt auch nit ein yeder baum der gattung aloes holtz genañt. Das recht würt vnd die erd vergraben / vff das es sein yrdischeyt verlyer. Man weyßz auch nit wo es wechßt. Vnd das selb Aloes holtz ist nütz den ynneren glydern / es sterckt das hyrn / das geåder / vnd die leber.

ii Bysam. Die bålglin darin der bysam ist Cubit genañt / seind vß einer blaßen vnd bysam gemacht. Gergeri bålglin / seind den zů wider. der selb bysam ist nit so subtyl vñ wolryechend. Bysam von Charam ist mittel vnder den genañten / darunder kompt sylber / vnd bly feyglet. vff das er dester schwerer sey. Bysam von Salmiud hatt nit solche würckung. dañ man thůt jn vß seinen bålglin in ein glåsin geschirz zů behalten. Das bålglin darin der bysam ist / ist ein nabel von eim thyer / eim Gazel gleich / hatt zwey hörner gerad übersich gond. die selben blaßen fundt man voll blůts. vnd so man sye ein tag behalt / so würt vß dem blůt bysam. Vnd so die selben thyer sich võ mör in die wüsten thůnd / so eßzen sye spicken / dauon würt der bysam dester lyeblicher. So sye aber bey dem mör bleiben / so eßzen sye myrrhen. der selb bysam würt gefölscht mit der wurtzel Nakir / vnd mit dem kraut Salich gestoffzen.

iii Campher. Riachi ist ein wurtzel alles Camphers / die findt man in den stöcken der bäum / seind weißze stück wie saltz / da ist gemeynklich ein stuck eins gulden schwår. Der kleyn campher heyßzt Missen. Campher da noch holtz bey ist / den seüdt man / wie ich gesagt hab võ campher wasser der heyßzt dañ Firioli / daruß macht man bilder. Campher der nimpt sein zů namen von stett vñ landen da er hår kompt. Man sagt / dz vnder dem schatten eins Campher baums wol hundert menschen wonen mögen. Der Campher ist weißz mit etwas röte / vnd so man jn bricht / so felt der Campher herab.

iiii Ambra ist wie ein byrnlin / vnd das gröst wygt tausent gulden / vnd diser Ambra kompt ŏ den brunnen im mör / vnd schwympt darauff / den eßzen dañ die vögel die darin schwymen / vnd sterben dauon. Ettlich aber sagen / es sey ein kath von eim thyer. Die anderen / es sey ein wüst vor dem mör. Vnder allem Ambra ist der graw der best / aber der der böseft ist der wie schnee sydt / vnd darnach der wie bech. Ambra ist auch ein fisch eins üblen geruchs / den eßzen die fisch / vnd werffen jn darnach wider vß / vnnd so man jn kochen will so findt man sandt darin. Ettlicher Ambra hatt sein nammen võ einer dannen. Ettlicher würt schön genañt / der hatt keyn geruch. Such würt von feüchten emblicis gemacht. findt man die selben nit / so macht mans vß Ramick / das ist ein frische wylde galla. Alles solichs Such ist kalt.

v Roßen waßzer trinckt man zů stercken das hertz / vnd den magen / vnd sein geruch vertreibt omacht. dañ es erweckt die fünff syñ / weyttert die seel / vnd sterckt den leib mit gůtem geruch vnd stopffender krafft. So man ander blůmen oder specerey zů den rosen thůt / als campher / oder saffron / vnd distilliert das roßwaßzer / so nimpt es die krafft der selben specerey an sich.

vi Saurer Syrup / der mit zucker gemacht würt / ist allen gesunden complexionen bequem / auch allen åltern / vñ landen. Der aber mit honig gemacht ist / ist temperiert in hitz vnd kelte. Der mit wurtzen gemacht ist / neygt sich zů merer hitz / öffnet / zerschneidt / löscht vnd kület baßz dañ der einfach. Der saur Syr. von den samen öffnet vast. Der einfach / oder schlecht saur Syr. löscht den durst baßz / vnd keltet die leber. Seinen nutz wöllen wir hernach beschreiben.

vii Schlechter saurer syrup ist bequem krancken vnnd gesunden / der verzeert die wynd / überwindt die choleram mit seiner seüre / treibt vß die speychel vß der brust vnd lungen / vnnd reytzt den harn. Der saur syr. von quitten den Galenus gesetzt hatt / sterckt den magen vnd die leber / bringt lust vñ nützt die võ einer franckheyt vff ston. Der saur syr. von squillen / hilfft den waßzersüchtigen / vnd leib franckheyten die von kelte kommen. er treibt die geburt vß / ist nütz für das keichen / vñ schweren athem / das von schlymiger feüchte kompt.

Aloes holtz.   Bysam.   Campher.   Ambra.   Roß waßzer.   Saurer Syrup.   Schlechter Syrup.

Die Achtvnd dreyssigst Schach Tafel

Võ Syrupen/ Safftẽ/ schickung der Gemach nach gelegenheyt der zeyt des jars.

	Die Nammen.	Die Natur	Die Grad	Das best dz du in d art findest	Sein hilff	Sein schad den es thůt	Wie man den schaden abwendt	Complexion	Das alter	Die zeyt	Die landtschafft was es gebürt
j	Syrup von Kytten.	Kalt vnd trucken	Kalt im dritten/ im andn	Der wol gesetzt/ vñ von bequemen dingẽ gemacht ist.	Er besszert die däwüg/ stopfft den bauch/ vñ benimpt das erbrechen.	Er macht die kål/ vnnd die brust rauh.	Mit süsszem syr. als von magsamen.	Beyss vñ feü.	Den alten	Im sommer	Mittåglich
ij	Syrup von Magsamẽ.	Kalt temperiert.	Kalt temperiert im ersten	Der mit samẽ/ vnd schalen/ vñ mit regẽ wasser gemacht ist.	Der brust/ vñ dem heyssen hyrn.	Er letzt das kalt yngeweyd.	Mit güter miñ̃a.	Beyssen	Den jungen	Im sommer	Beyss
iij	Syrup von Rosen.	Kalt vnd tru. im ersten	Kalt stopffend/ Kalt feücht laxierend	Mit wasser gemacht/ darjñ rosen durch kochung ir farb verloren hond.	Er fürt die subtyl choleram vß.	Er strengt den magen vnd dz yngeweyd.	Mit gersten wasszer.	Beyssen	Den jungen	Mint im somer	Mittåglich
iiij	Julep võ Roß wasszer gemacht.	Beyss vñ feü. im ersten	Kalt vnd feücht	Der wol gekocht vnd gemacht ist võ roß wasser.	Der truncken heyt/ vñ erhaltung der gesuntheyt.	Dẽ flussz/ darm schyrpffung/ vnd blůt rür.	Mit syrup võ öpffelen.	Beyssen	Den jungen	Im sommer	Begẽ nõdgang
v	Safft võ Johañs treübel	Kalt vnd tru. im andern	Kalt vnd trucken / streng end	Das man von Sires bringt	Es sterckt den magen vñ die däuwung.	Dem schmertzen des schlundts/ vnd der kålen.	Mit safft von süsszen granaten.	Beyss vñ feü.	Den jungen	Im sommer	Mittåglich
vj	Somerliche gemach.	Kalt vnd feü. temperiert	Kalt vnd tru. temperiert	Die sich im temperament dem glentz vergleichen.	Sye temperieren die cörpler/ vñ die däuwung.	Sye hynderen die verzerung des somers.	Mit baden.	Beyssen	Den jungen	Zů mittag	Mittåglich
vij	Winterliche gemach.		Temperiert in hitz	Die sich dem end des glentzen vergleichen.	Sye erwecken verlegene krefften von kelte.	Sye machen durst/ vnd das die speyß roh durch den magen geet.	So man sye richt gegen mittnåchtlichen wynden.	Kalten	Den alten	Daß kålten	Gebürgen
viij	Mein Nam/ vnnd Grad/ darzů Natur/	Zeigt klarlich an diß klein figur.		Zům Bestẽ sonder	Hilff ich klag/	Mein schad	Benůmen wurt all tag				Dem Gemeynen Nutz zů gůt

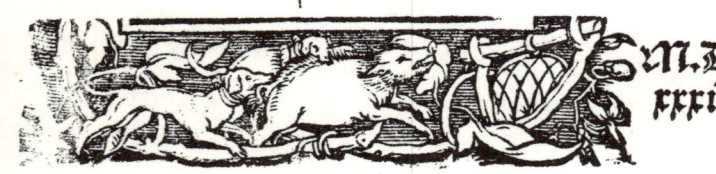

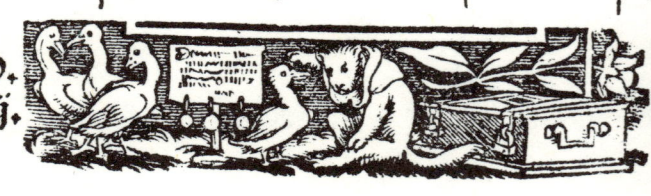

M.D. xxxiij.

Der Neben natürlichen ding
Jr erwölung / eygentschafft / vnd täglich würckung.

j Kytten syrup sterckt den magen / vnd löscht den durst. Man behalt quitten safft lenger / dann öpffel safft. Miua / oder quitten safft der mit specerey bereyt würt / der nimpt der specerey natur an sich. Oepffel syrup ist kalt vnd trucken / sterckt den magenmundt / nützt für das hertz klopffen / sterckt dz gemüt / verstellt das erbrechen / vnd den bauchflusz. Der aber von den öpffeln võ Jerusalem gemacht würt / der ist besszer zů solchen wůckungen. von wegen des gůten geruchs. doch ist er nit so kalt / vmb seiner sůßze wille. In allen Syrupen hab man acht / das in irer handtreychung der Mon sey entweders Veneri / oder Jupiter zůgefůgt / in lüfftigen / oder wåsserigen zeychen.

ij Magsamen syrup ist gůt für wachen. dañ er macht doll. Er nützt auch für den hůsten / vnd den schnuppen. Syrup von sehblůmen ist gůt für haubt wee / vnd die flůsz / so vff die brust sitzen vnd in den magen. Syrup von lymonen ist kalt vnnd trucken / hatt doch ettwas wörme / vmb der schölet willen. Der überwindt die choleram / sterckt den magen / vnd die begyrd zů essen. Er besszert auch die dauwung / setzt das erbrechen / vnd ist gůt zů der truncknenheyt.

iij Rosen syrup ist zům besten so er von rotem rosen waszer gemacht ist / vmb seiner loblichen tugend willen. Ettwañ scherpfft man in mit scamonio / vnnd ettwañ nit. Man mag jn auch temperieren mit saurem syrup. Viol syrup ist temperiert in kelte vnd feüchte. Der lyndert die brust vñ kälen / hylfft für den hůsten mit eim feber / vnd macht den bauch schlůpfferig. Granaten syrup mit müntzen gemacht / ist kalt vñ trucken / stillt das erbrechen vñ den durst / vñ ist bequem dem cholerischen magenmundt. Syrup võ wyhrauch gemacht / der ist gůt für die vrschlechtē / vñ röte des leibs.

iiij Julep ist temperiert / neygt sich vff kelte vnd feüchte / löscht die hitz des magens / vnd sterckt jn / auch dämpt er die scherpffe des febers. Honig waszer mit specerey gemacht / dyent zů kalten franckheyten / vnnd reynigt mynder dann der honig / es laxiert den dürren bauch / aber er truckt den magen vnd das yngeweyd das bereyt ist die überflůsszigkeyt vß zů treiben / er helt auch die speiß im magen / vnnd teyl sye vß durch die teyl des leibs. In einer yeden purgatz hab acht / das der Mon sey im Scorpion / oder in seiner tripliciteit. Ist aber nit gůt zů purgieren / so der Mon zůgefůgt ist Joui / oder eim planeten so retrogradus est.

v Safft von Johans treübel. Safft von myrtillen nützt zů dem flusz vnd hůsten. Maulber safft ist kalt / vnd ist gůt zů der geschwulst der kälen von hitz. Safft von nuszen ist heysz / bequem der entzůndung des schlundts von kelte. Agreß safft ist kalt vnd trucken / das verändert die choleram / verstellt das brechen / durst / vnd bauchflusz. Also thůt auch safft vß sauren citronen / aber es ist stercker in der würckung. Pflumen safft ist gůt zů den cholerischē febern / so dõ bauch verstopfft ist.

vj Sommerliche gemach sollen den mittnächtlichen wynd hon / behenckt mit subtylen vnd dünnen tůchern / besprengt mit sůszen vñ wolreechenden wassern / gestrewt mit wolschmackendē kreütern / blůmen / vnd früchten. Man soll auch rauch darein machen mit sandal vnd campher / vnd gedachte tůcher besprengen mit roßwasser / temperiert mit wolryechendē wein. So man die gemach also bereyt / vnd einer mit blassem leib dariñ wont / so würt er verwart vor übriger hitz. dañ der lufft ist dañzůmol kelter dañ der mensch. Mag man das nit zů wegen bringen / so thů man jm gůte kleyd an / vnd decke jm sein haubt mit eim byret die heyszer seind dañ der mensch / zůuor so man den lufft vmb vns nit mag mit fleder wůschen kelten können.

vij Winterliche gemach sollen kolen haben die dz feür lang halten / vñ holtz das nit böser qualitet ist / als feigen holtz / vnnd des gleichen. Man soll auch warme wolschmackende reüch darein machen. als von nrda / vnnd ambra. Die thůren sollen gegen vffgang der sonnen gericht sein. Es sollen auch leichte vnd weyche beth dariñ sein. Dañ also bereyte gemach bringen durst / vnd machē die speiß bald vß dem magen gon / vñ helffen wie die bäder nach der speiß. So dañ wentlen in den gemachen werdē / so mach man ein rauch darein võ cyprezszen nuszen / vnd geschmack von weisser müntz / so sterben sye. Seind vil mucken in eim gemach / so zertreib auripigment mit wasser / vnd bespreng das gemach. Sant Johans kraut / oder sein blůmen / seind auch gůt für wentlen. Dise Camer bereytung soll geschehen so der Mon ist in zweyleibigen vnd satten zeychen / vnd er mit dem ascendenten sey glůckhafftig. Dann wo er der Mon vnglůckhafft / in winckelen / des deitten / oder seins gegen haußes erfunden / so ist solche Camerbereytung nit ersahyesszlich.

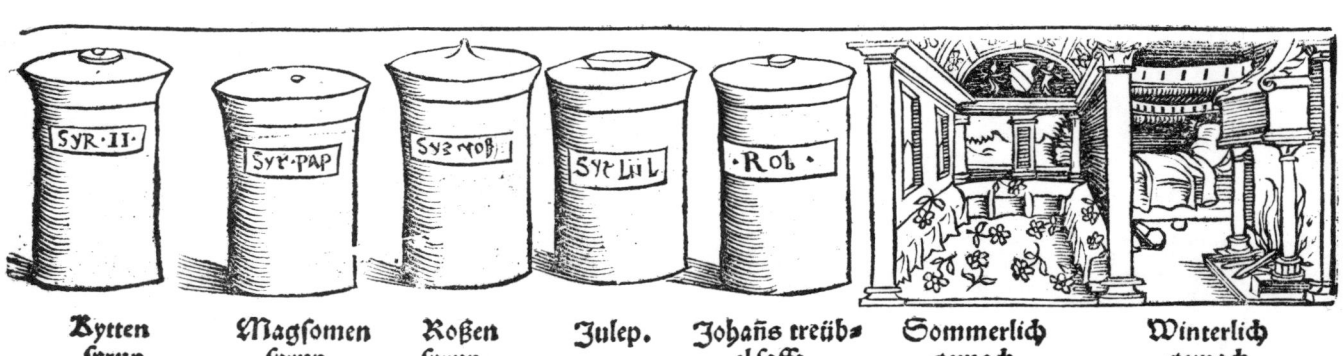

B iij

| Kytten syrup. | Magsomen syrup. | Roßen syrup. | Julep. | Johañs treübel safft. | Sommerlich gemach. | Winterlich gemach. |

lxxviij **Die Neünvnddreyssigst Schach Tafel.**

Von veränderung des Lufft/vß vrsach des Wynds/vnd der Zeyt.

	Die Nammen.	Die Natur	Die Grad	Das best das du in der art findest	Sein hilff	Sein schad den es hüt	Wie man den schaden abwendt	Complexion was er gebürt	Das alter	Die zeyt	Die landschafft
j	Mittäglicher Wynd.	Heyß vñ feücht	Heyß im ij. trucken im j.	Der durch ein gůt lantschafft wäht.	Der brust.	Er betrübt die synn.	Mit campher vñ roßwasser	Kalt vnd feü.	○	Den vralten	Im herbst	Mittäglich
ij	Mitnächtlicher Wynd.	Kalt vnd trucken.	Kalt im dritē/ trucken in ij.	Der über die süßzen wasser wäht.	Er reynigt die syn.	Der brust vñ dem hůsten.	Mit baden/vñ kleydung.	Heyß vñ feü.	○	Den jungen	Im sommer	Mitnächlichen
iij	Wynd võ vffgang der sonnen.	Temperiert	Temperierter biß in añ Temperiert	Der durch wasser vnd schön wysen wäht.	Er meeret die geyst.	Dem augen wee/vnnd dem nasen pfnüßel.	Mit wasser võ blůmen.	Temperierten	○	Allen	Im glentz	Gegē vffgang
iiij	Wynd von nidergang der sonnen.	Tempe. trū in andern/oß i. Etwas tem periert	Temperierter andern/oß i. Etwas tem periert	Der sich nach mitternacht zů neygt.	Er macht däuwung.	Dem zittern/ vnd kelte.	Mit erwörmung.	Temperiert	○	Allen	Im glentz	Gegē vffgang
v	Glentz.	Temperierter feücht im ij. Temperiert	Temperierter feücht im ij. Temperiert	Sein mittel.	Allen thyerē/ vnd erdgewächß.	Den vnsauberen leiben.	So man die leib reynigt.	Temperierten	○	Den jungen	Feyner verglicht	Gebürgen Feyner verglicht
vj	Sommer.	Heyß vnd trucken.	Temperiert im andern	Sein anfang.	Er verzert die überflüßzigkeyt.	Er hyndert die däuwung/võ wegen der cholera.	Mit feüchten feltungen.	Kalten.	○	Altē vnd vralē	Feyner verglicht	Temperier: en Feyner verglicht
vij	Herbst.	Temperiert etlicher maß		Sein mittel.	Die algemach zů irem widteyl gond.	Temperierten complexionē.	Mit feüchtigung vnnd baden.	Temperierten	○	Den jungen	Feyner verglicht	Temperier: en
viij	Mein Nam/ vnd Grad/ darzů Natur.	Zdigt klarlich an diß klein figur.		Zům Bestē sonder	Hilff ich Klag/	Mein schad	Benumen würt all tag	Dem Gemeynen Nutz zů gůt			

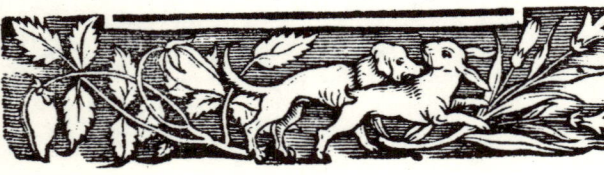

M.D xxxiij

Der Neben natürlichen ding. lxxix
Ir ewölung/eygentschafft/vnd täglich würckung.

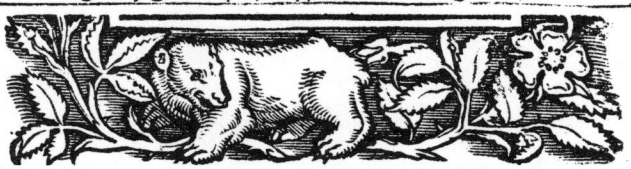

i   Mittägliche land ligen vff die rechten handt so einer gegen vffgang der soñen sycht/die selbige lendtschafften seind heyßz.dann die soñ zeücht sich dahyn/vnnd ist dem equinoctial nahe. Sye seind auch feücht/von wegen der dämpff die sich vom grossẽ meer erhebe. Die wynd dohär/machen lassze bewegung vnnd leib/betrüben die syñ/reytzen zů fallender sucht/machen haubtwee/vnd füllen das haubt mit flüsszen/zůvor den feüchten/vnd schwechen die däwung.

ii   Mittnächtliche landtschafft ist der zůgegen/vnd ist vff der lyncken seyten so einer gegen vffgang sycht. Sye ist kalt vnd trucken.dañ der sonnen weg ist weit davon. dañ sye geet dadurch so sye an irem obersten puncten ist/vnd dann ist sye am aller weitesten von der erden. Dißer landtschafft wynd reynigen die feüchte/leütern die geyst/stercken die syñ/verhynderen die flüssz/vnnd schaden den kalten complexionen. Hippoc.meynt/der wynd sey ein bewegter lufft. Aber Aristoteles sagt/es sey ein dampff der von der erden kom̃.

iii   Die landtschafft gegen vffgang der soñen ist temperiert/neygt sich doch vff hitz vnd dörre. Temperiert darumb/dieweil die soñ nit so weit davon kompt dz sye kalt wer/kompt auch nit so nah darzů das sye heyßz würd/wie den anderẽ geschicht. Sye macht auch temperiert weßen des leibs/gesunde cörper/starcke krefft. Die inwoner seind weißz and rot geferbt

iiii   Die landtschafft gegen nidergang der sonnen/vergleicht sich derẽ gegen vffgang. Ist nit gar temperiert/sonder etwas kalt vnd trucken. Darumb nit gar temperiert/dañ die soñ bescheynet sye am morgen/vnd die darin wonen/befinden in der morgenröt ettwas kelte/vnnd am abendt wörme/wie im herbst geschicht.Es seind anch sonst acht wynd/derẽ ye zwen ein haubt wynd vmbgeben/des selben complexion nemen sye auch ansich.

v   Glentz/facht an so die soñ vffsteigt in den ersten grad des wyders/das ist am zehenden tag des Mertzens. Sein natur ist temperiert/dieweil die soñ gath vff der equinoctial linien/vnnd hatt ein end so die soñ kompt an das end der zwyling. Der glentz ist dreyer monat lang/im anderen monat gett die soñ in den styer/im dritten in die zwyling/vnd deren ein yegklicher monat vergleicht sich dem anderen vmb der nähe willen. Also ist es mit aller zeit.

vi   Sommer hatt sein anfang so die soñ in den ersten grad des krebs kompt/vnnd sein end im end der Jungkfrawẽ am.xvi.tag des Septembers.Der ander monat des sommers ist/so die soñ in den ersten grad des Läwẽ kompt/sein end ist so die soñ in die Jungkfraw kompt. Sein natur ist heyßz vnd trucken. dann so die soñ vffsteigt/so geet sye so vast sye mag gegen mitternacht gegen dem mittel puncten vff vnserem haubt/vnd damit hitzigt sye vns. Galenus vnnd Hippoc.achten/der anfang des somers sey/so die henn/oder die styrn des styers vffsteig.dann ist der anfang der erndten.

vii   Herbst hatt sein anfang/so die soñ anfacht absteigen/vnd gath in den anfang der Wagen. dañ so würt die mittnächtlich art temperiert/so sye gegẽ mittag geet.Sein end ist/so der schütz endet.Der ander monat würt gerechnet/so die soñ in den ersten grad des scorpions kompt.Er ist kalt vnd trucken.temperiert kalt/dieweil sich der wynter nähet.trucken/von nähe wegẽ des somers.

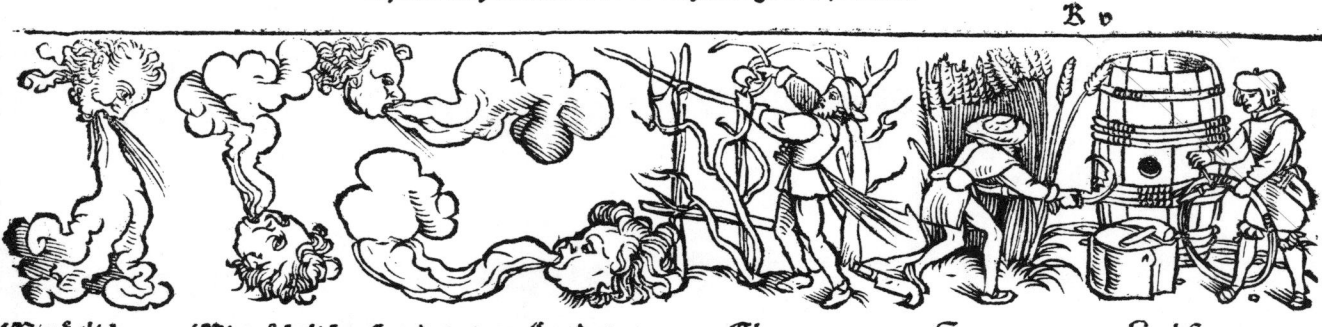

K v

| Mittäglich land. | Mittnächtlich land. | Land gegen vffgang. | Land gegen nidergang. | Glentz. | Sommer. | Herbst. |

Die Fyertzigst Schach Tafel
Von Landtschaften/Vergyfftem Lufft/vnd bewarung darfür.

	Die Nammen.	Die Natur	Die Grad	Das best dz du in d art findest	Sein hilff	Sein schad den es thůt	Wie man den schaden abwendt	Complexion was es gebürt	Dis alter	Die zeyt	Die landtschafft
j	Winter	Kalt vnd feücht	○	Zů nächst am glentzen	Er bessert die däwung	Er macht flegma.	Erwörmung mit fewr/kleyderen vñ baden	Heyss vnd x.	Den jungen	Im sommer	Vmb vnser müssigen
ij	Mittnächtlich landtschafft	Kalt vnd trucken	○	Das gůt wasser vnd erdtrich hatt	Es macht starckmůtig/vnd fürsichtig	Der engen brust.	Mit temperierung der monat.	Heyss vñ feü.	Den jungen	Im sommer	Heyss
iij	Mittäglich landtschafft	Heyss vnd trucken.	○	Die weit vom mör ist/vnnd nah bey mittnacht	Es bringt dapfferkeit/vnd miltigkeit	Der röt/vr= schlechtē däw ung/vñ dem verstandt	So man das haubt/vnd den magen sterckt.	Kalt vnd trů.	Den alten	Im herbst	mminor. polo
iiij	Landtschafft gegē vffgang der sonnen.	Temperiert	○	Gegen mittn acht/vnd ein theyl gegē mittag.	Schyer nahe allen krefften	Es hatt vil blickßen vnd erdbidem	So man geet in gemach vnder dem erdtrich.	Temperierten	Jtten	Im glentz	gegen vffgang
v	Landtschafft gegē nidgang der sonnen.	Wanckelbar temperiert	○	Die ynßlen Alabor	Anzeygung der bergk= werck	Es macht die complex ab= weg gon	Mit dem das sye rechtfertigt	Temperierten	Den alten	Im glentz	Nundtzlich
vj	Vergyffter Lufft	Büß vnd sorgklich.	○	Des substantz nit verstört würt.	Zerstörūg der feind.	Den threren die im erdtrich wachßen.	Mit wider= wertigen be= reüchungen	Keynen	Allen bößen	gemeynlich	Allen bößen
vij	Tyriaca.	Heyss vnd trucken	○	Der ein ver= gyfftē hanen erledigt.	Dem hüstē vñ kalten vnnd dürrē kranck heyten.	Dem wach= sen.	Mit dingen die kelten/als gerstē wasser/vnd seins gleichen.	Kalt vnd feü.	Den alten	Zů nnor	Do nott ist
viij	Mein Nam̄ /vnnd Grad/darzů Natur/	Zdigt klar= lich an diß klein fi= gur.		Zům Beste sonder	Hilff ich klag/	Mein schad	Benūmen würt all tag	Dem Ge meynen Nutz zů gůt			

M.D xxxiiij

Der Neben natürlichen ding. lxxxj
Ir ewölung/eygentschafft/vnd täglich würckung.

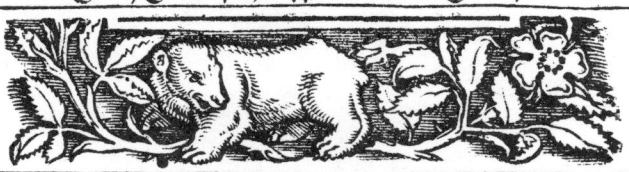

j Anfang des Winters ist/so die son in den ersten punct des steynbocks kompt. Das end im letsten grad der fisch/das ist am zyckel da die son anhebt gegen mitternacht zůsteigen. Der anfang des anderen monats ist/so die son im Jenner in den waßzerman kompt. Sein natur ist kalt vnnd feücht/vmb abweichung willen der sonnen von dem mittel puncten ob vnßerem haubt. Hippoc. meynt/er sahe an so die hen vndergath/oder die styrn des styers/das ist die zeyt so man säben soll.

ij Mitnächtliche landschafft/als Sclauonia/vnd deren gleiche/die seind vast kalt vnd trucken. Ire jnwoner haben breyte brüst/seind weiß vnnd erschröcklich/vmb verborgenheit willen der hitz. Sye haben auch rhane beyn/dieweil die hitz also võ den vsseren glyderẽ vßgat. Sye lebẽ lang/vmb irer gůten däwung willen. Trinckẽ auch lützel. dañ sye esszen vil. Ire weiber seind fruchtbar/dañ sye werden zů irer zeyt nit gereynigt/dieweil sye so kalt wasser trincken/habẽ auch lützel milch/vnd gebären schwärlich. dañ sye haben enge beüch.

iij Mittäglich landtschafften seind vnder dem mittäglichen polo. als da ist Morenlandt. etc. die seind schyer den mittnächtlichen zů wider/seind heysz vnnd feücht/haben vil gebrechlicheyt/ire wasser seind trůb vnd versaltzen. Ire jnwoner schwartz/vnd werden bald truncken. dañ sye haben blöde haübter vnd feücht. Jn ir ingeweyd geet vil flegma herab/dauon werden sye vnlustig/vnnd verdyrbt ir dewung. dañ es meeret ir kelten. Sye seind eins freündlichen weßens/leben nit lang/vñ haben weych beüch/von wegen irer bößen däwung.

iiij Die landschafft gegen vffgang der soñen/hatt klaren vñ temperiertẽ lufft/wie der glentz/doch vff ettwas dürre geneygt. Der jnwoner speißen seind temperiert/ire wasser süß vnnd lauter. dañ die son bleibt nit lang bey jnen das sye gesaltzen würden/so kompt sye auch nit so weit von jnẽ das sye trůb bleiben. Der jnwoner cörper seind weissz vnd rotfarb/auch feyßt/haben helle stymen/lützel franckheyt/hübsche glydmaß/vnd hohe traüm. Bey jnen seind vil stauden vnd grossze baüm. Sy seind auch von natur kündig vnd weiß/von wegen irer temperierten qualitet/vnd in summa/es ist ein lyeblich růwig volck.

v Die landschafft gegen nidergang der sonnen/die hatt ein lufft der neygt sich vff hitz vnnd feüchte/vnd ist trůb. Jr speisen seind heysz/ir wasser trůb. dañ die son geet am morgen nit bey jnen vff. Ire sommer haben kalte morgẽ/vnd heyssze abendt/wie im herbst geschicht/dahär werden sye vnkrefftig/vngeferbt/vnd oiler franckheyt vnderworffen. Die landtschafften aber so da zwischen ligen/seind mittelmässiger complex/vñ verglücht sich ein yede derẽ sye am nechstẽ ist/doch nit gar.

vj So der lufft übel stinckt/vnnd werden vil vrschlechten vnd andre tödtliche franckheyten/so soll man vnder dem erdtrich wonen an dürren orten/vnd weit von den leüten. Die selben gemach soll man mit esszig besprengen/vnnd bereüchen mit wyhrauch/myrten/vnd sandal. Alle speiß soll man mit esszig bereyten/vnd auch das tranck mit ein wenig esszig mischen. Man soll dañ offt laßen vnd purgieren/gewäschen bolum ar. esszen/vnd an campher vnd roßwasser schmacken.

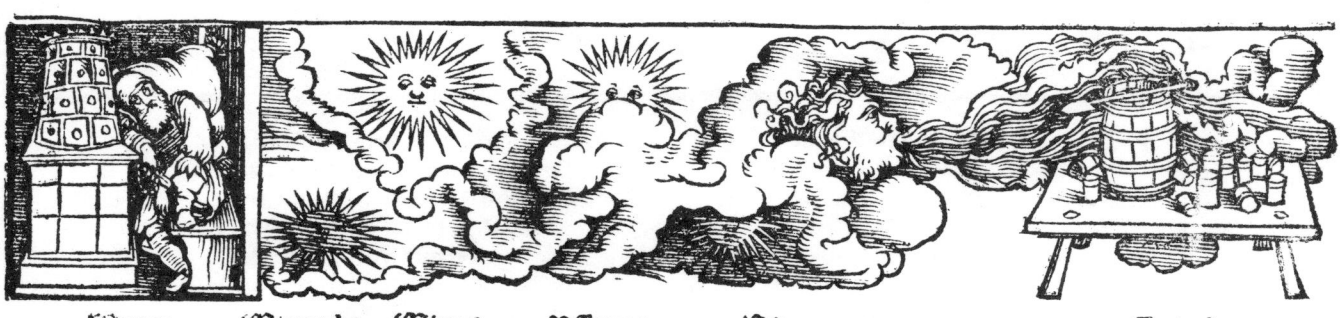

vij Tyriac würt im zehenden jar erst gůt zů brauchen/vnd wäret biß vff dreyssig. Im fyertzigsten jar ist sein krafft vß. So einer võ ein gyfftigen thyer gebisszen würt/so trinck er tyriac mit ein gůten wein/vnd schmyer jn vff den bisz/so sterckt er das hertz/vñ zeücht das gyfft härusz. So einẽ ein scorpiõ gestochen hatt/so schneid man das gestochen glyd vff/vnd bynd tyriac daruff. lasz dem francken/vnd gib jm wein zů trincken mit aloes vermischt/knütscht fleysch/vñ leg es vff den bisz. Man geb jm auch gekewten vnd gesygelten wyhrauch in seinem tranck. So soñ vnd mon im scorpion seind/so macht man eins scorpions figur in ein gyffisteyn/das sol gůt dafür sein/also/das auch der scorpion dañ in eim vffsteigenden winckel sey. Welcher vergyfft ysszt/den mach man sich erbrechen mit milch.

Winter.   Mittnacht.   Mittag.   Vffgang.   Nidergang.   Tyriack.

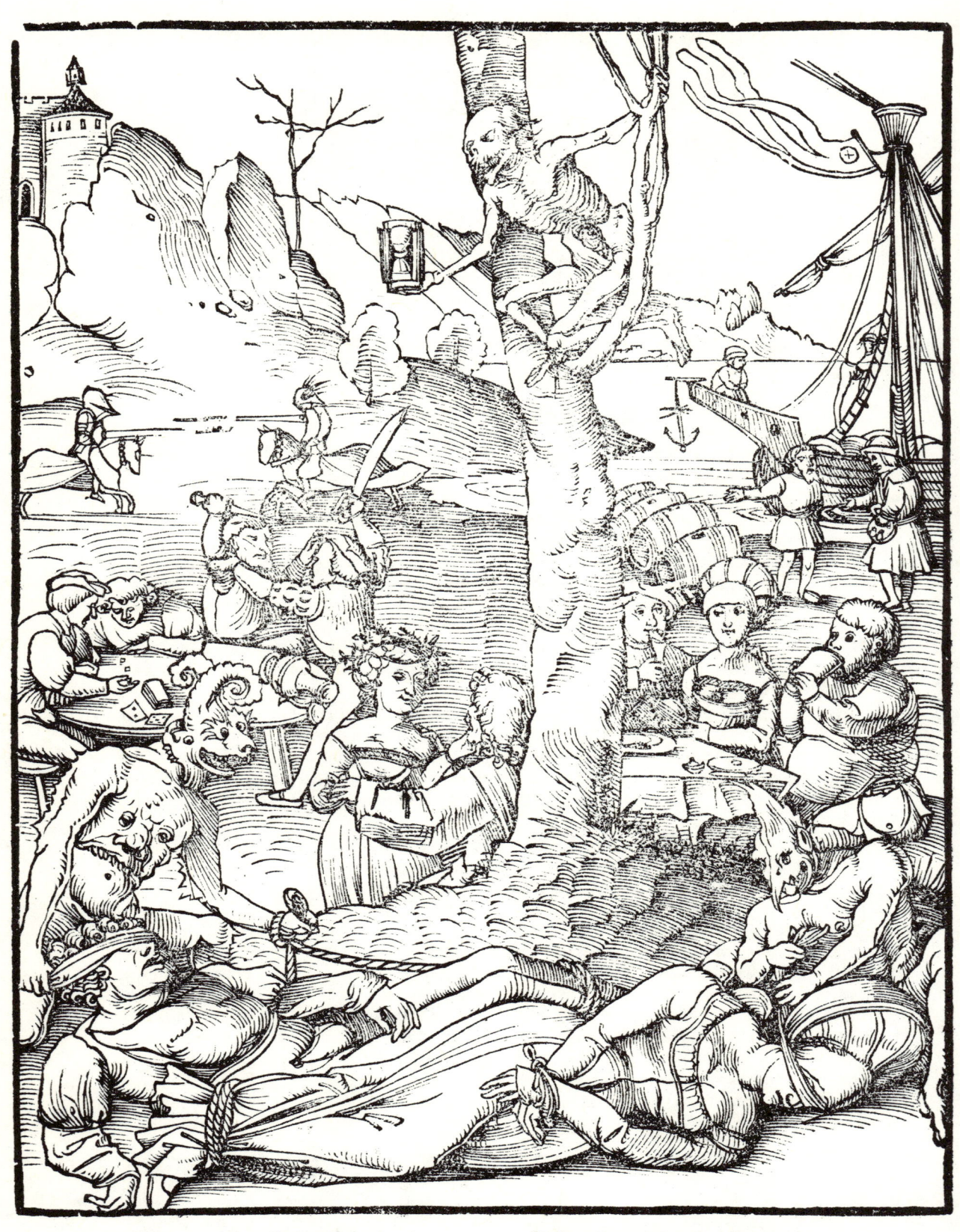

All kurtzweil/wollust dißer welt/
An manchem hatt gar grob gefelt.
Das er nit wißzt bescheydenheyt/
Vnd halten sich der mässigkeit/
In essen/trincken/freüden spil/
In thůn vnd lon recht treffens zil.
Damit sein leb n ordenlich
On gsuntheit/schutt nit hindersich/

Bekrenckt im selb leib/seel/vnd gůt/
Vnd hett dabey kein gsunden můt.
Darumb leer leben nach der art
Natürlich wie ein mensch hynfart/
Syñrich/vernünfftig/adenlich/
Wie dich diß Bůch weißz ordenlich/
Fürschreibt der Reglen vil on zal/
Der du dich halten solt mit wal.

Gott allein die Eer.

Regelbůch über die
Schachtafelen der Sechs
neben natürlichen ding/
durch Eluchasem Elimitar beschriben.

¶ Das Erst Teyl.

⊂ Die Erst Regel/von dē Geschmack/
Geruch/vnd wesen/oder substantz der Speiß.

Natur der Speiß würt durch fyer weg yeder man erkant. Zům ersten durch die vernunfft. dañ die vernunfft zöigt an ir zal. Durch den Geschmack. Durch entpfengknüß des geruchs / mittel bequemer glyder. Auch darnach sye bald verdäwt werden. Vnd zům letsten/von wegen irer substantz. Nun seind achterley eynfacher Geschmack. Bitter/der ist am höchsten an der hitz/darumb so schabt er eim die zung ab/vnd entzünndet sye. Scharpff/der ist minder heyßz/darumb wescht er die zung. Gesaltzener/ist noch minder warm/vnd macht ein scherpffe vff der zungē. Stopffend/der ist am aller keltesten/zeücht die zung zůsamen/vnd machet sye rauh. Saur/der ist minder kalt/zeücht auch die zung nit so vast zůsamen. Essigs/der ist auch minder kalt/vnnd macht scherpffe an der zungē. Süßz/der vereynt seüberlich. dañ er ist nit heyßz/das er die zung zerteyle. so ist er nit kalt/das er sye zůsamen zyeh/sonder er ist recht temperiert. vnd das hat er zůfälligklich. darumb/das er von seiner selbs natur das mittel in jm hat/deßzhalb macht er nur die zung glatt. Feyßt/ist mind temperiert. Vß disen achterley Geschmacken werden auch die Grad gezogen. Dann das so die zung am meersten zůsamen zeücht/das ist im fyerdten grad. Vnd welchs solichs am mynsten thůt/das ist im ersten. Was da zwischen/ist es dem ersten näher/so ist es im anderen. ist es dem fyerdtē näher/so ist es im dritten. Also ist es auch in den heyßzen dingen so die zung zerteylen. Die süßzen geruch nemen die glyder an/vñ verteylen sye in den leib. doch seind sye minder heyßz dañ dz hefftig gewürtz. Was aber übel reücht/ist dem zůwider/von wegen ð substantz. Dañ die substantz der speiß ist sye dick/oð schwer/hart/schlymig / oder grob/so ist sye vndäwlich. würt sye aber/wiewol hart verdawt/so gibt sye vil narung/ vnd bringt mit ir verstopffung. Ist sye aber leicht/luder vnd dynn/weych oder subteil/so ist es alles das widerspyl. Doch was subteil ist/das ist eintweders

Achterley Geschmack.
Bitter.
Scharpff
Gesaltzen.
Stopffend
Saur.
Essigs.
Süß.

Feyßt

R ij

heyſſz/als in den ſcharpffen.oder kalt/als im eſſig. Deſſzgleichen iſt es auch mit dem das grob iſt.da iſt auch muͤglich/das es kalt vnd warm ſey.dañ es iſt nit alles warm das ſubtyl iſt/ſo iſt auch nit alles das kalt ſo grob iſt.

❡ Die Ander Regel/von den Qualiteten/vñ eygentſchafften der eynfachen Speiſz.

Erfarnuſz. Vernunfft

Die ſyer Grad.

Je Ander Regel zöigt an die qualiteten der Speiſz/ire krafft vnd gröſſze.vnd das durch erfarnuſz/die bequemer iſt dañ die vernunfft die der ding vrſach gibt. Dann die erfarnuſz kumpt von der würckung der ſubſtantz der ſpeiſen im leib/vñ aller mereſt/ſo die vernunfft was ohſchmack iſt/vſz der zal der geſchmack thůt. Es iſt vnmuͤglich/das einche ſpeiſz in den leib komme/die nit ein qualitet hab die etwas würcke. So dañ die ſelbig würckung am höchſten iſt/ſo würt ſye in den fyerdten grad geſetzet. Iſt ſye dem zůwider/ſo würt ſye dem erſten grad zůgerechnet. Vnd das ſo zwiſchen den zweyen iſt/iſt es bey dem fyerdten/ſo neñet man es den dritten.iſt es bey dem erſten/ſo würt es der ander grad genennt. Darumb iſt ein yede qualitet gemeynklich vnder den fyerē graden/durch die ein yeder geheylt würt/nach můtmaſſzung/im anfang/mittel/oder end.Vil ſeind auch ſo ſagen/wie das ire vnderſcheydt vnzalbar ſeyen.deſſzhalb in den vnderſcheyden ſeind auch vil ſpaltungē bey den Alten/in der natur der ſpeiſē.Dañ ſye mochten ye kein teyl alſo temperiert finden/dem ſye vergleichet möchten werdē/das ſye ein abmaſſz dauon nemen. Dañ ein ſpeiſz die luͤtzel hitz hatt/die würt mit dem das ir zůwider iſt condiert. vnd ein heyſſze ſpeiſz thůt groſſze würckung. Solcher ſubtyl weg wer auch leichtlich zů begreiffē/wo die ſpeiſē eynfach werē. Die weil aber vil ſpeiſſen/von vil dingen zůſamen geſetzt werden/vñ das entweder von natur. als im honig iſt etwas ſuͤſz/vnd etwas ſcharpff.vnd in etlichen melonē findt man ohgeſchmack/bittere/vnd ſcherpffe.oder aber von kunſt.als ein ſyrup der von vil vnd ſchydlichen dingen zůſamen geſetzt iſt. darumb ſo muͤſſen wir ein Regel geben von der natur der zůſamengeſetzten ding.

❡ Die Dritt Regel/von der natur der zůſamengeſetzten Speiſz.

Ziribeyti.

Aſſipitium

Ir kumen in erkantnuſſz der zůſamengeſetzten Speiſen/ ſo wir durch vrſach/vnd erfarnuſſz ein verſtandt verůaſſen der natur/vnd irer grad an den eynfachen ſpeiſen. als ſo wir was heyſſzer natur iſt/den kaltē entgegen ſetze.vñ was feücht iſt/ dē das dürr iſt. welchs ſo es in eym ſich vergleicht/daſelbſt würt es recht temperiert geſchetzt.Als Ziribeyti iſt ein ſuͤſze ſpeiſz von fleyſch/honig/zucker/vnd gewürtz gemacht/vnd heyſſzet zů latin Aſſipitium/on eſſig. Doch macht man es auch mit eſſig/vnd dem

Ersten Teyls.

das vor gesagt ist. Fürtrifft aber ein qualitet/so würt auch dz selbig ding nach der fürtreffendē qualitet geschetzt. Vñ würt etwas von gleichen dingen zůsamen gesetzt/als von zwey heyssen dingen/da eins im ersten grad wer/vñ das ander im dritten/so vrteylet man das widerspyl.

¶ Die Fyerdt Regel/von nutz vnd schad der Speisen.

Vderscheyden die nutzbarkeyt/vnnd den schaden so von den speysen kumen/vnd wie man den schaden hynnemen soll/leert dise Fyerdt Regel. Dañ was Süsz ist/das macht durst/vō seiner hitz wegen/vnd gebürt choleram in seiner veranderung/laxieret auch von wegen seiner reynigung/ vñ bringt verstopffung. desz halben/ das es vast neeret/vnd sein die glyder vil zů ynen nemen. Was Essiget/das vertreibt choleram/vnd macht wynd/võ seiner kelte wegen/vnd schadet dem geåder vnd yngeweyd. von seiner subtiligkeit wegen. Es dringt vast tyeff yn/vnd hat minder kelte dann das saur/vñ hatt ein würckung wie der herbst. Gesaltzen speiß reynigt flegma/vnd durst/vß seiner hitz/vnd dörrt/von seiner dürze wegen.desszhalb schadet es auch der brust/vnd ist in allen sein würckungē schwecher dann das bitter ist. Was Feyst ist/dz neert wol/vñ macht den magen vnlustig/es bringt auch schlypfferige stůlgäng/vmb seiner feüchte willē/ vñ ist nit als wol temperiert als dz so süß ist. Was Stopfft/das verherbt die zung vñ die brust/es stopfft den bauch/vnd sterckt die begyrd zůessen/von seiner kelte wegē. Was Saur ist/das hatt am wenigstē trafft in aller seiner würckung. Was Bitter ist/das zerschneidt/ vñ schabt die zung/von seiner grossen hitz wegen/vnd neeret lützel/von wegen seiner dürre. es weycht den leib/vñ treibt das flegma hårusz mit seiner hitz vnd dürze. Was essigt/dz ist schwecher in allen seinen wirckungen/so es mit dem bitteren verglichen würt. Was ohgeschmack ist/das keltet.

Vrtheyl der Speißen nach dem Geschmack.
Süsse speiß.
Essigte.
Gesaltzene
Feyßte.
Stopff.nde.
Saure.
Bittere.

¶ Die Fünfft Regel/vō der rechtfertigung der narung/vnd abwendung des so schädlich an der Speiß ist.

In geschmack d Speiß würt durch den anderē gerechtfertigt. Dañ was süß/oder essiget ist/da nimpt ye eins des anderen schaden hyn. Als/was essiget/das würt durch versaltzens gebessert. vnd herwider/was gesaltzen oder feyst ist/do wurt eins durch dz ander gerechtfertigt. Was stopfft/das würt mit feyste/oder süsse gebessert/vnd das selb durch das das stopfft. Was bitter ist/das vertreibt die verstopffung die vom süssen kompt/vnnd herwid. Doch so ist also nit gar offenbar das in zweiffel stat bey der hynnemung des schadens der von der speiß kommē mag/sonder man můsz durch erfarnüsz solichs weiter kundt machē. das

R iij

dann die sinlich würckung an tag bringt. Vñ sycht man das offenlich am puls/athem/vnd angriff des leibs. Dañ was hitz bringt/ das ist heyssz/vnd herwider/vñ dem hangt der artzet an. Der naturkündiger aber nimpt war/dz ein läblich thyer/ oder gewächsz so beraubt ist der neerenden krafft/das ist todt. was dann todt ist das ist kalt vñ trucken/ ob es schon ein stincus/ oder balsam wer. Also auch ein yedes thyer/ oder was wechst/hat es die neerende krafft/so lebt es. vñ was lebt/das ist warm vñ feücht / ob es schon schwartzer magsomē wer/ oder etwas anders das von seiner natur vast kalt ist.

℄ Die Sechst Regel zeygt an ettliche ding/
die man gemeyngklich achten soll an
der würckung der Speisen.

Zehen Regelen in speißen zühalten.

AN disem Büch würt ordnung gehalten in disen fürnemen stucken. Zům ersten von den heysszē speisen/ so sye ettwas meer hitzigen dann ein recht temperierter leib ist. vñ am gegentheyl ist es mit den kalten. Zům anderen würt dem gesundē leib in zweyerley weiß geraten. In erhaltung seiner gesuntheyt mit dem das jm gleich ist. vnd so er in eim abfall ist / mit dem das jm dañ zůwider ist. Zům dritten. So die speiß heyssz vñ feücht ist/ so gebürt sye vil blůts / darumb so ist sye nutz denen die kalt von irer complexion seind/ vnnd in kalten landen wonen. Sye ist auch gůt den vralten leüten/ vnd zů herbst zeyt. Zům fyerdten. Ein ding das temperiert ist an hitz/ das ist auch temperiert an der kelte. vnd was temperiert ist an der dürre/ das ist auch temperiert an der feüchte. Zům fünfftē. Ye mee ein ding zůnimpt an hitz/ ye mee es abnimpt an kelten. vnd herwider. Zům sechsten. Ein ding würt temperiert oder vngetemperiert genañt/ so es in einer qualitet temperiert ist/ vnd in der anderen nit temperiert. Also ist es auch vmb die hilff/vnnd vnbequemheyt. Zům sybenden. Was heyssz ist/ das ist mit dürre hefftiger/vnd mit feüchte hynlässiger. Zům achtsten. Ein speiß die do feücht ist/ die mag gegē jr art gerechnet truckē sein (als in fischen geschicht) vnd herwider. Zům neünden. Was temperiert ist in der dewung/ das ist temperiert an der massz. demnach so dunckt einen ein schweinē schwart sey besser zůverdewē/ dañ das fleysch. Zům zehendē. Man sol heyssz mit heysszē bereytē/ so eins schwecher an der hitz ist dann das ander.

℄ Die Sibend Regel/ von den Früchten in
gemeyn. Vnd gehört zů der Ersten/
Auderen/ Dritten/ vnd fyerdten Schach tafelen.

IR müssen auch eygene Regelen sůchen vnnd sagen/ wie das alle frücht geberē nagende vñ herbstliche feber. Welche saur seind/die schaden dem geåder/ vnd verlöschen die hitz des blůts.

Ersten Theyls. clxxv

vnd seind aber denen nutzlich die heyssze compler seind. sye werden dann verkert. als die maletlin. Vnd welche rauh / oder stopffend seind / die stopffen den bauch so mans vor and speyß yffet / vnd laxiere so man sye darnach yffet. als quitte. Die wässerige frücht bewege den harn. als die melonen. Was süß vnd essigt ist/ dz ver hellt den harn. Welche wol süß vnd zeitig / die seind am besten. Die seind auch besser / so lägwirig bleibe / dan die so bald zerstört werden. So seind auch die besser / die ein weil ligen mögen / vnd trucknen / võ ir natürlicher art / dañ die man gleich yffet so man sye samlet. Vnd welche gern im leib durchgon / seind besser dañ die lang im magen ligen. dañ die selben werde zületst dem mage ein gyfft. Welche von irer grobe vnd herzte wegen nit gern vndersich gon / die soll man zületst essen. Welche frucht auch im mage güt narung gibt / die müsz von not wegen gern vndersich gon / oder bald verwandelt werden. vnd herwider. Die grobe yffet man bequemlicher im winter. dañ im winter ist die hitz tyeff im leib. Im sommer so ist es das widerspil.

⁋ Die Achtest Regel von Geträyte vnd
Samen. vnd gehört zů der fünfften
Schachtafelen Am. x. blatt.

Alenus spricht / das in ettlichen jare uß boßheyt der zeyt vnkraut vnd das geträit kam / vnd do man brot danon asse / folgt haubtwee daruß / vnd im sommer vil blateren / vñ zůfell vom blůt. Darumb soll man das geträyt wol reynigen von allem dem das dabey wechst. Das Gekörn ist am besten / das bald geschwüllt so man es kocht / vnd wo sein lützel / yedoch wol neert. Das mag man erkennen an der maß / am gewycht / vñ an der vile des mels so man es malet. So ist ein yedes vnzeytigs korn feüchter / dañ das zeytig ist. Es ist auch ein yegklicher same leichter / heysszer / vnd subtyler dann sein kraut / od stengel dauon es kompt. als magsomen ist nit so kalt als sein krautbletter seind. Man yffzet auch ettlich same on ire bletter / vnd ettlich mit kraut vnd allem / an ettlichen aber yffet man weder kraut nach samen. Vñ so man das korn dörzet / welchs dañ vssen am glettsten ist / das ist das best. Durch die dörrüg würt im sein blähung vnd wyndigkeit benõme / vnd macht / das es langsam verdewt würt / vnd vil narung gibt.

⁋ Die Neündt Regel leert vergleichung
der Erden / vnd wachsenden
dingen gegen einander.

Die Erd halt sich gegen den wachsenden dingen / wie sich die landtschafften halten gegen den thyeren. darumb / das nit ein yegklich landt eim yegklichen gewächß gemäß ist. Also findt man balsam in Aegypto / vnd in anderen landen nit. Vñ egiptisch dörn (ist ein gewächß dz fruchtbar macht) ware in Arabia güt zůessen /

¶ vnnd do mans in Persiam fürt vnnd pflantzt/do ward ein tödtlich gyfft darufz. So meynent ettlich Artzet/das die wicken oder ratten seyend korn das von boßheit der erden von vil jaren här verwandelt sey.

¶ Die Zehendt Regel/von dem Gemüßkorn/ vnnd was die Philosophi von der natur der Samẽ gesagt habẽ. Gehört zů der sechsten Schach tafelen/ Am Zwölfften blatt.

As Gemüßkorn ist am besten so zwischẽ sechs monaten vnd eim jar alt ist. was darüber ist/das neert nit so wol/vnnd ist böser zůuerdewen. dann es geet nit durch. Vnd wie man der zeit acht nimpt an dẽ gekürn/so soll man auch der größze acht nemen. Dañ welcher Samẽ sein natürlich größze übertrifft/vñ ist feücht vnd geschwollen/der hatt zůuil feüchte. den soll man an einer dürren statt halten bitz er trucken werde. Wiewol wañ der Sam zůuil alt würt/so vergeet der simel auch dem mel/vnd das am meysten/so die mittnächtlichẽ wynd nit wähen/oder so nichts darunder gemischt würt. Will man aber etwas darunder mischen/so nem man das die feüchte verzere. als do ist wyld müntz. Die Philosophi meynen/das alle samen warm vnd feücht seyen/wie eins thyers samen/vnd das sye seyen ein weßliche matery der wachßenden ding/vnd ein anfang irer gebärung. Vñ geben das für ein vrsach. das ettlich gewächß vil samẽ geben. als sisam ist/darumb das sye schwächerer natur seind. dann was schwacher natur ist/dem gibt die natur vil samẽ/vnd das an statt der krafft. darumb haben die schwachen thyerlin vil füß vnnd glyder/denen jr krässt geben seind. Vnd ist das die vrsach/das ettlich samen in zwey getheylt seind. vff das/so ein theyl im erdtrich verdürbe/dz das ander bleib. Deßzhalb seind auch etlich glyder zwyfach. als die augen/oren/vnd hoden. Die vom Ackerbaw schreiben/die sagen/das die samen nit wärhafftig seyen/die man sähet so die mittäglichen wynd wähen. Vnd das man von dem samen alle jor zů behalten sagt/hatt man daruß. so sye im september gesäht werdẽ/vnd wol vffgond/so ist es ein zeychẽ/das das korn des selbẽ jors gůt zůbehaltẽ würt. vñ herwiderumb. Vñ ist das ein gemeyn regel/dz ein yegklicher samẽ böß ist/der nit wechßt/od vffgot/so man jn kocht.

Samen natur.

¶ Die Eylfft Regel von natur des Brots/vnd von seinẽ vnderscheyd. Gehört zů der sybenden Schach tafelẽ/am xiiij. blatt.

Brot hat ein zymliche wörme/vñ nimpt alle geschmack an sich/einer yeden complexion bequem. Vñ ist dz brot das best/das von gůtem korn gebachẽ ist/das in rechter massz deysam/saltz vñ wasser hat/vñ an dẽ das feür geschicklich vssen vnd ynen würckt.

Das besszt brot.

Ersten Teyls. clxxvij

Hippocrates sagt/so ein brot also ist gebachē/so neert es wol/vn̄ verdewt sich bald/vn̄ geet gern durch dē leib.Es ist auch am brot vil vnderscheydt.Dañ ettlichs würt vß wasser/vnd mel gebachē. das neert wol.Zů etlichem thůt man öl.das dawet nit so bald/vn̄ geet nit gern vß dem magen.Zů ettlichem brot thůt man magsamen.das macht schlaffen.Zů ein anderen thůt man beyderley kümel.das vertreibt wynd.Vnd ettlichs yßzt man heyssz.das würt vast bald verdewt/vnd geet langsamer vß dem magen/vnd füret wol.Ettlichs yßzt man kalt.das würt langsam verdewt/neeret lützel/vnd geet bald durch.Vn̄ das darumb.Sein krust die würt kalt vnd dick.so erhebt sich von seiner inwendigē hitz ein dampff/ der mag nit härůß/so er an die krust kumpt/so zeücht er wid hyn ein/vn̄ begegnet ein anderē dampff/mit dem keret er wider vmb. vnd also von dem vff vnd absteigē da kompt die schlymigkeit här/ vnd die blähung die die feüchte verhynderē.das mag der magen nit überwinden.Jo.vnd Ra.haben das widerspil gesehen/vnnd gelobt das brot das wol gedeyßamt ist/vnd am anderē tag nach dem es gebachen/gessen ist.Vnd also erkeñt man es.Leg ein brot in ein wasser/fellt es zů bodē/so hatt es kein deysam.schwympt es oben/so ist es zůuil gedeysamt.bleibt es in der mitt/so ist es recht.Vnd dz ist die vrsach.der deysam ist subtyl/vnnd hatt ein gebrochene eßzigkeit/die ein wenig hitz dareinbriugt v̄n̄vil lufftts/ darumb würt das brot wie ein schwam̄/vnd schwympt oben.

A

Vnderscheyd des Brots.

⁋ Die Zwölfft Regel/von den Kreüteren die man yßzt.Gehört zů der achtsten vn̄ neündten Sach tafelen.Am xvj.vnd.xviij.blatt.

B

Vrsach warumb man dē Kraut vor anderer speiß yßzet/ ist dise.Dz kraut ist subtylmachēd wie die frücht/vn̄ macht wynd vnd blähung/vnd in den vast alten das krymen/vn̄ ein böse däwung.Es sey dann von den scharpffen eins.als gryen rote kost/vnd kressen/welche das nit thůnd/vn̄ seind denē nutzlich die sye essen. Es seind auch die kreüter kleiner narung/vnd dz blůt das dauon würt/ist wenig/subtyl/wässerig/vnd böß.Es haben auch ettliche Alten gesagt/das vß hundert quinten krauts/komen minder dañ zehen quintē fleysch vnd blůts.Welchs kraut auch kalt vn̄ feücht/ dz ist den jungen gůt die ein heyssze cōplex habē.als do ist lattich/ vnd gensdystel.Vnd die wylden kreüter seind allweg dürzer/vnd böser narung.Doch seind die zům wenigsten böß/zům ersten lattich.darnach milcher.darnach milten.darnach burtzel/vnd mangolt.Vn̄ ettlich kreüter haben die best narung in bletteren.als lattich.Etlich in der wurtzel.als rettich/růben/vnd mangolt.Vnnd

z

clxxviij Regelbůch des

von welchem gewächß man die wurtzel yßzt/des selbē samē mag man on schaden nit essen.vñ herwidumb. das spürt man am lattich/vñ an citrullē.Vil Römer essen roh kraut nach anderer speiß/ vnd schadet jnen nichts.das geschicht villeicht vß vnordnung die sye in der speiß habē. Oder darumb/das der bodem des magens/ die selben mit seiner hitz verbrent/vnnd das mundtloch verdewt sye mit seiner kelte.

Die Dreyzehend Regel/von bereytung mancherley specerey zů der kochung.

Mancherley specerey gewächß.

Etlich specery wechßt vß dem erdtrich.Ettlich kompt võ den thyeren die vß dem erdtrich wachßen. Etlich võ früchten.als pfeffer/vnnd oliuen.Ettlich seind blůmen.als saffron. Ettlich samē.als kümel/vñ coriander.Ettlich kraut.als bynetsch/ vnd mangolt.Etlich wurtzelen.als růben/vnd bestnapen.Ettlich öl.als das von sisam gemacht wúrt.Ettlich seind safft.als essig/ vnd agreß.Etlichs ist holtz.als zymmet/vnd ymber. Etlichs von überflüssigkeit der thyer.als honig/vnnd ettlich ander ding des gleichen/von denen wöllen wir weiter handlen so wir von den früchten vnd kreüterē werdē redē/vnd was von essig vnd specery gemacht wúrt das man zům nachessen braucht/vnd wañ wir von käß vnd milch sagen/so wöllē wir auch sagē von oliuen/vnd wañ wir von gesaltzenem dürzem fleysch sagen/so wöllen wir auch võ saltz sagen/vnnd bey den geessigten von dem essig.Vnnd deren

Art des kochens.

ist ein yedes an sein statt verordnet/wie man offentlich in der Tafelen vßteylung sycht. So man etwas kochen will von specerey/ oder gewächßen vom erdtrich das man es esse/so thů man die wurtzelen zůerst darjn/vnnd darnach was leicht zůkochē ist.als kraut.Vnd von den wolschmackenden samen/thů man die dürzen im anfang in die kochung.Vnd was speiß ist die kůlen soll/do soll man jr nit vil zů brauchen.dann sye nemen der speiß ir krafft.Vnd was safft von früchten seind/gehören die essigsen zům erstē in die kochung/vnd darnach was sůß vnd stopffend ist.vff das die speiß nit bitter werd. Dann man achtet ein yedes noch dem das darin übertrifft/doch mit etwas nachlassung/vmb deren ding willē die mit jnē vermischt werden.als Assipitium durch den essig. vnd so ein speiß mit saltzwasser gemacht wúrt/do ein essen von zwey vnderschydlichē naturē zůsamen gesetzt ist. als sůßer ymber.Vnd so ein speiß vndschydlicher natur ist/so ist sye temperiert.als do ist

Zibergi.

frische Zibergi/das ist ein speiß mit fleysch vnd honig gemacht. Solichs ist alles in die fyerd regel verordnet/vnd dz mit vnderscheydt.Dañ ettlichs wúrt von fisch wasser gemacht/das bringt flüssz.Etlichs mit symelmel/das hatt ein wenig wörme/vñ macht ein gůten geschmack in der speiß.Vnnd ettlichs wúrt von gersten mel gemacht/das ist heyßz am ersten grad/vnd trucken im ander en/vnd laxieret den leib.

¶ Die Fyerzehend Regel/von den dingen die eygentlich essigsen. Gehört zů der zehenden Tafel. Am.xx.blatt.

Was mit essig bereyt oder kocht ist/das verletzt gemeynklich dz geåder/die brust/vñ yngeweyd. Vertreibt vnkeüschheyt/ vnd verlöscht die choleram/vnd das blůt/vnd bringt vil flegma. Es ist auch denen bequem/die heyßzer complex seind/in heyßzer zeyt/vnd landtschafft. Der essig nimpt der speiß die hitz/feüchte/ vnd grobheit. Vñ welche heyßze magē hond/die sollē grobe speiß essen/vñ im winter. Welche aber blöde magen hond/die brauchen subtyle speiß/vñ im sommer. Man bereyt auch ettlich ding mit essig die man lang behelt/als melangionen/vnd rüben. Etlich die man gleich yßzet/als salat/vnd dergleichen. Vnd soll man die regel behalten/das die ding die man lang behalten will/es sey fleysch/od anders/behelt man es im schnee/so würt es feücht vnd zart/in honig würt es feücht vnd warm/im wein würt es heyßz vnd truckē/ im essig kalt/im saltz heyßz vnd vast trucken.

Fleysch/oder anders lang zůbehalten.

¶ Die Fünffzehend Regel/von den dingen die nit eygentlich essigsen/zů der eylfften Tafelē gehörig. Am.xxj.blatt.

Was gekocht kraut ist/da thůt man vngebürlich essig jn. Was speiß man bereyt denen die subtyler complex begeren/oder vil speiß bedürffen die lützel neert/vnnd auch denē die grobe speiß nit leiden mögen/als fleysch ist/es sey von natur/oder von einer kranckheit in die einer gefallē ist/oder vor der er sich förcht/oder die solche speiß brauchen von geystlicheyt wegen/oder als bösen lufft/zůverhůtē so in eim jar ein pestilentz ist/od vil vyechs stürbt/ die alle bereyt man vnschydlich. Etwan mit safft von früchten/ die subtyle feüchte gröber damit zůmachen/oder die heyssen vnd entzündten complexionē damit zůerkůlen. Etwan bereyt man sye mit senff/die groben feüchte damit zůzerteylen. Etwan mit saltzwasser vnd pfeffer/die kalten complexionen damit zůerhitzigen. Etwan mit limonen safft/den magen zůstercken/vnd den appetit zůerwecken. Galenus hat vil dauon gesagt bey der cur eins groben miltz/od verstopffůg der leberē/vñ anfang der wassersucht mit einer subtylen diet. Vnd die speisen die mit essig gemacht seind/ die seind gleich den artzneyischen speiße/da der leib nit vast von geneert würt. Vñ ist dz ein artzneyische speiß/die ettwas in ir hat dz die natur fleücht/als da ist knoblauch/vñ senff. Aber ein speyßlich artzney ist/die ein neerliche krafft hat/dz die natur añimpt.

Vnderschydalich kochung der speiß.

Artzneyische speiß. Speißlich artzney.

¶ Die Sechzehēd Regel/von speyßē die gebachē od geröst seind. Auch vō butterē/molckē/milch/

clxx   Regelbůch des
vnd eyeren/zů der/xij/vñ/xiij/Taflē gehōrend.
Am/xxiiij/vnd/xxvj blatt.

WAs verdempfft/oder geröst/das ist denen gůt die ein feüchten magen hond/od die förchten dz sye ein feüchte complex überkonnen. Vnd seind vndschyden von ein ander. Dañ etlich werden mit essig bereyt/als lebersultz/galrey/vñ das man askipicium neñt/dem sein feyste benomen sey/die seind gůt für die so hitzige complexion habē/vñ heyssze leberen. dañ sye löschē die hitz des blůts/vñ der cholera. vnd seind denen schädlich/die vil melancholy haben/vñ dem geäder. Was mit milch gemacht würt/dz machet wynd/vñ dz krymen/zůuor so hůner fleysch dabey ist/od kürbssen/vnd deßgleichen. Milch die erst gemolckē ist/vnd ein weil gestanden/gesottener vñ roher butter/frischer vñ weycher käß/vñ molcken/die alle neeren gemeyngklich wol/vnd vertreiben dz jucken/vnd den dürren grynd. Sye machen auch feyst/vnd seind der brust sonderlich gůt. Roher butteren ist nit so warm/als der gesotten ist. Molcken ist feüchter dañ weycher käß. Gelypte milch/saur milch/vñ alle milch gemeyngklich die mit specerey vñ kreüteren bereyt ist/die verleürt ir krafft. Vnnd ist das die best milch/die vast weissz ist/mit gůtē geruch vñ geschmack/vñ so man ein tropffen etwan vff treüfft/so stet er bey einand/vñ zerfleüsst nit. Vñ das darůb/das die milch temperiert ist in hitz vnd feüchte. dañ sye ist ein wolzeitig blůt/das die vter/od brůst nach irer substantz verwandelt hond/gleich wie das hyrn auch den lebhassten geyst verwandelt/vñ die hodē den mañs samē. Also verwandelt etwan die natur das warm blůt in kalts/dz es dem hyrn ein narůg geb. So macht sye etwan vß einer reynē speiß/eim grobē glyd narung. Als mit eßels milch geschicht. Die eßels milch ist darumb auch so subtyl/dieweil die seügēd eselin so grob ist/vñ was grob in der milch dz behelt sye zů irer narung. dañ es ist ir natur bequem dz sye mit grober speiß geneert werde. Die natur d Milch würt verandert nach dem naturē der thyer/des alters/der zeit/ des jors/vñ ob sye nah bey der geburt sey/od ferr dauon. So habē die thyer so in der weydē sein besser milch/dañ die im hauß gezogē werde. Die milch ist auch besser der thyer / so scamoneen kraut/eychlen/ oder sumac essen. So ist die milch im Glentzē/so die thyer geworffē hond vast subtyl/im Somer mittelmässzig. darnach würt sye ye gröber gegen der zeit da sye entpfahen/dañ so vergat sye gar. Vñ haben alweg die jungen thyer besser milch dañ die alten. So ist die ků milch auch gröber vnd geet minder vß dem magē/verstopfft auch den leib ee dañ eyniche and milch/gibt auch grössere narung. Camel milch ist derē gar zůwider. Geysszmilch aber helt das mittel vnder den zweyen. Schaff milch helt das mittel vnd kůmilch/vñ eßels milch. So helt pferdas milch ds mittel zwischen camel/vñ geysszmilch. Aber frawē milch ist meer temperiert dañ alle ander milch. darumb dz sye ein überflüssz ist eins bassz tēperiertē thyers.

Lebersultz.
Gallrey.
Askipicium.

Milchspeiß.

Butter.
Käß.
Molcken.

Milch mit specerey bereyt.

Eßels milch.

Kůmilch.

Camelmilch.
Geysszmilch.
Pferdsmilch.

Frawēmilch.

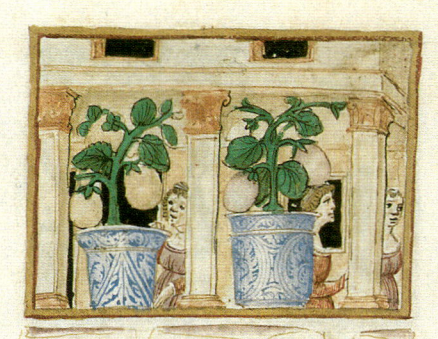

Melongiana.

Naturæ calidæ et sicæ in ij melius ex eis. Emorosagie dulce interius. Iuuam. Emorosagie sanguis & uomitui accidetibus ex debilitate stomachi. Noc. uapores miti capitis et efficit bothor in ore. Rem. no. cu unctuosis et multitudine aceti.

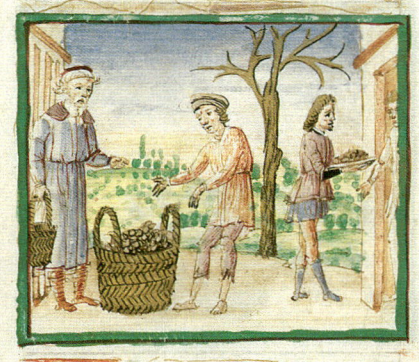

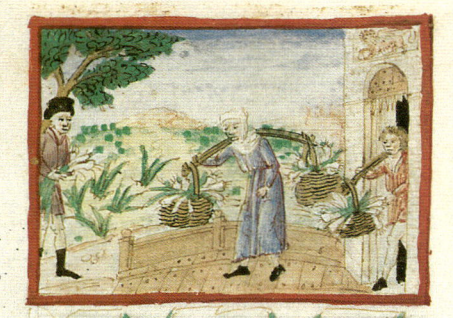

Porri.

Naturæ calidæ et sicæ in ij melius ex eis napaticum. Iuuam. prouocat urinam et addunt in coitu. Nocumentum cerebro et sensibus. Remotio nocumenti cum oleo de sisami non excorticatis.

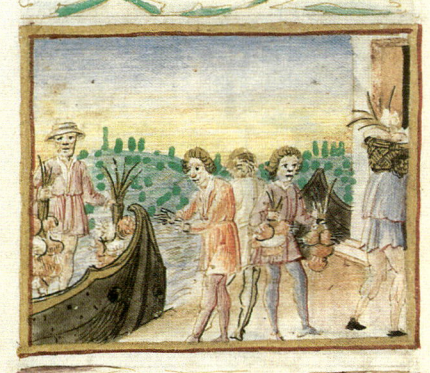

Capparis.

Naturæ calidæ & sicæ in ij melius ex eis tenera recens. Iuuame. minuit urinam. Nocumti. minuit sanguinem et splenem multu. Remotio nocumenti. cum aceto.

Cæpe.

Naturæ calidæ in iij hum. in iij melius ex eis albu et aquaticu succosu. Iuuas aqs pmutatis et addunt in coitu. Noc. faciunt soda in capite. Remotio nocumenti cum aceto & lacte.

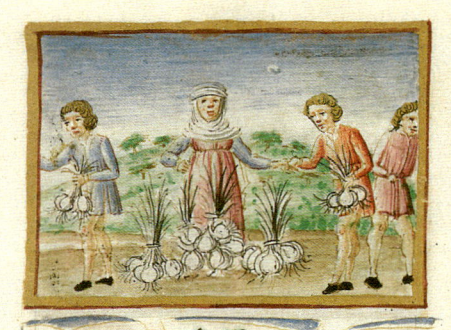

Allia

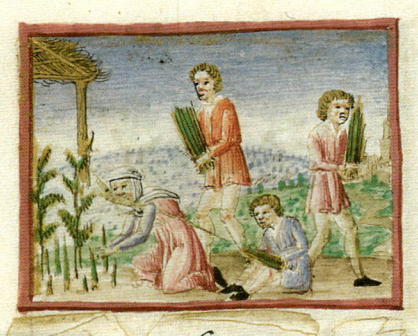

Naturæ calidæ in
iiij sicæ in iij me-
lius ex eis modicæ acui-
tatis Iuuamentum to-
xicis Nocumentum ex-
pulsiuæ & Cerebro.
Remotio nocumenti
cum Acetosis & oleo.

Asparagus

Naturæ calidæ &
humidæ in j me-
lius ex eis recentes et cui
summitas respicit terram
Iuuam. addit in coitu &
oppilationes aperit Nocum
utilis stomachi. Re. noc.
elixat' dein pparat' ai muri

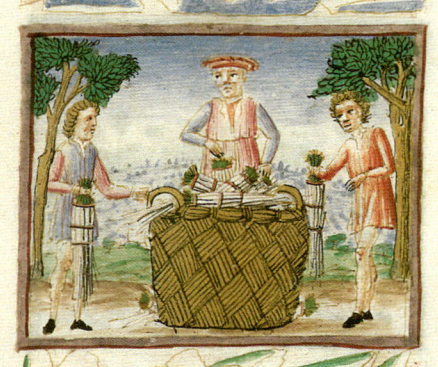

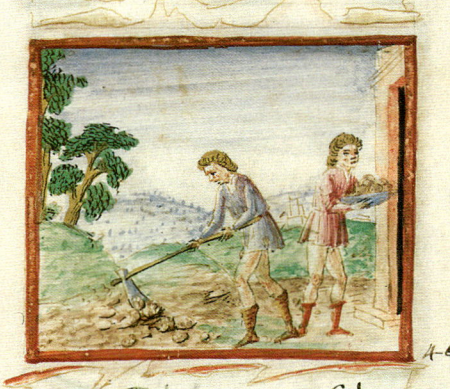

Pastinacæ

Naturæ calidæ in ij°
hum. in j melius ex
eis rubeæ dulces hyemales.
Iuuamentu excitat coitum
Nocum. tarde digeruntur
Remotio nocumenti cu
multa decoctione

Tubera i tartufule

Naturæ frigidæ &
hum. in ij melius
ex eis melongianæ magnæ
Iuuam. qa pcipiut omnes
sapores et addut in coitu
Noc. morbis melacolicis Re
noæ. cu pipere oleo et sale

Erſten Theyls.

Etliche thyer die haben Eyer/deren wöllen wir etlich vmb luſts willen erzelẽ. Es iſt ein frag. Warumb die jungen ſo von den eyeren komen/die die alten das mänlin vñ weiblin eins vmb das ander vßgebrütelt hond/nit ſo bald ſye vff erdtrich komen von jnen ſelbs eſſen künen/ſond müſſen võ der muter geſpeißt werden: als die jungen tauben thünd. Auch warüb die jungẽ vor anderẽ allein eſſen/ſo bald ſye vß geſchleyſt ſeind/da die muter allein überſitzt/ wiewol ſye minder hitz hat:als die jungẽ hüner/vñ phaſanẽ. Vñ warüb dz mänlin nit etwan auch allein über die eyer ſitzt/wie dz weiblin thüt? Vñ zületſt/warüb alle thyer denẽ jre orẽ nit für den kopff hrauß gond/eyer legẽ/vñ herwid/die kein eyer legẽ/denẽ ſye haruß gon? Iſaac ſagt in dem büch von den Thyeren/vnd das vß der meynung Ariſtotelis/dz die Eyer die zwen dotterẽ habẽ/dar uß komen zwyling. Vñ dz iſt auch war/aber es iſt eins gröſſer dañ das and. Es ſagen auch etlich/das die Eyer kein junge bringen/ſo ſye von hennen gelegt werdẽ die kein hanen habẽ/oder ſo ſye in der eſchen brütelẽ/oder ſo es dondert diewyl ſye über den eyern ſitze. So bringen auch die eyer ſelten jungen die zwen dotteren haben/ vnd die vnder abgondẽ mon gelegt werden. Welche aber genañte hindernüß nit haben/die geben gemeyugklich jungen.

Eyer /

¶ Die Sybenzeheſt Regel/võ natur des Fleyſchs in gemeyn/vnd võ hitz des Magens/vñ von Schweinen fleyſch.zu der xiiij.Tafllen.Am.xxviij.blatt.

DAs Fleyſch iſt ein ſpeiß die vaſt neert/vñ macht ein feyßt blüt. Vnd gehört für die ſo ſich vaſt üben/die geſund vnd ſtarck ſeind. Es hat auch vil vndſcheyds/nach d art der thyer da von es iſt/nach dem alter/vñ landtſchafft/nach d weyd/vñ bereytung in ſyeden od bratẽ/ auch der zeit nach da ſye abgeſtochẽ werden/vnd behalten. Dañ ye jünger es iſt/ye feüchter. So iſt dz heymiſch feüchter dann das wyld. Item im glentzen feüchter dann im herbſt. Vñ was mager iſt/das geet minder gern durch dann das feyßt/doch neeret es baſſz. Dz feyßt vñ verſchnittẽ/iſt auch beſſer/ dañ das mager vnd nit verſchnitten. Vnd von eim yeden feüchten thyer/iſt das mänlin beſſer dañ das weiblin. vnd herwider. Vnd alle thyer ſo von natur dürr ſeind/ye jünger ſye ſeind ye beſſer. als kalbfleyſch. vnd herwiderumb/als wyder fleyſch iſt/vñ das newlich gemetzigt iſt. Vñ was von fiſchẽ kompt das nit zügar alt iſt/ das iſt beſſerer dewung dañ das friſch od jung iſt/doch eim magen der darzü bereyt iſt. Vnd das fleyſch das erſt geſchlacht iſt/ das iſt bequemlicher den heyßzen magen. als der Türcken vnnd Sclauonieren. Die hitz des Magens iſt entweder von natur. od nach der natur. als die erhitzigten magen. Od iſt nach eim zufall. als da das rötlin das von der gallẽ in magen geet/weiter iſt/dañ das ſo zu dem yngeweyd geet/ deſſzhalb dañ verbrennt die cholera die ſpeiß im magen. Oder vonn einer beſchwärden die ein von vſſen vff den magẽ kompt/welches dañ den magen bemühet.

Anderbarlicheit des fleyſches.

Magen hitz.

Z iij

Schweinen fleysch.

C Od so die hitz zů tyeff yn dringt. als dē magē im winter geschicht Oder so der bodem am magen seer fleyschig / vnd vast hitzig ist. Rasis sagt/dz das Schweinen fleysch am besten geteperiert sey/ wiewol es im Gesatz verbottē ist. Vn̄ wie Gal. sagt/so ist es dem menschen fleysch am aller ānlichsten. Dan̄ man hat wol ettlichen/ menschen fleysch zůessen geben/die es für schweinen fleysch gessen/ vn̄ haben kein vndscheyd entpfunden im geschmack oder geruch. von wegen der gleichnüß so es zůsamen hatt. Darūb folgt ein gemeyne Regel / dz das fleysch am besten sey/so nit zů nahe/ oder zů weit von der geburt sey. Dan̄ yhene seind zůuil feücht vnd schlymig/so seind dise zůuil dürr. Die ersten seind darumb nit vast gůt/ das sye zůbald durch den leib wischen/ desßhalb sye lützel neeren. die anderen darūb/das sye zů lang im leib sich verhynderē. Aber es soll sein mittelmāssigung vn̄ den zweyen / vn̄ namlich so das thyer dauon es ist/gesund ist/vn̄ in einer bequemē zeyt / mit gůter weyden/ vnd heymisch/das sich zymlich bewegt/vn̄ so es von der weyden kompt/dz es selb wider dahyn laufft/vn̄ kein todt gyfftig kraut yssẓt. Des dan̄ ein yed wissen hat / welches kraut eim thyer bequem seye. Neben dem ist wol müglich / dz ein ding einer natur bequem sey/vnd der anderen nit. als nyeßwurtz ist den wachtelen bequem/bylsē den spatzen/saffron den ryndern̄/ vnd dem menschen wol temperiert brot/vnd wolgekocht fleysch. Welcher aber zů

D gar ein hitzigen magen hett/dem möcht camel thyer fleysch / vnd vngedeyßamt brot bequem sein. Wo aber die speiß im magē saur würt/das kompt von blödigkeit vnd kelte des magens. wie dem rhetore geschach dauon Gal. sagt. Ich sag aber/dz es dauon sey/ das der mundtmagen zůuil kalt sey/vnd der bodē zůuil heyssẓ/ da von dan̄ kompt ein gůte dewung/allermeyst/ so die begerend vnd dawende krāfft starck seind/vnd der leib grossẓ/auch so die speiß rören zwischen dē magen vnd der gall weit seind/ so es ist im winter/vn̄ die landschafft gegē mitternacht. vnd herwider.

⁋ Die Achtzehentst Regel/von grobem vnd zartem Wildpret. zů der.xv. vn̄ xvj. Taflen. Am.xxx.vnd.xxxij.blatt.

Das Wildpret von fyerfüsßzigen thyeren ist vast grob/ vn̄ gehōrt denē zů so in grosser übung seind. Was aber von gefōgels das ist zart/ vnd gehōrt denen zů die von einer kranckheyt wider genāsen seind/vnd denen nit die sich vast üben/vn̄ gesundt seind/ oder heysßzen magen haben. vnd welche dyn̄e leib hond. dan̄ die selbigen bedōrffen speiß die sye dick vnd grob mache. vnd herwider/welche grobe leib hond/die bedōrffen was sye dyn̄ vnnd zart mache / vnnd durchdringe. So darff ein heysßzer mag / grobe speiß. das sye sich nit versam̄ele den magen an zůhefften. Vnd diß ist die vrsach warumb ein magen der kleine hitz hatt / grobe ding verdewt/als beyn/ vn̄ krospelen/die ein weycher mag nit verzert.

Ersten Teyls.

en kan/darumb das die ding kein eygēschaft habē der dewendē krafft/daruon sich die grobheit der speiß dē früchten vñ schwachen magen vnd würfflich machte. wie des menschē leib ee von eim scorpion gestochē würt/dañ von etwas anders spitzigs/vñ wie etlich thyer der wespen vnd mucken stich vnd worffen seind/die sye essen. Vnd das instrument der neerendē krafft ist in etlichē so volkomen/das einer meer verdewen/dañ vil möchtē essen. Wie man sagt von dem sūn Aleph/vnd anderen/welcher magen der speiß der maß vnd worffen ist/vñ dardurch erweycht würt wie ein adamant vnd eim bleyenē hamer. Vnd thüt die neerend krafft in den vil speißen/wie dz feüt gegē vil holtz thüt das lützel eschen macht/darumb das es souil vñ schnell verzeert. so verryechē auch etliche theyl im dampff durch die schweyßzlöchlin/dz ander geet durch andere weg vnd reynigung hynweg.

¶ Die Neünzehend Regel/von der natur vnd dewung der Fisch zů der.xvij.Tafelen. Am xxxiiij.blatt.

GAlenus spricht/dz die Fisch gemeyngklich hart verdewt werden/vnd machen vil flegma/vnd böß blůt/vnd allermeyst in denen die sye heyß essen/vnd nit alweg wein brauchen. Doch haben sye vnderscheydt in irem geschlecht/wonung/grösse/vñ speiß/auch darnach sye bereyt werden/dauon haben wir vil gesagt in den capitelen der Tafelen. Welche am bestē geschmackt/die seind auch die besten/auch die ein gůten geruch hond/vñ lützel schlyms/vnd die gůt narung habē/vñ wol geferbt seind/die gemeyngklich in steynechtē wasseren gefunden werden so gegē mitnacht flyeßē. Welche denē zůwid/die seind auch nit gůt. Welcher fisch nit verdewen mag/dem ist am beratestē/das er noch den selbē tag sich erbrech. Aber vil böser ists/so man wasser daruff trinckt das von schnee kompt. Gůt ists/das einer den durst milter/d̄ von der fisch feyßte vñ schlymigkeit kompt/das sich am magen anhengt. Deßhalb trinck einer zů vor ein wenig lauter wein/damit sye vndē in magen komen/vnd trinck des selben weins offt daruff/das sye damit gern durch den magen hynweg gangē. Welche aber diser regel nit folgē/den ist honigwasser gůt/vñ sollen nit daruff schlaffen sye seyen dañ verdewt. Etlich sagen/das die Fisch darumb durst machen/das sye kalt vnd feücht seyen. vñ so ein yedes ding begert seins gleichē/darumb so seind sye des wassers begyrig/dañ ethar dañ der durst kumpt. Ist nůn dem also/das kalt vnd feücht seins gleichen begert/als wasser den schnee/vnd lattich was den durst löschet von natur/vnd die selben den durst bringen/so hatt die begyrd des magens nichts damit zůschaffen/vnd löschet auch der wein kein durst/in solchem fall.

Natur der Fisch.

Wald er Fisch

Durst uff fisch essen.

clxxxiiij   Regelbůch des
C

¶ Die Zwentzigst Regel/von dem fleysch der
eüsseren vnd ynneren Glyder der thyer.
Zů der.xviij.vnd.xix.tafelen.Am
xxxvj.vnd.xxxviij.blat.

Jē Glyd vergleichē sich den thyerē vō den sye kummen/
vnd seind auch so vnderschydē wie die thyer in irer art.Darumb
hatt ein wyder ein feüchter haubt/dañ ein geyß.vñ ein geyß hyrn
ist feüchter/dañ ein capret hyrn/vnd also seind sye minder vñ mee/
doch vergleicht sich ein yedes seim geschlecht.Die hertzē sein auch

Hertz.

vngleich/wiewol sye gemeyngklich heyssz vnd trucken seind.dañ
sye seind ein wurtzel der natürlichen wörme in den thyeren.Dar-
umb was nahe bey dem hertzen/ist temperierter/leichter/vñ bassz
zůverdewen/dañ was weit daruon ist/ darumb das sye von dem
blůt geneert werden das die leber vnd das hertz wol erkocht hab
en.Wölche glyder aber võ dem nabel bitz zům schwantz seind/ die
seind denē zůwider vñ böser/vñ daruon nimpt man ein vergleich
ung der glyder.Die glyder an der rechten seyten/ seind besser dañ
die vff der lineken.darumb das sye der leberen näher seind.Vnnd
was dem rucke nahe ist/dz ist besser dañ das nahe bey dem bauch
ist.dañ jhene bewegen sich vil/so diße in stäter stille seind.So ist
ein glyd so außwendig des leibs ist/ besser dann ein yñwendigs.
dañ es ist den schweyßzlöchlin näher.Vñ wz nahe bey dē beyn ist/

D

schmackt bassz dann das weit daruon.Vnd das kröspel ist mitten
besser dann an den enden.Ruffus sagt.Ich lob den in seiner ge-
sundtheyt/der durch sein verstandt die glyder vnderscheydē kan/
das böß von dem gůten.Die köch habē auch ein vnderscheyd der
glyderen/wiewol sye nit wissen/dz das haubt dahyn gemacht ist/
das es ein hůter des leibs sey.darumb hatt es die fünff siñ/damit
man durch verstandt zwischen bösem vnd gůten vnderscheydet.

Syenschbarkeit
der Glyder
im menschen.

Das hertz ist mittē in leib gesetzt/das es den nechsten lufft ansich
zyehe/sein hitz damit zůmilteren/dauon sein reyner geyst kompt/
damit es die fünff siñ vnderscheydet.vnd was dauon grob ist/ dz
es damit die stim̄ vnd red mache.Die glyder narung seind darumb gesetzt.vff das es ynen mit seiner hitz zům fürderlichsten helff
dewen/vnd helff der geberenden krafft die frucht/vnd überflüssig
keit vßzůfüren.Hend vnd füß seind glyder ettwas damit zůüber-
kommen/vnnd zůflyehen/vnd seind waffen zů kempffen.Mit den
Zänen soll man die speiß zerschneiden/vnd mit den backzänen zer
malē.Die Zung ist zůredē gemacht/der Schlnnd abhyn zů schluck
en/der Bauch zůdewen/vnd dz yngeweyd zům dreck.Die aderē
im kröß sollen der leberen die narung von dem magen bringen.
Welche so sye recht verkocht würt/werdē fyererley wesen daruß.
das ist/blůt/wasser/gall/vnd melancholy. dauon nimpt die Gall

Ersten Teyls.

was von schaum da ist/vnd das Miltz die trüsen/die Nyeren ab **A**
er zyehen das wasser ansich das da bey ist. zůletst bleibt das blůt
reyn/das würt behalten zůr narung des leibs. Von dem die hodē
wider das best nemen/vñ vergleichen es ynen. Darumb sey Gott
gelobt/ der den menschen also geherzlich hatt/vnd die lebendigē
thyer jm geben zůdyenen / vnnd die todten zů einer speiß/yn auch
zů dem erhöcht über ander creatur/von wegen seiner vernunfft.
vnder denen doch der mynsteyl den gebotten jres Gots nachkom
en/sonder sehen vff die welt vnd verlaßzen yn / vnnd hangen eim
anderen an.

¶ Die Einvndzwentzigst Regel / von dem ampt eins Kochs/vñ mancherley be­reytung der Speiß / vñ was man in der küchin thůn soll. zů der xx. Taflen. Am. xl. blatt.

S ist der Koch ordnuug/das alles das versaltzen vnnd
herb ist/das sye solichs züuor in süssem wasser syeden / vñ als dañ
bereyten. Was bitter vnd scharpff ist/das werd mit essig bereyt.
vnnd was essigt/mit dem das gesaltzen ist. Vnnd härwiderumb.
Was dañ vngeschmackt ist/das bereyt man mit heyszer specerey
vnd saltz. Das mager fleysch mit feystem/vnd das soll man vor­
hyn syeden ee man es braucht zůr speiß. Vñ was man braten will   Brates.
von fleysch/das soll man vor salben.vnd so es bratet/so soll ein ge
schyrr mit frischē wasser darunder ston.Vnd so das fleysch feücht
ist/so brat mans also/das es sein feüchte behalt.vnnd ist es dürre/   **B**
so brat mans so lăg biß es dürr würt. Man sol auch kein geschyrr
zůdecken do man wildtpret in kocht.Vñ so das vyech knoblauch/
oder zyblen gessen hatt/soll man es den selben tag nit abthůn. Vñ
wañ man ein speiß in eim hafen behalten will/so bestreich den ob­
en mit dem deckel mit leymen. Das fleysch soll man auch vor wol
reynigen vñ weschen/ee dañ man es koch. Die grossen kochmesser   Kuchen ge­
soll man also bereyten/das man die stuck nit zůklein mach so man   schyrr.
die beyn damit zerhawt.die kleinen aber wetzt man also / dz man
das fleysch nit verwüst so mans damit schneidt. Die hackbretter
do man fleysch vnd kraut vffhackt/die soll man wol schaben.Ein
sond messer soll man haben damit man zyblen schölt / vnd mit eim
anderen sauberen soll man die suppen ynschneiden.Ein yegklich­
er hafen soll auch sein eygen deckel/vñ löffel habē.Vnd sol der haf
en stäts gescheümet werden / vnd oben am ranft sauber gehaltē.
vff das nichts anbreñ.vñ ist etwas im hafen angebrunen/so kleyb
ein naßz baum wollen tůch an die selb statt.Vnnd müßz man mee
wasser in hafen thůn/so treüff es nůn/vnd schütt es nit mit einan­
der darein. Man soll auch den ranft am hafen stäts naßz machē.

Aa

Regelbůch des

Speiß anrichten.

⁋ Specery/vnd mandelen soll man in kein feyßten mörser stossen/ so soll man auch kein kraut in eim rostigen mörser stossen dauon man safft machen will. Die speiß soll man nit in die schüssel thůn/ sye sey dann vor ein wenig erkaltet. Der dyener soll auch die hend vor weschen ee er die speiß anrycht/vnd bereüch die hend mit sandal/dz jm d̄ geschmack võ den zyble dauon kõm. Er vergeßz auch nit/das er dz fleysch vorhyn fülle mit zyblen vnd gewürtzt/ee daň er es koch. Dariñ stodt aller handel der küchin. Was grob fleysch ist/soll man vor ein nacht ligē lassen/vnd dann mit saltz vnd wasser syeden. vff das es dester milter werd. Das fleysch soll man auch nit gleich so es geschlachtet ist kochen/sonder lassz es vor wol erkalten.

Holtz.

Man soll auch kein holtz zůkochen brauchen das gryen sey/ oder sonst ein böse art an jm hab. Wiltu aber das ein fleysch bald syed/so leg borraß in die brůe/vnd stossz wachß darin/feigbaums reiß/vnd melon schölet.

nota

⁋ Die Zwoundzwentzigst Regel/von der sorg die man soll im essen haben/welche zůessen/auch welche speiß zůflyehen. Zů der xxj. Tasten gehörig. Am. xlij. blatt.

Ordenlich essen.

Man sol ordnung halten auch in gůten dingē. Desszhalb soll man zů einer malzeit nit zweyerley heysszer speisen essen. als jung gebraten tauben/vnd knoblauch. Auch nit zwo kalter. als fleysch mit saurmilch/vnnd anders mit molcken gemacht. Auch nit zwo schlymiger. als käß vñ gryen fisch. Auch nit zwo die lyederlich verandert werden. alt maletlin/vñ melonen. Auch nit zwo so vffblähen. als obß/vnd kraut. Auch nit zwo stopffender. als agreß/vnnd sumac. Auch nit zwo grobe. als dürr gesaltzē fleysch/vnd altē käß. Auch nit zwo flüssiger. als feyste/vnd marck. Dañ alles so yetzt erzelt/ist böß/zůuor so mans nit gleich vsseinander yßzet zů eim mol das es vermischt werd. Man soll auch kein essig essen/nach der speiß so mit granozizo gemacht würt. Auch milch nit mit essig/oð rettich. Auch zyblē nit mit knoblauch. Auch hůner fleysch nit mit saurmilch gemacht. Auch kein granatē/nach korn das mit fleysch gekocht ist. Man soll auch kein süssz/oder warm wasser brauchen/ nach fleysch das mit eyerē/gewürtz vnd wasser gemacht sey. auch nit noch gesaltzener speiß. So soll man auch kein kalt wasser nach obß trincken/sonder man soll heyssz vnd süß speiß daruff brauchen. Auch fleysch das mit gůtem holtz gebratē ist/soll man nit essen nach dem das mit feigenbaumen/vnnd dergleichen gebraten ist. Man verbeüt auch öl vñ essig zůessen so in ðrin geschyrren behalten seind. Man soll auch kein speiß essen/die do heyssz vnder eim ðrin geschyrr gesetzt/vnnd ein nacht darunder gestanden ist/ob es schon an eim feüchten gemach gestandē wär. zůuor so es bratfisch

werest/ oder ander gebratens/dz also heyssz in ein zwähel gewick- A
elt worden wär.Auch kein wein trincken da omeyssen/schnecken/
oder ander gewürm in gefallē wer. Man soll auch verdorbē obß
meiden.Ein speiß die iren geschmack verloren hat/ soll man auch
nit essen.Vnd in einer gemeyn soll man nichts essen da der mensch
kein lust zů hatt.Du solt auch nit im essen trincke/ od vff das trinck
en essen.Wiltu auch morgens leicht vffston/ so yssz lützel zůnacht/
vnd hör vff essen so du noch lust hast.Verbeut denen die alt seind/
vnd die das krymmen hond/das sye nichts stopffends essen/ vnd
denen die von einer kranckheyt genesē/grob fleysch/das den jung
en vnd arbyteren zůgehört.Es ist auch zůwissen/ob schon erstge-
melte verbottene speisen gleich in gegenwürtigkeit nit schaden/
so schaden sye doch in künfftiger zeit/vnd allermeyst/so die alten/
vnd kalten von complex/kalte speiß brauchen.vñ herwider. Dañ
ich hab wol ettlich gesehen/ die zwo stopffende speisen vffeinan-
der assen/vñ kam sye das krymmē von stund an.Rasis sagt auch/
er hab gesehen etlich die knoblauch vñ zyblē mit einander asszen/
vnd von stund an schad am gesycht empfingen.Vnd ein and sagt/
es seyen zwo speisē die wir täglich brauchen/wo einer die zůsammen vermischte/ so můst er sterben.

¶ Die Dreyvndzwentzigst Regel/von vngleicheyt der speiß/vnd ir vnderschydlichen
würckung.Zů der.xxij.Taflen ge-
hörig.Am.xliiij.blatt.

DIe erst abteylung der speisen ist von wegen ir selbs.Ent- B Vnderschyd-
weder von irer substantz/das sye gůt zůuerdawen ist. als fleysch lich würck-
von eim lamb eins jars alt. Od das es nit gůt zůuerdewē ist. als ungen der
die schwammen.Sye würt auch bedacht von ir vile wegen/das speißen.
sye nit vast füllt/vnd lützel dörret.Auch von wegen ir qualiteten.
Ist sye heyssz/so bringt sye vil dämpff ins hyrn/vnd feüchte in den
magē.Ist sye kalt/so verlöscht sye die natürlich hitz.Auch võ weg-
en irer krafft vnd würckung.als so die speiß der kranckheyt zů wi
der ist/vñ der gesuntheyt änlich.Etwan auch von wegē der zeit.
das man die speiß verzyeh bitz beyde choleræ in magen kommen/
vnd mit der speiß nit yle bitz der magen gereynigt werd/vnd die
erst speiß vor verzert sey.Od von wegen der zeyt so man zů disch
sitzt.das nit ein speiß vor in magen kom die däwung sey dann ge-
schehen.Vnd in speisen soll mau was stopfft vnd herb ist zů erstē
nemen. Oder von wegen der ordnung die man in den essen helt.
als so die groben speisen vor den zarten gond.Auch von wegen ir
er vermischung. das sye nit widerwertig substantz vñ geschmack
haben.dann das wer dem magen überlästig.Oder so es geschicht
dem appetit/oder begyrden nach.dañ was lustig ist/das ist auch
besser dañ das vnlustig.dañ was vnlustig/das ist kein nutz.Oder

Aa ij

Regelbůch des

C so es geschicht von wegē des magens/dañ ein kleiner magen der dewt nit wol/ein kalter macht vil roher feüchtē/ ein heyſſzer aber verbrent die speiß. Vnd von wegen des trancks.des man lützel zů mol nemen soll.dann vil trincken macht die speiß roh/ſo verbrent ſye lützel trincken.Vnd ſo es geschicht von wegen des der ſye iſſet/ so betracht er vor der speiß sein complex/cur/alter/gestalt/das landt/sein ampt/vnnd gewonheyt.Dann die speiß der jungen die heyſſze complexion haben/groſſze glyder/vnd weit schweiſſzlöcher/vnd offen/die arbeyten im winter/vnd in eim kalten landt/die soll dyck vñ grob sein.Vnd demnach ist auch das widertheyl. Etwan ist es von wegē seiner bewegung.Welche zweyerley ist. Ein von ynnen/vnd von natur.als zorn/vnd forcht/die zwey ding verstören die speiß vast.Die and von vſſen/vnd iſt vyehisch.als so einer vil mit dem mör/oder mit frawē zůschaffen hatt/dohār kompt lässe der glyder.Vnd bewegung/oď wandlen nach der speiß/das macht die speiß roh/vñ macht sye durch gon.Die růg/als schlaffen vff eim heyſſzē beth/bringt den carbunckel an dem leib. Iſt růg in einer heyſſzen kamer/oder geschicht es an einer hellen vñ ſtinckenden ſtatt da vil geschrey iſt/ſo hindert es am schlaffen.

C Die Fyervndzwentzigſt Regel/von den zeychen einer
gůten/oder böſen digestion/vñ temperierung der
ſpeiß.Zů der.xxix.Taflen.Am.xlvj.blatt.

D

Zeychen einer geſunden abdewung.

Diß seind die zeychē der dewůg.So man beyde ſeytē leicht entpfint mit dē nabel.Vñ so man vff dē ruckē ligt/so bläht sich der magen nit vff/die reybtzen haben kein geschmack/die begird zů eſſen treibt vnd hört nit vff zů brennen/der puls nimpt ab/so würt der harn gel/der geruch würt ſüſ/der schlaff ſetzt sich/die speychel myndert sich/vnd kompt der durſt. So diſes geschicht/ ſo ſeind die drey digestion vnd dewungen geschehen.Vnd ist ein sonderlich gůt zeychen/so solichs im sommer früe geschicht/vnnd im winter zů mittag.Geschicht aber das nit von jm ſelbs/so ſůch ein weg das es geschehe.Mag es aber ye von menschlichem verstandt nit gar geschehen/so gescheh es doch nach einer vergleichung/also das der sommer zů eim winter werd/mit erkůlung der ſtatt/vnd verwandlung des lufſts/mit tůcherē ſo in kaltem waſſer genetzt/vnd irer wähen/vnd dergleichen.daß damit würt eins alten magen geſterckt/das er eins jungē magen gleich würt/vnd mit dem ſo mögen die alten auch grobe ſpeiß verdewen in heyſſzē landen vnd zeiten.Vnd iſt ein Regel/das die ſpeiß temperiert vñ gemäß ſey den temperierten in beyden temperierten zeyten. Dañ im winter ſeind ſye grob/darumb das ir hitz verborgen iſt/vnnd ſeind heyſſz von wegen der widerwertigē kelte der zeit.So ſeind ſye im ſomer ſubtyl/von schwachheit der hitz/vnd ſeind kalt/von wegē der widerwertigkeit der heyſſzen zeyt/darüb das der lufft

Sterckung eins alten magens.

Ersten Teyls.

der über den temperierten leib im winter herscht/macht was flegmatisch ist/dz es vß krafft der hitz verzert würt/vñ von vßtreibung der hitz härus/macht er dz das cholerisch ist verdewt würt. Dann der lufft mag das hertz im somer nit gnügsam erkülen/von wegen seiner hitz/so mag auch dz warm wasser den durst nit gnügsam löschen. Des vrsach ist/das die hilff so der lufft da zůgibt/ist von der kelte/dariñ sein weßē stadt. Von hitz des erdtrichs seind die menschen heyßz/als in Morenland/vnd seind geneygt zů kelte der yñeren glyderen. vñ desßhalb mag sye kein artzt dauon bringen/so ist auch ir winter nit so krefftig/das er sye von diser natur abwend/darumb nement sye heyßze speiß in irem magen an statt der artzney/vñ zů reynigung ires magens. Also essen die Sclauonier heyßze ding in irer speiß. dañ sye seind irer cōplexion gemäß.

¶ Die Fünffvndzwentzigst Regel/von natur Gesottens/vnd Gebratens. Zů der.xxiij. Taflen.Am.xlviij.blatt.

Was Gebraten ist/das můßz man in zwen weg bedencken. Zům ersten von seiner composity wegen. dañ was also gebraten ist das neeret hefftig/aber langsam. Zům anderen/so man es dem gesottenen vergleicht. dañ vff den weg ist es feüchter dañ das gesotten. Dañ was man seüdt/dz verleürt/sein natürlich feüchtigkeit in der brůe/so ist ye dürr dz sein natürlich feüchte verloren hat. Was man aber bey dem feür bratet/das behelt sein feüchte durch die vßwendig dicke haut. was dañ sein feüchte behalt/dz bleibt feüchter dann das sye verleürt. Dohär ist es/so man zwey stuck nimpt/die ein ander gleich seind/da eins gesottē ist/vñ die selb stund vß der brůe genomē/vñ das and gebratē das dañ erst vom feür kompt/vñ man die zwey behalt ein nacht/so findestu am morgē das gebratens vßwendig scheinēd/welchs scheinē oder gleissen kompt von überflußz seiner hitzen vnd feüchte/vnd von seiner lüfftigkeit. wie den jungen geschicht/so sye den vralten vergleicht werden. so findestu auch den geschmack des gebratens anmütiger/welcher lust im geschmack kompt von feüchte. Was aber gesotten ist gewest/das findestu dürrer vnd schwertzer/vnd hat sein anmütigen geschmack verlorē. dañ es hat sein natürlich feüchte nit mee/sonder sein brůe dauon es gesotten ist/die steckt dariñ. Darumb was gebratē/dz ist auch feüchter dañ was gesotten ist. PP.der artzt sagt/dz denen so ethicam habē werdē gebratē hůner zů essen geben/vff dz ir feüchte erhaltē werd/mit der überflüßzigen feüchte der jungen hůner. Man kan auch nit sagē/dz das so gesottē ist/sey feüchter von dem wasser worden an stadt der natürlichē feüchtē/das von dem syeden dauon verloren ist. Dañ dieweil das selb zůfellich ist/so mag es dauon nit genent werden. die aber durch das syedē dauon komen ist/die selb ist sein eygen weßlich form. vnd glaub auch

Gebratens=

Gebrates fůchter dañ gesottens.

Aa iij

nit/das die brüe die gestalt des gesottenen sey/sonder es ist ein gestalt des syedens.dañ es ist ein vnderscheydt zwischen dem syeden/vnd dem das gesotten ist/vnd zwischen dem braten/vnd dem das gebraten würt.vnd das von wegen irer einfachē ding/welcher erkañtnüß vß der dritten Regel genommen würt.

¶ Die Sechsvndzwentzigst Regel/vom Chalde/das ist ein süsze speiß/einfach/ vnd zů samen gesetzt.zů der xxv.Tafelen gehörend.Am.l.blatt.

Chalde.

Chalde speiß vnderschydung.

Halde ist ein speiß/od süsze matery die den mundt reynigt von der fette/vnnd würt von der leberen angenommen/vnnd durch die glyder vßgetheylt/neeret vil/vnd macht verstopffung. Vnd dises Chalde ist vndschydlich.Etlichs ist von kunst/etlichs vō natur.Von natur/ist es einfach/so ist es von den elemēten. Ist es zůsamen gesetzt/so würt es von den thyerē gemacht.Vn ist es mittel zwischē den zweyē/so ist es von gewächß vß der erdē.Das von würckung der element/das ist Terregenbim/Syrusuck/vnd Maña.Das von den thyerē gemacht würt/dz ist honig.Das vß der erdē wechßt/ist Rucab/vñ ror zucker.Das aber so von künsten gemacht würt/dz ist auch einfach/od zůsamen gesetzt.Dz einfach ist Zucker/vñ Rob.Dz zůsamen gesetzt/ist wie alles dz von künstē würt bereyt.Terregenbim ist ein thaw der in Chorazam vff die bāwm vñ tragantē fellt.desse cōpler ist subtyler dañ des zuckers/ so reyniget es meer/vñ ist auch süszer/vñ dz ist die feüchte do man mit laxiert.Syrusuck ist ein thaw der in der Chora fellt/in der landtschafft Choraze/vff die wydēbaūm/vñ tragantē/vñ hat mee krafft dañ Terrengenbim.Manna fellt vff landerbaūm/vnd eychbaūm in Sagiuar/vñ Diarbether.Vnd welchs Chalde mit brot gemacht würt/das ist das best/vñ das schlymig ist/vnd mit öl bereyt das ist das böfest.Vñ das wir feypte vnd süsse speiß brauchen/ist darumb/das wir nit temperiert seind/vñ bedörffen des widerwertigen.Also brauchen wir die essigsen speiß/die cholerische compler zů temperieren.So wir aber temperiert seind/so brauchen wir gleichförmige speiß/vnd brauchen vns bereyter Chalde/ oder süser speiß zů end des essens.Nebē dem ist auch ein andere vrsach.dañ das süß ist der leberē am gleichsten vor anderen glyderen/vnnd nimpt die süsze von der speiß zů ir selbs naruug/das ander schickt sye zů narung den anderen glyderen.Vnd vrsach dz das so vnder den geschmacken temperiert erfunden ist/süß sey/ ist/das die anderen geschmack im hösten vnnd nidersten der qualiteten seind/das süß aber im mittel da zwischen.gleich wie ein centrum/oder mittel punct in eim ring/nit am vsseren vmbkreysß erfunden würt.dann solichs vnmůglich.

Terregenbim.

Syrusuck.

Manna.

Ersten Teyls.

Die Sibenvnd zwentzigst Regel/von bereyt‍ung/reynigung/vnd erhaltung der Zän. Zů der.xxvj.taflen gehörig.Am.lij.blatt.

Welcher die zän reynigen will/vnd daruon thůn das von der speiß da zwischen bleibt/der můßz bereytschafft haben. dann so etwas vonn der speiß darzwischen bleibt/so verderbt das selb die natürlich hitz die darzů kompt/das bringt darnach den zänen vnd dem zanfleysch schaden/vnd zůvor denen/die heyßz von leib seind. Das zeigt der geschmack des munds an/ee man sye reynigt das es zerstört vñ verfault ist. Darumb hatt man ding so die zän reynigē. Als so man quitten vor der speiß kewet/das die zanluck‍en damit verstopfft werden/vnd darnach kein speiß darzwischen kom̄/uff das sye nit dauon verderbt werdē. Vnd seind diß die be‍reytungē die den zänē nutz seind. Zůvor so man ettwas hynyn thůt das die zän stercket mit seinem gůten geschmack vnd herbe/dann also seind die bereytungen am bequemsten. Doch schaden sye nit wenig/so man sye zůuil braucht/vnd in ein gewonheit bringt.dañ also seind sye nit hilfflich/sonder machen die zän wackelen/vnnd das sye nit so wyrig bleiben. Das man aber die fette der speiß ab wüsch/dazů seind streyffende ding vonn nöten.als ypñen/zucker/vnnd bonen. Wickenmel ist sonderlich gůt/das man den gestanck von gesaltzenen fischen vertreib/vnd was der gleichē ist. So ver‍treibt süsse milch den geschmack von der speiß die man dakerira‍tam nent/vnnd was seins gleichen ist. Aber die ding schaden alle den zänen/vnd machen das zanfleysch lůder/man verhüt es dann mit wolgeschmackten vnd herben dingen.als cyperi/vnd sandal. Es ist auch nutz das man die zän vor essens mit wolgeschmackt‍em öl salb. dann es laßzt den bösen geschmack nit in die schweyßz löchlin kom̄en da es vor in ist. Vnd nach essens soll man mit man‍delöl das zanfleysch weschen/das geet in die schweyßzlöchlin/vñ was überflüssigs darin ist/das treibt es haruß. Aber der lufft ver‍zeert den übelen gestanck der von der feüle kompt.

Vor essens.

Nach essens.

Die Achtvndzwentzigst Regel/von vnder‍scheyd des Wassers/vñ gesundē getranck. zů der.xxvij.Taflen.Am.liiij.blatt.

Das Wasser ist ein leytūg der speiß.dañ es fürt die speiß zů end des leibs. Vnd ist das am bestē das gegen mittag von mit‍nacht fleüßt/über stein/vñ nit über schlecht landt/das da lyecht ist vnd klar/süß/vñ leicht am gewycht/on geruch vñ geschmack/das bald warm würt/vnd wider kalt so die soñ vnder geet. Item so es in magen kompt/macht es die grob speiß bald glatt/vnnd so man sein in rechter maßz nimpt/so macht es die speiß subtyl/vnnd füret sye durch die glyder. Durch eben das selb wasser würt die natürlich feüchte/vnnd die sonst zůkommenn ist/erhalten/

Eygentschafft des erwölten besten wassers.

cxcij   Regelbůch des

⁋ dessgleichẽ auch die natürlich hitz. So man wassers zůuil trinckt/ so macht es feüle im leib/weych vnnd zart fleysch / bringt weiters zitterẽ/dolligkeit vñ vergeſſzenheyt. Der durst aber schwecht die begyrd/verdörrt den leib/vnd verblendt das gesycht. Es ist auch vnderscheyd im waſſer.

Kalt waſſer. Ettlichs ist kalt / das sterckt die begyrd/ macht gůt farb/vnd dewet zůselligklich. dañ es zeücht den magen zůsamen zů der däwung. doch darff man sein nit vil das man den durst lösche. Es macht auch/dz das blůt nit vß dem leib flyeß/vnd die dämpff nit ins hyrn steigen. Es erhelt gesuntheit/vñ verwart vor feberen/zůuor in heyſſzẽ leiben/mit heyſſzer complex. Schadet aber dem schnuppen/haubtfluſſz / vnnd vngedewten apostem.

Warm waſſer Das ander ist warm. das löscht kein durst/würt auch von glyderen nit angenommen. darumb soll man es nit offt trincken. dann es zerstört die cöplex/macht weych geschwulst / vñ füllet das haubt mit dämpffen/die flyeſſen dañ durch dre neruen in den magen/ vñ machen jn lax/das er nit dewen kan. Darumb sycht man/das die so warm waſſer trincken/seind gryen vnd gel / vnd geschwüllt jn miltz vñ leber/vnd werdẽ gern vßsetzig. Vnd wiewol es die Chri

Merck des Bůchdychters weßen. sten trinckẽ/vñ doch kein schadẽ dauon nemẽ/darüb mag man vns der lugen nit straffen. dañ die selben trinckẽ es mit wein gemischt/ vñ alßdañ so bringt es nichts dañ kellte in die glyder mit feüchte.

Geſaltzen waſſer. Geſaltzen waſſer macht durst/hitzigt vnd dörrt. Vñ sein versaltzenheyt nimpt man jm/so man es mit kürbßen diſtilliert/vñ so man ein wächßin geschirz macht/vnd setzt es lär in das saltzwaſſer/ so
D dringt dz waſſer dadurch in dz geschyrz/vñ würt süß. Das waſſer das man trincken will/soll vff das drytteyl ynsiedẽ. Man soll auch vß keim enge geschyrz waſſer trincken. dañ es macht den leib voll wynd. Die besten geschyrz darauß zůtrincken/werden von leder gemacht.

Schnee waſſer. Waſſer da schnee bey ist/das macht durst. von wegẽ/ das man es so begyrig trinckt/seiner kelte halben. vnd zůuor denẽ die heyſſer complex seind. Vñ so du waſſer trincken wilt/so trinck halb so vil als du meynst dir gnůgsam den durst zůlöschen. dañ also würt das waſſer dem leib gesünder / sterckt den magen baſſz/ macht nit vil harns/vnd dewet auch die speiß baſſz.

⁋ Die Neünvnd zwentzigst Regel / von der
natur des Weins/vnd welcher der beſſt
sey / auch wer / vnnd wie man jn be-
quemlich trincken. sol. zů der
xxviij. Taflẽ. Am lvj. blatt.

Weins krafft Er Wein hitzigt den leib/beſſert die däwůg/er feüchtet die glyder/vnd ist für das geschwynden. Vnd so er gewäſſert ist / so treibt er den harn/laxyert dẽ leib. Das gemůt macht er frölich/ lüstig/ freygybig / vnnd fürsichtig/zůuor denen die temperierter

Ersten Theyls.

cōplexion seind. Vñ diß ist sein würckung/ so man jn zymlich trinckt. Wo man jn aber on maß trinckt/so bringt er wachen/blähung der leber/lust zůr vnkeüscheit/vñ mindert die narūg. Bringt weiter schlaffsucht/stinckenden athē/zitteren des leibs/zablen/die fallend sucht/schwachheit der aderē vñ des gesychts/macht auch seber/verwürtzung der vernunfft/bösen verstandt/vnnd den gähen todt. Darumb das der wein das hyrn voll macht/vnd die natürlich hitz vertruckt/gleich als so zůvil öl in einer ampel/ ist so verlöscht es den flamen. So man aber hynwider recht ersůcht/so findt man zehē nutzbarkeit die von dē wein komen/fünff von wegē des leibs/ vñ fünff von wegē des gemüts. Dañ er bessert die däwung/ treibt dē harn/macht hübsche farb/bringt gůte geruch/sterckt die vnkeüscheit/dz gemüt erfrewt er/gibt gůt hoffnung / macht kyen/ gůte glydmaß des leibs/vñ vertreibt die geitzigkeit. Roter wein ist der best gůt blůt zůmachen in temperierten complexionen/der soll aber wol gewässert sein mit gůte geschmack/ vñ mittel vnder newem vnnd altem. Welche heysser complex seind/die sollen gemischten wein trincken/vñ weißbrot/kütten schnitz/vñ öpffel darjn legē. Man mag auch etwan nach dem essen mandelmilch trincken. Welcher aber klaren wein trincken wil/der stoßz mandlen/ vñ ochßenzung/das misch er damit/vñ seyh es/so man jn also bereyt/ so sterckt er das hertz. Doch soll man ein wenig kalts wasser darnach trincken. Welche aber kalte complexionen haben/die dörffen sein nit. Man soll auch nit wein trincken so man hunger hat/oder so einer satt ist võ gesaltzener/scharpffer/oder essigser speiß/auch so man milch gessen hatt/oder gar vff das essen. vff das er nit verstopffung/ od wassersucht bring. Aber nach ij. oder. iij. stundē mag man wol wein trinckē. Man soll auch nit vil vnd schydlicher wein zů eim mol trincken. Nach dem bad / oder so sich einer seer geůbt hatt/soll man auch kein wein trincken/sonder alßdañ ist bequem / dz man sich reůche/vñ meid groß geschwetz/od auch zůuil schwigen. Meid auch schlaffen/vñ überfülle. Trinck auch nit in eim schiff das schnell geet/vor grosser bewegung des leibs / vnd ansehens des weins in fasszen. dañ das alles mindert den tranck/ vñ bringt trunckēheit. Ist aber die zal der geschyrr so ein pfundt haltē/ nach der zal der fyer feüchten/das selbig bringt lust / senfften schlaff/vñ gůte dewung.

A

Roter wein.

Klarer wein.

B
Wie vnd wer wein trincken soll.

¶ Die Dreysszigst Regel/von wolgeschmackten dingen / sampt irem brauch durch ein yedē monat des jors. zů der. xxix. Tasten. Am lviij. blatt.

Gewürtzt/vnd ander wolschmackende ding / so die in ein gemach gelegt/besseren sye den lufft/vnd stercken das hyrn / also/ das die weindämpff nit darzů mögen/so jm schaden thůn / vnnd

Bb

Regelbůch des

Vnderschydung der Gewürtz vnnd wolschmackenden dingen.

⌞ das geschicht mit kalten dingen. Was auch so wol schmackt/das macht dem geruch ein lust/vnd auch den anderen synnen. Vñ dise gewürtz werden vnderschydē der zeyt nach. Dañ etlich findt man im Herbstmonat. als limonē/violē/goldtblůmen/maioranē. Im Wintermonat findt man pomarantzē vñ sodulam. Im Christmonat die überigen frücht. Im Jenner Nabech. Im Hornung heben die rosen an zůkomen/vnd alle blůmē der bäum. Im Mertzē bahar.dañ so sprossen auch vß alle bäum. Im Aprillen holder/vnnd alraunē blůmē. Im Meyē so schmackē die melonē ein wenig nach einer frucht/vñ alsdañ seind auch seeblůmē. Im Brochmōat seind die öpffel/vñ wolschmackende melonē. Im Hewmonat seind quitten. Im Augstmonat seind vnzeitig citrinē/vñ alle andere frücht. Dise frücht aber alle komen ee in heysszen landen dañ in kalten. Vnd von ynen reden wir hye nit/das man sye essen soll/sonder allein ryechen. Der vnderscheyd aber zwischē irer farb vnd geruch/ist/das ire complex nit gleich ist in den fyer qualitetē/heyssz/trucken/kalt/vnd feücht. Vñ das einer etlich frucht gůt behelt/vnd der ander nit/das ist vmb der gleichförmigkeyt der complexion der frücht/vnd deren die sye behalten. dañ ein yedes ding hatt lust an seins gleichen. Darumb welche temperierten complexionē hond/die haben lust an gryenem ding. dañ was gryen ist/das ist temperiert. Welche melancholy bey jnen hond/die wonē gern an finster-

D en stetten. So frewet vil das widerspil. dieweil sye ein wenig abweichen von der gesuntheit. als die erhitzigt seind/die haben lust an der kelte. vñ die grobe dämpff im hyrn hond/die ryechen gern was heyssʒer natur ist. als petrolett/vnd bech. Vnnd des soll man sich auch nit verwunderen. dañ ettlich so sye in freüdē seind/so hören sye gern gůt gedön vß der musica. die anderen flyehends/vnd mögēs nit hörē. Solche vngleicheyt findt man auch im gschmack. dañ ein gefellt ein geschmack/der dem anderen gar zůwider ist.

¶ Die Einvnddreyssigst Regel/von denen dingen die man ysszt so man andere speiß vffgehaben hat/ vnd was man darumb meiden soll. Zů der xx. Taflen gehörig. Am lx. blatt.

Würckung des nachtressens.

ES werden ettliche ding gessʒen zů end des ymbiß/oder nachtmols/ettwan die dämpff von dem wein nider zůtrucken/oder den vnlust zů ringeren. als denē die heyssʒ/wol kompt saurmilch/öpffel/lattich/vñ magsot. Etwan dz es die vnrůg vertreib so von wein trincken kompt. als so man limonen saugt nach dem wein/oder kraut mit specerey. Oder zůerhaltung der stim. als do thůnd roz zucker/vnd Candit. Etwan vmb vnlusts willen des magens. als do man bolum/oder gesaltzen ding nimpt. Oder so der magen zů schwach oder kalt ist. als seind Cyperi/vnd palmen schossʒ. Oder die vnkeüscheyt zů meren. als so die alten gryenen ymber/ci-

Ersten Theyls.

trinat/oder ror zucker brauchen das gesotten ist. Oder so der magen zů heyſſz ist/vñ die speiß dariñ verderbt vñ man biſmaguard oder ramal mit fleyſch gemacht yſſzet/die seind denen verbotten/so einen kalten mage hond. Vñ vnd den speisen die man also nach dem anderen eſſzen yſſt/seind die die besten/so den athem nit hinderen/vnd der magen kein widerwertigkeit daran empfindt. Die nit also seind/die zerstören die anderen speiß/vnd gond dann mit dem wein/den man truncken hatt vngedewt hynweg. Darumb die sye essen/oder also trincken/die werden deſter ee truncken/vñ haben groſſze vnrůg/vnd vnsyñlicheit von der trunckenheit/vñ werden laſſz vnd vnruwig an den synnen. Vñ darunder ist das bößest/so man yſſzt zwischen dem trincken/vnd zůuor so es etwas ſůß ist. Es laſſz jm keiner die gewonheit zůlieb sein/ob er etwan sich braucht solcher ding vnd kein schaden daruon empfaht. dañ die natürlich krafft thůt etwan zů einer zeit/vñ in eim alter/das sye zůletſt nit thůn würt/vñ so sye seiner zeit ermüdet/dañ so würt man den schaden entpfindẽ/die gewonheit sey wie groſſz sye wöll. Dz beſſt aber das man nach anderer speiß ist/ist/das da reyniget/vñ bald durchgeet/vnnd verhůtet das die dämpff nit vffſteigen. als do ist magſot/zucker mit roßwaſſer/vnnd nach dem essen kalt waſſer trincken.

A

Was zůnach essen dz besser.

⁋ Die Zweyvnddreyſſigſt Regel/võ brauch vñ übung der Musica/vnd von zůfällen des gemůts. Zů der.xxxj.Taflen.Am lxij.blatt.

B

INstrumenten vnd Seytenspil der Musica helffen auch die gesuntheit erhalten/vnd die verloren wider zůbringen. Dann die Alten brauchten sye dahyn/das sye das gemůt zů gůten sitten zugen. Demnach haben die gelerten Ertzt trachtet/wie man die krancken leib damit curiert. Dañ die tön seind eben den schwachen gemůteren vergleicht/wie sich die artzneyen den schwachẽ leiben vergleichẽ. Die krafft der Musica empfindt man an den geladenen Camelthyeren/so ire fůrer bey jnen singen/das sye vom gesang krafft empfahen. So sycht man auch offentlich/das die kinder ein erquickens haben/so jnen die můter singẽ. Das gesäng macht geschickt/belüstigt/vnd hilfft lange reden zůthůn/so brauchen sein die ärtzt/schmertzen damit zů lynderen. also geschicht auch denen so groſſz bürden tragen/oder sunst in arbeyt seind. dañ das gesang bringt jnen ein leichterung. Vnd ist das der beſſzt gesang/der nach den seyten der instrument vnnd iren tonen gemaſſzt ist/der höhe vnnd tyeffe nach. Auch gericht vff der pfeiffen ton/nach ordnung vnd proportz der stymm. Dañ ein streych/ist ein bewegung der stymm/nach maſſz der zeit. Vñ die besten seind jnen selbs gleich. vnd welche anders seind/die soll man also ordnen. mag es natür

Würckung der Seytenspil vnd Musica.

Das beſſzt gesäng.

Bb ij

clich nit sein/so thůe man es mit vernünfftiger syñlichheit. Die zůfäll des gemůts haben fünff ordnung.als Zorn/Freüd/Schaṁ/Traurigkeit/vnd Forcht. Vnd die werdē also bewegt.Das hertz würt entweder gegen der brust/oder gegen dem rucken bewegt/oder gegen jnen beyden.vnd vff yede gegne bewegt es sich entweder mit gewalt vñ schnell/oder hübschlich vnd langsam. Bewegt es sich mit gewalt gegen der brust/so macht es Zorn. Bewegt es sich allgemach/so macht es Freüd. Bewegt es sich dañ schnell gegen dem rucken/so macht es Forcht. Bewegt es sich langsam/so macht es traurigkeit.Vff beyde seiten/da macht es Schaṁ vnd trostmütigkeit.vnnd das seind zůfäll des gemůts. Neben denen seind auch lebhafftige leytungen. als die Syñ/vnd Gedächtnüss. Dañ die syñ bringen dem hertzen für was lustig/oder vnlustig ist. das auch thůt die gedächtnüss.Was ängstlich ist/das ist von vergangen dingen. Traurigkeyt aber ist von dingen die hoffnung vnd verzweiflung vff jnen tragen.

Zůfall des Gemůts.

Zorn.
Freüd.
Forcht.
Traurigkeit.
Schaṁ.

¶ Die Dreyvnddreyssigst Regel/von der würckung des Schlaffs/vnd seinen vrsachen.Zů der.xxxj.Schachtafelen.Am.lxiiij.blatt.

Natürlicher Schlaff kompt von feüchtē dämpffen/dei von der speiß zů dem hyrn vffzyehen/vnnd das erfüllen.Er macht die synn růwē von übung des wachens/schafft auch dem leib růg von arbeyt vnd sorgen/richt gůt gedächtnüssz vnnd vernunfft an/feüchtigt den leib/vnd däwet die speiß/so die natürlich hitz inwendig in den leib kompt. aber den eüsseren leib keltet er/darumb müssen die so schlaffen gedeckt sein. Desszhalb ist die däwung im winter besser/wiewol der speiß vil ist.dann die hitz würt inwendig versamlet/so seind der zeit die nächt auch lenger/vnd kelter.Wo aber villeicht die speiß nit verdäwt werden/sonder verstört vnd faul/so gond heyssze dämpff dauon in das hyrn/die bringen dañ überigs wachen. Mit dem selben můssz man redē vñ schwetzen/bitz jne der schlaff kompt. Dañ wo einer nit schlafft/dem dorret sein leib dauon/vñ schadet solichs wachē den glyderē/vnnd dem hyrn.es verwürrt die syñ/vnd bewegt scharpffe kranckheyten.Desszhalb gebyeten die Ertzet denen die kalte hertzen haben/das man jnen geschichten fürlese die sye zů zorn reytzen/vnnd welche heyssze hertzē habē/was sye zů erbermbd beweg/das also ire complexionē temperiert werdē/Vñ ist die vrsach/warumb dz gemeyn geschwetz den schlaff reytzet.dz das gehörd entpfacht on natürliche bewegung die qualitetē der syñlichen ding/vñ dieweil das gehörd das lustigest dauon nimpt/vñ überschickt sollichs der ynbildung/vñ die ynbildůg der vernunfft.die vernunfft aber ver=

Schlaffs würckung.

Wachens schad.

Was den schlaff bringt.

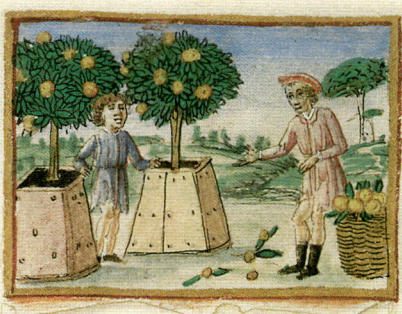

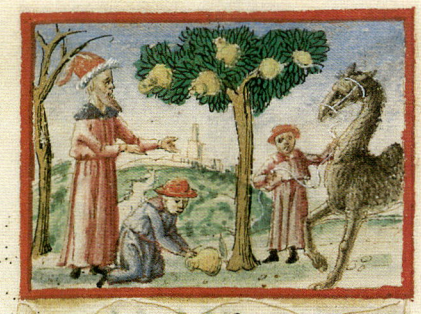

Cittona i. naratia
Naturæ caro eius frigi
et hum. in. ij. Cortex
eius sic. et cal. in. ij. melius ex
eis psecte maturi Iuuamen
cortex ei confectus confortat
stomachū Nocum dure di
gestionis Remotio nocu
menti cum vino
optimo.

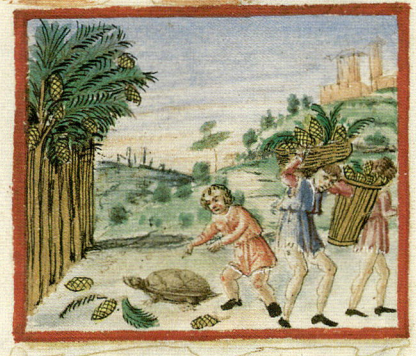

Musæ
Naturæ calidæ in. ij. i
humidæ in. j. Melius
ex eis magnæ maturæ. du
lces Iuuamentum commo
uent coitum Nocumen
tum Stomacho Remo
tio nocumenti cum zu
charo Ripti:

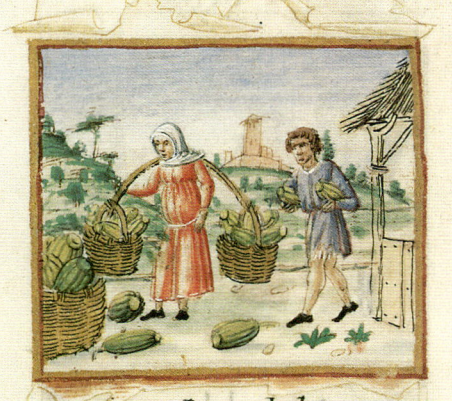

Pinæ
Naturæ calidæ in ij. sic
in. j. melius ex eis: se
minę fruct' Iuuam. ethicis.
uesice. et renib. libidineq. ex
citat Nocum. ūmes nascunt
sub cortice arboris. Rem. noc.
cum sepe spoliat arbor.

Melones dulces
Naturæ frigide in ij. h
um. in. ij. meli' ex eis.
s maricandi Iuuam frangunt
lapidem et modificat acum
Nocum. laxant uentre Re
noaim. cum bono uino. ul
syrupo acetoso:

9

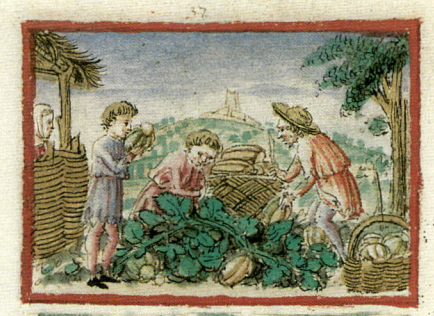

Melones insipidi

Naturæ frigidæ et humidæ in ij. melius ex eis maturi. Iuuamentum prouocant urinam. Nocumentum faciunt dolere stomachum. Remotio nocumenti cum post ipos assumit cibus.

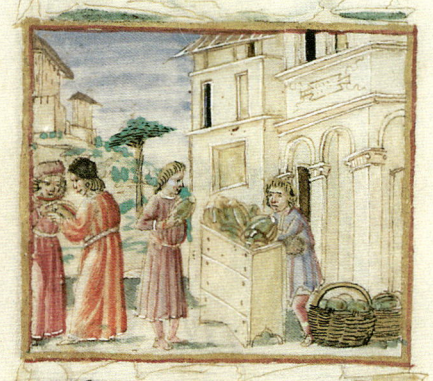

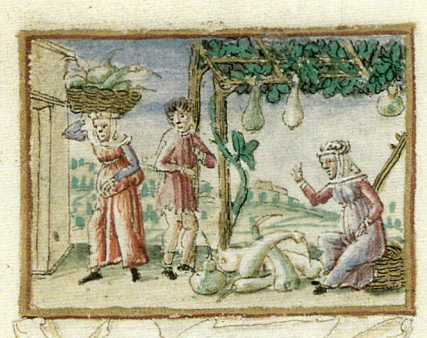

Cucurbite

Naturæ frigidæ et humidæ in ij. melius ex eis recentes uirides. Iuuamentum sitim mitigant. Nocumentum conuertunt et descedunt uelociter. Remotio noc. cum muri et sinapi.

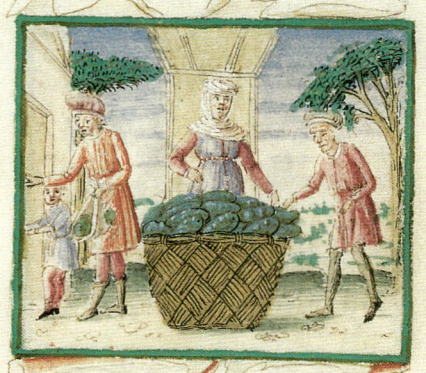

Melones Indi i. palestini

Naturæ frigidæ & humidæ in ij. melius ex eis dulces aquosi. Iuuamentum In egritudinibus. Nocumentum digestioni. Remo. noc. cum penidijs zucharatis.

Cucumeres i. citruli

Naturæ frigidæ et humidæ in ij. melius ex eis teneri & completi. Iuuam. febribus aduribus & urinam prouocat. Noc. faciunt dolore stomachi. Re. noc. cum melle & oleo.

Ersten Teyls.

wundert sich d' überantwurtetē ding/so lang bitz sye můd würt. also zůletst so der verwunderung sovil würt der yngebyldetē ding/denen die hörend krafft anhangt/vn̄ kein gehörd mee zůgegen bringt/berůwet das instrument des gehörds von entpfahung der sin̄lichen ding sampt anderen synnen/dohär würt dann der schlaff bewegt/so die syn̄ růgē etwas anzůnemē das sye im wachen entpfunden haben/ob schon die gedächtnüß vn̄ vernunfft noch bleibt/so die syn̄ vnderscheydet von den sin̄lichen dingen welche jnen fürtragen seind. dohär es dann ettwan kompt/das ettlichen im schlaff erscheint/das sye wachend gesehen hoũd. Die reden die man also erzelet/sollen mit schönen worten gezyerdt sein. vff das der schlaff lang were/vn̄ die so schlaffē kein erschröckliche träum gewynnen. Dan̄ erschröckliche träum machen übel verdewen/verwürren die syn̄/die geyst/vnd das blůt. Der Schlaff kompt dan̄/ so das hyrn voll von den dämpfen würt die von der speiß ryechen. Er kompt auch vß minderung der geyst/das vou mangel der speiß ist/welches darnach die syn̄ vernemen. Er kompt auch von bewegung. dann durch die bewegung steigen die dämpff in das hyrn/vnd bringen den schlaff. wie den kinderen gcschicht so man sye wagt. Ettwan so steigen auch heyssze dämpff vff vß bewegung die forcht machen. als dann geschicht den vralten/ so sye vom schlaff erweckt werden. Darfür ist geraten / das man den schlaff reytze / vnnd nach dem essen ettlich schritt gange/bitz die speiß in magen an den grundt komme. Nach dem fleissz er sich erstlich schlaffen vff der rechten seyten/vnnd darnach vff der lincken. Wan̄ einer leicht vnd wacker nach dem schlaff würt / das ist ein zeichen einer gůten däuwung/ vnd das die geyst gereynigt seind võ bösen dämpffen. vnd herwiderumb/so er schwär vnd schläfferig bleibt/ist ein zeichen böser däuwung/ vnd vnreyner dämpff.

Erschröckliche träum.

Vrsach des Schlaffs.

⁋ Die Fyervnddreyssigst Regel von
mancherley purgatzen / vnd von
der vnkeüscheyt. Zů der xxxiij.
Schachtaflen. Am
lxvj. blatt.

S ist mancherley reynigung / oder purgatz. Etlich geschicht durch Aderlasszen. Das soll man thůn so der leib schwär würt / verstopfft vnnd gespan̄t / auch so das angesycht rot würt mit dem harn / vnnd der pulß grossz / vnnd die

Aderlasszen.

Regelbůch des

C aderen geschwollen. Etwan entpfindt einer eins juckens an dem ort da er vor gelassen hat / vnnd schmerzen in lenden. Etwan in geschmack des blůts. So die zeychen erscheinen / so lassz man an der haubtaderen / vnd zyehe das blůt von dem haubt vnnd halss. Die Leber ader / vnd die am knoden / dyenen für die kranckheyten so von den nyeren an / bitz zů den füsszen kommen. Die ober ader würt geschlagen zů nutz dem bauch / vnd der leberen. Die Median / oder purper ader dyent dem gantzen leib. Man soll auch die ader mit ein streych vffthůn / vnd ein zymlich grossz loch machen. Das blůt soll nit alles zů eim mol vnd aneinander lauffen / sonder offt soll es mit dem finger verhalten werdē vff die wund gelegt. In dem man acht soll haben vff das alter / krafft / gewonheit vnd complexion des luffts. Etwan geschicht ein reynigůng / oder purgatz durch den bauch. Ist die von nöten / so gescheh sye mit hilff der artzney / so man befindt das die feüchtē des leibs überhandt nemen. Wo du des kein zeychen hast / so lůg das du weder laxierest / noch stopffest / dieweil der leib also gesundt ist. dan vō solcher purgatz käm ein darmschürpffung vnnd blůtflussz. Von verhaltung aber der überflüssigen feüchte kompt der bruch / vnd das krymmen. Von verhaltung des harns komen apostemen / vnd omacht. Vß überigem harnen kompt durst vn dörre. Vnd so einer zů lang

D vff dem stůl sitzt / vnd vast truckt / dauon kommen feigwartzen. Ist es dan das man mit artzney purgierē soll / so müssz man zehen gebott halten. Das ist / das es nit gescheh nach dem schlaff / sonder vor / vnd ee man sich übet / vnkeüscheit treibt / ins bad gadt / lasszt / oder schrepfft / ee man ysszet oder trinckt / ee man in ein schiff sitzt / vnd ee man vfreitet. Soll man aber durch vnkeüscheit purgierē / wie wir in vnserem bůch von der vnkeyscheit gesagt haben / so geschehe es mit dingen die den samen meeren die man ynnimpt / od durch geschickte eüsserliche ding so die begyrd erwecken. Dann der sam würt gemeert von natur / vn mit kunst. Zweyerley artzney braucht man zů dem selben handel. Ettlich seind feücht vn heyssz. die meeren den samen. als halb gebraten eyer / vnd sonst weych eyer / auch die geylen von den hanen. Ettlich seind die vffblähen / vn die mans růt vfstrecken. als zyblen / vnnd weisszer senff. Welche heyssz vnd dürre complexion haben / so sye mit weiberen zůschaffen hond / so schadet jn der wein / vnnd was feücht vn kalt ist / das bekompt jn wol. als gryen fisch / süß milch / vnd lattich. Vnnd welche kalt vnd feüchter cōplex seind / denē ist gůt dz sye dürr gesaltzen fisch essen / vn fleysch dz mit senff vff eim zyegel gebratē ist / vn auch aland samē. Man soll nit mit weiberē zůschaffen hon / d bauch sey dan vor gelyndert. dan so hilfft es gewisslicher zům geberē. Man soll auch nichts hyerin handlē / man schertz dan vor mit der frawen / dz man ir die solē an den füsszen reib / vnd die brüstlin erwüsch

Purgatz des bauchs.

Purgatz x. regelen.

purgatz durch vnkeüscheit.

Ersten Theyls. cxcix

mit senfftem drucken/ das sye also beyde gereytzt werden den samen miteinander zů lassen/ dz er vermischt mög werdē zůr geburt. Die begyrd des weibs sycht man ir an den augē an. Vnd soll man sich vff die recht seit neygen so man ein knäblin begärt. Vnnd der man soll auch nit zweymol vff einander mit dem weib schaffen/ er harn dann vor/ vnd wesch sich. wo das nit/ so gewynnen die kind alle blaw augen.

¶ Die Fünffvnddreissigst Regel/ von der übung vnd mancherley bewegūg des leibs/ auch von der růg. Zů der. xxxiiij. Taflen. Am lxviij. blatt.

Als end der übung soll dann sein/ so einer anhebt můd zů werden/ so der athem streng würt/ so der schweyssz kompt denen die sein gewont seind. Die übung soll anheben nach volkommener däwung/ nach langē schlaff/ vnd so der harn geferbt würt. So ist die bewegung vor der speiß vast nütz/ vnd darnach vast schad. es schwymme dañ die speiß im magen. dañ so mag man sich zymlich üben/ das sich die speiß im magen setz. Vnd so einer schwär vnnd faul vō schlaff vff stadt/ der gang wid schlaffen/ vnd lassz jm den leib reiben bitz der harn geferbt würt/ vnd die überflüssz des stůls vnd des harns hynweg gond/ vñ der bauch leicht würt. Darnach üb er sich ein wenig nüchteren. In der übung soll man auch acht haben/ das die geletzten glyder nit arbeyten. als so ein podagricus reitet/ so soll er im sattel sitzē/ vnd nit in stegreyssen ston/ oder sunst zů fůß gon. Vnder der übung ist auch ein vnderscheyd. Ettlich ist do sich der gantz leib bewegt. die ist denē bequem so starcks leibs seind/ vnd vil überflüsszigkeyt hond. als da ist ringen/ springen/ vnnd den ballen schlagen. Ettlich ist den schwachen bequem. als reiten vff pferden. Ettlich den mittelmässigen. als zů fůß gon. Ettlich ist sonderlich/ vnd gehört für sondere glyder. den hendē gehört lauten schlahen zů/ den füsszen die kelter dretten/ der brust singen vnd pfeiffen/ den kinden gehört das wagen zů/ den jungen vff der ebne springen/ vnd das ballenspil. Dise übungen aber werden auch vnderschyden der vile nach. Ettlich wären lang/ ettlich kurtz. Od der qualitet nach. dañ etlich seind starck/ etlich schwach/ ettlich mittelmässig. Oder auch der bewegung nach. dann ettlich seind behend/ ettlich langsam/ ettlich auch mittelmässzig. Vnd so mans recht zůsammen bringt/ so werden es siben zehen monyer. deren ettlich eins als vil ist als das under. als ein starcke bewegung macht auch ein behende bewegung. Von überiger Růg kompt verstopffung/ völle des leibs/ vō feüchtē. seind die selbē dañ faul/ so kommen feber davon.

Wie der leib zů üben.

Mancherley übungen.

Zů vil růg.

Regelbůch des

¶ Die Sechſsvnddreiſſigſt Regel/von nutz vn̄ ſchaden des Badens. Zů der.xxxv.Taflen. Am.lxx.blatt.

Bades frucht. Baden iſt etwan vaſt gůt vnd nutz. Dañ das bad thůt die ſchweiſzlöchlin vff/es fůrt die überflüſſzigkeit vſz/es weſcht den wůſt vom ſchweyſſ ab/es vertreibt das jucken vnd den grynd/es nimpt hyn die můde/feüchtiget den leib/reytzt zů däwung/macht den leib das er narung nimpt/die glyder die der ſchlagk verdörrt hat die lyndert es/verzert den ſchnupffen vn̄ fluſſz des hyrns/vn̄ iſt gůt dem eintägigen/altäglichen vn̄ fyertäglichen feberen/vnd auch dem ſchweinenden feber/vnd das nach der däwung. Vnd ſo liches würt alles angenomen vonn den gelerten ärtzten. Das bad
Badens ſchad bringt auch ettwan ſchaden. Dañ es macht das leichtlich flüſſz in die ſchwachē glyd fallen. Etlichen bringt es auch můde des leibs. Es ſchwecht die natürlich hitz vnnd äderigen glyder/es benimpt den luſt zůeſſen/vnd zů weiberen. Vor dem bad ſoll man ſich zym̄-lich üben/vnd das vor der ſpeiſz/der leib hett dañ offne ſchweyſſz-löcher die weit weren/ oder voll choleriſcher feüchte. vnd ſo einer feyſſzt werden wolt/ſo möcht er nach eſſens baden. Weiter ſo ver-andert das bad den leib vſz drey vrſachen. vonn wegen des luffts/ des waſſers/vnd ſeiner würckung halb. Der lufft/nach art der ge-mach/darin̄ man wont. Das waſſer/ob es ſüſz/ oder nit ſüſſz ſey. So es ſüſz iſt/ſo iſt es kalt od̄ warm. Iſt es nit ſüſz/ſo iſt es geſaltz-en/od̄ nit geſaltzē/von alun od̄ yſen ertz/vn̄ dergleichē. Die würck-ung auch. dañ man badet mit reibē/oder on reibe. Reibt man/ſo ge-ſchicht es mit öl od̄ nit/vn̄ derē yede iſt entweders ſtarck od̄ ſenfft. Je.ſpricht. Hůt dich das du nit ins bad gangeſt/ vnd wider dar-uſz geeſt/ſo du noch heyſſz biſt/ſund gang von eim gemach zů dem anderen/vnnd bleib in eim yeden ein wyl. Zwag auch das haubt
Haubt zwag-en/vn̄ ſträlen. alle woch ein mol/vff das dir der bart nit vſz fall/vnd reynig auch dz har võ ſchweyſſz der darin̄ hangt/mit ein wenig ſaltz. Vn̄ ſträl das haubt offt. dañ es ſterckt das geſycht/vn̄ ringert den leib. Dz angeſycht aber weſch mit bonēmel das ſiben tag in eim melonen geſtanden ſey/vnd offt gerürt/darnach leg es in milch/die veran-der auch offt. das ſelb mel dörr darnach/vnd miſch es mit ſaffron wurtzel/alkanna/ vn̄ burretſch yedes gleichvil. Nach dem ſo gang der gebadt hatt ſitlich vſz dem gemach/vn̄ thůe ſein hembd an/dz vor gereücht ſey. Er meid weiber ein tag/vnd ein nacht.

¶ Die Sybenvnddreiſſigſt Regel/von bylder-en der Bäder/vnnd mancherley kunſt zů dem Har. Zů der.xxxvj.Taflen. Am zweyvnd ſybentzigſten blatt.

An dem Bad ſoll man byldnüſſzen habē die die begyrdlich krafft bewegē. als byldnüſſzen der würtſchafften/vnd hochzeiten.

Ersten Teyls.

Aber die byldnuß vñ figurē so zů zorn bewegen/sollen nit da sein. als da ein schlacht gemolt würt. Die soll man aber auch haben/so die entpfindtlich krafft bewegen. als da seind figuren der gelobtē philosophen/vnd naturkündiger. Vnd das vß der vrsach. Dañ zorn/vnd begyrd folgen den complexionen nach so die krafft leytē. vnd so die selbem vom bad geschwecht werden/vnd aber dise figuren angesehen/so vertreibt es genañten schaden. In solchem dz nach der art das besst von den menschē erfunden/das seind schach spil/vnnd würffel/oder brettspil/denen vergleicht alles so in der welt geschicht. Dz Schachspil würt verglichen den dingē so von fürsichtigkeit vñ võ vernunfft geschehē/dz würffel spil den dingē so vngewarnter sach vñ võ dem glück komen. Alpharabius sagt/ das etwan das gemåld vñ byldnussen in grosser acht gewest seyen/ die man yetzt nit mee brauch. Nůn diewell wir gesagt haben/ vom vnderscheyd des bads/ist noch von dem Har auch zůsagen. Wiltu vil hars machen/so nim emblicken/traganten/vnnd gumi yedes ein theyl. victriol/vnd borraß halb souil. dz misch zůsamen mit mangolt safft/vnd rynds gallen/vnd brauch es. Vnd seind etlich ding die har wachßen machen. als öl/vnd alchaña/vñ myrrhen öl. Wiltu sye aber schwartz machen/so nim roh sylberglett/ gebrant ertz/vnd kalck yedes ein theyl. gryenē leymen zwey theyl. das mach an mit seyffwasser/vnd brauch es. Gebrañt nussz mit irrer schalen ferben fürsich selbs das har. Nim roten magsot/vñ leg in in ein geschirr/vnd leg gebrañt ertz darunder vnd darüber. das vergrabe in ein frischē mist/do lassz es. xl. tag ston/so ferbt es von stundan. Oder reib das har mit alchanna/vñ darnach mit endich bletteren. Wiltu das har weissz machen/so bereüch es mit schwåbel/oder mit schwalben kat. Oder nim ein rappen/oder ein kreyg/ vnd vergrab sye in ein mist drey tag/so werden würm dariñ. die nim/vnnd thůe sye in ein haffen/vnd schütt öl darüber das es die würm bedeck/vñ lassz es sittlich so lang syedē bitz sye weich werden/vñ zerfarē. vnnd dañ schmyer dich fyermol mit dem öl/so würt das har weissz. Wiltu aber machē dz dir kein har wachß/so thůe jm also. Zům erstē rupff dz har vß/vñ mach dañ die stadt nassz mit bonenmel wasser/vñ leg es darüber. Also thůt man auch mit phaselen/zůuor so man sye vor seůdt. vnd dañ wider dörrt. Wiltu aber har wachßen machen/so nim schwartz schaff klawen/gebrañt/ vnd misch öl darunder. dauon mach ein pflaster. brauchs an orten wo du har wilt haben.

⁋ Die Achtvnddreissigst Regel/von den gewürtzten/reüchen vñ syrupen/mit mancherley irer bereytung. Zů der. xxxviij.
Taflen. Am lxxiiij. blatt.

Was wol reücht/das neert die geyst so die krafft leyten vñ

Regelbůch des

Mancherley wolryechende ding.

⁋ fůren/vnd seind wie der lufft der das lyecht entpfaht/vnd bringt. Der selben geruch ist mancherley. Dann ettlich seind von baumen vnd blůmē/als do ist aloesholtz/gewürtz oder specerey/campher/ vnd sandal. Etlichs ist von thyerē/als bisam/zibeth. Etlichs von flyessenden brunnen/als ambra. Vnd vil seind zůsammen gesetzt. als eins dz sye Nedā nenen/dz würt vff mancherley weiß gema= cht. Dan eins heysszt dreyfach Neda/welches also gemacht würt.

Neda.

Nim aloesholtz reyn gestosszen/vnd gebeütelt durch ein seidē tůch j. theyl/bisam/vñ ambra yedes ein theyl/zerlassz den ambra/vnd misch jn mit den anderen/mach klötzlin daruß/vnnd reüch damit. Die ander Neda ist zwyfach/die mach also. Nim halb bisam/vnd halb ambra. Vnd ettlich thůnd campher darzů von eim grat bitz vff vj. Du magst es auch also machen. Nim zwey theyl bisam/vnd ein theyl ambra. Es würt auch ein ander confect gemacht von A= loes holtz also. Nim stücklin von aloesholtz/vnd viol syr. darnach nim als vil bisam/vñ ambre halb so vil/mit eim wenig campher. zerlassz den campher vnd ambra/vñ misch dañ das ander darzů. dörr es am schatten/vnd thů es dañ behaltē. Oder nim gestosszen aloesholtz das gebeütelt sey/vnd misch es mit bisam vnd ambra/ vnd verarbeyt es mit julep/mach trocis. daruß/vnnd dörr sye am schatten/vñ reüch damit. Kanstu sye aber mit zerlassem campher machen/so acht des syrups nit.

Syrupen mancherley krafft.

⁋ Etlich von syrupē seind einfach/ ettlich zůsamen gesetzt. Die zůsammen gesetzten syrupen seind et= wan von blůmen/als von rosen/vnd sehblůmē. Oder von sauren früchten/als essig. Oder herben vnd stopffenden/als von öpffelē/ oder quitten. Oder von wurtzelen vnd samen/als von fenchel sam en/vñ capparis wurtzel. Dauon ist ein gemeyne Regel zů verfass= en. Werden saure vnd stopffende ding zůsammen gemischt/so kel= tet der selb syrup vnd überwindt die choleram. als da ist der saur syrup von quitten den Galenus gesetzt hat. Vermischt man dann süsse ding mit essigsen/so macht d selb syrup reyn/vñ zerschneidt/ vnd macht zymlich subtyl. als der einfach saur syrup. Macht man dañ ein syrup vß bitterē vñ stopffenden dingen/so öffnet er die ver stopffung/vnd macht subtyl. als der syrup von fenchel/vnd cappa ris wurtzel. Würt er aber gemacht von schlymigen vnd stopffen= den dingen/ die süß seind/so laxiert er. als viol/oder rosen syrup. Vnd welcher stopffend vnd gewürtzt ist/ der sterckt das hyrn/vñ die leber. als der syrup von sandal.

⁋ Die Neünvnddreissigst Regel/wie man die syr.
geben soll/vnd das gemach bereyten. Zů der
xxxviij. Taflen. Am. lxxvj. blatt.

Welche ettwas in der brust leiden/oder den Hůsten hond/ die meiden in iren syrupē alle saure ding. Man verbeüt auch was süß ist denen/die ein bauchflussz haben. Dañ man soll allzeit herbe

Ersten Theyls.

ding geben zůstopffen/vnd süsse schlupfferig zů machen/vnd essig se damit zů zerschneiden/vffthůn/vnd reyn zůmachen/ vnnd was kalt ist das man die feüchte damit dick mach. Man soll kein syrup machen von stopffenden dingen dañ allein in eim steynin mörser/ vnd soll jn verschaumen mit eim hültzen löffel. vnnd man soll kein safft von den früchten fassen so sye erst gesamlet seind/ sonder soll sye vor ein nacht ligen lassen. Von violē soll man die styl vñ köpfflin hynweg thůn/ von rosen die köpfflin vnd den samen. Von seeh blůmen nimpt man blůmen vnd bletter zům brauch. Die wurtzelen vnd was hart ist/ soll man vorhyn lang in eim wasser ligen lassen ee man sye koch. Seind sye aber frisch/ so leg man sye von stund an in die kochung. Was verwandelt soll werden/ das thůe man in wasser. als rosē da rot roßwasser vß werden soll/ die soll man vor stossen/ vnnd dañ im wasser offt vmbzůren. So man die syrupen seüdt/ soll man sye stäts schaumen/ bitz sye reyn vnd schön werden. Welche syrup mit sauren dingen gemacht werden/ die soll man so lang syeden bitz sein so vil bleib als des zuckers was. Die syrupen so man mit süssen dingen macht/ die syed man als vil das man sye behaltē mög vor zerstörung. Das eyer weiß wasser vñ zucker das man zůsammen klopfft/ das thůe zůsammen ee man die syrup kocht. Můß man aber wasser vnnd specerey in ein syrup thůn/ so thůe man es darjn so sye schyer gesottē seind. Dz feür dabey man syrup seüdt/ soll senfftlich an ein seyt der pfannen gemacht sein. vff das der schaum an ein ort kom. Die bereytung der gemach dyenen mit irem lufft dem vyehischen vñ lebhafften geyst/ der selb lufft soll gereynigt sein von allen bösen feüchten qualiteten/ vñ bereyt mit gůten gewürtzten geruchen. Im sommer thů man die thüren vnd fenster vff gegē den mittnächtlichē wyndē. zůnerenderen die zerstörūg des luffts im gemach. Im winter thůe man sye darumb vff/ das die soñ darein mög/ den lufft vnd die dampff zůreynigen. Ettlich wöllē/ das die gemach sollen mit gemäld vnd byldnüssen gezyert seind/ das der geruch vñ das gesycht lust daran entpfah. dañ so man die byldnüssē embsig anschawt/ so würt man zů schlaff bewegt/ gleich als hört man geschichtē/ dariñ sich das gemüt erlüstigt.

A Art mancherley Syrupen zůmachen.

B Camerbereytung.

¶ Die Fyertzigst Regel/ vor temperierten vñ vntemperiertē lufft. zů der. xxxix. Taflen. Am. lxxviij. blatt.

Ettlicher lufft ist temperiert/ der ander nit. Der lufft ist temperiert der reyn ist/ on dampff/ gůts geruchs/ võ dem die leib nit bald schwitzen/ oder kalt werden/ vnd der bald zů hitz od kelte verendert würt/ der in vffgang die krefftē sterckt/ die complexionen temperiert/ die feüchten reynigt/ der klarheit der geyst bringt/ vñ die dawūg bessert. Welcher aber nit temperiert/ der ist eygent

Gesunder lufft.

Regelbůch des

C lich vergyfft/vnd das vff zweyerley weiß. Ein mal vß vermisch=
ung der dämpff/ſo von den pfützen die vmb die ſtett ſeind/vffſtei=
gen vnd den lufft verderben. Oder ſo wůſte keyben von dem todt=
ten vyech dabey ligen. Oder ſo ein ſchlacht geſchähen/vñ die todt
ten cörper vnuergraben bleiben/von denē ein vergyfftung kompt.
Zům anderen kompt es von veranderung der zeit des jars. als ſo
der winter warm on regen iſt/vnd der ſommer kalt mit regen. O=
der ſo in den qualiteten geirret wůrt. Vñ das vff fůnfferley weg.
Zů erſt/von wegē der zeit im jar. Zům anderē/ſo die groſſzē ſtern=
en nah/od weit von der ſoñen ſeind. als da ſeind ð groſſz hundt/

Der fyer haubt wynd art.

vñ der berē ſchwantz. Zům dritten/võ wegē der wynd. dañ die mitt
nächtlichen zyeren den leib/vnd lengeren das leben. wie man bey
den Sclauoniern ſycht. Die von mittag thůnd das widerſpil.
Die von vffgang ſeind remperiert/dem glentzen gleich. Die von
nidergang wanckelbar/dē herbſt gleich. Zům Fyerdtē/von weg=

Der landt= ſchafft vnder= ſchyd.

en der landtſchafft/die fůnfferley vnderſcheyd hatt. Die erſt/von
wegen der wynd/wie geſagt iſt. Die ander/nach dem die ſtett ge=
legen ſeind. dañ welche ſtett hoch ligen/die habē ſchön waſſer vñ
lufft/vnd jre jnwoner ſeind wol geſtaltet. Die nideren hand das
widerſpil. Die dritt/von wegen der berg. dañ ettlich haben berg.
die jnen den mittäglichen lufft abtragen. als die gegen mittnacht

D wonen. Die Fyerd/ſo das mör nahe iſt. dañ die ſo das mör haben
von mittag/ſeind die auch mittäglich. Die fůnfft/nach dem das
erdtrich geſtaltet iſt. dann ein ſteynig erdtrich/iſt kalt vnnd dürr/
vnd hatt kelter waſſer dañ das erdtrich ſo leymē vnd letten hat.
welches gryenen hat/das iſt warm. Zům fůnfften/von veander=
ung des luffts in qualiteten die von den dämpffen vffſteigen/vnd
nit in ſeiner ſubſtantz. wie von dem vergyfften lufft geſagt iſt. Es
mag ein landtſchafft zweyerley od dreyerley natur ſein/verwand
len aber ir geſtalt vnnd eygentſchafftenn der zeit des jors jnen
ſelbs nach.

⁋ Die Einvnd Fyertzigſt Regel/von denen die
in thäleren wonen/ vnnd von vnder=
ſcheyd des luffts. Zů der .xl. Taflen.
Am .lxxx. blatt.

SO man in bůrgigen orten/in den thäleren wonen můſſz/
ſo erſtecken ſye im winter die regen/im ſommer verbrennt ſye die
hitz des luffts. Der ynwoner leib ſeind ſubtyl/von der hitz wegē/
ſeind auch gemeyngklich ſubtyler kunſt/vnd hůbſch von leib/vnd
von wegē der feůchten leidē ſye herbſtliche kranckheyt/die offent=
lich vnderleib haben/vnd von wegen geſagter vrſach/ſycht man
klarlich den anfang/vñ nachlaſſzung der kranckheytē. Nach dem

Heyſſer lufft.

ein yeder die ding einfach verſtodt. Dañ heyſſzer lufft macht den
leib mager vnd gel/reytzt den durſt/ſchwecht den hunger/hitzigt

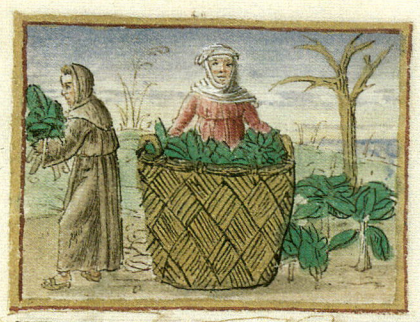

Caules onati

Naturę calidę in j. siccę in ij° melius ex eis. recentes citrini. Iuuamentum aperiunt oppilationes Nocumentum uisceribus Remotio nocumenti cum multo Oleo.

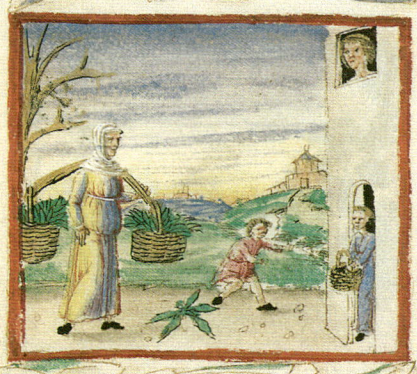

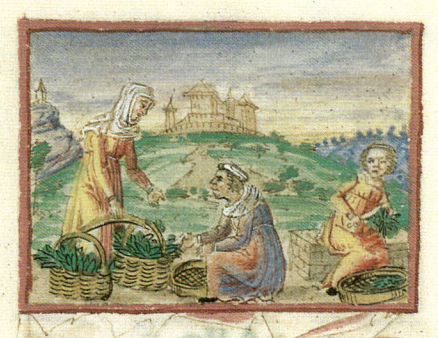

Bletę

Naturę calidę & siccę in j. melius ex eis quę sunt dulcis saporis Iuuamentu succus eaŗ aufert surfures Nocum. comburut sanguine Rem. nocumti cum Aceto & Sinapi.

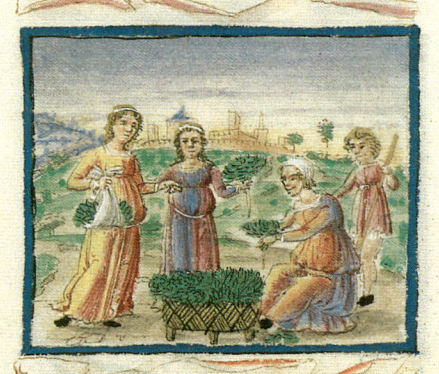

Spinachię

Naturę frigidę & hum. in j. melius ex eis pluuia infusę. Iuua. tussi et pectori Nocume. digestionem impediunt Remotio nocumenti sufrixę cum muri.

Lactucę

Naturę frigidę et humidę in ij° melius ex eis amplę et atrę. Iuuam. uigilias et gomorea sedat Nocum. Coitui et uisui. Remotio nocumti cum miscentur cum Apys

14

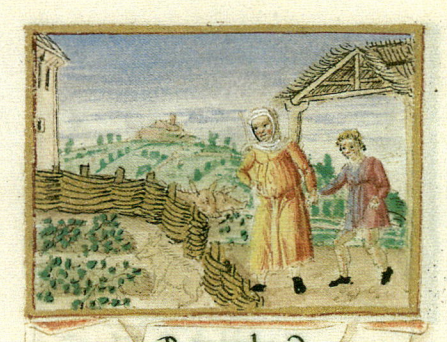

Portulaca

Naturæ frigidæ in iij. hum. in j. melius ex eis. amploru foliorum et tenerorum. Iuuam stupefactioni dentium et delet portos. Nocumentum spermati et coitui. Remotio nocumenti cum succas syluariby.

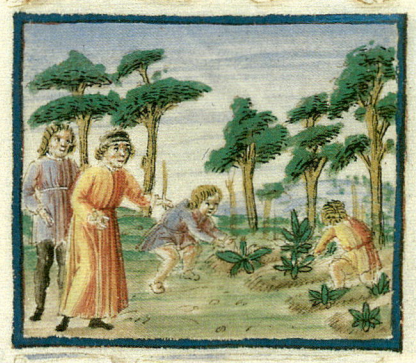

Dracon. i. herba piperi

Naturæ calidæ & sicce in j. melius ex eis hortulanum recens et tenera. Nocumentum soporat frigida fercula. Nocumentum sitim efficit, et morat diu. Remotio nocumenti cum Apijs.

Scariolæ

Naturæ frigidæ et sicce in j. melius ex eis recentes et dulces. Iuuamen infrigidant epar calidum. Nocumentum retardant digestionem. Remotio nocumenti cum nasturtio.

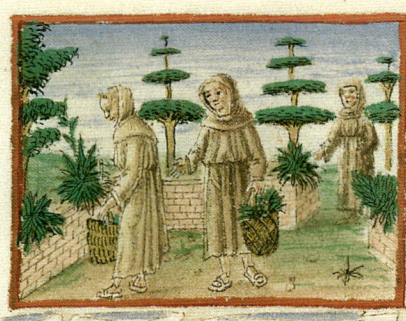

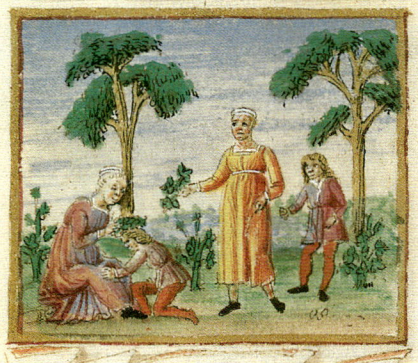

Apium

Naturæ calidæ & sicce in j. melius ex eis hortulanum. Iuuamentum aperit opilationes. Nocumentum efficit soda. Remotio nocumenti cum Lactucis.

Eruca

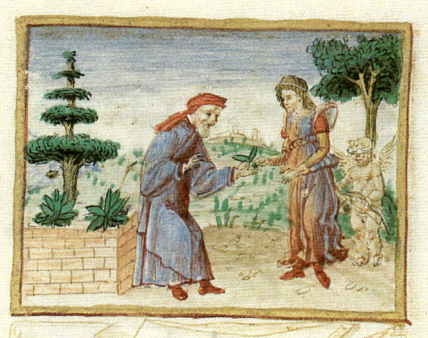

Naturæ calidæ in iij humide in j. melius ex
eis. quod est minoris acui-
tatis Iuuamentum addit i
spermate et in coitu. Nocumentum facit emicraneā
Remotio nocumenti cū
scariolis & Aceto

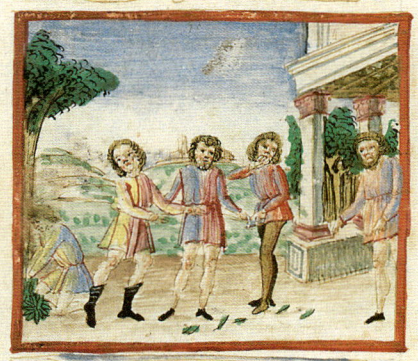

Ozimum citratū

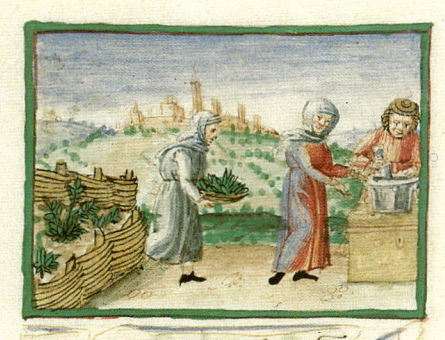

Naturæ calidum et si-
ccum in j. melius
ex eis odoriferum. Iuua-
mentum substantia strin-
git. succus laxat. Nocumē-
tum obtenebrat insum Re-
motio nocumenti cum fo-
lio satiuo.i. Portulaca

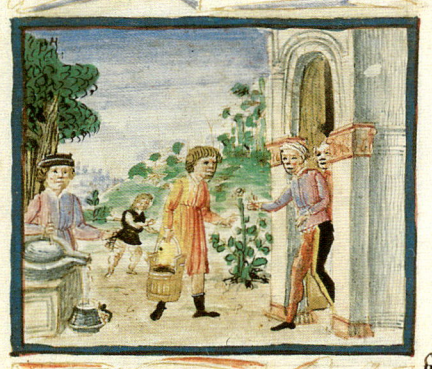

Nasturcium

Naturæ cal. & sicc ad
tertium peruenies
melius ex eis domesticū Iuuamentū mudificat pulmo-
ne. et cōfert asmati et addit in
coitu. Noc. stomacho ppt mor-
dicatione Rem. noc. cū lactucis & Aceto

Sinapi

Naturæ calidæ in iiij
siccæ in iij melius ex
eo reces et hortulanū Iuuām
podagræ. et soluit duriciem
Nocumentu Cerebro. Re-
motio nocumenti cum am-
ygdalis præparatum. &
Aceto

Anetum

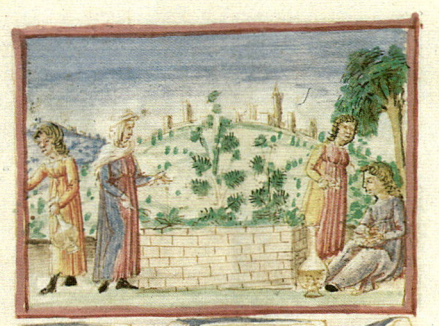

Naturæ calidæ et sicc[æ] in ij. melius ex eo uiride recens Iuuamentū prodest stomacho cum suc[c]o suo Nocumentū renib[us] et abominatione stomachi sua substantia facit Remotio noc[umenti]. cum Limoncellis.

Hysopus

Naturæ calide et sicc[æ] in ij. melius ex eo cuius est magnus odor Iu[ua]m[entum]. [ph]lematicis et colorem bonū facit. Nocumentū ex debiliter soluentibus. Remotio nocumēti cū cardamen[to] et Ireos.

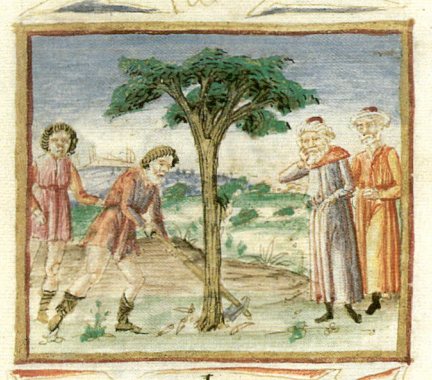

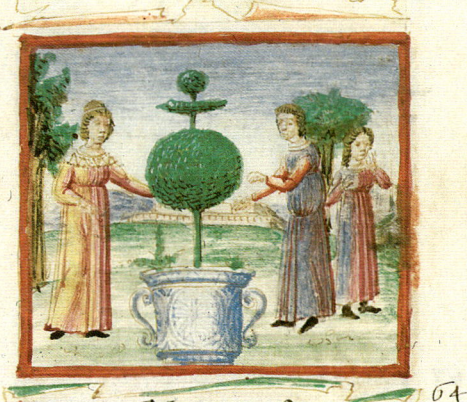

Galanga

Naturæ calidæ in iij. si[c]ce in ij melius ex eo, grossum ex ea Nocumentum Venę sciatice coitui et odore aromatizat ori. Nocum[entum] Cordi Remotio noc[umen]ti cum ferculis unctuosis

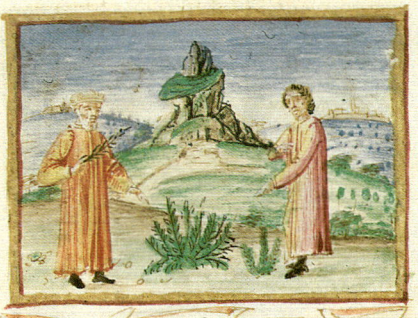

Maiorana

Naturæ cal. et sicc[æ] i. ij melius ex ea. plus aromatizas Iuuam[entum]. cofortat stomachū et cerebr[um] & om[n]ia uiscera, et aperit opp[il]lationes Nocum[entum] nullū nisi nimis utatur.

Ersten Theyls.

das hertz/verderbt das blůt/bringt feber. reytzt das blůt von der naſen vnd der frawen zeit/ſchwecht die krefft/macht den leib lar/ vnd hindert die däwung. Dagegen hilfft er für den ſchnupffen vñ fluſſz/in gemeyn für das parlis/vnd in ſonderheit für das/ſo von feüchte kompt. Der kalt lufft iſt dē heyſſzen zůwider. Feüchter lufft heltet den leibē vñ iſt nutz den magerē/er feüchtet die haut vñ das fleyſch/gibt dem leib wäſſerigkeit vnd gůte farb. So iſt der dürr lufft dem feüchten wider. Aber man begegnet dem das vſz heyſſzē lufft kompt/ſo man in gemachen vnder der erd wont die mit tapeten behenckt ſeind/vnd mit kaltem waſſer beſprengt. Dem kalten lufft iſt man zůwider/ſo man in heyſſzen gemachen wonet/warm kleyder anthůt/vnd fewr macht. Dem dürrē lufft begegnet man/ durch wonung in lüſtigen gemachen/vnnd kalt waſſer trincken. Vnnd dem feüchten/ſo man in hohen heüſeren wont/die von der ſoñen beſchiñen werden. Hyebey iſt zůwiſſen/das die hilff ſo von dem lufft kompt vſz ſeiner kelte/iſt nit vſz ſeiner ſubſtantz. dohār iſt es/das wir erſticken im bad wöllē. Nůn ſeind wir aber des luffts nötiger dañ des waſſers. Dañ ſo man einen/der ſeer hungerig vñ dürſtig wer/hyeſſz würgen/alſo das er doch nit gar erſtickt/nach der ledigung würt er ee dem lufft nach ſchnappē/dañ dem trunck des waſſers/od der ſpeiß. So mag auch einer lenger lebē on waſſer trincken/dañ on den lufft. So iſt auch der lufft ein element/das waſſer aber nur ein dampff von eim feüchten erdtrich. kommend dauon/das die ſoñ geet über den puncten des hymmels der mittel vff vnſerem haubt ſtodt/ſo iſt die natur des dampffs nach der art des erdtrichs dauon er kompt. Vñ dz iſt alles in einer ſuñ dz wir wöllen ſagen vonn den Sechs dingen die ſonder der natur ſeind. Warumb aber ir ebenn ſechß ſeind/iſt diſſz die vrſach. das ſye ſo eygentlich nachfolgen der natur krefften. Speiß vñ tranck/ purgatzen vnnd verſtopffungen folgen nach der natürlichen. der lebhafftē/die zůfäll des gemůts/vñ vmbſteendē lufft. der vyehiſchen/die bewegung vnd růg/ſchlaffen vnd wachen.

Kalter/ Feüchter/ Dürrer Lufft.

Sechs neben natürlich ding/vergleichen ſich den dreyen natürlichē krefften.

¶ Hye mit endē ſich die Regelē der Sechs ding ſo neben der Natur ſeind/durch welche/ſo ſye in rechter maſſz vnd ordnuvg gehalten werdē/des menſchen leib in wyriger geſuntheit erhalten mag werden. Folgen andere Regelen der drey ding ſo wider die Natur ſeind. als da iſt panckheyt/ir vrſach/vnd die zůfäll/wie die abgewendt/vnd dem leib verlorne geſuntheit wider erſtattet werden ſoll.

DIE ÜBERTRAGUNG DER SCHACHTAFELN UND DES REGELBUCHES IN DEN HEUTIGEN SPRACHGEBRAUCH

ÜBER DIE GESUNDHEITSTABELLEN DES ELUCHASEM ELIMITAR, DES SOHNES DES HAHADUM, DES SOHNES DES DUCELLANI, EINES ARZTES AUS BAGDAD

Von den sechs Dingen, die ein jeder Mensch braucht, seine tägliche Gesundheit zu erhalten, von ihren Wirkungen und von ihrem Ausgleich.

VORREDE

Wer seine Gesundheit erhalten will, der muß als erstes Sorge tragen für die richtige Behandlung der Luft, die unser Herz berührt und ohne Unterbrechung außen und innen umfängt. Die zweite Sorge muß dem Ausgleich der Wirkungen von Speise und Trank gelten. Die dritte dem Ausgleich von Ruhe und Bewegung. Die vierte, wie man Wachen und Schlafen im Übermaß verhindert. Die fünfte, wie man den Körper von überschüssigen Säften befreit beziehungsweise wie man den trockenen Körper wieder mit Säften anfüllt. Die sechste Sorge muß sein die Erhaltung des Gleichmutes gegenüber Freude, Zorn, Furcht, Angst und anderen inneren Affekten. Denn wenn alle diese Dinge in einem ausgewogenen Mittelmaß sich befinden, dann ist der Mensch gesund. Wenn von diesem Mittelmaß abgewichen wird, so entstehen Krankheiten nach dem Ratschluß des obersten und mächtigsten Gottes.

Und von jeder dieser Gattungen gibt es viele Arten, die wir, wenn es Gott gefällt, aufzählen wollen, da es sehr wichtig ist, ihre Natur zu kennen. Wir wollen auch ausführen, welche ein jeder nach seiner Komplexion und Lebensalter auswählen soll. Und das alles wollen wir in kurz gefaßten Tafeln aufzeigen, denn das Gerede der Gelehrten bringt den Zuhörern nur viel Überdruß, wie auch die oft widerstreitenden Buchweisheiten. Denn die Menschen interessiert von der ganzen Wissenschaft nur das, was unmittelbaren Nutzen bringt, und nicht Experimente und Definitionen. So ist es unsere Absicht, in diesem Buch die langen Reden abzukürzen und verschiedene Meinungen in Einklang zu bringen. Aber wir wollen auch nicht von der Weisheit der Alten abweichen. So haben wir nichts anderes vor, als zu ordnen, zusammenzutragen, die Fragestellungen abzukürzen, zum Guten hinzuführen, um das Gesagte zu bekräftigen. Auch wollen wir nicht den Ansichten jener Leute folgen, die sehr unterschiedliche Meinungen vertreten. Darum rufen wir Gott um Hilfe an, daß er unseren Verstand richtig führe, denn die menschliche Natur ist nicht von Fehlern verschont. Die Veränderungen, die wir vorgenommen haben, sind unserer bescheidenen Absicht angemessen, in der uns Gott, der Herr, bestärken möge, und er helfe uns nach seinem Willen.

Der Mensch wird von den Weisen oft mit dem Mond verglichen. Bisweilen hat er eine Disposition, die seine Natur aus unserer Sicht zerstören, wie etwa bei Finsternissen, dann hat er wieder Dispositionen, in denen er seine Natur zu vervollkommnen scheint, wenn er etwa der Sonne gegenübersteht und voll ist. Ebenso hat er die Disposition, voranzuschreiten zur Vollendung oder einer Vollkommenheit, wie vom Halbmond zum Vollmond, und auch zum Gegenteil. Genau so ergeht es dem menschlichen Körper. Denn einige Dinge zerstören ihn, wie etwa die Gifte, andere erhalten ihn, wie Speise und Trank. Einige schädigen ihn anfänglich, wie zum Beispiel die Brechmittel, um ihm schließlich zu helfen. Anderes wiederum hilft anfänglich und entfaltet seine schädliche Wirkung erst später, wie etwa Arzneien, die eine Speise sind. Deshalb muß ein jeder wissen, was an jedem Ding von Nutzen ist, damit man sich dessen bediene, und was an dem Ding für Schaden sei, damit man diesen vermeide. Deshalb lehrte uns der allmächtige Gott, dem guten Leben nachzustreben und das schlechte Leben zu fliehen.

So will ich nun mit Gottes Hilfe beginnen, Tabellen zusammenzustellen, die Speisen und Getränke und andere notwendige Dinge beinhalten, in entsprechenden Grupppen zusammengefaßt; zum handlichen Gebrauch für Könige und große Herren, die ganz ähnliche Tabellenwerke in Gebrauch haben.[1]

Die Tabellen sind in einzelne Rubriken geteilt:
        in die erste setze ich die laufende Nummer des Abschnittes, dem die beschriebene Sache angehört.
        in der zweiten Rubrik steht der Name der Sache,
        in der dritten ihre Natur,
        in der vierten ihre Grade.
        In der fünften Rubrik wird die beste Qualität der Sache bezeichnet,
        in der sechsten ihre positiven Wirkungen,
        in der siebenden die schädlichen Nebenwirkungen.
        In der achten Rubrik findet man die entsprechenden Gegenmittel,
        in der neunten, welche Säfte durch die Sache erzielt werden.

In den folgenden vier Rubriken stehen die besondere Zuträglichkeit nach Komplexion, Alter, Jahreszeit und Natur des Landes. In der vierzehnten Rubrik finden sich die Meinungen verschiedener Gelehrter, in der fünfzehnten die Vorzüge und Eigenschaften der besprochenen Dinge. Danach will ich den Simplicia und den allgemein gültigen Regeln einen Platz einräumen. Diese Rubrik zeigt in der ersten Spalte die Art oder das Wesen der Sache, auch wie die Astrologen davon denken. Und davor will ich eine Gruppe zusammenstellen, von den Dingen, von denen zu sprechen sein wird und die wir alle gesehen haben.

Zuerst wollen wir beginnen, einfach von den Speisen, dann von den sechs nichtnatürlichen Dingen, nach der Ordnung und Gewohnheit der Menschen, die diese gebrauchen, essen und trinken, oder sonstwie in ihren Wohnungen. Und wir wollen die Zahl der Grade wiederherstellen, nach dem Gebrauch der Inder. Für die Namen der angeführten Gewährsleute wollen wir nur einen Buchstaben setzen, die wir dann am Ende des Buches mit Gottes Hilfe wieder auflösen werden.[2]

---

1 Der Übersetzer Herr hat hier den Text verlängert. Im Tac. 1531 steht: . . . quod sit compendiosum Regibus, & Dominis, conspicere in ipsis.
2 Herrs Zutrauen in die göttliche Hilfe war recht groß, denn in der deutschen Übersetzung fehlt diese Abkürzungsliste.

SCHACHTAFELN DER SECHS NICHTNATÜRLICHEN DINGE, IHRE ORDNUNG UND DEUTLICHE ERKLÄRUNG, WAS DIE EINZELNEN RUBRIKEN BEDEUTEN UND BEINHALTEN

Die erste Rubrik beinhaltet die laufende Nummer, um die Kapitel des Buches zu unterscheiden, auch gut geeignet für ein Register.
Die zweite Rubrik verzeichnet den Namen des Objektes, das man sucht,
die dritte Rubrik zeigt die Natur des Objektes an,
die vierte die Grade,
die fünfte bezeichnet die beste Qualität und die Unterschiede des Objektes,
die sechste Rubrik verzeichnet die Nutzanwendung,
die siebende die Nebenwirkungen,
die achte den Ausgleich,
die neunte zeigt an, welche Säfte entstehen,
die zehnte, welcher Komplexion das Objekt zuträglich ist,
die elfte, welchem Alter,
die zwölfte, zu welcher Jahreszeit die beste Wirkung erzielt wird,
die dreizehnte, in welchem Landstrich die Anwendung am empfehlenswertesten ist.
Die vierzehnte Rubrik beinhaltet die Meinungen der Fachleute über die Natur und die Wirkungen der einzelnen Objekte,
die fünfzehnte die Qualitätsbestimmungen und Eigenschaften der Objekte, daran schließt bisweilen das Urteil der Astrologen an.
Die sechzehnte Rubrik ist anders zu verstehen, denn sie umfaßt allgemeine Regeln von Geschlecht und Art der Objekte, die der Leser suchen könnte, und all das am Ende des Buches nach den Schachtafeln, damit eins auf das andere ordentlich folge.

DIE ERSTE SCHACHTAFEL VON FRISCHEN FRÜCHTEN UND IHREN ARTEN

FEIGEN
1. Galenus[1]: Heiß und trocken[2]. Aristoteles[3]: Heiß, trocken und feucht. Die Grade: Heiß und feucht im ersten.
2. Die besten sind die weißen, geschälten Feigen, die von allen faulen Stellen gereinigt sind.
3. Sie beseitigen den Sand aus den Nieren und bewahren vor Vergiftungen.
4. Sie haben eine blähende Wirkung.
5. Dem kann man durch den Genuß von Salzwasser und saurem Sirup abhelfen.
6. Feigen erzeugen lobenswerte Säfte, sind besonders Menschen mit kalter Komplexion und den Alten zuträglich, und zwar im Herbst in gemäßigten Ländern.

WEINTRAUBEN
1. In.[4]: Heiß und feucht. Johannes[5] und Galenus[6]: Gemäßigt. Die Grade: Heiß und feucht im ersten.
2. Die bekömmlichsten sind die reifen und saftigen, die dünne Häute haben.
3. Sie reinigen den Leib und machen schnell wohlbeleibt.
4. Man bekommt aber davon Durst; sie schädigen auch die Blase.
5. Diese Wirkungen kann man mit sauren Granatäpfeln neutralisieren.
6. Weintrauben erzeugen gutes Blut, sind vor allem geeignet für Menschen mit kalter Komplexion und Greise, speziell im Herbst und in nördlichen Landstrichen.

PFIRSICHE
1. Galenus[7] und Johannes: Kalt und feucht. Die Grade: Kalt im ersten, feucht im zweiten.
2. Vorzuziehen sind die wohlriechenden und wohlschmeckenden Früchte.
3. Sie helfen bei brennenden Fiebern.
4. Sie verderben aber die Säfte.
5. Dagegen schützt man sich durch das Trinken von wohlriechendem Wein.
6. Pfirsiche verdünnen die Komplexion, sind besonders bekömmlich für Menschen mit heißer Komplexion und für Junge, vor allem während des Sommers und in südlichen Gegenden.

PFLAUMEN
1. Galenus:[8] Kalt und trocken. Ma.[9]: Trocken und von bösartiger Feuchte. Die Grade: Kalt im ersten, feucht im zweiten.
2. Die besten Pflaumen stammen aus Damaskus.
3. Sie vertreiben die Galle.
4. Sie behindern die Tätigkeit des Magens.
5. Das kann man durch den Genuß von Rosenzucker ausgleichen.
6. Pflaumen erzeugen wäßrige Säfte, sind Menschen mit einer galligen Komplexion und jungen Leuten besonders zuträglich, vor allem während des Sommers und in heißen Gegenden.

BIRNEN
1. Galenus[10]: Kalt. Johannes: Kalt und trocken. Die Grade: Kalt im ersten, feucht im zweiten.
2. Empfehlenswert sind süße und reife Birnen, die keine Kerne haben.
3. Sie unterstützen den schwachen Magen.
4. Sie rufen Koliken hervor.
5. Diese bleiben aus, wenn man andere Speisen hinterher ißt.
6. Birnen erzeugen kaltes Blut, sind besonders geeignet für Menschen mit heißer Komplexion und für Junge, speziell während des Sommers und in südlichen Ländern.

SÜSSE GRANATÄPFEL
1. Mal.[11]: Heiß und von gemäßigter Feuchte. Die Grade. Heiß und feucht im ersten.
2. Die vorzüglichsten sind die großen, die sich gut schälen lassen.
3. Sie helfen gegen Husten und fördern die Neigung zum Geschlechtsverkehr.
4. Sie haben eine blähende Wirkung.
5. Wenn man saure Granatäpfel dazwischen ißt, bleiben die Blähungen aus.
6. Süße Granatäpfel erzeugen vorzügliche Säfte, entwickeln ihre besten Wirkungen bei Menschen mit einer gemäßigten Komplexion und bei Alten, vor allem während des Herbstes und in gemäßigten Regionen.

SAURE GRANATÄPFEL
1. Mal.: Kalt, mit verdünnender Herbe. Die Grade: Kalt im zweiten und feucht im ersten.[12]
2. Am bekömmlichsten sind die saftigen.
3. Sie helfen der heißen Leber.
4. Sie schädigen die Brust und die Stimme.
5. Dagegen hilft der Genuß von süßen Honigspeisen.
6. Saure Granatäpfel erzeugen nur wenig Säfte, bekommen vor allem Menschen mit schleimiger Komplexion und Jungen, besonders während des Sommers und in feuchten und heißen Gegenden.

1. Bei den Feigen zieht man die weißen den schwarzen vor, weil diese besser verdünnen. Auch ist ihre Hitze gemäßigter und sie halten länger. Generell verursachen die Feigen Verunreinigungen der Haut, die das Entstehen von Läusen begünstigen. Aber wiewohl sie das Entstehen von Läusen bei denen, die wegen eines Fiebers viel unreinen Schweiß absondern, bewirken, so sind sie doch für die Brust, für den Rücken, den Magen, die Nieren und für den Geschlechtsverkehr von Nutzen. Sie vertreiben auch den unangenehmen Mundgeruch, der durch die Hitze des Magens entsteht. Feigen wirken auch gegen die Vergrößerung der Milz, wenn man sie mit Essig zerstößt und damit ein Pflaster auf der Milz macht. Rufus[13] sagt, daß sie die Säfte durch ihre Hitze verdünnen und durch ihre Schleimigkeit dick machen. Wenn man angemessen Essig dazu trinkt, so wird ihr Schaden abgewendet.

2. Das Fruchtfleisch der Weintrauben ist besser als die Kerne oder die Häute, die man nicht verdauen kann. Man soll auch kein Schneewasser nach dem Genuß von Weintrauben trinken, denn das verursacht Blähungen im Magen, besonders bei Menschen, die zu Koliken neigen. Die hellen Weintrauben führen stärker ab als die dunklen; je süßer sie sind, desto mehr Hitze besitzen sie. Galenus: Sie nützen der Brust und der Lunge, schädigen aber die Leber und die Milz. Je[14]: Die Häute sind kalt, das Fleisch heiß und feucht. Die wässrigen Bestandteile sind heiß und feucht im ersten, die Kerne kalt und trocken im zweiten Grad.

3. Pfirsiche sind besser als Aprikosen[15], da sie nicht so schnell verderben und ungenießbar werden. Weil sie größer sind, verursachen sie langsamer Fieber, nämlich erst nach einem oder zwei Monaten. Sie sind wohlschmeckend und werden vom Magen besser als die Aprikosen vertragen, ansonsten sind beide gleich. Die Pfirsiche, die sich leicht vom Kern lösen lassen, sind die besten und am leichtesten verdaulich.

4. Pflaumen verwendet man bei Fiebern, denn sie löschen den Durst und führen die Galle ab. Für sehr alte Menschen sind sie aber nicht geeignet, es sei denn, sie genießen sie zusammen mit altem Wein. Die Trockenheit vertreibt den Appetit.[16] Galenus: Pflaumensaft mit Honig gekocht ist besonders abführend, wenn man ihn auf nüchternen Magen gibt. Dioskourides: Die süßen und frischen Pflaumen schaden dem Magen, weil sie stark abführen. Alte und herbe Pflaumen bewirken das Gegenteil.

5. Birnen vertreiben die Ekelgefühle[17] des Magens mit ihrem guten Geruch und mit ihrer Herbe. Sehr alte Menschen sollten sie meiden, es sei denn, sie würden grünen[18] Ingwer darauf essen. Unreife Birnen sind schwer verdaulich. Galenus: Die Birnen nähren besser als andere Früchte. Hippokrates: Die unreifen verursachen Kälte und Verstopfung des Bauches, die reifen bewirken das Gegenteil. Dioskourides[19]: Wenn man Birnen und Pilze zusammen kocht, beseitigen diese die schädlichen Stoffe der Pilze. Birnenkerne töten Eingeweidewürmer ab.

6. Süße Granatäpfel lindern die Rauheit der Brust und den Husten, aber sie schaden auch, denn sie erzeugen Galle und Koliken. Gedörrte[20] Granatapfelkerne bewirken Verstopfung. Die weinsauren Granatäpfel wirken vorzüglich bei Herzklopfen. Wenn man Granatäpfel auspreßt, so führt der Saft die Galle ab, stärkt den Magen und die heiße Leber. Tha.[21] sagt: Ich habe gesehen, daß einer, der drei Spitzen oder Gipfel von Granatäpfeln aß, ein Jahr lang gegen Augenfluß geschützt war.

7. Saure Granatäpfel soll man nicht nach dem Genuß anderer Speisen zu sich nehmen, denn sie bewirken, daß diese unverdaut den Magen verlassen; ausgenommen davon sind Menschen mit heißer Komplexion. Für die vom Weingenuß erhitzten gibt es nichts besseres, als saure Granatäpfel danach zu essen. Wenn sehr alte Menschen ihrer bedürfig sind, sollen sie Zitronat darauf zu sich nehmen. Saure Granatäpfel haben auch für den Magenmund eine vorteilhafte Wirkung. Hippokrates: Eine Frau, die an dieser Krankheit litt, wurde durch Gerstensaft[22] und Granatapfelsaft geheilt. Denn dieser lindert das Erbrechen und die Schmerzen durch Milderung und Befeuchtung.

1 Vgl. Galenus XII, 132.
2 „trocken" wurde aus dem Tac. 1531 bzw. aus Cod. Vind. 2322 ergänzt.
3 Arch. ist sicher zu Aristoteles zu bessern.
4 In. ist vielleicht aus Iu(daeus) verdorben. Isḥāg b. Sulaiman al-Isrā'ili, bekannt unter dem Namen Isaak Judeus, ein aus Ägypten stammender jüdischer Arzt (ca. 855–955), berühmt für seine Augenheilkunde. Seine Werke De diaeta, De urina, De pulsu arteriarum, De febribus, De elementis liber definitionum erschienen in lateinischer Übersetzung in Lyon 1515, Einzelausgaben schon im 15. Jh.
5 Io(hannes). Das Abkürzungsverzeichnis im Tac. 1531 unterscheidet zwischen Io. und Ioh. Die erste Kürzung steht für Johannes und die zweite für Johannitius. In der deutschen Fassung wurde diese Unterscheidung nicht konsequent durchgeführt, wie überhaupt die Namen der medizinischen Autoritäten meist weggelassen wurden. Der Name Johannes Damascenus wurde verschiedenen Ärzten beigegeben: Mesuë dem Älteren, Serapion und Mesuë dem Jüngeren. Hier kommt wahrscheinlich Serapion am ehesten in Frage, d. i. Yaḥyā b. Sarabīnūm, der wahrscheinlich im 9. Jahrhundert lebte. Ḥunain b. Isḥāg al ʿIbādī, genannt Johannitius, aus christlicher Familie stammend, war einer der berühmtesten Übersetzer vom Griechischen ins Arabische. Im Mittelalter war er hochgeschätzt, die lateinischen Übersetzungen seiner Werke erschienen in Leipzig 1497 und Straßburg 1532.
6 Vgl. Galenus VI, 573 ff.
7 Vgl. Galenus XII, 76.
8 Vgl. Galenus XII, 32 ff.
9 Ma. Im Abkürzungsverzeichnis des Tac. 1531 ist der Name mit Masnoe aufgelöst. Der Name ist aber wohl eher als Mesuë zu deuten, wie auch die Abkürzungen Mal. und Mas. in der Folge (vgl. Cod. Vind. 2322: Mess.). Yaḥyā ibn Māsawaih, genannt Mesuë der Ältere, Sohn eines Apothekers aus Dschondischapur (Djundaysābūr, Gondēšāpūr) lebte von 777 bis 857. War als Übersetzer tätig. Im Druck erschien die lateinische Übersetzung seiner Werke unter dem Titel „Aphorismi Johannes Damasceni" in Bologna 1489 und in Lyon 1505.
10 Vgl. Galenus XI, 631, und XI, 834.
11 Mal. Vgl. Anm. 9.
12 Textverderbnis. Im Cod. Vind. 2396, 2322 und im Cod. Casanat. 4182: Kalt im zweiten, feucht im ersten. Im Cod. Vind. 2644: Kalt.
13 Rufus. Vgl. Cod. Vind. 2322. Rufus aus Ephesos, einer der bedeutendsten alexandrinischen Ärzte, lebte wahrscheinlich zur Zeit Traians. Er verfaßte zahlreiche wissenschaftliche Schriften, die zum größten Teil verlorengingen.
14 Je. Abkürzung für Jesus oder Jehuda. Unter ersterem könnte man sich Ali b. Isa, auch Jesu Ali genannt, vorstellen. Er war ein berühmter Augenarzt und starb um 1010.
15 Maletlin, Maletlen (vgl. auch die Schachttafel 2, Nr. 4) werden im Tac. 1531 als Chrysomela bezeichnet. Bei Grimm ist „Maletlen" nicht nachweisbar, dort findet sich nur Morelle bzw. Marille, Entstellungen der älteren Bezeichnung „Armeniaca".
16 Im Tac. 1531 steht: Sicca ex eis removent appetitum cibi (eine trockene Pflaume vertreibt den Appetit). Vgl. dazu Dioskourides I, Kap. 174 (S. 140) περι κοκκυμηλεας auch zu den folgenden Aussagen.
17 Grewen. Grimm: Grauen, Abscheu, Ekel.
18 Im Tac. 1531: eingelegter Ingwer. Den eingelegten Ingwer bezeichnet man als grünen.
19 Vgl. Dioskourides I, Kap. 168 (S. 138) περι αχράδος
20 Im Tac. 1531: gekochte bzw. geröstete
21 Tha. Diese Abkürzung erscheint im folgenden Text, auch im Tac. 1531 nicht mehr. Im Cod. Vind. 2322 ist der Name ausgeschrieben: Tachiuseindi (Tachiusemdi ?). Im arabischen Cod. Or. 5590 der British Library findet sich: al-Tws al-Madi. Welche Kapazität sich hinter dieser Abkürzung verbirgt, ist unklar. Vielleicht handelt es sich nur um ein verdorbenes The. oder Theo., die häufiger vorkommen.
22 Im Tac. 1531: Gerstenbrei.

DIE ZWEITE SCHACHTAFEL VON DEN FRÜCHTEN UND IHREN UNTERSCHIEDEN

QUITTEN
1. Galenus[1]: Kalt und feucht. Die Grade: Kalt und trocken im ersten.
2. Am bekömmlichsten sind die großen und vollkommenen Früchte.
3. Sie machen fröhlich und Appetit.
4. Sie verursachen Koliken.
5. Dagegen schützt man sich mit in Honig eingelegten Datteln.
6. Quitten erzeugen kalte Säfte, sind besonders zuträglich für Menschen mit einer galligen Komplexion, allen Altern, zu allen Jahreszeiten in allen Ländern.

SÜSSE ÄPFEL
1. Theophrastus: Ebenso heiß wie feucht. Die Grade: Heiß und feucht im ersten Grad.
2. Die besten Äpfel kommen aus Sichem, der Landschaft bei Jerusalem.
3. Sie stärken das Herz.
4. Sie schädigen die Adern.
5. Rosenzucker und Rosenhonig schaffen Anhilfe.
6. Süße Äpfel erzeugen in geringem Ausmaße Blut, sie sind besonders nützlich für Menschen mit heißer Komplexion, allen Altern, zu allen Jahreszeiten, in allen Ländern.

SAURE ÄPFEL
1. Theophrastus: Weniger heiß, dafür mehr heiß als die süßen Äpfel. Die Grade: Kalt und trocken im ersten.
2. Es ist günstig, wenn sie nicht allzu sauer sind.[3]
3. Sie nützen bei Ohnmachten.[4]
4. Sie schaden den Gelenken.[5]
5. Davor schützt man sich durch das Trinken von gelbem Wein.
6. Saure Äpfel erzeugen schleimiges Blut, sie sind bekömmlich für Menschen mit schleimiger Komplexion, für Junge, während des Sommers und in südlichen Gegenden.

APRIKOSEN[6]
1. Galenus[7] und Johannes: Kalt und feucht. Die Grade: Kalt und feucht im ersten.
2. Die besten stammen aus den Landschaften Arram und Arrui.[8]
3. Sie bewirken Erbrechen.
4. Sie verursachen Blähungen und verderben schnell im Magen.
5. Gegen diese Beschwerden hilft Erbrechen.
6. Aprikosen erzeugen galliges Blut, sind von besonderem Nutzen für Menschen mit einer gemäßigten Komplexion, für junge Menschen, zu Beginn des Sommers und in östlichen Landstrichen.

MAULBEEREN
1. Aristoteles und Galenus[9]: Heiß und feucht. Die Grade: Kalt und trocken im ersten.
2. Die Maulbeeren sind am besten, wenn sie groß und schwer sind.
3. Sie helfen bei Halsgeschwüren.
4. Sie verursachen dem Magen Schmerzen und werden bei der Verdauung in schädliche Substanzen verwandelt.
5. Dagegen hilft die kleine Trifera.[10]
6. Maulbeeren erzeugen unreines Blut, ihre beste Wirkung entfalten sie bei Menschen mit sanguinischer Komplexion, bei jungen Leuten, vor allem im Frühjahr und in heißen Gegenden.

MISPEL[11]
1. Johannes: Kalt und trocken. Die Grade: Kalt und trocken im ersten.
2. Gute Mispeln sind fleischig.
3. Sie bewahren vor Trunkenheit.
4. Sie schaden dem Magen und der Verdauung.
5. Dem Schaden begegnet man durch die Verwendung von Gerstenzucker.[12]
6. Mispeln erzeugen eine trockene Nahrung, sie sind vor allem Menschen mit einer heißen und feuchten Komplexion zuträglich, den Kindern, während des Sommers und in nördlichen Ländern.

NABACH[13]
1. Johannes: Kalt und trocken. Die Grade: Kalt im ersten, trocken im dritten.
2. Vorzuziehen sind große, wohlriechende Früchte.
3. Sie helfen bei Gallenfluß.
4. Sie behindern aber die Verdauung.
5. Diese kann man aber mit Honigwaben wieder anregen.
6. Nabach erzeugt schwarze Galle, am zuträglichsten ist sie bei Menschen mit einer cholerischen Komplexion, auch jungen Leuten, zu Anfang des Herbstes in nördlichen Ländern.

1. Quitten werden gegen den Blutfluß verwendet, denn sie hemmen diesen, wenn man sie vor dem Essen zu sich nimmt. Nach dem Essen genossen, haben sie eine stopfende Wirkung, weil sie zusammendrücken. Sie schaden den Adern, sofern man sich nicht nach ihrem Genuß im Bade einölt. Auf Grund ihrer Natur regen sie den Harnfluß an. Galenus: Sie mildern den Brechreiz durch ihren Saft und durch ihren Geruch und schaden weder Kranken im Magen noch Gesunden. B.[14]: Quittensaft[15] hält viel länger als Apfelsaft, denn dieser wird wegen seines Wassergehaltes und seiner verdünnenden Wirkung bald zu Essig.

2. Die vorzüglichsten Süßäpfel stammen aus Jerusalem[16], um Saft oder Sirup aus ihnen zu machen, denn sie sind gemäßigter als alle anderen Äpfel. Nach diesen kommen die Äpfel aus Sehestem[17], dann die aus Fotani und Malui[18]. Äpfel stärken das Herz, aromatisieren den Magen, verbessern die Verdauung, erfreuen den Geist und zieren die Enthaltsamkeit. Sie helfen gegen Ohnmachten, wenn man sie mit Rosenwasser begießt und danach kaut. Apfelsirup hilft bei Fluß und Koliken, wird aber schwer verdaut.

3. Sirup aus grünen Äpfeln hilft gegen das Gift des Tieres, das man Caruc[19] nennt, aber auch gegen andere Gifte. Die Wirkung dieses Sirups haben die Einwohner des Landes Indifabarion[20] entdeckt, als sie sich bei dem Heerzuge Mutten befanden[21]. Es hilft auch gegen Galle und gegen die Krankheiten Menschier[22] und Chite[23], und gegen alle Entzündungen.[24] Das Fleisch der sauren Äpfel verursacht Blähungen, Magenschmerzen, Verstopfung und schädigt die Adern.

4. Menschen mit heißem Magen sollten die Aprikosen meiden. Denn ihr Saft wird verwandelt, wenn die Früchte frisch sind. Sind sie alt, wird ihr Saft in eine Arznei verwandelt, die gegen Gallenfluß hilft, so wie die Tamerinden und dergleichen. Das Fruchtfleisch der Aprikosen hat eine ziemlich schlechte Wirkung, und der Saft wird bei der Verdauung meistens verwandelt. Wenn man Aprikosen nach Tisch zu sich nimmt, verderben sie im Magen und schwimmen unverdaut beim Magenmund.

5. Unreife Maulbeeren soll man meiden, denn sie blähen. Was ihren Saft angeht, siehe weiter unten. Galenus: Die reifen Maulbeeren führen wegen ihrer Kälte ab, die unreifen hingegen stopfen. Auch ist es nützlich, sie vor dem Essen zu waschen, weil dann der Schaden, den sie im Magen und im Kopf anrichten können, ausbleibt. Man soll auch sauren Sirup nach ihrem Genuß trinken. Den Schaden unreifer Maulbeeren kann man auch mit verdünnenden Dingen, wie etwa mit Trifera und dergleichen, abwenden. Die anderen Gegenmittel nennt Galenus nicht, denn sie stammen aus anderen Ländern. Süße Maulbeeren sind heiß, saure sind kalt.

6. Mispeln schmecken besser als Zarolen[25], die eher einer Medizin als einer Speise gleichen, darum soll man sie nur in Maßen zu sich nehmen. Rufus sagt von ihnen, daß sie den Brechreiz mindern, den Leib stopfen, den Harn vermehren. Zarole sind auch stopfender als Mispeln es sind, auch zuträglicher für den Magen, wenn auch diese besser schmecken. Mispeln sind eine bekömmliche Speise, sie mäßigen die Komplexion, wenn man sie mit Milch zu sich nimmt.

7. Nabach riecht besser als die Mispel; Nabachsaft stärkt den Magen und befördert den Fluß. Darie und Zarole sind verschiedene Mispelarten. Wenn man sie zerdrückt und in Wasser legt, so wird dieses von ihrem Schleim ganz dick werden. Wenn man sie in Essig kocht, so verstärken sie dessen Wirkung. Kirschen verändern durch ihre Säure die Galle. Heidelbeeren stopfen wegen ihrer Kälte und Herbe den Leib.

---

1 Vgl. Galenus VI, 602.
2 Theo. Im Abkürzungsverzeichnis des Tac. 1531 wird der Name mit „Theodosius" aufgelöst. Ein Arzt dieses Namens ist nicht bekannt. Man könnte vielleicht an Theodas von Laodicea denken, der etwa 25 n. Chr. lebte. Wesentlich wahrscheinlicher ist aber die Identifikation mit Theophrastus, dem berühmten griechischen Arzt (1. Hälfte des 4. Jhs. – 285 v. Chr.).
3 Im Tac. 1531 und im Cod. Vind. 2644 werden als die besten Äpfel die pontischen bezeichnet.
4 Geschwynden. Grimm: geschwinden, schwindelig werden, in Ohnmacht fallen.
5 Gleyche. Grimm: gleiche, Gelenk.
6 Maletlen s. Anm. 15 zu Schachtafel 1.
7 Vgl. Galenus VI, 593.
8 Arram ist wohl mit Armenien zu identifizieren. Vgl. Cod. Vind. 2644.
9 Vgl. Galenus VI, 616.
10 Trifera. Die Ableitung von dem griechischen Wort τρυφερα lat. delicata ist nicht zutreffend. Das Wort stammt aus dem Sanskrit; Tirphala bedeutet ein Präparat aus drei Sorten Myrobalanen, das sind die Früchte beziehungsweise die Samen eines in Ostindien beheimateten Baumes Moringa pterygosperma Gaertn. Bei den antiken Autoren war nur das daraus gewonnene Präparat bekannt.
11 Gulbraira. Vgl. Cod. Vind. 2644: Cubaria und Cod. Vind. 2322: Gubaira. In dem arabischen Cod. Or. 5590: al-Gabejra.
12 Zuckerbenet von lat. penidium, Gerstenzucker.
13 Nabach. Im Cod. Vind. 2396 und Cod. Vind. 2644 steht: Nabach, id est cedrum. Das verleitete zu Deutungen wie Zeder, oder auch Cedre (Zitronatzitrone). Wahrscheinlich ist aber das arab. sidir (Ziziphus spina Christi, eine Jujubenart) gemeint. Die Frucht dieses Baumes heißt arab. al-Nabag.
14 B. Diese Abkürzung erscheint im weiteren Text nicht mehr. Im Tac. 1531 steht ebenfalls B., Im Cod. Vind 2322 fehlt der Hinweis auf eine medizinische Autorität. Da Galenus die Haltbarkeit des Quittensaftes erwähnt, ist das B. vielleicht aus G. verdorben.
15 Vgl. Galenus VI, 602, und XII, 76.
16 In dem arab. Cod. Or. 5590 wird noch Syrien als Herkunftsland der besten Äpfel bezeichnet.
17 Sehesten. Im Cod. Vind. 2322: Zehestem. Gemeint ist wahrscheinlich Isphahan.
18 Fotani. Im arab. Cod. Or. 5590: al-Qaw. Unbekannter Ort. Malui: Im Cod. Vind. 2322 Mastun. Im arab. Cod. Or. 5590: al Malatj. Vielleicht Malta.
19 Caruc. Im Cod. Vind. 2322: Carur.
20 Indifabarion. Im Tac. 1531 Indysabarion, im Cod. Vind. 2322 Saburion.
21 Mutten. Nicht identifizierbar.
22 Menschier. Im Cod. Casanat. 4182, Nr. 69 Rosae, und im Cod. Vind. 2396 mischirie, Kopfschmerz.
23 Chite. Im Cod. Vind. 2322 Schir. Vielleicht nur eine Verdoppelung.
24 Das Tac. 1531 bietet auch die Textvariante: Blähungen.
25 Zarole. Im arab. Cod. Or. 5590: al-Za'rur. Vgl. die Erklärungen im folgenden Abschnitt.

DIE DRITTE SCHACHTAFEL VON DEN FRÜCHTEN UND IHREN EIGENSCHAFTEN

SÜSSE MELONEN
1. Johannes: Heiß und feucht. Jesus: Kalt und feucht. Die Grade: Kalt im zweiten und feucht im dritten.
2. Die besten stammen aus Samarkand.
3. Sie lösen die Steine auf und reinigen die Haut.
4. Sie führen den Bauch ab.
5. Wenn man dazu sauren Sirup trinkt, bleibt diese Nebenwirkung aus.
6. Süße Melonen erzeugen nur wenig Blut, sie sind besonders günstig für Menschen mit einer schleimigen Komplexion, für alte Menschen, während des Herbstes und in gemäßigten Gegenden.

WEINSAURE UND GESCHMACKLOSE MELONEN
1. Galenus[1]: Kalt und feucht. Die Grade: Kalt und feucht im zweiten.
2. Melonen sind nur reif bekömmlich.
3. Sie wirken harntreibend.
4. Sie erzeugen Bauchschmerzen.
5. Diese kann man vermeiden, wenn man etwas nachißt.
6. Saure Melonen erzeugen nur wenig Säfte, sie sind am besten geeignet für Menschen mit einer heißen Komplexion, für junge Leute, vor allem während des Sommers und in nördlichen Ländern.

JUDENMELONEN[2]
1. Galenus: Kalt und feucht. Die Grade: Kalt und feucht im zweiten.
2. Am bekömmlichsten sind die saftigen und süßen.
3. Sie helfen bei akuten Erkrankungen.
4. Sie schädigen aber die Verdauung.
5. Dagegen helfen Gaben von Gerstenzucker.
6. Judenmelonen erzeugen wäßriges Blut, sie sind besonders zuträglich für Menschen mit heißer und feuchter Komplexion, für junge Leute, besonders bei Beginn des Sommers und in südlichen Landschaften.

WILDE DATTELN
1. Johannes: Kalt und trocken. Die Grade: Kalt im ersten, trocken im zweiten.
2. Am besten sind sie, wenn sie frisch und süß sind.
3. Sie stärken die niederen Glieder.[3]
4. Sie schädigen die Brust und die Kehle.
5. Dagegen hilft der Genuß kultivierter Datteln und von Honigwaben.
6. Wilde Datteln erzeugen dicke Säfte, am besten wirken sie bei Menschen mit heißer und feuchter Komplexion, bei jungen Leuten, zu Beginn des Sommers und in nördlichen Ländern.

DATTELN, DIE GERADE SÜSS WERDEN
1. Heiß, feucht und stopfend. Die Grade: Heiß und trocken im zweiten.
2. Sie sind am bekömmlichsten, wenn sie nicht allzu herb sind.
3. Sie verursachen Durchfall.
4. Sie sind schlecht für die Zähne und den Mund.
5. Dagegen schützt man sich durch das Trinken von saurem Sirup.
6. Datteln, die gerade süß werden, erzeugen reichlich Blut, sind besonders zuträglich für Menschen mit gemäßigter Komplexion, allen Lebensaltern, besonders im Herbst und im Winter, und in allen gemäßigte Landstrichen.

BANANEN[4]
1. Jesus: Heiß und feucht. Johannes: Kalt und feucht. Die Grade: Heiß und feucht im ersten.
2. Vorzuziehen sind große, reife und süße Bananen.
3. Sie verstärken den Geschlechtstrieb.
4. Sie schädigen den Magen.
5. Dem kann man mit Gaben von Zucker abhelfen.
6. Bananen erzeugen galliges Blut, am vorteilhaftesten wirken sie bei Menschen mit heißer Komplexion, bei jungen Leuten, zu allen Jahreszeiten, insbesondere in südlichen Ländern.

INDISCHE NUSS (MUSKATNUSS)
1. Heiß und feucht. Die Grade: Heiß und feucht im zweiten.
2. Muskatnüsse sollen frisch und süß sein.
3. Sie helfen bei Harnverhaltung[5] und schärfen den Verstand.
4. Sie verlassen den Magen nur langsam.
5. Das kann man durch Einnahme von Gerstenzucker verbessern.
6. Muskatnüsse erzeugen viel scharfes Blut, sie sind empfehlenswert für Menschen mit kalter und trockener Komplexion, für alte Leute, während des Herbstes und in südlichen Ländern.

1. Wenn Melonen gerade reif und süß werden, sind sie wegen ihrer Hitze zu meiden, auch weil sie in den Venen schnell verwandelt werden, auch weil sie brennende Fieber auslösen. Aber das ist nicht die Art Melonen, von der Galenus sagt, daß sie eine kalte Natur hätten, dessen Meinung hierin gewöhnlich gefolgt wird, denn diese Melonen stammen nicht aus seiner Heimat. Johannes hat auch hier geirrt, als er sagte, man solle Wein trinken, wenn man Melonen esse, da der Wein sie verändere und so ihren Schaden abwende.[6] Und überdies sind sie am schädlichsten, wenn sie ein Hungriger ißt, vor allem, wenn er auf der rechten Seite schläft, nachdem er sie gegessen hat. Darum soll man nach dem Genuß von Melonen erst eine Weile spazierengehen. Die Astrologen empfehlen, die Melonen zu essen, wenn der Aszendent sich in einem feurigen oder wäßrigen Zeichen befände.[7]

2. Die sauren und geschmacklosen Melonen sind für gemäßigte Komplexionen gut geeignet. Sie treiben den Harn, reinigen die Adern und die Nieren und lösen die Steine auf. Und weil sie eine austreibende Kraft haben, beseitigen sie die Unreinheiten der Haut und die Mieselsucht.[8] Der am stärksten wirkende Teil der Melonen ist der Same. Galenus behauptet[9], verdorbene Melonen seien wie Gift, weshalb man gleich das Erbrechen veranlassen soll, wenn jemand verdorbene zu sich genommen habe. Die Melonen gleichen den Kürbissen, haben auch die gleichen Wirkungen; man soll sie zwischen den Mahlzeiten essen oder zusammen mit anderen Speisen. Hingegen hat Mesuë der Jüngere behauptet[10], sie seien heiß, obgleich sie gar nicht süß sind.

3. Palästinensische Melonen wendet man bei brennendem Fieber an, bei heißen Krankheiten[11] und Komplexionen. Ihr Saft, vermischt mit etwas Zucker und etwas saurem Sirup, treibt den Harn und reinigt Blase und Nieren. Sie schaden auch den Greisen, denn sie erzeugen rohe Säfte. Des weiteren schaden sie der Leber und der Milz, auch dem Magen, wenn sich in diesen Organen ein Geschwür befindet. Der häufige Genuß befördert den Fluß und verschlechtert die Verdauung.

4. Wilde Datteln werden eingesetzt, um den schwachen Magen zu stärken und um den Blutfluß zu stillen. Es gibt auch grüne, unreife Datteln. Wenn die richtigen Datteln beginnen, süß zu werden, so haben sie die gleiche Wirkung. Dattelsirup stillt den Gallenfluß und den Blutfluß. Galenus[12] behauptet, daß die Kapsel, in der die kleinen Datteln eingeschlossen sind, aus zwei Substanzen bestehe. Eine sei kalt, wäßrig und süß. Die andere stopfend und dick; wenn die erste Substanz überwiege, werde die Dattel verdaut, überwiege die zweite, dann nicht.

5. Reife Datteln sind alle heiß und feucht, verursachen Verstopfung, werden bei der Verdauung bald verändert, erweichen den Bauch und vermehren den Samen. Die herben Datteln, Busuri[13] genannt, sind etwas kalt und trocken. Weil sie langsam verdaut werden, stillen sie den Fluß, stärken den Magen und verursachen Blähungen. Diejenigen, die etwas wärmer sind, haben auch weniger Wirkung. Getrocknete Datteln sind von gemäßigter Hitze und stopfen den Bauch. Datteln, die fast reif sind, aber dennoch nicht zur Gänze, sind die schädlichsten von allen.

6. Von süßen Bananen soll man nicht zuviel essen. Sie bereiten nämlich Verdauungsprobleme, erzeugen mehr Nahrung als andere Früchte und weniger überschüssige Feuchtigkeit. Sie gleichen in ihrer Wirkung den Melonen von gemäßigter Süße. Wenn man sie aber zusammen mit Zucker oder Honigwaben ißt, unterstützen sie die Verdauung, besonders die reifen und geschälten. Wenn man nach dem Genuß von Bananen guten, wohlschmeckenden Wein trinkt, beseitigt man damit die schädlichen Nebenwirkungen.

7. Von den indischen Nüssen sind die gut ausgereiften die besten, sie vermehren den Samen und vertreiben die chronischen Rückenschmerzen. Bei Greisen soll man keine schadensaufhebenden Mittel anwenden, bei jungen Leuten hingegen solche, die das Blut kühlen. Alte indische Nüsse sind ziemlich heiß und trocken und haben eine stopfende Wirkung für den Leib. Verdorbene Nüsse schädigen die Zähne.

---

1 Galenus erwähnt Melopepones und Pepones, vgl. VI, 566, und VI, 564.
2 Im Tac. 1531 und im Cod. Vind. 2322 steht: Melones indi, id est Palestini.
3 Im Tac. 1531 und im Cod. Vind. 2322 steht: viscera (Eingeweide).
4 Im Tac. 1531: musae (Bananen).
5 Harnwynden, Grimm: strangurie, Harnverhaltung, Kaltseich.
6 Im Tac. 1531 wird empfohlen, man solle Melonen und Wein abwechselnd zu sich nehmen.
7 Unter einem Aszendenten versteht man das gerade im Osten aufsteigende Sternbild oder einen gerade aufsteigenden Stern. Die hier vorliegende Angabe ist also nicht vollständig. Feurige Zeichen: Widder, Löwe, Schütze; Wäßrige Zeichen: Krebs, Skorpion, Fische.
8 Mieselsucht. Grimm: Lepra, Aussatz. Im Tac. 1531: morphea.
9 Vgl. Galenus VI, 793.
10 Mesuë der Jüngere. Fiktiver Autor eines umfangreiches pharmakologischen Werkes, das aber vermutlich von verschiedenen Ärzten verfaßt wurde. Dieses stand im Mittelalter in hohem Ansehen; zwischen 1471 und 1623 erschienen an die dreißig Druckausgaben.
11 Im Tac. 1531: bei Krankheiten und heißen Komplexionen.
12 Bei Galenus werden Datteln nicht erwähnt.
13 In dem arabischen Cod. Or. 5590: al-Bus'ru.

DIE VIERTE SCHACHTAFEL
VON FRÜCHTEN UND DINGEN, DIE DAS WACKELN UND STUMPFWERDEN DER ZÄHNE VERHINDERN[1]

REIFE DATTELN
1. Sie sind unterschiedlicher Natur, heiß und feucht. Die Grade: Heiß und feucht im zweiten.
2. Alle Arten von reifen Datteln sind gut.
3. Sie sind für den kalten Magen zuträglich.
4. Sie schädigen die Stimme und die Kehle.
5. Diese schützt man mit ausgepreßtem Mohnsamensaft.
6. Reife Datteln erzeugen galliges Blut, sie sind speziell geeignet für Menschen mit kalter und feuchter Komplexion, auch für Greise, insbesonders zur Winterszeit in nördlichen Gegenden.

ROSINEN
1. Das Fleisch ist heiß und feucht, wieder eingeweichte Rosinen kalt und trocken. Die Grade: Heiß und feucht im ersten.
2. Die beste Qualität ist die großbeerige aus der Landschaft Chorasan.
3. Rosinen sind bei Eingeweideschmerzen besonders wohltuend.
4. Sie verbrennen das Blut.
5. Dem kann man mit frischen Zitronen abhelfen.[2]
6. Rosinen erzeugen scharfes Blut, sie sind vor allem geeignet für Menschen mit kalter Komplexion, für alte Leute, speziell zur Winterszeit und in kalten Gegenden.

GETROCKNETE FEIGEN
1. Aristoteles: Sie sind heiß und verdünnend, vorzuziehen sind heiße und trockene im ersten Grad. Die Grade: Heiß und trocken im ersten.
2. Die beste Qualität sind die rundlichen Feigen aus Gartarosia.[3]
3. Ihr Genuß ist der Brust dienlich, sie bewahren auch vor Gift.
4. Sie verstopfen die Eingeweide.
5. Diese Wirkung kann man durch den Genuß von Nüssen und süßen Mandeln beseitigen.
6. Getrocknete Feigen erzeugen reichlich Nahrung, erreichen ihre beste Wirkung bei Menschen mit kalter Komplexion, bei alten Leuten, während des Frühlings und in gemäßigten Gegenden.

KARUBEN (JOHANNISBROT)
1. Kalt und trocken. Johannes: Heiß und trocken. Die Grade: Heiß und trocken im ersten.
2. Vorzuziehen sind die frischen und süßen Früchte.
3. Sie wirken vorteilhaft bei allzuhäufigem Stuhl.
4. Sie werden nur schwer verdaut.
5. Die Verdaulichkeit kann man durch Zugabe von Gerstenzucker verbessern.
6. Karuben erzeugen reichlich Nahrung, sie sind in besonderem Maße für Menschen mit heißer Komplexion zuträglich, auch für junge Leute, vor allem zur Winterszeit und in kalten Gegenden.

EICHELN[4]
1. Galenus: Trocken und heiß. Macer[5]: Kalt und trocken. Theophrastus: Heiß und trocken. Die Grade: Kalt im zweiten, trocken im ersten.
2. Man soll nur frische, große und unbeschädigte Eicheln verwenden.
3. Sie verstärken die zurückhaltenden Kräfte.
4. Sie beseitigen die Monatsblutung.
5. Sie haben keine Nebenwirkungen, wenn man sie brät und mit Zucker verspeist.
6. Eicheln erzeugen nur wenig Nahrung, sie sind gut geeignet für Menschen mit heißer und feuchter Komplexion, für junge Leute, im Winter und in nördlichen Gegenden.

JUJUBA (BRUSTBEEREN)
1. Johannes: Heiß und feucht. Die Grade: Heiß und feucht im ersten.
2. Empfehlenswert sind vor allem die indischen, die nicht wurmig sind.
3. Sie nehmen dem Blut die Schärfe.
4. Sie verursachen aber auch starke Blähungen.
5. Gegen diese schützt man sich mit entkernten Rosinen, wegen ihrer verdünnenden Wirkung.
6. Jujuba erzeugen schleimiges Blut, sie sind Menschen mit heißer und trockener Komplexion von Nutzen, auch jungen Leuten, zur Sommerszeit und in heißen Gegenden.

NÜSSE
1. Oribasius[6]: Heiß und trocken. Theophrastus: Heiß und feucht. Die Grade: Heiß und feucht im ersten Grad.
2. Nüsse sollen leicht zu schälen sein.
3. Sie helfen bei stumpfen Zähnen und Vergiftungen.
4. Sie erzeugen Bläschen im Mund und in der Kehle und machen eine schwere Zunge.
5. Zum Schutz dagegen verwende man Mohnsamen[7] und Mandeln.
6. Nüsse erzeugen heißes Blut, sie sind allen Menschen mit kalter Komplexion zuträglich, auch Greisen, besonders zur Winterszeit und in gebirgigen Gegenden.

1. Reife Datteln sind um so feuchter, je frischer sie sind; und um so heißer, je älter sie werden. Sie vermehren den menschlichen Samen und verursachen Kopfschmerzen. Wenn man Datteln mit Honig und Safran kocht, werden sie ziemlich heiß und trocken und wirken auch wesentlich schädlicher. Die Verwendung von Öl schafft dabei Abhilfe. An die Stelle der Dattelkerne soll man Mandeln stecken und sie dann zusammen mit Mohnsamen und Rosenwasser essen. Danach soll man Lattich und Essig zu sich nehmen. Datteln sind zu meiden, wenn der Mond in einem feurigen oder wäßrigen Zeichen steht, besonders wenn zuvor die Fortuna sich in den Winkeln befunden hat.

2. Süße und fleischige Rosinen sind wegen ihrer Wärme und ihres Nahrungsreichtums zuträglich. So beseitigen sie auch überschüssige Säfte und führen ab, wenn man sie zuvor entkernt hat. Wenn man Rosinen zusammen mit ihrem Kochwasser ißt, ist die abführende Wirkung der von frischen Weintrauben gleich. Herbe und weniger fleischige Rosinen haben weniger Wärme, stärken den Magen und stopfen. Kernlose Rosinen haben eine bessere verdünnende Wirkung als das Fleisch süßer Weintrauben.

3. Trockene Feigen sind zu meiden, denn sie schaden wegen ihrer Dicke der Milz und der Leber. Denn diese beiden Organe sind von Natur aus begierig nach Süße – darin sind sie sich ähnlich – und ziehen diese aus dem Magen, und solcherart werden sie verstopft und dick. Galenus:[8] Wir können bei Schweinen, die Feigen fressen, beobachten, daß sie fette Lebern haben. Der gute Geschmack und die Dicke der Feigen bewirkt, daß sie hervorragend nähren. Sie reinigen auch die Brust und erzeugen eine gute Gesichtsfarbe.

4. Johannisbrot hat eine schädliche Wirkung, und zwar in unseren Gegenden stärker als dort, wo es wächst. Denn frisches Johannisbrot bewirkt Abführen, getrocknet hingegen stopft es. Wenn es seine Feuchte verliert, bleibt die irdische Substanz übrig. Dioskourides:[9] Wenn es frisch ist, so schadet es dem Magen und führt ab. Wenn es alt ist, bewirkt es das Gegenteil. Bei einigen treibt es den Harn, wenn man es mit süßem Wein kocht. Warzen verschwinden, wenn man sie mit unreifem Johannisbrot reibt.

5. Eicheln sind kalt im ersten und trocken im dritten Grad, dick und herb. Sie werden nur langsam verdaut, denn sie stopfen und verzögern auch die Blutung der Frauen. Wenn man sie aber verdaut hat, dann nähren sie gut. Die Eßkastanien sind süßer und besser, sind auch nicht so trocken und so herb und nähren besser als die Eicheln. Sie sind in Hinsicht auf die Trockenheit und die Hitze gemäßigt. Doch behaupten einige, Kastanien seien heiß im ersten Grad.

6. Von den Jujuba sagt Galenus[10], daß sie so gut wie gar nichts zur Gesundheit beitragen, denn sie sind schwer verdaulich, erzeugen viel Schleim und nur wenig Säfte; schließlich schädigen sie den Magen. Es ist nicht verwunderlich, daß manche behaupten, daß die Hitze und die Schärfe der Jujuba die Schärfe des Blutes beseitigen könne. Man verwendet sie auch, um die Monatsblutung der Frauen auszulösen. Wenn man ihnen diese Wirkung nicht zuschriebe, wären sie dick. Manche behaupten auch, sie seien gemäßigt.

7. Die Nüsse verwendet man, wenn einem die Zähne stumpf[11] und hohl werden von sauren oder unreifen Speisen, die man zu sich genommen hat, weshalb man dann keine anderen Speisen kauen mag, was wiederum die Verdauung stört. Das kann man mit Speisen verhindern, die sich mit ihrem Schleim an die Zähne hängen und so die Säure beseitigen. Das wären etwa Portulak, Nüsse, Sesam-Mehl und alles andere, das fettig, schleimig und heiß ist und die Kälte der Säure von den Nerven der Zähne nimmt, sowie auch Salz.

---

1 schaudern. Grimm: zittern, wackeln, hülchern. Grimm: hohlwerden, stumpf werden.
2 curulis = citrulis
3 In den Codd. Vind. 2322, 2396 und 2644: Tartarose, „tatarische Feigen".
4 Vielleicht sind auch Kastanien gemeint. Vgl. den Text des Kommentars.
5 Macer. Ein Lehrgedicht des 10. Jahrhunderts, das im Mittelalter hochgeachtet war, läuft unter dem fiktiven Verfassernamen Macer Floridus. Der Cod. Vind. 2322 nennt als wissenschaftliche Autorität Mesuë.
6 Ori. Oribasios oder Oreibasios, griechischer Arzt aus Pergamon oder Sardes (* um 325–um 400), Leibarzt des Kaisers Julian.
7 Mohnsamen wurde aus dem Tac. 1531 ergänzt.
8 Vgl. Galenus VI, 704.
9 Vgl. Dioskourides, I, Kap. 158 (S. 134) Περὶ Κερατίων.
10 Vgl. Galenus VI, 614.
11 verschlewt, Grimm: stumpf werden.

DIE FÜNFTE SCHACHTAFEL VON DEN GETREIDEN UND DEN DARAUS VERFERTIGTEN SPEISEN

ROGGEN
1. Galenus: Heiß und feucht. Die Grade: Heiß und feucht im zweiten.
2. Roggen muß dick und schwer sein.
3. Er öffnet Geschwüre.
4. Er verursacht Verstopfungen.
5. Dagegen hilft nur gute Verarbeitung.
6. Roggen erzeugt gutes Blut, und zwar für alle Komplexionen, für alle Lebensalter, zu allen Jahreszeiten, speziell in gemäßigten Ländern.

STÄRKEMEHL
1. Galenus[1]: Kalt und trocken. Die Grade: Kalt und trocken im zweiten.
2. Vorzuziehen ist weißes Stärkemehl, das leicht zerbröselt.
3. Es vertreibt die Gelbsucht, die durch ein Übermaß an Schleim entstanden ist.[2]
4. Es wird nur langsam verdaut.
5. Das Essen von Süßigkeiten beschleunigt die Verdauung.
6. Stärkemehl erzeugt schwarze Galle, ist besonders für Menschen mit heißer und feuchter Komplexion zuträglich, für junge Leute, während des Winters und in nördlichen Gegenden.

WEIZENBREI[3]
1. Theophrastus und Johannes: Heiß und trocken. Die Grade: Heiß und trocken im zweiten.
2. Gut ausgetrocknet ist er besonders bekömmlich.
3. Er wirkt bei feuchten Eingeweiden wohltuend.
4. Er rauht die Brust auf.
5. Es hilft, wenn man ihn mit warmem Wasser wäscht.
6. Weizenbrei mäßigt das Blut, er ist am besten geeignet für Menschen mit gemäßigter Komplexion, für alte Leute, während des Frühlings und in heißen Gegenden.

GERSTE
1. Mesuë: Kalt und feucht. Johannes: Kalt und trocken. Die Grade: Kalt und trocken im zweiten.
2. Gerste soll frisch, groß und weiß sein.
3. Sie beschleunigt den Stuhlgang und verläßt bald den Körper.
4. Sie verursacht einen geringen Schmerz.
5. Dieser bleibt aus, wenn man die Gerste dörrt.
6. Gerste erzeugt gute Säfte, sie ist besonders Menschen mit einer heißen Komplexion dienlich, auch jungen Leuten, besonders während des Sommers und in heißen Gegenden.

GERSTENBREI ODER ROGGENBREI[4]
1. Kalt und trocken. Die Grade: Kalt und trocken im zweiten.
2. Die Breie sind am bekömmlichsten, wenn sie gut getrocknet sind.
3. Sie beschleunigen die Ausscheidung der gelben Galle.
4. Sie verursachen Blähungen.
5. Diese vermeidet man durch Zugabe von Rosenzucker.
6. Gerstenbrei und Roggenbrei erzeugen gute Säfte, sie sind für Menschen mit heißer Komplexion besonders geeignet, auch für junge Leute, während des Sommers und in heißen Gegenden.

GERSTENWASSER
1. Hippokrates und andere: Kalt und feucht. Die Grade: Kalt und trocken im zweiten.
2. Gutes Gerstenwasser soll durchgekocht und glatt sein.[5]
3. Bei heißer Leber wirkt es mildernd.
4. Es schädigt die kalten Eingeweide.
5. Mit Zucker genossen, bleibt diese Wirkung aus.
6. Es mäßigt das Blut, nützt vor allem Menschen mit einer heißen und trockenen Komplexion, den jungen Leuten, während des Sommers und in südlichen Gegenden.

WEIZEN
1. Hippokrates: Heiß und feucht. Die Grade: Heiß und feucht im zweiten.
2. Die gute Zubereitung bestimmt die Güte.
3. Er ist wohltuend für Brust und Kehle.
4. Er schädigt schwache Eingeweide.
5. Das kann man mit Gerstenzucker ausgleichen.
6. Er erzeugt gute Säfte, ist besonders jenen, die einen heißen Magen haben, zuträglich, den jungen Leuten, während des Winters und in südlichen Gegenden.

1. Roggen ist am besten, wenn er rot, schleimig, schwer und gut zu beißen ist. Er nährt gut und ist einem gemäßigten Körper angenehmer als jedes andere Getreide. Die Afrikaner (Mohren, Äthiopier) essen anderes Getreide statt Roggen, etwa wie die Inder Reis und die Türken Hirse bevorzugen. Vielleicht deswegen, weil diese Völker in keiner gemäßigten Gegend leben, oder daß der Roggen bei ihnen nicht so gut ist. Der Roggen verändert sich nach der Art des Bodens, der Komplexion des Jahres, nach seinem Alter, ob er frisch geerntet oder alt ist. Roggengerichte sind zu meiden, wenn bei der Auswahl das aufsteigende Tierkreiszeichen sich im Haus der Krankheit befindet, auch wenn es ein Zeichen der auf der Erde wachsenden Pflanzen ist.[6]

2. Stärkemehl ist, allein oder mit Milch gekocht, Menschen mit einer galligen Komplexion zuträglich und auch denen, die an Blutfleiß leiden. Wenn es aber mit Zucker und Mandelöl zubereitet wird, hilft es auch bei Husten, Schnupfen und gegen die Schärfe der Brust. L.[7]: Man soll je eine Unze Stärkemehl mit drei Bechern Wasser vermischen und es sieden, bis es wieder flüssig wird; dann verwende man es. Doch es nährt weniger als andere Speisen, die aus Roggen gemacht werden und verursacht durch seine Schleimigkeit auch Verstopfung.

3. Weizenbrei oder gequetschter Weizen kühlen und löschen die Hitze und den Durst; wenn man ihn mit kaltem Wasser trinkt und der Brei zuvor mehrmals mit warmem Wasser gespült wurde, so beseitigt man die Ursache für Blähungen und Winde. Speisen, die aus gesottenem Roggen gemacht werden, verursachen weniger Blähungen und erzeugen mehr Wärme und Nahrung als jene, die aus ungesottenem zubereitet werden. Rhazes[8] sagt, er kühle besser als gequetschte Gerste, denn er nähme mehr Wasser auf.

4. Gerste ist dann gut, wenn sie wenig Spreu und ein großes Korn hat und sie frisch, dick, schleimig und schwer ist. Hippokrates sagt, daß man Gerstenwasser mit Milch zubereiten solle, das stärke und reinige den Leib hervorragend. Die Gerste verändert sich auch je nach Zubereitung. Gequetscht dörrt sie aus, mit Wasser gekocht erzeugt sie Feuchte. Macht man aber Brot daraus, so erzeugt dieses weder Feuchte noch Trockenheit. Wenn die Gerste frisch ist, ist sie kaum kalt. Ist sie aber älter und geschält, dann nährt sie besonders gut und verbessert aufgrund ihrer Eigenschaften die Verdauung.

5. Gerstenbrei ist besonders gut, wenn er sorgfältig gedörrt ist, wenig Kleie und ein großes Korn hat. Wenn man ihn mit kaltem Wasser spült, kann man dieses zur Kühlung trinken, zwei Stunden ehe man des Sommers ins Bad geht, und zwar mit Zucker und einem stopfenden Sirup, das hält die Ausscheidungen zurück. Hippokrates: Trinkt man es, unmittelbar nachdem der Brei in kaltes Wasser eingeweicht wurde, so stopft es, nach einer Weile führt es, wegen der Feuchte des Wassers, ab. Gerstenbrei ist eine Speise für die Ruhenden und für die Erhitzten, doch nährt er weniger als Weizenbrei.

6. Gerstenwasser soll nur von frischer, dicker und schwerer Gerste gemacht werden. Dazu weicht man sie ein, schält sie und schrotet sie. Darauf nimmt man auf einen Teil Gerste vierzehn Teile Wasser und kocht sie darin, rührt gut, schäumt sie ab. Dann führt sie wegen ihres Schleimes ab und treibt den Harn, sie löscht den Durst durch ihre Feuchte, beseitigt Verstopfungen wegen ihrer reinigenden Wirkung, nährt durch ihre Substanz und beseitigt die Hitze durch ihre Qualität. Wenn man das Gerstenwasser mit etwas verdünnendem oder stopfendem mischt, so nimmt es dessen Wirkung an.

7. Weizen ist nicht gut, solange er nicht von den Kleien befreit ist.[9] Er wird dann schwer verdaut. Aber wenn man ihn mit Zucker oder Mandelöl vermischt, so hilft er bei Brustkrankheiten. Wenn man ihn mit Portulak[10] und Breitwegerich[11] kocht, stillt er das Blutspucken. Wenn er verdaut wird, nährt er sehr gut. Und wenn ein Gesunder die schädlichen Nebenwirkungen des Weizens vermeiden will, so trinke er alten Wein, der mit Pfeffer gemischt ist; das verhindert sie.

---

1 Vgl. Galenus VI, 500.
2 Übergilbe. Grimm: Gelbsucht.
3 Im Tac. 1531 steht „savich", ebenso wie in Cod. Vind. 2466; im Cod. Vind. 2396: pultes ordei. Im arabischen Cod. Or. 5590: sawajqu.
4 Vgl. Anm. 3
5 Im Tac. 1531 steht levis, im Cod. Vind. 2644 lenis, ebenso in Cod. Vind. 2322.
6 Im Tac. 1531 wird an dieser Stelle auf eine Stelle bei Plinius XVIII, cap 7 verwiesen; dort findet sich aber der astrologische Hinweis nicht.
7 L. Unbekannte Autorität, der Buchstabe findet sich nicht in dem Abkürzungsverzeichnis im Tac. 1531. Die Abkürzung kommt im weiteren Text auch nicht mehr vor.
8 Rhazes. Abū Bekr Muḥammad b. Zakarīyā ar-Rāzī (* 850–923 oder 932), bedeutender persischer Arzt, in Bagdad tätig. Bedeutendes schriftliches Schaffen, wichtigstes Werk in lateinischer Übersetzung: Continens.
9 ungehöfelt. Grimm: geschält.
10 burtzel. Grimm: Gemüseportulak.
11 breiter wegerich: Plantago lata.

DIE SECHSTE SCHACHTAFEL VON GETREIDEBREIEN UND IHRER NATUR

REIS
1. Jesus: Heiß und trocken. Galenus[1]: Trocken. Die Grade: Heiß und trocken im zweiten.
2. Reis soll perlengleich sein und beim Kochen anschwellen.
3. Er beruhigt den brennenden Magen.
4. Bei Koliken wirkt er schädlich.
5. Man kann sich mit Öl und Milch dagegen schützen.
6. Reis erzeugt gute Säfte, ist Menschen mit heißer und feuchter Komplexion besonders zuträglich, auch alten Leuten, speziell während des Winters, und zwar überall.

BOHNEN
1. Johannes: Kalt und trocken. Die Grade: Kalt im ersten, trocken im zweiten.
2. Bohnen sollen schön, sauber und unbeschädigt sein.
3. Sie helfen bei Schlaflosigkeit und Kopfschmerzen.
4. Allerdings stumpfen sie die Sinne ab.
5. Deswegen muß man sie zusammen mit Salz und Dost genießen.[2]
6. Bohnen erzeugen reichlich gutes Blut, sie eignen sich vor allem für Menschen mit heißer und trockener Komplexion, für junge Leute, während des Sommers und in heißen Gegenden.

ERBSEN
1. Johannes: Kalt und gemäßigt feucht. Die Grade: Kalt im zweiten, gemäßigt feucht.
2. Erbsen sollen frisch und groß sein.
3. Sie wirken gut bei fiebrigem Husten.
4. Sie schädigen die schwachen Zähne.
5. Das Kochen mit Mandelmilch schützt vor dieser Nebenwirkung.
6. Erbsen erzeugen gute Säfte, sind besonders wirksam bei Menschen mit heißer, feuchter oder trockener Komplexion, bei jungen Leuten, während des Sommers und in heißen Ländern.

SCHWERT-BOHNEN (PHASEOLEN)
1. Oribasius: Kalt und trocken. Johannes: Heiß und trocken. Die Grade: Heiß und feucht im ersten.
2. Vorzuziehen sind rote Schwertbohnen, die nicht wurmstichig sind.
3. Sie machen wohlbeleibt und wirken harntreibend.
4. Sie verursachen Ekel und böse Träume.
5. Dagegen behilft man sich mit Öl, Salzwasser und Senf.
6. Schwertbohnen erzeugen dickes Blut, sie sind am ehesten zuträglich für Menschen mit einer kalten und trockenen Komplexion, auch für alte Leute, besonders im Winter und in kalten Gegenden.

LINSEN
1. Galenus[3]: Von mäßiger Hitze. Jesus: Kalt und trocken. Die Grade: Kalt und trocken im ersten.
2. Die Qualität von Linsen erkennt man daran, ob sie nach dem Anfeuchten schnell wieder trocknen.
3. Sie dämpfen die Schärfe des Blutes und stärken den Magen.
4. Sie wirken aber negativ bei Melancholie, beim Beischlaf und auf das Sehvermögen.
5. Deswegen soll man Mangold und Melden dazuessen.[4]
6. Linsen erzeugen dickes Blut, tun am ehesten Menschen mit einer sanguinischen Komplexion gut, auch jungen Leuten, während des Sommers und in heißen Gegenden.

LUPINEN (FEIGBOHNEN)
1. Johannes: Heiß und trocken. Die Grade: Heiß und trocken im zweiten.
2. Die Lupinenkörner sollen weiß und schwer sein.
3. Sie vertreiben die Eingeweidewürmer, beseitigen Schorf und böse Säfte.
4. Sie sind aber schwer verdaulich und verlassen den Körper nur langsam.
5. Das kommt aber nicht zum Tragen, wenn man sie entbittert[5] und sie mit Essig und Salzwasser zubereitet.
6. Lupinenkörner erzeugen schlechtes Blut, sind aber denen, die eine phlegmatische Komplexion haben zuträglich, auch den Greisen, insbesonders während des Winters und in nördlichen Gegenden.

GEKOCHTER ROGGEN
1. Hippokrates: Heiß und feucht. Die Grade: Heiß und feucht im zweiten.
2. Gekochter Roggen muß von schleimiger, schwerer und voller Konsistenz sein.
3. Er belebt die Erschlafften.
4. Er wird aber nur schwer verdaut und erzeugt schleimige Säfte.
5. Deswegen muß man stark salzen.
6. Gekochter Roggen erzeugt Milch und Samen, bekommt denen, die eine heiße und trockene Komplexion haben, den jungen Leuten, vor allem im Winter und in kalten Gegenden.

1. Reis ist eine Speise von gemäßigter Komplexion, wird leicht verdaut, wirkt leicht stopfend, besonders die rötliche Art. Wenn man den weißen Reis mit Mandelöl, Sesam oder geklärter Butter kocht, hat er eine stopfende Wirkung und mildert das Brennen im Magen und in den Eingeweiden. Auch wenn man ihn mit Milch kocht, bewirkt er Verstopfung, aber die Milch nimmt ihm seine Trockenheit und macht wohlbeleibt. Bereitet man Reis aber mit dem Öl des wilden Safran, so bewirkt er Abführen. Galenus behauptet, daß Reis den Samen vermehre, aber Stuhlgang, Harn und Blähungen vermindere.

2. Bohnen soll man meiden, denn sie erzeugen Blähungen, erweichen das Fleisch, verursachen Alpträume und machen müde. Wenn sie getrocknet sind, nähren sie weniger als die frischen. Wenn man sie auslöst und mit Mandelmilch kocht, sind sie weniger schädlich als unausgelöste Bohnen. Die Bohnenkerne haben eine abtreibende Wirkung, die Schale ist herb. Deswegen kochen auch einige Ärzte die Bohnen mit Essig und verabreichen sie denen, die ein Geschwür in den Eingeweiden haben oder an Durchfall leiden. Am besten kocht man Bohnen mit Mandelöl und dörrt sie nach mehrmaligem Sieden – sie haben eine gute Wirkung für die Brust. Dost und Salz nehmen den Bohnen ihre schädliche Wirkung. Galenus[6] behauptet, daß Bohnen die Gesundheit erhalten.

3. Erbsen sind in ihrer Komplexion den Bohnen sehr ähnlich, deshalb kann man sie gut vergleichen. Sie werden nur langsam verdaut, wenn sie aber verdaut sind, geben sie gute Säfte. Sie nützen dem Fiebernden. Mit Spinat[7] vermischt, führen sie ab. Mit Mandelöl zubereitet, nützen sie der Brust.

4. Es gibt weiße Schwertbohnen, die eine kalte und trockene Komplexion haben. Andere sind rötlich und haben eine warme Komplexion, blähen, aber nur wenig, und erzeugen gute Säfte. Sie blähen weniger als die gewöhnlichen Bohnen, deren Feuchte größer ist. Die rötlichen Schwertbohnen haben eine verdünnende Wirkung und beschleunigen die Monatsblutung. Wenn man sie zum Verzehr mit Öl, Salzwasser, Senf, Kümmel[8] und Dost zubereitet, vermindern sich die schädlichen Nebenwirkungen.

5. Linsen sind von Menschen mit melancholischer Komplexion strikte zu meiden. Denn sie verursachen geistige Verwirrung, viertägiges Fieber und Ausschlag[9]. Nicht ausgelöste Linsen machen einen weichen Stuhl. Manche schütten das erste Kochwasser weg, denn dann stopfen die Linsen. Das Gurgeln mit dem Kochwasser hilft bei Halsgeschwüren und erzeugt Feuchte im Bauch. Sie haben eine bessere Wirkung, wenn man sie zusammen mit Spinat, Mangold und viel Öl zubereitet, eher schädlich sind sie zusammen mit gesalzenem Dörrfleisch. Mesuë: Die Schale besitzt eine gewisse Schärfe, die abführend wirkt, der Kern hat aber eine stopfende Wirkung.

6. Wenn man Lupinenkörner solange siedet, bis ihre Bitterkeit vergeht, werden sie nur schwer verdaut und gehen nur sehr schwer ab. Die Bitterkeit bewirkt Durchfall, sie tötet Eingeweidewürmer und bewirkt eine gute Verdauung und erzeugt Säfte, die der Leber sehr gut bekommen. Und überhaupt treibt die Bitterkeit den Harn, beschleunigt die Menstruation, treibt den Fötus ab und öffnet die Verstopfungen der Milz, der Leber und der Lunge. Das Wasser wirkt besser als die Lupinenkerne selbst. Galenus[10] behauptet, daß das von ihnen erzeugte Blut nicht schlecht sei. Johannes hingegen meint, daß sie dicke und schlechte Säfte produzieren.

7. Gekochter Roggen wird nur schwer verdaut und verläßt den Körper nur langsam; wenn er nicht ausgeschieden wird, erzeugt er schleimige Feuchte und läßt Würmer im Leibe wachsen wie die Kürbiskerne. Der Saft, der aus diesem Mehl gemacht wird, und das Wasser aus Gerstenmehl helfen bei Husten, bei den Erkrankungen der Brust und bei Lungengeschwüren. Wenn man den Roggen im Winter zubereiten will, verschließe man den Deckel des Kochtopfes mit Teig und laß es auf kleinem Feuer kochen und öffne es nicht, bevor es nicht gar ist, dann aber rühre man es um.

---

1 Vgl. Galenus VI, 525, und XII, 92. Die hier aufgeführten Eigenschaften werden bei Galenus nicht erwähnt.
2 Wolgemut. Grimm: Name mehrerer Pflanzen, am häufigsten für Origanum vulgare, Dost verwendet.
3 Vgl. Galenus XVII, B. 304.
4 Melde: Atriplex hastata, ein Wildgemüse.
5 Sinngemäß muß die Verneinung wohl weggelassen werden. Im Cod. Casanat. 4182, Cap. 98 findet sich noch die unverneinte Form. Das Entbittern der Lupinenkerne (Lupinenbohnen) – das Mehl wird mehrere Tage mit reinem Wasser geschwemmt – ist eine altbekannte Methode, die neuerdings wieder landwirtschaftlich genützt wird. Die überaus nährstoffreichen Lupinenkerne wären ohne Entbitterung kaum genießbar.
6. Vgl. Galenus XII, 49.
7 bynetsch. Grimm: binetsch, Spinat.
8 mattkümel. Grimm: Mattenkümmel, Wiesenkümmel, Carum carvi.
9 malatzey, Grimm: malzei, maledei, Aussatz.
10 Vgl. Galenus VI, 534, und XII, 885.

DIE SIEBENTE SCHACHTAFEL VOM BROT UND SEINEN VERSCHIEDENEN ARTEN

WEISSBROT
1. Hippokrates: Von mäßiger Hitze. Die Grade: Heiß im zweiten.
2. Weißbrot soll gelblich und gut gebacken sein.
3. Es bringt Wohlbeleibtheit.
4. Es hat auch stopfende Wirkung.
5. Diese bleibt aus, wenn genug Sauerteig verwendet wurde.[1]
6. Weißbrot erzeugt gute Säfte, ist allen Menschen, die eine gemäßigte Komplexion haben, zuträglich, überhaupt allen Altern, zu allen Jahreszeiten und überall.

KLEIENBROT
1. Mesuë: Heiß. Die Grade: Heiß im ersten.
2. Es ist umso besser, je weniger Kleien es hat.
3. Kleienbrot mäßigt den Bauch.
4. Es verursacht aber auch Juckreiz und Schorf.
5. Deswegen soll man etwas Fettes dazuessen.
6. Kleienbrot erzeugt gute Säfte, bekommt allen Komplexionen, allen Lebensaltern, zu allen Jahreszeiten und in allen bewohnten Gebieten.

UNGESÄUERTES BROT
1. Hippokrates: Es ist dick und feucht. Die Grade: Es ist von mäßiger Kälte.
2. Es soll gut gesalzen und gut durchgebacken sein.
3. Es belebt die Erschlafften und Müden.
4. Es verursacht aber Blähungen.
5. Diese bekämpft man am besten mit altem Wein.
6. Ungesäuertes Brot erzeugt viel Schleim, ist am ehesten denen zuträglich, die viel körperliche Bewegung machen und eine heiße Komplexion haben, auch jungen Leuten, speziell während des Winters und in kalten Gegenden.

REISBROT
1. Theophrastus: Kalt und trocken. Die Grade: Heiß und trocken im zweiten.
2. Das beste Brot bäckt man aus dem perlengleichen Reis.
3. Es reinigt die Eingeweide und hat stopfende Wirkung.
4. Es wird nur langsam ausgeschieden.
5. Man kann die Ausscheidung durch etwas Bewegung und Baden beschleunigen.
6. Reisbrot erzeugt schwarze Galle, es ist am ehesten geeignet für Menschen, die eine gemäßigte Komplexion haben, für junge Leute, und zwar in der kalten Jahreszeit und in nördlichen Gegenden.

BROT, DAS IN EINEM OFEN GEBACKEN WURDE
1. Das weiche Brot ist das beste. Die Grade: Von gemäßigter Kälte im zweiten.
2. Die Zutaten müssen gut gemischt und sorgfältig gebacken werden.
3. Es ist Körpern mit trockener Komplexion besonders zuträglich.
4. Es ist schwer verdaulich.
5. Das kann man mit süßen Speisen, die das Brot abführen, verbessern.
6. Brot aus dem Ofen erzeugt dickes Blut, wirkt am besten bei Menschen mit heißer Komplexion, bei jungen Leuten, während des Winters und in nördlichen Gegenden.

BROT, DAS AUF DEM HERD GEBACKEN WURDE
1. Johannes: Es ist weniger schädlich, als das Brot, das auf Steinen gebacken wurde. Die Grade: Von gemäßigter Trockenheit im zweiten.
2. Vorzuziehen ist das mit Sauerteig[2] zubereitete Brot, das verdünnende Wirkung hat.
3. Es ist Leuten, die viel körperliche Bewegung machen, besonders zuträglich.
4. Allerdings ermüdet es den Magen und verursacht Steinbildung.
5. Dem kann man durch den Genuß von zartem Fleisch und Brühen entgegenwirken.
6. Brot, das auf dem Herd gebacken wurde, erzeugt rohes Blut, wird gut von Leuten, die viel Bewegung machen, vertragen, auch von jungen Leuten, vor allem im Winter und in nördlichen Gegenden.

BROT, DAS AUF KLEINEN STEINEN GEBACKEN WURDE
1. Galenus[3] und Johannes: Feucht, grob und von schlechter Wirkung. Die Grade: Von gemäßigter Feuchtigkeit im zweiten.
2. Das Brot soll durchgebacken und mit Asche vermischt sein.
3. Es hilft den erschlafften Körpern.
4. Es wird nur sehr langsam ausgeschieden und verursacht langwierige Schmerzen.
5. Das Trinken von altem Wein dämpft die Nebenwirkungen.
6. Brot, das auf kleinen Steinen gebacken wurde, erzeugt schlechtes Blut, ist am ehesten zuträglich Leuten, die eine heiße Komplexion haben und müde sind, auch jungen Menschen, vor allem während des Winters und in kalten Gegenden.

1. Weißbrot soll man meiden, denn es verursacht Verstopfung, Gelenkschmerzen und bewirkt Steinbildung. Das kommt alles von seiner Schleimigkeit und weil es nur langsam verdaut wird. Es nährt aber besser als andere Brotsorten. Man kann aber die schädlichen Nebenwirkungen vermeiden, wenn man es mit einer guten Fleischbrühe oder einer Eierbrühe mit Gewürzen zu sich nimmt, auch wenn man es mit geröstetem und gewürztem Fleisch ißt. Brot, das aus frisch gemahlenem Mehl gebacken wird, verursacht Verstopfung und besitzt auch etwas mehr an Hitze; Brot, das aus altem Mehl gebacken wurde, bewirkt das Gegenteil. Großes und dickes Brot nährt besser und wird leichter verdaut.

2. Kleienbrot ist für jene, die an Koliken leiden, besonders bekömmlich, auch solchen, die eine kalte Komplexion haben. Denn es wird schnell verdaut, und die Kleien bewirken eine Reinigung der Eingeweide. Darum nährt es auch nicht besonders gut und trocknet den Körper aus. Man kann diese austrocknende Wirkung verhindern und das Brot auch nahrhafter machen, wenn man fettes Fleisch dazu ißt, oder Speisen, die mit süßer Milch zubereitet wurden. Wenn das Brot noch heiß ist, nährt es besser und verläßt den Körper auch schneller, als wenn es kalt ist. Das aus grobem Mehl gebackene Brot erweicht im Wasser ebenso langsam wie im Magen.

3. Ungesäuertes Brot bietet eine schleimige, dicke und lang im Körper verbleibende Nahrung, aber sehr reichliche, wenn sie verdaut wird und den Magen wieder verläßt. Doch wirkt dieses Brot auch steinbildend und verstopft die Milz und die Leber. Es ist vor allem schwer arbeitenden Menschen von Nutzen. Wenn man in die Notlage kommt, ungesäuertes Brot essen zu müssen, dann soll man es zusammen mit Ingwer oder Trifera zu sich nehmen und danach Honigwasser trinken. In diesem Zusammenhang sind auch körperliche Anstrengungen, Baden, Massagen und langer Schlaf von Nutzen. Für gewöhnlich werden Menschen, die ungesäuertes Brot essen, bald krank und sterben schon in jungen Jahren.

4. Reisbrot ist deswegen schädlich, weil seine austrocknende Wirkung durch das Backen verstärkt wird, über seine Natur hinaus. So wird es nur sehr langsam verdaut, verursacht Blähungen und Koliken. Deswegen soll man bei der Zubereitung Zutaten mit verdünnender Wirkung beigeben. Für die Brust ist es wohltuend, wenn man das Reisbrot zusammen mit einer Brühe aus wildem Mangold und Mandelöl zu sich nimmt. Man kann es auch zusammen mit Sauermilch oder anderen herben Speisen essen, die die Hitze kompensieren. Ansonsten bringt Reis eine gute Gesichtsfarbe, angenehme Träume und macht wohlbeleibt.

5. Brot aus dem Backofen soll man meiden, wenn es außen verbrannt, innen aber nur halb gebacken ist. Wir haben schon öfter festgestellt, daß ungesäuertes Brot denen nützt, die schwere körperliche Arbeiten vollbringen, hingegen jenen, die ruhen, schadet. Den Schaden werden sie allerdings erst lange danach verspüren. Wenn man das Brot trocknet und dann mit Wasser und Zucker mischt, vermeidet man die Schädigungen.

6. Brot, das in einem Tongeschirr gebacken wurde, ist außerordentlich schädlich, vor allem, wenn es mit Öl vermischt wurde. Es verstopft den Verdauungstrakt, aber auch andere Organe und erzeugt schädliche rohe Säfte im Körper. Wer solches Brot essen muß, der gebe viel Salz in den Teig und backe es gut durch. Das beim Backen verwendete Öl läßt die Hitze des Feuers nicht in das Brot, dennoch soll man des geringeren Schadens wegen immer gutgewürzte Speisen dazu essen.

7. Brot, das auf heißen Kieselsteinen gebacken wurde, ist sehr schädlich in dreifacher Hinsicht: es ist außen verbrannt und innen noch teigig und mit Asche vermischt. Deswegen ist es schlechter als das im Ofen gebackene Brot. Wenn man es mit fettem Fleisch ißt, so nimmt dieses etwas von der Schädlichkeit des Brotes. Vollends kann man den Schaden abwenden, wenn man danach guten Wein trinkt und viel körperliche Bewegung macht.

1 deysam. Grimm: deisam, Sauerteig.
2 gehöfelt. Grimm: gehefelt, gesäuert.
3 Vgl. Galenus VI, 489. Auch die Aussagen des Kommentars sind an dieser Stelle zu finden.

DIE ACHTE SCHACHTAFEL VON EINIGEN KRÄUTERN UND IHREN EIGENSCHAFTEN

LATTICH
1. Johannes: Kalt und feucht. Die Grade: Kalt und feucht im zweiten.
2. Vorzuziehen ist Lattich mit breiten, gelben Blättern.
3. Er hilft gegen Schlaflosigkeit und übermäßigen Samenfluß.
4. Er mindert die Libido und schadet dem Sehvermögen.
5. Das kann man vermeiden, wenn man ihn mit Eppich vermischt.
6. Lattich erzeugt gute Säfte, ist besonders Menschen mit heißer oder kalter Komplexion zuträglich, auch jungen Leuten, zu allen Jahreszeiten und in heißen Gegenden.

SAUDISTEL[1]
1. Oribasius und Galenus: Kalt und feucht. Kalt im ersten, trocken im zweiten.
2. Vorzüglich ist die Saudistel, wenn sie frisch und süß ist.
3. Sie kühlt die heiße Leber.
4. Sie behindert die Verdauung.
5. Diese kann man aber durch den Genuß von Kresse wieder anregen.
6. Saudisteln erzeugen nur wenig Säfte, sie sind am ehesten geeignet für Menschen mit einer heißen Komplexion, für junge Leute, vor allem während der Sommerszeit und in heißen Ländern.

EPPICH
1. Galenus[2]: Heiß und trocken. Die Grade: Heiß und trocken im ersten.
2. Der Garteneppich ist vorzuziehen.
3. Er hilft bei Verstopfungen.
4. Allerdings verursacht er auch Kopfschmerzen.
5. Deswegen soll man ihn zusammen mit Lattich essen.
6. Eppich erzeugt nur wenig Säfte, er nützt vor allem denen, die eine kalte Komplexion haben, auch alten Leuten, zur Winterszeit und in kalten Gegenden.

BERTRAMKRAUT UND MINZE
1. Johannes: Heiß und trocken. Die Grade: Heiß und feucht im ersten.
2. Die im Garten gezogenen Arten sind vorzuziehen, solange sie jung und zart sind.
3. Sie verleihen kalten Speisen einen besonderen Wohlgeschmack.
4. Sie verursachen Durst und verbleiben lange im Körper.
5. Deswegen soll man sie mit Eppich mischen.
6. Bertramkraut und Minze erzeugen scharfe Säfte, die sind am ehesten bekömmlich für Menschen mit kalter Komplexion, für Greise, vor allem während des Winters und in kalten Gegenden.

WEISSER SENF UND GARTENKRESSE
1. Jor.[3]: Heiß und feucht. Die Grade: Heiß im zweiten, feucht im ersten.
2. Man soll Sorten mit geringerer Schärfe den Vorzug geben.
3. Sie steigern die Samenproduktion und verstärken die Libido.
4. Sie verursachen aber auch Migräne.[4]
5. Dagegen schützt man sich durch das Essen von Saudisteln und Essig.
6. Weißer Senf und Gartenkresse erzeugen scharfe Säfte, sind am besten geeignet für Menschen mit kalter Komplexion, auch für alte Leute, besonders zur Winterszeit und in nördlichen Gegenden.

BASILIKUM
1. Oribasius, Theophrastus und Johannes: Heiß und feucht. Die Grade: Heiß im zweiten, trocken im ersten.
2. Die besseren Sorten sind wohlriechend.
3. Die Pflanze selbst hat eine stopfende Wirkung, der Saft hingegen führt ab.
4. Der Genuß von Basilikum verschlechert die Sehkraft.
5. Die Augen schützt man durch die Beigabe von Portulak.
6. Basilikum erzeugt blähende Säfte, wird von Menschen, die eine kalte Komplexion haben, am ehesten vertragen, auch von Greisen, speziell zur Winterszeit und in nördlichen Ländern.

PORTULAK UND MELISSE
1. Kalt und feucht. Die Grade: Kalt im dritten, feucht im ersten.
2. Die Kräuter sollen breite und zarte Blätter haben.
3. Sie wirken wohltuend auf hohle Zähne und beseitigen Hühneraugen.
4. Sie vermindern die Samenproduktion und die Libido.
5. Deswegen soll man sie mit weißem, wildem Senf kombinieren.
6. Portulak und Melisse erzeugen nur wenig Säfte, sind am ehesten zuträglich denen, die eine heiße Komplexion haben, den jungen Leuten, vor allem im Sommer und in südlichen Ländern.

1. Lattich erzeugt besseres Blut als andere Gemüse. Er nährt auch besser und wird leicht verdaut. Weder stopft er, noch macht er Abführen, denn er ist weder herb noch salzig. Der beste Lattich ist der ohne Milch, denn er hat eine kältere Komplexion und hilft bei Magenstechen besser. Wenn man Lattich mit Wasser wäscht, so stillt er den Durst, beeinträchtigt aber auch die Sehkraft. Johannes: Er ist kalt und feucht im ersten Grad, hilft bei Brustbeschwerden, schädigt aber den Magen.

2. Die Saudistel nimmt, wenngleich sie von gemäßigter Kälte und Feuchte ist, auch andere Komplexionen an. Des Sommers wird sie gelegentlich, wenn sie bitter ist, heiß und im Herbst nimmt sie eine trockene Komplexion an. Deswegen verursacht sie dickes und rohes Blut, beseitigt die Verstopfungen der Milz und der Leber und hilft dem Magen. Der Saft der Saudistel mildert heiße Entzündungen. Wenn man die Saudistel siedet und mit Gewürzen zubereitet, so verursacht sie Verstopfung.

3. Eppich beschleunigt die Menstruation, verstärkt den Harndrang und verursacht Blähungen. Er beseitigt Verstopfungen und stärkt den Magen. Roh wie auch gesotten, wird er langsam verdaut, darum soll man etwas zuvor essen, mit dem er sich vermischen kann. Die Blätter des Eppich reinigen eher den Harn, als daß sie Harndrang verursachen. Die Eppichwurzel bewirkt genau das Gegenteil. Rufus: Er treibt den Harn und bewirkt Verstopfung. Man soll ihn nicht zu Zeiten essen, da sich die giftigen Tiere regen, denn er verstärkt die Anfälligkeit gegen Gifte.

4. Die Ärzte geben den Patienten Bertramkraut zu kauen, wenn sie übelschmeckende Arzneien verabreichen müssen, denn das Kraut mildert den Geschmack. Wenn man es mit Maßen verwendet, unterstützt es die Verdauung und beschleunigt den Durchgang der Speisen. Minze ist heiß und trocken im dritten Grad und hilft gegen Ekelgefühle, doch verursacht sie Blähungen. Wenn man sie mäßig anwendet, hilft sie durch ihre natürliche Wärme der Verdauung. Im Übermaß gebraucht, erzeugt sie wegen ihrer übermäßigen Feuchte rohes Blut. Sie bewirkt auch, daß der Magen gut riecht und gut verdaut und macht Appetit. Wenn man sie allein ißt, verursacht sie Hautjucken, verstärkt sie die Libido und den Appetit und tötet Eingeweidewürmer ab.

5. Weißer Senf und Kresse sind für den Geschlechtsverkehr von Nutzen, denn sie lösen die Winde aus, die die Erektion des männlichen Gliedes verursachen, und sie vermehren auch die Samenproduktion; sie führen auch ab und treiben den Harn. Sie sind ganz deutlich heiß und haben eine verdünnende Wirkung; deswegen ist es gut, andere Speisen dazu zu mischen, damit die Dämpfe nicht in das Hirn steigen. Kresse ist heiß und trocken, sie tötet die Eingeweidewürmer ab, schädigt aber den Magen und die Blase, verursacht Harntröpfeln, beseitigt aber Blähungen und verdünnt dicken Schleim.

6. Basilikum soll man eher meiden, denn es wird nur langsam verdaut und verwandelt sich in Galle und verursacht Blähungen. Es gehört zu den verdünnenden Speisen, nimmt die zu große Feuchte der Brust, stopft und führt ab zugleich. Das ist nicht weiter verwunderlich, denn es kommt öfter vor, daß eine Sache zwei unterschiedliche Qualitäten hat, je nachdem, welche verstärkt wird und deshalb zum Tragen kommt. So gibt es Speisen, die von Natur aus trocken sind, aber gelegentlich auch feucht sein können.

7. Portulak hilft hohlen Zähnen, obwohl er sauer ist, wegen seiner Schleimigkeit. Er ist auch herb und wirkt daher gegen die Abschürfungen der Eingeweide, den Blutfluß, gegen die Menstruation und das Erbrechen von Blut. Er nimmt den Brechreiz, beseitigt die Galle durch seine Kälte, unterdrückt die Libido, mildert das Brennen der Blase und der Nieren und beseitigt Hühneraugen[5]. Melisse ist heiß und trocken im ersten Grad. Sie stärkt das Herz und die Leber, erfreut das Gemüt und klärt die Sinne und löst die schwarze Galle auf.

---

1 Unter Saudistel versteht Grimm verschiedene Pflanzen: Endivia, Enderma, Sonchus oleraceus, Carlina vulgaris, Serratula arvensis, Cirsium arvense. Vielleicht ist Lactuca scariola L., Giftlattich gemeint. Vgl. die Übersetzung des Cod. Vind. 2396 durch H. Konrad, S. 37.
2 Vgl. Galenus VI, 637.
3 Jor. Unbekannte medizinische Autorität. Das Abkürzungsverzeichnis im Tac. 1531 löst den Namen mit Jordanus auf. Der Professor an der Pariser Universität Jordanus de Turre aus der ersten Hälfte des 14. Jahrhunderts kommt hier eher nicht in Frage. Da die Abkürzung sonst nicht mehr vorkommt, liegt vielleicht eine Verschreibung aus Joh. vor.
4 halbes Haubtwee: Hemikranie, Migräne.
5 Krähenaugen. Grimm: Hühneraugen.

DIE NEUNTE SCHACHTAFEL VON DEN KICHERERBSEN, DEM SENF UND EINIGEN ANDEREN KRÄUTERN

KICHERERBSEN
1. Oribasius und Johannes: Heiß und feucht oder heiß und trocken. Die Grade: Heiß und feucht im ersten.
2. Man soll große Kichererbsen, die nicht wurmig sind, verwenden.
3. Sie vermehren die Samenproduktion.
4. Sie schaden bei Nieren- und Blasengeschwüren.
5. Die Nebenwirkung hebt man durch Beimengung von Mohnsamen auf.
6. Kichererbsen erzeugen Samen und Milch, sie bekommen vor allem Menschen, die eine kalte und trockene Komplexion haben, auch alten Leuten, besonders im Herbst und in nördlichen Gegenden.

SENF
1. Heiß und trocken. Die Grade: Heiß und trocken im dritten oder heiß im dritten und trocken im zweiten.
2. Roter, frischer Gartensenf ist der beste.
3. Er wirkt wohltuend bei Podagra und löst Verhärtungen auf.
4. Senf schädigt das Hirn.
5. Das bleibt aus, wenn er mit Mandeln und Essig zubereitet wird.
6. Senf erzeugt scharfe Säfte, er ist besonders zuträglich denen, die eine kalte und feuchte Komplexion haben, den Greisen, speziell zur Winterszeit und in gebirgigen Gegenden.

DILL
1. Oribasius: Im dritten. Theophrastus: Heiß und trocken: frisch geerntet, besitzt er keine Hitze. Die Grade: Heiß und trocken im zweiten.
2. Dill soll frisch, grün und zart sein.
3. Dillsaft hilft dem Magen.
4. Dill schädigt aber die Nieren, die Substanz wirkt negativ bei Ekelgefühlen des Magens.
5. Diese Wirkungen hebt man durch Zugabe von Zitronen auf.
6. Dill erzeugt nur wenig Säfte, eignet sich für Menschen mit kalter Komplexion, auch für Greise, besonders während des Winters und in kalten Gegenden.

GARTENLAUCH[1] UND WILDER LAUCH
1. Heiß und trocken. Die Grade: Heiß im dritten, trocken im zweiten.
2. Lauch soll scharf wie Senf sein.
3. Er treibt den Harn und vermehrt die Libido.
4. Er schadet dem Hirn und den Sinnen.
5. Das vermeidet man durch Zugabe von Sesamöl und ungeschälten Sesamkörnern.
6. Lauch erzeugt scharfe Galle, er ist am ehesten Menschen mit kalter Komplexion zuträglich, auch alten Leuten, speziell im Herbst und in nördlichen Gegenden.

GALGANT[2]
1. Johannes: Heiß und trocken. Die Grade: Heiß im dritten, trocken im zweiten.
2. Man soll nur dicke Stücke verwenden.
3. Er nützt der Hüftader, verstärkt die Libido und verleiht einen guten Mundgeruch.
4. Er schädigt das Herz.
5. Mit fetten Speisen genossen, wird er besser verträglich.
6. Galgant erzeugt scharfe Säfte, wird von Menschen mit feuchter Komplexion am besten vertragen, auch von Greisen, vor allem im Winter und in kalten Gegenden.

MANDELÖL
1. Gemäßigt. Die Grade: Von gemäßigter Hitze, feucht im ersten.
2. Man soll nur frisches und süßes Mandelöl verwenden.
3. Es hilft bei Brustbeschwerden, bei Husten und nützt dem Magen.
4. Es schädigt schwache Eingeweide.
5. Diese schützt man durch Beigabe von Mastix.
6. Mandelöl erzeugt gemäßigte Säfte, ist Menschen mit gemäßigter Komplexion zuträglich, auch jungen Leuten, vor allem während des Frühlings und in östlichen Landstrichen.

AGREST[3]
1. Paulus[4] und Johannes: Kalt und trocken. Die Grade: Kalt und feucht im zweiten.
2. Der Agrest muß frisch und rein sein.
3. Er hilft bei galligen Eingeweiden.
4. Er schadet bei Brustbeschwerden und den Adern.
5. Deswegen soll man ihn zusammen mit fetten und süßen Speisen zu sich nehmen.
6. Agrest erzeugt nur wenig Säfte, eignet sich am ehesten für Menschen mit heißer Komplexion, auch für junge Leute, speziell während des Sommers und in nördlichen Gegenden.

1. Rufus behauptet, daß Kichererbsen im Fleisch die selbe Wirkung hätten wie der Sauerteig im Teig und wie Essig im Erdreich. Die schwarzen Kichererbsen beseitigen die Nierensteine, wirken harntreibend und beschleunigen die Menstruation. Sie treiben auch die Leibesfrucht aus. Die weißen Kichererbsen haben eine reinigende Kraft, sie säubern die Milz, die Nieren und die Leber. Die Substanz der Kichererbsen besitzt zwei Erscheinungsformen: eine salzige und eine süße. Die salzige Substanz führt ab, die süße treibt den Harn. Zwischen Kressesamen und Senfsamen ist nur ein geringer Unterschied.

2. Senf ist – wie Pfeffer – heiß und trocken im vierten Grad. Er erwärmt das kalte Eingeweide und verdünnt dicke Speisen; in geringerer Dosierung treibt er den Harn, in größeren Mengen hat er eine abführende Wirkung. Beim schwarzen Kümmel ist der schwere der beste; er ist heiß und trocken im dritten Grad. Er hat eine verdünnende Wirkung und beseitigt Blähungen. Weißer Mohnsamen ist kalt im dritten Grad und ist ein gutes Schlafmittel. Sesamöl ist warm im ersten und feucht im zweiten Grad und verursacht Ekelgefühle. Wiesenkümmel, der gut getrocknet ist, beseitigt Blähungen, treibt den Harn und tötet die Eingeweidewürmer ab. Gewöhnlicher Kümmel und jener, der auf den Bergen wächst, ist trocken wie der Wisenkümmel. Wenn man damit die Haut einschmiert, färbt er diese gelb.

3. Feldkümmel ist am besten, wenn er gelb ist und seine Blätter denen des Quendels gleichen. Vom Quendel sind kleine Zweiglein mit kleinen Blättern am besten; ihre Natur ist heiß, trocken und kalt. Vom Dost gibt es zwei Arten: eine hat längliche Blätter und besitzt eine sichere Wirkung. Die andere Art hat runde Blätter, ist heiß und trocken, bewirkt eine gute Verdauung, macht Appetit und beseitigt Blähungen. Sumach ist gut, wenn er rot ist; er hält den Gallenfluß zurück. Die Raute ist heiß und trocken im dritten Grad, hilft bei Vergiftungen und verbessert das Sehvermögen, mindert aber die Libido.

4. Der Gartenlauch hat keine besonders starke Wirkung, im Gegensatz zu dem auf den Bergen wachsenden wilden Lauch. Er hat eine geringere verdünnende Wirkung und reinigt auch weniger, hilft aber vorzüglich bei Hämorrhoiden. Grüne Raute ist heiß und trocken im dritten Grad und hilft gegen die Fallsucht. Hippokrates sagt, daß Koriander heiß sei und eine gewisse Herbheit besitze. Gewöhnlich wird aber behauptet, daß Koriander kalt sei. Safran ist heiß und trocken, stärkt die Eingeweide, löst Verstopfungen, beschleunigt den Durchgang von Speisen und erfreut das Herz. Die Blüten des wilden Safran sind heiß und trocken, verleihen den Speisen einen guten Geschmack, verkürzen die Kochzeit bei grobem Fleisch, besitzen auch eine gewisse Herbe.

5. Die Blätter des Stinkasants sind heiß und trocken und helfen bei der Verdauung. Der beste und wohlschmeckendste Stinkasant stammt aus Armenien[5]; er ist heiß und trocken im vierten Grad, hat eine stark verdünnende Wirkung, er löst Galle und Schleim[6] auf und verzehrt sie. Er unterstützt die Verdauung, macht Appetit und reichlich stinkenden Stuhlgang. Der lange Pfeffer ist heiß und trocken und macht den Magen fett, reinigt aber auch Kopf und Magen. Spicanardi[7] ist heiß und trocken. Ingwer ist heiß und feucht. Zimt ist heiß im zweiten, trocken im dritten Grad. Vorzuziehen ist der wohlschmeckende. Er treibt den Harn, beschleunigt die Menstruation und schadet der Blase.

6. Sesamöl ist gut für Verdickungen in der Brust, nützt der Lunge, der Kehle und dem Schlund, mäßigt den Leib, nimmt dem Gift die Wirkung, verursacht aber Trägheit des Magens. Sesamöl nimmt allen Speisen, die damit zubereitet wurden, den schlechten Geschmack. Nußöl ist heißer und zehrt mehr und ist Menschen mit kalter Komplexion zuträglich. Frisches Olivenöl – dieses wird von grünen Oliven gepreßt – ist kalt, das Öl von reifen Oliven, die schwarz sind, ist hingegen heiß. Reblebi-Öl[8] wird von Kamelen transportiert. Frisches Öl von unreifen Oliven wird von den Bediensteten für ihren Gebrauch verwendet. Öl aus dem Samen des wilden Safran ist heiß und verursacht Ekel.

7. Agrest soll man aus Traubensaft machen, der zur Weinlesezeit aus enthäuteten Weinbeeren gepreßt wurde. Agrest aus dem Saft unreifer Zitronen ist besonders gut, wenn man die Zitronen vor dem Auspressen schält und die Kerne beseitigt. Agrest aus Sumach gewinnt man, indem man den Sumach im Ganzen mit den Händen durch ein Sieb treibt. Für die Herstellung von Granatapfelsaft soll man einen gläsernen oder marmornen Mörser verwenden. Die besten Fruchtsäfte sind klar, haben einen guten Geruch und Geschmack, verderben nicht leicht; sie sollen auch nicht in schlechten Gefäßen, sondern in gläsernen Behältern aufbewahrt werden. Die Gläser sollen zuvor entweder mit gestoßenem Glas, Saudisteln und Pfirsichblättern oder mit Sand, Salz und Asche gewaschen werden.

---

1 Eschlauch. Grimm: aschlauch, Schalotte (vom Namen Askalon abgeleitet). Oft auch als Bezeichnung für Lauch schlechthin, auch Schnittlauch.
2 Alpina officinale oder Alpina galanga aus der Familie der Ingwergewächse. Die Wurzel wurde früher viel zu Würzzwecken und für pharmazeutische Anwendungen gebraucht.
3 Agrest. Grimm: Agraß, Saft aus unreifen Früchten. Normalerweise wurde Agrest aus unreifen Trauben verfertigt, aber auch aus anderen unreifen Früchten. In der europäischen Küche des Mittelalters und der frühen Neuzeit eine häufig verwendete Zutat.
4 Paulus von Aegina, lebte im 7. Jahrhundert n. Christus, Arzt der alexandrinischen Schule. Bei den Arabern hochgeschätzt. Sein Werk Ἐπιτομῆς ἰατρικῆς βιβλία ἑπτὰ wurde bereits 1528 in Venedig und 1538 in Basel gedruckt.
5 Carmenis = Armenien? Der Stinkasant (Asa foetida) spielte in der antiken Küche und Medizin eine wichtige Rolle. Der aus der Kyrenaika stammende galt als der beste, war dort aber schon in der Antike ausgerottet. Danach lieferten Persien und Armenien die besten Qualitäten. Der arab. Cod. Or. 5590 bietet als Herkunftländer Rumänien und Chorasan.
6 Galle und Schleim wurden ergänzt.
7 Spicanardi. Grimm: Spikenarde, Lavendel.
8 Reblebi-Öl. In Cod. Vind. 2322: riblebi.

DIE ZEHNTE SCHACHTAFEL VOM ESSIG UND SEINEN ZUBEREITUNGEN, UND EINIGEN FRÜCHTEN

ESSIG
1. Kalt und trocken. Die Grade: Kalt im ersten, trocken im zweiten.
2. Weinessig ist am bekömmlichsten.
3. Er hat auf die Galle und auf das Zahnfleisch eine gute Wirkung und er macht Appetit.
4. Er schädigt die Adern.
5. Mit Wasser und Zucker vermischt, ist ihm seine schädliche Wirkung genommen.
6. Essig erzeugt nur wenig Säfte, ist am nützlichsten für Menschen mit galliger Komplexion, auch für junge Leute, besonders im Sommer und in heißen Gegenden.

ASAWURZEL
1. Kalt und trocken. Die Grade: Heiß und trocken im dritten.
2. Am bekömmlichsten sind weiße, frische und unbeschädigte Wurzeln.
3. Sie reinigt den Magen, verursacht Erbrechen und beseitigt das durch Verschleimung entstehende viertägige Fieber.
4. Sie schädigt das Hirn und die Adern.
5. Den Schaden kann man mit Essig abwenden.
6. Asawurzel erzeugt schwarze Galle, ist am ehesten denen dienlich, die eine kalte Komplexion haben, ebenso alten Leuten, vor allem während des Winters und in nördlichen Gegenden.

GURKEN UND CITRULLI (KOLOQUINTHEN)
1. Kalt und feucht. Die Grade: Kalt und feucht im zweiten.
2. Die besten stammen aus Nisaburi[1], wenn sie unbeschädigt sind.
3. Sie helfen bei heftigen Fiebern und treiben den Harn.
4. Sie verursachen Schmerzen in den Eingeweiden und im Magen.
5. Diese kann man durch Zugabe von Honig und Öl vermeiden.
6. Gurken und Koloquinthen erzeugen einen Blutüberschuß, sie sind zuträglich für Menschen mit heißer Komplexion, auch für junge Leute, besonders während des Sommers und in kalten Gegenden.

MELANZANI
1. Heiß und trocken. Die Grade: Heiß im ersten, trocken im zweiten.
2. Man soll sie verwenden, wenn sie innen süß sind.
3. Sie helfen bei Blutfluß, Bluterbrechen und bei Magenschwäche.
4. Sie verursachen melancholische Dämpfe im Hirn und Bläschen im Mund.
5. Ölige Zutaten und Essig wenden diesen Schaden ab.
6. Melanzani verursachen Melancholie, sie sind am ehesten zu empfehlen Menschen mit kalter Komplexion oder alten Leuten, besonders im Herbst und in kalten Gegenden.

ALANTWURZEL[2]
1. Heiß und trocken, verursacht Hitze und Trockenheit. Die Grade: Heiß im dritten, trocken im zweiten.
2. Am besten verwendet man sie, wenn sie frisch und zart sind.
3. Sie vermindert die Harnausscheidung.
4. Sie vermindert auch das Blut und den Samen allzusehr.
5. Diese Wirkung kann man durch Essig beseitigen.
6. Alantwurzeln erzeugen übel riechende Säfte, sie sind am ehesten Menschen mit einer kalten Komplexion zuträglich, auch alten Menschen, während des Winters und in kalten Gegenden.

ZWIEBELN
1. Heiß und feucht. Die Grade: Heiß im vierten, feucht im ersten.
2. Vorzuziehen sind weiße, wäßrige Zwiebel, die saftig sind.
3. Sie verstärken die Libido und schaden auf Reisen.[3]
4. Sie verursachen Kopfschmerzen.
5. Diese kann man mit Essig und Milch abwenden.
6. Zwiebeln erzeugen Samen und Milch, sind besonders für Leute mit kalter Komplexion geeignet, auch für alte Menschen, besonders im Winter und in nördlichen Ländern.

KNOBLAUCH
1. Heiß und trocken. Die Grade: Heiß im vierten, trocken im dritten.
2. Man soll ihn verwenden, solange die Knollen fest sind.
3. Er hilft bei Vergiftungen.
4. Er schadet den austreibenden Kräften des Körpers, dem Hirn und dem Sehvermögen.
5. Diese Wirkungen bleiben aus, wenn man Essig und Öl als Zutaten verwendet.
6. Knoblauch erzeugt dicke und saure Säfte, ist Leuten mit kalter Komplexion am besten zuträglich, auch Greisen, vor allem im Winter und in Gebirgen.

1. Galenus[4]: Die Gelehrten sind sich nur hinsichtlich der Trockenheit des Essigs einig, was die Hitze beziehungsweise die Kälte angeht, sind sie unterschiedlicher Meinung. Einige sagen zum Beispiel, er sei kalt wegen seiner Eigenschaft, die Galle zu vermindern. Andere meinen, er sei heiß, weil er zu sieden beginnt, wenn man ihn auf einen Stein gießt, und den Stein dann zerstört. Am ehesten ist die Ansicht zu akzeptieren, wonach er potentiell heiß, aber in der Wirkung kalt sei. Denn es ist vernünftig, eine Sache nach seiner Form zu beurteilen, als nach seiner Wirkung. Galenus: Wenn er auch eine gewisse Hitze besitzt, so wirkt er wegen seiner Herbe doch stopfend; mit Honig genossen, hat er hingegen eine verdünnende Wirkung und löst Schleim und Galle. Er hilft auch bei Schleimhusten, einige Ärzte kurieren auch Blutspucken damit.

2. Asawurzel wird mit Essig zubereitet, dann besitzt sie eine Schärfe, die die Säfte verdünnt und das übrige zerteilt. Sie macht Appetit, hilft der Verdauung, treibt schwer Verdauliches, wie Köpfe, Leber, Nieren und dergleichen durch die Eingeweide. Wenn sie mit einer Brühe zubereitet wird oder in einer Sauce aus kaltem, saurem Essig, so ergibt das eine scharfe und starke Speise.

3. Gut sind die länglichen Gurken, die wie Koloquinthen aussehen. Diese treiben den Harn, erweichen den Leib und löschen den Durst. Die Koloquinthen sind kälter und haben eine verdünnende Wirkung, durch die Herbe und Bitternis, die sie besitzen. Wenn man sie frisch ißt, erzeugen sie Durst, besonders bei denen, die Galle im Magen haben. Rüben sind heiß und feucht, geben gute Säfte, sie vermehren den Samen, treiben den Harn, machen Appetit, führen ab und stopfen nicht. Galenus[5]: Wenn man sie zweimal in Wasser kocht und mit Essig und Senf zubereitet, dann hilft das Kochwasser gut gegen Harntröpfeln.

4. Melanzani haben eine unterschiedliche Komplexion, je nachdem, ob sie frisch oder alt, süß oder bitter sind. Denn die alten und bitteren sind heiß und trocken und machen Bläschen im Mund. Die frischen und süßen sind kalt und trocken. Roh sind sie schwer, gesotten leicht verdaulich. Wenn sie mit Essig und Fleisch gemischt werden, fördern sie den Appetit, denn sie stärken den Magenmund. Wenn man sie vor der Zubereitung mit Wasser und Salz siedet, so sind sie eine gewöhnliche Speise, deren Schaden nicht leicht zu merken ist. Am schädlichsten wirken sie gebraten.

5. Alantwurzel hilft bei der Verdauung der Speisen, löst Verstopfungen der Leber und der Milz, stärkt den Magen, befördert die Speisen durch den Darm, beseitigt die Flatulenz und ist ein gutes Mittel gegen den Schaden und die Schärfe des Essigs. Kapern sind heiß und trocken im dritten Grad. Mit Essig zubereitet, lösen sie Verstopfungen der Leber und der Milz. Kapern erweichen diese Organe, wenn sie sich verhärtet haben. Sie lösen die schwarze Galle auf, erweichen den Bauch und reinigen den Magen von Verschleimung. Hippokrates: Die Kapern sind Medizin und Speise zugleich. Galenus sagt, sie helfen der Milz, wie der Wermut der Leber.

6. Zwiebeln benutzt man, um die Säfte zu verdünnen und um den Appetit anzuregen. Sie erweichen auch den Bauch, treiben den Harn, schwächen das Sehvermögen, machen aber eine gute Gesichtsfarbe. Wer zarte oder mittlere Eingeweide hat, sollte Zwiebel meiden; diejenigen, die einen harten Leib haben, können sie ohne Bedenken genießen. Die länglichen und roten Zwiebeln sind schärfer als die weißlichen und trockenen. Roh verträgt man sie besser als weich gesotten. Sie verursachen starke Blähungen und bringen schlechte Säfte. Kranken soll man nicht allzuviele Zwiebel geben.

7. Knoblauch verwendet man, um dicke Säfte zu verdünnen und um sie abzuführen. Er treibt auch den Harn, löst Verstopfungen auf, beseitigt die Eingeweidewürmer, die wie Kürbiskerne aussehen, verbessert die Stimme und beseitigt Husten, der durch die Kälte entstanden ist. Er schadet den Augen, dem Kopf, den Nieren und den Lungen und macht Durst. Knoblauch bringt einen gemäßigten Organismus schnell aus dem Gleichgewicht. Wenn man ihn siedet, bis seine Schärfe vergeht, nimmt man ihm seine Kraft, besonders, wenn man ihn in Essig beizt und ihn zusammen mit Milch und Fischen zu sich nimmt. Knoblauch ist eher als Arznei denn als Speise anzusehen.

---

1 Nisaburi. In dem arab. Cod. Or. 5590: al-Saburi, wohl die persische Stadt Neyshābur.
2 Alant: Inula helenium L.
3 Im Arabischen bedeutet „das Wasser wechseln" das gleiche wie im Deutschen „Luftwechsel", also verreisen. M. Herr bietet hier eine falsche Deutung.
4 Galenus äußert sich öfters über die Qualitäten des Essigs, am ehesten scheint die Stelle bei XI, 413 und 417 hierherzupassen.
5 Galenus erwähnt Rüben mehrfach; die hier vorliegende Aussage ist nicht nachzuweisen.

DIE ELFTE SCHACHTAFEL
VON ALLERLEI ESSBAREN KRÄUTERN

SPARGEL
1. Galenus[1], Rufus und Johannes: Heiß, gemäßigt und feucht. Die Grade: Heiß im ersten.
2. Am besten sind sie frisch, wenn sich ihre Spitzen zur Erde neigen.
3. Sie erzeugen Libido und lösen Verstopfungen auf.
4. Sie schädigen die Darmzotten.
5. Deswegen soll man Spargel sieden und mit Salzwasser zubereiten.
6. Spargel erzeugen vortreffliche Säfte, sind besonders zuträglich für Menschen mit kalter und trockener Komplexion, auch für Greise, vor allem im Frühling, speziell in den Erntegebieten.

SPINAT
1. Johannes: Kalt. Oribasius: Heiß und feucht, gemäßigt. Die Grade: Kalt im ersten Grad.
2. Spinat soll man bei Regen ernten.
3. Er hilft bei Husten und nützt der Brust.
4. Er behindert die Verdauung.
5. Diesen Schaden kann man abwenden, wenn man ihn mit Salzwasser röstet.
6. Spinat erzeugt nur wenig Säfte, ist für Menschen mit galliger Komplexion empfehlenswert, auch für junge Leute, und überall zur Erntezeit.

MANGOLD
1. Oribasius: Heiß und feucht. Johannes: Heiß und trocken. Die Grade: Heiß und trocken im ersten.
2. Vorzuziehen ist süßer Mangold.
3. Der Saft dieser Pflanze beseitigt Schuppen.
4. Mangold verbrennt das Blut.
5. Den Schaden wendet man mit Essig und Senf ab.
6. Mangold erzeugt scharfe Säfte, er ist empfehlenswert für Leute, die trockene Eingeweide haben, für alte Menschen, vor allem im Winter und in trockenen Landstrichen.

PASTINAKEN
1. Heiß und feucht. Die Grade: Heiß im zweiten, feucht im ersten oder heiß und feucht im ersten.
2. Vorzuziehen sind jene, die im Winter rot und süß sind.
3. Sie verstärken die Libido.
4. Sie verschlechtern die Verdauung.
5. Das kann man durch langes Sieden verbessern.
6. Pastinaken erzeugen Blut und Samen, sie sind geeignet für Menschen mit kalter und feuchter Komplexion, für alte Leute, besonders während des Winters, in allen Ländern.

TRÜFFELN
1. Mey.[2], Galenus[3]: Kalt und überaus feucht. Die Grade: Kalt und feucht im zweiten.
2. Vorzuziehen sind große Trüffeln, die wie Melanzani aussehen.
3. Sie nehmen jeden Geschmack an.
4. Sie schaden bei melancholischen Erkrankungen.
5. Diese Gefahr kann man durch die Verwendung von Pfeffer, Öl und Salz vermeiden.
6. Trüffeln erzeugen dicken Schleim, sind Menschen mit heißer Komplexion zuträglich, auch jungen Leuten, besonders während des Winters und in heißen Gegenden.

KÜRBIS
1. Galenus[4]: Kalt und feucht. Johannes: Heiß und feucht. Die Grade: Kalt und feucht im zweiten.
2. Kürbisse sind empfehlenswert, solange sie frisch und grün sind.
3. Sie löschen den Durst.
4. Sie werden im Körper verwandelt und verlassen den Verdauungstrakt sehr schnell.
5. Die Verwendung von Salzwasser und Senf mindert den Schaden.
6. Kürbisse erzeugen nur wenig Säfte, sind Menschen mit galliger Komplexion zuträglich, auch jungen Leuten, besonders im Sommer, in allen Ländern.

KRAUT
1. Heiß und trocken. Die Grade: Heiß im ersten, trocken im zweiten.
2. Kraut soll frisch und gelb sein.
3. Es beseitigt Verstopfungen.
4. Es schadet den Eingeweiden.
5. Deswegen ist die Verwendung von reichlich Öl zu empfehlen.
6. Kraut erzeugt bösartiges Blut, ist empfehlenswert für Leute mit heißem Hirn, für junge Menschen, zur Reifezeit, in allen Ländern.

1. Spargel sind sehr gut für den Magen, weil sie gut nähren, besonders die im Garten gezogenen, denn diese sind feuchter als die wild wachsenden. Spargel, die unter Steinen wachsen, reinigen, ohne Hitze oder Kälte zu entwickeln. Gekochte Spargel erweichen den Bauch und treiben den Harn. Der wilde Spargel wird im Frühling beim Abbrennen der Felder vernichtet, treibt aber im Herbst wieder aus. Die Milch absondernden Disteln[5] sind heiß und feucht, steigern die Libido, erzeugen streng riechenden Schweiß und schädigen auch das Hirn. Die Eselsdistel hat die gleiche Natur wie der Spargel.

2. Spinat wird gebraucht, um den Bauch zu erweichen, weil er so schnell verdaut wird. Menschen mit kalter Komplexion sollen Spinat mit Salzwasser, Zimt und Pfeffer essen, jene mit heißer Komplexion mit Koriander und Mandelöl. Die Melde beseitigt die Galle und erleichtert denen, die an allzuviel Feuchte leiden, die Verdauung. Die Melde und der kleine Mangold sind kalt; deswegen helfen sie bei heftigem Fieber und bei Gelbsucht. Sie haben weder stopfende noch abführende Wirkung, es sei denn, man kocht sie mit Öl und Salzwasser, dann führen sie ab und wirken gut auf die Verdauung.

3. Mangold ist wegen seiner auf die Feuchte zurückgehende Wirkung auf den Magen zu meiden. Bei Koliken führt er ab, öffnet Verstopfungen und löst die Dicke der Milz. Seine Wurzel erzeugt Schleim, der Saft führt ab, die Pflanze selbst stopft. Am meisten führt die Wurzel ab. Lauch hat weniger Hitze als die Zwiebeln und der Knoblauch, ist auch weniger trocken und scharf. Wenn man ihn mit Öl zubereitet, hilft er gegen Blähungen der Eingeweide und auch gegen Hämorrhoiden; gegen letztere hilft er auch im rohen Zustand. Wird er mit Essig zubereitet, ist er kalt und trocken, stärkt den Verdauungstrakt und hat stopfende Wirkung für den Magen.

4. Die Pastinaken werden roh und gekocht gegessen; sie bieten weniger Nahrung als die Rüben, aber sie erzeugen Hitze, führen ab, verdünnen, treiben den Harn, verursachen Blähungen, steigern die Libido und erzeugen schlechtes Blut. In einigen Gegenden schmecken sie gut, werden aber schlecht verdaut, gleich ob sie frisch oder alt sind. Aber mit Essig, Salzwasser und Senf kann man ihren Schaden abwenden.

5. Trüffeln haben keinen Eigengeschmack, deswegen nehmen sie jeden anderen Geschmack an. Wenn man sie mit etwas anderem, das eine heiße Komplexion hat, vermischt, werden sie ebenfalls heiß und so weiter. Das Blut, das durch das Essen von Trüffeln erzeugt wird, ist etwas dicker als das gemäßigte. Die Trüffeln verursachen auch melancholische Krankheiten und erschweren das Atmen. Am besten ißt man sie zusammen mit Öl und fettem Fleisch. Die Pilze haben die gleiche Komplexion, einige von ihnen sind auch giftig. Darum wollen wir nicht von ihnen sprechen. Trüffeln unterscheiden sich auch nach der Art des Bodens, in dem sie wachsen.

6. Kürbisse werden bei Husten und Fieber gereicht, denn wenn sie im Magen bleiben, nehmen die Säfte ihre Komplexion an. Deswegen soll man sie mit Essig zubereiten. Galenus: Kürbisse werden durch das Kochen verdorben, gleiches geschieht durch die Umwandlung der Säfte, die sie vorfinden. Auch schaden sie, weil sie lange im Magen bleiben und wegen des mangelnden Eigengeschmackes jeden anderen Geschmack annehmen. Sie sollen immer entsprechend der Komplexion des Essers zubereitet werden. Sie führen ab und treiben den Harn. Es nützt den Menschen mit heißer Komplexion, wenn man aus den Kürbissen Chabis macht; das ist eine Speise aus gekochtem Kürbis, Mehl und Honig.

7. Krauthäuptel haben die gleiche Komplexion wie Kohl[6], trocknen aber weniger aus. Man soll sie sieden und mit viel Öl und Salzwasser zubereiten. Wenn sie mit Wasser und Salz gesotten werden, schaden sie dem Magen. Ansonsten treiben sie den Harn, besonders die frischen Häuptel, verhüten, daß man betrunken wird, und kurieren auch den bereits Betrunkenen.

---

1 Vgl. Galenus VI, 641 f. und 652.
2 Mey. Maimon = Abu Amran Musa b. Maimon, genannt Maimonides (* 1135–1204), Philosoph und Arzt.
3 Vgl. Galenus VI, 655, und XII, 147.
4 Vgl. Galenus XII, 33, und VI, 561.
5 Milchdistel. Entweder Sonchus oleraceus oder Carduus marianus.
6 Chabis kraut. Grimm: Kabiß, Kabis, Weißer Kopfkohl (lat. caput). Vgl. auch den Brassica-Tractat in Catos De re rustica.

DIE ZWÖLFTE SCHACHTAFEL
VON DER MILCH UND DEN MILCHPRODUKTEN, VON GEDÄMPFTEN SPEISEN, SAUERMILCH, KÄSEN UND OLIVEN

GEDÄMPFTE SPEISEN
1. Heiß und feucht. Die Grade:---
2. Vorzuziehen sind Speisen, die gut gekocht und feucht sind.
3. Sie verdünnen den Schleim.
4. Sie rufen Durst hervor.
5. Dieser bleibt aus, wenn man die Speisen in kleine Stücke teilt.
6. Gedämpfte Speisen erzeugen scharfes Blut, sind Menschen mit kalter Komplexion zuträglich, auch Greisen, vor allem während des Winters und in nördlichen Gegenden.

GALLERTE
1. Kalt und trocken. Die Grade:---
2. Die beste Gallerte gewinnt man aus jungen Tauben.
3. Sie hilft der Galle.
4. Sie schadet den Adern und erzeugt Melancholie.
5. Diese Gefahr kann man mit altem, gutem Wein abwenden.
6. Gallerte erzeugt zuerst kaltes, dann gemäßigtes Blut, ist Menschen mit heißer und feuchter Komplexion dienlich, auch jungen Leuten, vor allem während des Sommers und in südlichen Gegenden.

SÜSSE MILCH
1. Gemäßigt, kalt, heiß. Die Grade:---
2. Junge Schafe geben die beste Milch.
3. Sie hilft der Brust und der Lunge.
4. Süßmilch schadet bei Fiebern.
5. Deswegen soll man Rosinen oder Nüsse[1] dazugeben.
6. Süßmilch erzeugt gute Säfte, ist besonders für Menschen mit gemäßigter Komplexion zuträglich, auch für junge Leute, vor allem während des Sommers und in südlichen Gegenden.

SAURE MILCH
1. Kalt und feucht. Die Grade:---
2. Je größer der Butteranteil ist, desto besser die Sauermilch.
3. Sie löscht sehr gut den Durst.
4. Sie schadet dem Zahnfleisch und den Zähnen.
5. Diesen Schaden wendet man durch Gurgeln mit Honigwasser ab.
6. Sauermilch erzeugt gute Säfte, bekommt vor allem Menschen mit gemäßigter Komplexion auch jungen Leuten, vor allem während des Sommers und in südlichen Gegenden.

FRISCHER KÄSE
1. Kalt und feucht. Die Grade:---
2. Nur wenn die Milch und alle anderen Zutaten von bester Qualität sind, wird auch der Käse gut.
3. Frischer Käse erweicht den Leib und macht wohlbeleibt.
4. Er hat eine stopfende Wirkung.
5. Diese bleibt aus, wenn man ihn zusammen mit Nüssen, Mandeln und Honig ißt.
6. Frischer Käse erzeugt viel dicke Nahrung, die aber nicht bösartig wirkt, er ist besonders Menschen mit heißer Komplexion zuträglich, auch jungen Leuten, speziell während des Winters und in kalten Gegenden.

ALTER KÄSE
1. Heiß und trocken. Die Grade:---
2. Gute Qualitäten haben einen fettigen Geschmack.
3. Gebraten stillt er den Fluß.
4. Bei Steinleiden hat er eine schädliche Wirkung, ebenso auf die Nieren.
5. Deswegen soll man ihn immer zwischen zwei Mahlzeiten essen.
6. Alter Käse erzeugt viele Säfte, er ist bekömmlich für diejenigen, die viel körperliches Training absolvieren, auch für junge Leute, während des Winters und in kalten Gegenden.

OLIVEN
1. Galenus[2]: Von gemäßigter Hitze, von geringer Trockenheit. Die Grade:---
2. Die besten Oliven kommen aus der Landschaft Coqui.[3]
3. Sie fördern den Appetit.
4. Sie verursachen Kopfschmerzen und Schlaflosigkeit.
5. Diese Wirkungen bleiben aus, wenn man sie zwischen zwei Mahlzeiten zu sich nimmt.
6. Oliven erzeugen schwarze Galle, sie sind am ehesten Menschen mit einer kalten Komplexion zuträglich, auch alten Leuten, speziell während des Winters und in kalten Gegenden.

1. Gedämpfte Speisen sollen von jenen verzehrt werden, die an verschleimten Mägen leiden; denn die Hitze des Kochvorganges hat die Feuchtigkeit dieser Speisen aufgezehrt, so daß ihre Trockenheit die überschüssigen Säfte des Magens beseitigt. Gedämpfte Speisen schließen auch den Magenausgang, sie bieten dem, der sie verzehrt, heiße und trockene Nahrung. Wenn man gedämpfte Speisen mit heißen Gewürzen zubereitet, werden sie schwer verdaulich. Deswegen soll man die erkalteten Speisen nicht mehr würzen.

2. Gallerten sind gut für Menschen mit schleimiger[4] Komplexion; solche mit kalter sollten sie meiden. Sie verstärken die Libido. Sie schaden den Adern und bei Podagra, es sei denn, man ißt Süßigkeiten mit Honig hinterher. Die Gallerte, die aus den Unterschenkeln von Tieren, die viel herumlaufen, gemacht wurde, ist besser als die aus Fischen, weißem, zartem Fleisch oder Kuhfleisch verfertigte. Die Köche verwenden die Blüte von Vogelbeeren,[5] Stärkemehl und Ziegenfüße, damit der Essig für die Gallerte steif wird. Helem[6] ist eine Brühe, die einer Gallerte gleicht, die man völlig entfettet hat.

3. Milch hat drei Bestandteile. Als erstes Molke, die heiß und scharf ist, dünne Säfte erzeugt und abführt. Zum zweiten Käse, der stopft und dicke Säfte bringt. Schließlich Fett beziehungsweise Butter, die heiß und feucht ist. Die drei Bestandteile sind in unterschiedlichen Mengen vorhanden, je nach dem Tier, das die Milch liefert. Eselsmilch gilt als besonders gut; Kamelmilch, vermischt mit Kamelurin, hilft bei Wassersucht.

4. Die beste Sauermilch stammt von Tieren, die vierzig Tage zuvor geworfen haben. Die Sauermilch ist je nach Zubereitung von unterschiedlicher Wirkung. Wenn sie mit Reis oder Roggen zubereitet wird, kann sie nur sehr langsam verdaut werden. Entfettete Milch, die dann durch Rühren gesäuert wird, nützt vor allem denen, die eine heiße Komplexion haben. Wenn aber nicht nur das Fett, sondern auch die Molke entfernt wurde, ist die saure Milch dem heißen Magen von besonderem Nutzen. Manchmal werden auch trockene Steine in die Sauermilch gelegt, die die Feuchte aufzehren; diese Sauermilch ist bei Bauchfluß von großem Nutzen. Wenn man die Dicke der Milch aber mit Lab beseitigt, ist diese hilfreich gegen das Hautjucken.

5. Frischer Käse ist um so besser, je frischer er ist; je älter er wird, desto mehr Durst macht er und desto schlechter wird er verdaut. Er ist auch unterschiedlich, je nach dem Tier, das die Milch liefert. Die erste Milch eines Tieres, das soeben geworfen hat, ist kalt und feucht und macht wohlbeleibt. Das Wasser solcher Milch reinigt die Adern, hilft bei heißer Leber, nützt auch Körpern von gemäßigter Hitze. Geronnene Milch[7], die sich von der Molke trennt, wenn man die Milch kocht, steht etwa in der Mitte zwischen dem frischen Käse und der dicken Milch von Tieren, die gerade geboren haben. Das Wasser der Sauermilch ist kalt und trocken im zweiten Grad. Wenn die Milch nur ganz wenig sauer ist und zudem gewürzt, hat sie eine heiße und trockene Komplexion.

6. Alten Käse soll man meiden, denn er wird schwer verdaut, macht Durst und erzeugt schlechte Säfte. Je schärfer und rauher er ist, desto schlechter wirkt er. Die Schärfe kommt nämlich vom Lab[8]; und weil der Käse seine Feuchtigkeit gänzlich verliert, besitzt er soviel Trockenheit. Und weil er so schleimig ist, begünstigt er die Entstehung von Steinen, besonders bei denen, die einen heißen Leib besitzen. Wenn man alten Käse siedet, danach trocknet und bratet, hat er stopfende Wirkung; wenn man ihn zusammen mit hitzigen und trockenen Speisen zu sich nimmt, wie zum Beispiel Salz oder Oliven, so verstärkt das die austrocknende Wirkung.

7. Es gibt zwei Arten von Oliven.[9] Die öligen nähren ziemlich stark. Die fetten, die in Salzwasser aufbewahrt werden, sind herb und machen deswegen Appetit. Sie stärken den Magen, besonders wenn man sie mit Essig ißt. Die reifen Oliven sind heiß, die unreifen sind kalt. Die roten Oliven erzeugen Feuchte wie die Eidotter, die schwarzen geben mehr Öl als die anderen Sorten, erzeugen aber auch mehr Galle, weil sie den Fluß verursachen. Aber mit Essig genossen wendet man den Schaden ab.

---

1 Aus Tac. 1531 ergänzt.
2 Vgl. Galenus XI, 868.
3 Coqui. Im Cod. Vind. 2322 Indecoqui, im arab. Cod. Or. 5590 al-Baqowqj.
4 Verbessert aus Tac. 1531.
5 äschrößlein. Grimm: Äschenröslein, Äschlöslein, Vogelbeere, Sorbus silvestris.
6 Im arab. Cod. Or. 5590: al-Hulam.
7 Matten. Grimm: matte, geronnene Milch, lac coagulatum.
8. rhån. Bei Grimm kein Beleg. Offenbar ein Synonym zu Lab; vielleicht zu rhan, dünn gehörig.
9 Vgl. Galenus VI, 608.

DIE DREIZEHNTE SCHACHTAFEL VON DER BUTTER, DEN LUSTSPEISEN UND VERSCHIEDENEN EIERN

BUTTER
1. Jor.[1]: Heiß und feucht. Die Grade:---
2. Die beste Butter wird aus Schafmilch gemacht.
3. Butter beseitigt die überschüssigen Säfte aus der Lunge, die durch Kälte und Trockenheit entstanden sind.
4. Sie vermehrt aber auch die Feuchtigkeit des Magens.
5. Diesen Schaden kann man mit stopfenden Speisen abwenden.
6. Butter erzeugt erstklassiges Blut, ist besonders Menschen mit trockener Komplexion zuträglich, auch Greisen, vor allem während des Winters und in südlichen Gegenden.

ZYPERWURZEL UND ANDERE GEWÜRZE[2]
1. Sie nehmen die Komplexion der Gerichte an, für die sie verwendet werden. Die Grade:---
2. Vorzuziehen sind jene, die in Hinsicht auf Hitze und Schärfe gemäßigt sind.
3. Sie machen Appetit und reinigen den Magen.
4. Man bekommt Durst durch sie.[3]
5. Diesen kann man mit Essig und fetten Speisen abwenden.
6. Gewürze erzeugen salzigen Schleim, werden am besten von Menschen mit kalter Komplexion vertragen, auch Alten, vor allem während des Winters und in kalten Gegenden.

KRÄUTERSAUCEN[4]
1. Sie nehmen die Komplexion der Gerichte an, für die sie verwendet werden. Die Grade:---
2. Vorzuziehen sind Saucen, für die reichlich Wein, Senf und Milch verwendet wird.
3. Sie fördern den Appetit.
4. Sie schädigen aber auch die Verdauung.
5. Das vermeidet man, wenn man viele gute Gerichte dazu ißt.
6. Kräutersaucen erzeugen scharfe Säfte, sind am ehesten Menschen mit kalter Komplexion zuträglich, auch alten Leuten, besonders im Frühjahr und in gemäßigten Gegenden.

EIER MIT LEBER ZUBEREITET
1. Heiß und feucht. Die Grade:---
2. Die besten werden in Johanichor[5] zubereitet.
3. Dieses Gericht nützt jenen, die anstrengende körperliche Übungen machen.
4. Es verursacht lange Aufstoßen.
5. Dagegen hilft das Trinken von altem Wein.
6. Eier, mit Leber zubereitet, erzeugen kräftigende Säfte, sind denen, die eine heiße Komplexion haben, besonders zuträglich, auch jungen Leuten, vor allem während des Winters und in nördlichen Regionen.

HÜHNEREIER
1. Eiweiß ist kalt und feucht, Eidotter ist heiß und feucht. Die Grade:---
2. Große und frische Eier sind vorzuziehen.
3. Sie fördern die Libido.
4. Sie behindern die Verdauung und verursachen Sommersprossen.[6]
5. Man kann den Schaden abwenden, wenn man nur den Dotter ißt.
6. Hühnereier erzeugen gute Säfte, werden am besten von Menschen mit heißer Komplexion vertragen, auch von jungen Leuten, besonders im Winter und in nördlichen Gegenden.

REBHUHNEIER
1. Sie haben eine stärkere verdünnende Wirkung als Hühnereier. Die Grade:---
2. Am besten sind die runden, wenn sie gebacken werden.
3. Sie sind Rekonvaleszenten besonders zuträglich.
4. Sie schaden denen, die schwere körperliche Übungen vollführen.
5. Den Schaden kann man mit Rotwein abwenden.
6. Rebhuhneier erzeugen nur wenig Säfte, sind am besten für Leute mit gemäßigter Komplexion, für junge Menschen wie auch für Greise, vor allem im Frühjahr und in gemäßigten Gegenden.

GÄNSEEIER
1. Von gemäßigter Hitze und dick. Die Grade:---
2. Am besten bekommen sie, wenn sie halb gebraten sind.
3. Besonders gut sind sie für Leute, die sich körperlich üben, geeignet.
4. Sie erzeugen Koliken, Blähungen und Schwindel.
5. Das alles kann man durch Zugabe von Dost und Salz vermeiden.
6. Gänseeier erzeugen viel Blut, sie sind besonders zuträglich für Menschen mit einer heißen Komplexion, auch für junge Leute, vor allem während des Winters und in nördlichen Gegenden.

1. Die Wirkung der frischen Butter ist die gleiche wie die des frischen Öles; sie ist vor allem für jene von Nutzen, die an zu großer Feuchtigkeit in der Brust und in der Lunge leiden und diese reifen lassen und reinigen wollen – besonders wenn man die Butter zusammen mit Honig oder Zucker verzehrt. Gekochte Butter hat die gleiche Komplexion wie die frische, nur daß sie etwas mehr Hitze besitzt, des Salzes wegen, das man beigibt. Je älter die gekochte Butter ist, desto mehr Hitze hat sie und desto stärker ist ihre reinigende Wirkung.

2. Lustspeisen[7] werden nicht allein für sich selbst gegessen, sondern wenn man dicke oder fette Speisen in einer Mahlzeit zu sich nimmt, verwendet man sie, um den Ekel zu vertreiben. Sie befördern die Verdauung der Speisen, verursachen Durst, machen die Milz dick, besonders bei denen, die einen heiße Komplexion haben. Man soll sie zu gebratenen Speisen und zu kaltem Essen verwenden, denn sie betonen den guten Geschmack der Speisen.

3. Kräutersaucen: Wenn man dazu Dost verwendet, vertreiben sie Blähungen, die die Milch verursacht. Bereitet man sie mit Senf zu, haben sie eine verdünnende Wirkung. Einen guten Geschmack bekommen sie von Eppich, Minze und Bertramkraut. Kürbis, mit Milch zubereitet, hilft dem heißen Magen. Den Schaden kann man mit Senf abwenden, ebenso mit dem großen Kümmel und Öl.

4. Eier mit Leber zubereitet. Man muß von der Natur der Leber, je nach der Art, gesondert sprechen. Denn wenn sie vermischt werden, haben sie eine dicke Substanz und werden schwer verdaut. Wenn sie allerdings verdaut werden, erzeugen sie viele Säfte. Auch das dadurch erzeugte Blut ist von guter Qualität. Die Leber hat auch für sich allein einen guten Geschmack, besonders Gänse- und Hühnerleber. Man soll aber nicht zuviel davon essen, besonders nicht Leber von vierfüßigen Tieren.

5. Hühnereier sind die besten und haben die wärmste Komplexion, solange sie frisch sind. Wenn sie warm oder gar gekocht sind, dann erzeugt ihre Härte Ekel, und sie werden nur langsam verdaut. Wenn sie aber verdaut werden, geben sie gute Säfte. Halbgebratene Eier geben sehr schnell gute Nahrung. Gekocht oder in Essig eingelegt verursachen sie Verstopfungen. Wenn man aber Hühnereier austrinkt, zusammen mit verdünnenden Speisen, so reinigen sie die Brust und die Lunge. Trinkt man nur Eier aus (ohne andere Speisen), so wirken sie wohltuend bei heißem Schlund, auf den Magen, auf die Blase, bei Blutspucken; sie machen auch eine helle Stimme. Am besten wirken gekochte Eier, wenn man sie gleich in heißes Wasser legt.[8]

6. Die Wirkung der Rebhuhneier ist eine verdünnende, stärker als die von Hühnereiern, sie bringen aber auch weniger Nahrung. Die beste Zubereitung ist folgende: Man lege sie mit Salz und Essig in ein siedendes Wasser, so, daß das Wasser die Eier eben bedecke. Oder eine andere Art: Man lege sie in Salzwasser, Öl und ein wenig Wein und rühre um, dann gebe man sie in ein Geschirr, das man in einen Kessel mit heißem Wasser hängt und zudeckt. Danach mache man ein Feuer unter dem Kessel bis die Eier gar sind. Gebackene oder gedämpfte Eier sind schlecht für die Gesundheit, denn sie wirken steinbildend, erzeugen Ekel und Koliken. Die in Wasser zubereiteten Eier sind leichter verdaulich.

7. Gänseeier, Enteneier und Straußeneier sind für gewöhnlich dick und werden langsam verdaut. Wer aber solche Eier gern ißt, sollte sich auf den Dotter beschränken. Denn bei allen Eiern hat der Dotter die verdünnende Wirkung, während das Eiweiß die meiste Feuchte besitzt. Eier mit zwei Dottern nähren am besten und sind auch von besonders guter verdünnender Wirkung. Eier von einer Henne, die keinen Hahn hat, nähren am schlechtesten. Diese beiden Arten von Eiern sind nicht fruchtbar. Das gilt auch für Eier, die während einer Mondfinsternis gelegt wurden. Eier, die bei zunehmendem Mond gelegt wurden, sind dagegen voll und feucht und eignen sich gut für die Kükenaufzucht; Eier, die bei abnehmendem Mond gelegt wurden, eignen sich weniger dazu.

---

1 Jor. Vgl. Anm. 3 zur achten Schachtafel.
2 Die Zyperwurzel ist eine Beifügung Herrs; im Tac. 1531 und in dem Cod. Vind. 2322 findet sich Kemach bzw. Khemach. Der arabische Cod. Or. 5590 hat: al-Kami<u>h</u>, Essiggemüse. Die Zyperwurzel (entweder Cyperus esculentus L. oder Cyperus rotundus L.) wurde als Gewürz verwendet.
3 Aus dem Tac. 1531 verbessert. Herrs Übertragung ist hier sinnstörend.
4 Im Cod. Vind. 2322 steht: Schires cum oleribus, im Tac. 1531: Chures cum oleribus. Es scheint sich dabei um in Sauermilch eingelegte Gemüse zu handeln.
5 Johanichor. Im Cod. Vind. 2322: Johammekent. Unbekannter Ort.
6 Rysemen. Grimm: Risame, Sommersprossen, Laubflecken.
7 Lustspeisen ist bei Grimm nicht belegt. Im Tac. 1531 steht: Kemach, id est compositum. Demnach wäre etwas Eingemachtes, Eingelegtes (compositum, Kumpost, Kompott) darunter zu verstehen. Am Rande steht noch eine weitere Interpretation: Kemach, id est condimentum (= Gewürz).
8 Die Übersetzung folgt hier dem klareren Text in Tac. 1531.

DIE VIERZEHNTE SCHACHTAFEL
VON FRISCHEM UND GESALZENEM FLEISCH
VERSCHIEDENER TIERE UND IHRER NATUR

WIDDERFLEISCH
1. Heiß und feucht im Verhältnis zum Geißenfleisch. Die Grade: Heiß und feucht im ersten.
2. Am besten schmecken die feisten einjährigen Widder.
3. Das Fleisch ist dem gemäßigten Magen zuträglich.
4. Es schadet denen, die leicht Ekel empfinden.
5. Diesen bekämpft man mit einer stopfenden Brühe.
6. Widderfleisch erzeugt viel Schleim, ist Menschen mit gemäßigter Komplexion zuträglich, auch den fast erwachsenen Jugendlichen, speziell während des Frühlings und in östlichen Gegenden.

GEISSEN- UND KITZFLEISCH
1. Feuchter als Lammfleisch, wird auch leichter verdaut. Die Grade: Heiß im zweiten, ansonsten gemäßigt.
2. Das beste Fleisch geben die rötlichen bis braunen Kitze, die unter sechs Monate alt sind.
3. Ihr Fleisch wird leicht verdaut und verläßt den Körper sehr schnell.
4. Es schadet bei Koliken, wenn es gesalzen ist.
5. Dagegen kann man sich durch das Essen von süßen Speisen und Honig schützen.
6. Geißen- und Kitzfleisch erzeugt ungemäßigte Säfte, es ist am ehesten Menschen mit gemäßigter Komplexion zuträglich, auch jungen Leuten, besonders während des Frühjahres und in gemäßigten Landstrichen.

KALBFLEISCH
1. Es ist besser als Widder- oder Kuhfleisch. Die Grade: Gemäßigt heiß im ersten.
2. Je jünger das Kalb, desto besser das Fleisch.
3. Es ist besonders für jene, die körperliche Übungen absolvieren, geeignet.
4. Es schadet den Milzsüchtigen.
5. Diese können die Gefahr durch körperliche Bewegung und Baden abwenden.
6. Kalbfleisch erzeugt viele Säfte, ist für Menschen mit heißer Komplexion am bekömmlichsten, auch für junge Leute, besonders während des Frühlings und in südlichen Gegenden.

KUH- UND KAMELFLEISCH
1. Dieses ist kalt und trocken im Verhältnis zum Geißenfleisch. Die Grade: Heiß und trocken im zweiten.
2. Das beste Fleisch liefern junge Tiere, die zur Arbeit herangezogen wurden.
3. Das Fleisch ist gut geeignet für jene, die körperliche Bewegung machen und unter Gallenfluß leiden.
4. Es erzeugt viele Krankheiten.
5. Gegen diese kann man sich durch Würzen mit Ingwer und Pfeffer schützen.
6. Kuh- und Kamelfleisch erzeugt schleimige Nahrung, ist Menschen mit galliger Komplexion zuträglich, auch jungen Leuten, vor allem im Winter und in nördlichen Gegenden

SALZ
1. Heiß und trocken. Die Grade: Heiß im zweiten, trocken im dritten.
2. Das beste Salz kommt aus dem adriatischen Meere.
3. Salz verbessert die Verdauung.
4. Es schädigt das Hirn und das Sehvermögen.
5. Deswegen soll man das Salz waschen und dann wieder trocknen.
6. Salz verursacht Hautjucken, Menschen mit einer kalten und feuchten Komplexion vertragen es am besten, auch Greise, speziell im Winter und in nördlichen Gegenden.

GESALZENES DÖRRFLEISCH
1. Heiß und trocken. Die Grade: Heiß im zweiten, trocken im dritten.
2. Dörrfleisch soll fett und saftig sein.
3. Es ist besonders den Ringern zuträglich.
4. Es verursacht Koliken.
5. Wenn man es in Öl und Milch kocht, bringt es keinen Schaden.
6. Gesalzenes Dörrfleisch erzeugt schwarzgalliges Blut, wird von Menschen, die eine heiße und feuchte Komplexion haben, am besten vertragen, auch von jungen Leuten, speziell während des Winters und in nördlichen Gegenden.

AN DER SONNE GEDÖRRTES FLEISCH
1. Es ist weniger heiß als gesalzenes Dörrfleisch. Die Grade: Gemäßigt heiß im dritten.
2. Man verwendet am besten Fleisch von Tieren mit gemäßigter Komplexion.
3. Es verleiht dem Körper Stärke.
4. Es verursacht Juckreiz.
5. Diesen kann man mit feuchten und kalten Gewürzen abwenden.
6. An der Sonne gedörrtes Fleisch erzeugt schwarze Galle, wird am ehesten von Menschen mit heißer Komplexion vertragen, auch von jungen Leuten, speziell im Winter und in nördlichen Gegenden.

1. Widderfleisch ist strikt zu meiden, denn es erzeugt böses Blut. Lammfleisch erzeugt viel heiße und feuchte Nahrung, aber auch Schleim. Die einjährigen Widder sind gemäßigter als die jüngeren; sie sind im Frühjahr am besten. Menschen, die der Kühlung bedürfen, soll man das Fleisch mit Essig zubereiten, denen, deren Verdauung man fördern will, soll man es mit Salzwasser zubereiten. Darauf soll man weißen Wein, der verdünnend wirkt, trinken und süße, mit Zucker zubereitete Speisen zu sich nehmen.

2. Geißenfleisch ist das beste überhaupt, besonders das von Kitzen und Ziegen. Denn es erzeugt gute Nahrung. Alte Tiere, ob weiblich oder männlich, liefern kein gutes Fleisch, denn dieses wird schwer verdaut und erzeugt schlechte Säfte. Im allgemeinen nützt Ziegenfleisch denen, die an Bläschen und an Ausschlag leiden; für diesen Zweck soll man es mit süßem rotem Wein zubereiten. Kitzfleisch ist im Sommer von Nutzen, im Winter aber schlecht, zu anderen Jahreszeiten aber eher neutral in seiner Wirkung. Als Kitze gelten Jungtiere bis zu einem Alter von sechs Monaten, je älter sie werden, desto schädlicher ist ihr Fleisch.

3. Kalbfleisch und das Fleisch aller jungen Tiere mit trockener Komplexion ist von einer gemäßigten Feuchte und Trockenheit; wegen der Zunahme der Feuchtigkeit der Nahrung und der Trockenheit der Natur, wie beim Kalb. Das Fleisch feuchter Tiere ist bei älteren Exemplaren gemäßigter als bei den jüngeren, wie es etwa bei dem Widderfleisch der Fall ist. Dieses ist für einen gemäßigten Körper vorteilhafter als Kuhfleisch. Solches Fleisch ist vom Herbst bis in den Frühling schädlich, im Sommer aber von Nutzen.

4. Kuh- und Kamelfleisch, in einer kalten, gallertartigen Brühe zubereitet, nützt denen, die eine heiße Leber haben und an Gelbsucht leiden. Für Personen mit kalter Komplexion soll man das Fleisch mit Knoblauch, Pfeffer, Zimt und Minze zubereiten. Der Genuß von Kamelfleisch hingegen ist denen von Nutzen, die an starken Hüftschmerzen leiden oder an dem viertägigen Fieber. Den Schaden des Fleisches kann man mit Zutaten, die seine Dicke auflösen, abwenden, etwa mit grünem oder trockenem Ingwer.

5. Salz verwendet man zur Würze geschmackloser Speisen, damit diese leichter verdaut werden. Es trocknet den Leib aus. Man neutralisiert die Wirkung des Salzes durch die Beigabe von Sesamkörnern, die wegen ihrer Fettigkeit die Schärfe des Salzes befeuchten; diese fettige Substanz macht auch den Körper wohlbeleibt. Mohnsamen mäßigen die Hitze des Salzes durch ihre Kälte. Hanfsamen haben eine verdünnende Wirkung und sind harntreibend, wenn sie auch viel Hitze besitzen und den menschlichen Samen austrocknen. Der wilde Dost vertreibt das Fettige, die Blähungen und Vergiftungen. Stekkenkraut[1] verstärkt den Appetit.

6. Gedörrtes und gesalzenes Fleisch ist im allgemeinen dem frischen vergleichbar. Doch die Zugabe von Salz vermehrt die Hitze und die Trockenheit, schmälert den Nährwert. Deswegen soll man es entweder mit Milch, oder mit einer Eierbrühe, Butter, Sesamöl oder anderen frischen und fetten Zutaten zubereiten. Am besten salzt man hartes und fettes Fleisch ein, denn diesem gereicht die Trockenheit des Salzes zum Vorteil. Dieses nützt – mäßig genossen – besonders denen, die eine feuchte und schleimige Komplexion haben.

7. Gesalzenes Fleisch, das an der Sonne getrocknet wurde, nimmt für gewöhnlich die Komplexion der beigefügten Gewürze an, zum Beispiel mit Ameos[2], Pfeffer, Kardamom und Koriander. Dieses Fleisch hilft besonders Wassersüchtigen und den Geschwollenen, vor allem, wenn man das Fleisch zuvor in Essig auswässert, denn dann macht es weniger Durst. Es nimmt auch den Ekel, der durch den Genuß fetter Speisen entsteht, und löscht den Brand nach Zechereien.

---

1 Steckenkraut. Ferula, Gattung der Schirmblütler. Vielleicht Ferula communis L., oder auch Ferula asa foetida L., Stinkasant, Teufelsdreck.
2 Ameos. Unbekanntes Gewürz; im Cod. Vind. 2322: amtos (?), in den arabischen Handschriften nicht erwähnt.

DIE FÜNFZEHNTE SCHACHTAFEL
WILDBRET VON VIERFÜSSIGEN TIEREN UND VON VÖGELN

GAZELLENFLEISCH
1. Heiß und trocken; es ist das beste Wildbret. Die Grade: Heiß und trocken im zweiten.
2. Das Fleisch junger Tiere ist vorzuziehen.
3. Es hilft bei Koliken, bei Gehirnschlag und nützt denen, die an überschüssigen Säften leiden.
4. Es trocknet die Adern aus.
5. Wenn man das Fleisch mit Öl zubereitet und etwas Saures dazu ißt, bleibt diese Schädigung aus.
6. Gazellenfleisch erzeugt scharfes Blut, ist für Menschen mit kalter Komplexion am ehesten zuträglich, auch für alte Leute, besonders im Winter und in kalten Gegenden.

HASENFLEISCH
1. Heiß und trocken. Es verursacht Verstopfungen und treibt den Harn. Die Grade: Heiß und trocken im zweiten.
2. Am besten schmeckt das Fleisch, wenn die Hasen von Jagdhunden gehetzt wurden.
3. Es nützt den allzu Dicken.
4. Es erzeugt Schlaflosigkeit.
5. Den Schaden kann man mit Gewürzen, die eine verdünnende Wirkung haben, abwenden.
6. Hasenfleisch erzeugt schwarze Galle; Menschen mit kalter Komplexion vertragen es am besten, auch Greise, speziell im Winter und in kalten Gegenden.

KRANICHE
1. Theophrastus: Kalt und trocken. Johannes: Heiß und trocken, wenn sie alt und fett werden. Die Grade: Heiß und trocken im zweiten.
2. Am besten schmecken jene, die von einem Falken geschlagen wurden.
3. Sie sind vor allem Leuten, die viel körperliches Training absolvieren, zuträglich.
4. Sie werden schlecht verdaut.
5. Die Verdauung kann man durch die Beigabe von guten Gewürzen verbessern.
6. Kranichfleisch erzeugt dickes Blut, es wird von Menschen mit heißer Komplexion am besten vertragen, auch von jungen Leuten speziell im Winter und in kalten Gegenden.

TRAPPEN
1. Galenus[1]: Heiß und feucht. Mesuë: Von dickerer Komplexion als Gänse, Enten oder Hühner. Die Grade: Heiß und feucht im zweiten.
2. Am besten schmecken jene, die noch im Nest sitzen und vor der Schlachtung ermüdet wurden.
3. Ihr Fleisch beseitigt Blähungen.
4. Es schadet bei Gelenkschmerzen und Koliken.
5. Diese Nebenwirkungen vermeidet man durch Zugabe von Zimt, Öl und Essig.
6. Trappenfleisch erzeugt schleimiges Blut, ist für Menschen mit kalter Komplexion am ehesten bekömmlich, auch für junge Leute, vor allem im Winter und in nördlichen Gegenden.

PFAUEN
1. Johannes: Sie werden schlecht verdaut und besitzen eine schlechte Komplexion. Die Grade: Heiß und feucht im zweiten.
2. Am bekömmlichsten sind junge Tiere.
3. Das Fleisch hilft einem heißen Magen.
4. Es wird nur schlecht verdaut.
5. Diesen Schaden kann man abwenden, wenn man sie vor der Zubereitung am Halse aufhängt und die Füße mit einem Gewicht beschwert.
6. Pfauenfleisch erzeugt dicke Säfte, ist vor allem für Menschen mit heißer Komplexion geeignet, für junge Leute, insbesonders während des Winters und in nördlichen Ländern.

GÄNSE UND ENTEN
1. Johannes: Ziemlich heiß und feucht. Hippokrates[2]: Sie sind feuchter als anderes Hausgeflügel. Die Grade: Heiß und feucht im zweiten.
2. Am besten schmecken die Küken, die im Nest zurückbleiben.
3. Ihr Fleisch macht wohlbeleibt.
4. Es erzeugt überschüssige Säfte im Körper.
5. Das vermeidet man, indem man den Tieren vor der Schlachtung Borax in den Schlund bläst.
6. Das Fleisch von Gänsen und Enten erzeugt schleimige Säfte, es wird von Menschen mit heißer Komplexion am ehesten vertragen, auch von jungen Leuten, vor allem im Winter und in nördlichen Gegenden.

STARE
1. Johannes: Von gemäßigter Hitze. Die Grade: Rufus: Heiß im zweiten.
2. Am besten schmecken fette und saftige Stare.
3. Sie eignen sich vorzüglich als Kost für Rekonvaleszente.
4. Für einen kalten Magen wirken sie beschwerlich.
5. Das tritt nicht ein, wenn man sie mit Sauerteig zubereitet.
6. Starenfleisch erzeugt gemäßigtes Blut, wirkt wohltuend auf Menschen mit gemäßigter Komplexion, auch auf Kinder, vor allem im Frühjahr und in östlichen Gegenden.

1. Gazellenfleisch, wie auch alles andere Wildbret ist schädlich, denn es erzeugt dickes und schwarzgalliges Blut. Doch ist das Gazellenfleisch weniger schädlich als anderes Wildbret. Danach kommt das Hasenfleisch, denn dieses ist gut für Greise mit kalter Komplexion, vor allem wenn es von alten Hasen stammt. Den jungen Leuten schadet Wildbret eher, es sei denn, man beizt es über Nacht in Granatapfelsaft und in Essig. Es gilt von den Jungtieren, die noch Milch trinken, das gleiche wie für die Gazellen.

2. Das Hasenhirn, gut gebraten, hilft gegen das Zittern, wenn man es gut gepfeffert zu sich nimmt. Es hilft auch denjenigen, die der Austrocknung bedürfen, schadet hingegen Leuten, die verdünnende Speisen zu sich nehmen sollten. Es erzeugt Verstopfungen und treibt den Harn. Da die Hasen auf dem Felde leben, ist ihr Fleisch von trockener Komplexion, wie das Fleisch aller Wildtiere trockener ist, als das der Haustiere. Das Fleisch von Hirschen und Steinböcken ist generell schlecht und schädlich.

3. Wenn man Kranichfleisch zu sich nimmt, soll man gleich darauf süße Speisen, die mit Honig zubereitet sind, essen, gelben Wein trinken, oder Speisen, die die Verdauung beschleunigen, genießen. Denn das Fleisch hat viele Adern und besitzt viel dickes Fett. Deswegen soll man nach der Schlachtung ein oder zwei Tage den Kranich, mit einem Stein als Beschwerung an den Füßen, hängen lassen, dadurch wird das Fleisch zart. Dann soll man sie gut kochen, damit sie nach dem Essen gut verdaut werden. Das gilt für alle dergleichen Vögel.

4. Das Fleisch der Trappen soll man grundsätzlich meiden, denn es ist dick und wird schlecht verdaut. Nach der Schlachtung soll man die Trappen einen Tag liegen lassen, ehe man sie kocht. Es ist aber auch gut, wenn man sie mit viel Knoblauch und Pfeffer und anderen Gewürzen spickt. Wenn das Fleisch verdaut wird, erzeugt es viele Säfte. Trappenküken, die man aus dem Nest holt, schmecken besser als ausgewachsene Tiere. Doch auf jeden Fall sollte man Süßspeisen, die mit Honig zubereitet wurden, danach essen und guten, mit Ingwer gewürzten Wein trinken.

5. Man lehnt Pfauenfleisch vielfach deswegen ab, weil es mehr Adern als anderes Vogelfleisch hat und auch schwer verdaut wird. Man soll auch Pfauen eine Nacht lang, mit Gewichten beschwert, aufhängen, bevor man sie kocht, und sie dann sorgfältig zubereiten. Doch ist Pfauenfleisch keine geeignet Speise für Menschen, die der Ruhe pflegen und keine Bewegung machen; es ist nur günstig für jene, die viel körperliches Training absolvieren. Wenn man guten alten Wein zu Pfauenfleisch trinkt, dann verdaut man es leicht.

6. Wenn man Gänse oder Enten brätt, so soll man sie gut mit Öl bestreichen, das nimmt ihnen den Geruch. Bei der Zubereitung soll man viele heiße Gewürze verwenden, das nimmt dem Fleisch seine Dicke. Denn sie haben ein hartes schlechtes Fleisch, das im Magen liegt, da es nur schwer verdaut wird. Hippokrates: Das feuchteste Fleisch aller zahmen Vögel haben die Gänse, während bei den Wasservögeln die Enten das feuchteste Fleisch haben; diese haben nämlich überschüssige Feuchtigkeit und verursachen solcherart leicht Fieber.

7. Stare haben eine ähnliche Komplexion wie Fasane. Geordnet nach der Gemäßigtheit und verdünnenden Wirkung, kommen zuerst die Stare, dann die Fasane und schließlich die Rebhühner wegen ihrer Trockenheit. Sie sind alle als Speisen für gesunde Menschen, die viel körperliche Bewegung machen, nicht geeignet. Fasane, Haselhühner und Turteltauben ißt man am besten im Herbst.

---

1 Vgl. Galenus VI, 703.
2 Vgl. Hippokrates I, 680.

DIE SECHZEHNTE SCHACHTAFEL VOM GEFLÜGEL

WACHTELN
1. Judeus[1]: Heiß und trocken. Die Grade: Heiß und trocken im zweiten.
2. Die besten Wachteln kommen aus der Provinz Nidasia,[2] weil sie eine feuchte Komplexion haben.
3. Sie helfen bei Gelenkschmerzen und Leuten mit kalter Komplexion.
4. Sie schaden der heißen Leber.
5. Dieser Schaden bleibt aus, wenn man Koriander und Essig beigibt.
6. Wachteln erzeugen heißes Blut, sie sind am besten für Leute mit kalter Komplexion geeignet, auch für Greise, vor allem während des Winters und in gebirgigen Gegenden.

JUNGVÖGEL
1. Galenus: Heiß und trocken. Johannes: Sie haben härteres Fleisch als Hennen. Die Grade: Heiß und trocken im zweiten.
2. Fette, gebratene sind vorzuziehen.
3. Sie verstärken den Geschlechtstrieb und vermehren den Samen.
4. Sie schaden vor allem Menschen mit feuchter Komplexion.
5. Diesem Schaden kann man durch die Beigabe von Mandelöl abhelfen.
6. Jungvögel erzeugen gallige Säfte, sind vor allem für Menschen mit kalter Komplexion empfehlenswert, auch für Greise, besonders in kalten Zeiten und in nördlichen Gegenden.

DROSSELN UND AMSELN
1. Jesus: Heiß und trocken, besonders schädlich für Magere. Die Grade: Heiß und trocken im zweiten.
2. Am besten schmecken die in der Schlinge gefangen wurden.
3. Ihr Genuß steigert die Erektionsfähigkeit.
4. Sie schädigen das Hirn.
5. Das tritt nicht ein, wenn man die Vögel in einer feuchten Brühe zu sich nimmt.
6. Drosseln und Amseln erzeugen scharfe Säfte, sind am ehesten Menschen mit einer kalten Komplexion zuträglich, auch Greisen, besonders im Winter und in kalten Gegenden.

HENNEN
1. Mesuë: Von gemäßigter Hitze. Die Grade: Von gemäßigter Hitze im zweiten.
2. Die besten Hennen stammen aus Indien, die bei uns auf der grünen Weide frei laufen.
3. Ihr Fleisch vermehrt die Gehirnsubstanz und den Samen.
4. Es schadet denen, die körperliche Übungen absolvieren.
5. Der Schaden bleibt aus, wenn man wohlschmeckenden Wein dazu trinkt.
6. Das Fleisch von Hennen erzeugt gemäßigte Säfte, ist vor allem Menschen mit einer gemäßigten Komplexion zuträglich, auch Kindern, besonders im Frühjahr und in gemäßigten Gegenden.

HÄHNE
1. Mesuë: Heiß und trocken, gemäßigt. Die Grade: Heiß und trocken im zweiten.
2. Am besten sind solche, die eine gemäßigte Stimme haben.
3. Ihr Fleisch hilft bei Koliken.
4. Es schädigt aber den Magen.
5. Wenn man sie vor der Schlachtung ermüdet, bleibt der Schaden aus.
6. Das Fleisch von Hähnen erzeugt schlechte Säfte, ist am ehesten für Menschen mit kalter Komplexion geeignet, auch für Greise, vor allem während des Winters und in nördlichen Gegenden.

JUNGTAUBEN
1. Galenus[2]: Heiß und ziemlich feucht. Die Grade: Heiß und feucht im zweiten.
2. Vorzuziehen sind Tiere, die schon selbst fressen können.
3. Sie helfen bei Schlaganfällen, die aus der Kälte entstehen.
4. Ihr Genuß schadet dem Hirn und verursacht Schlaflosigkeit.
5. Diese Auswirkungen kann man mit der Beigabe von Essig und Koriander aufheben.
6. Der Genuß von Jungtauben erzeugt ziemlich viel heißes Blut, sie sind besonders Menschen mit kalter und feuchter Komplexion zu empfehlen, auch Greisen, vor allem im Winter und in schneereichen Gegenden.

KASTRIERTE TIERE
1. In der Regel ist das kastrierte Tier kälter als das nicht kastrierte. Die Grade: Von unterschiedlicher Komplexion.
2. Am besten kastriert man einjährige Böcklein.
3. Ihr Fleisch wird schnell verdaut.
4. Es erzeugt Durchfall.
5. Wenn man Fruchsäfte dazu trinkt, bleibt dieser aus.
6. Das Fleisch kastrierter Tiere erzeugt gemäßigtes Blut, sie sind auch Menschen mit gemäßigt heißer Komplexion am besten zuträglich, auch jungen Leuten, vor allem während des Winters und in westlichen Gegenden.

1. Wachteln soll man nicht braten, denn dazu sind sie zu trocken, besonders wenn sie mit Nießwurz[3] großgezogen wurden. Turteltauben sind heiß und trocken, und zwar von besonders starker Trockenheit; deswegen soll man nur jene Küken essen, die als letzte im Nest zurückbleiben. Stare haben zuviel Flüssigkeit in sich, werden deswegen schlecht verdaut und geben schlechte Nahrung. Das Blut, das aus dem Genuß von Staren entsteht, ist heiß und trocken[4].

2. Jungvögel und Lerchen[5] soll man meiden, denn wenn man sie mit ihren Knöchelchen ißt, dann verletzen diese den Schlund und die Eingeweide. Wenn man ein Gericht aus Jungvögeln mit Eiern und Zwiebeln macht, fördert das den Geschlechtstrieb. Brühe von Jungvögeln führt ab, das Fleisch aber hat eine stopfende Wirkung, besonders das magere. Am besten sind die im Hause gemästeten Jungvögel. Die Lerchen wirken stopfend und eine Brühe von ihnen hilft bei Koliken.

3. Auch Drosseln und Amseln sind schädlich. Denn zu ihrem Futter gehören Würmer und Heuschrecken, davon bekommt ihr Fleisch eine Schärfe mit schlechtem Geruch und üblen Farben. Ihr Fleisch ist auch schädlicher als das der Lerchen. Rufus teilt die Vögel in drei Gruppen ein: die besten wilden Vögel seien die Calandrelle[6] und die fetten Sachar. Danach kommen die Stare, die Fasane, die Rebhühner, die Turteltauben, die Jungtauben und die Waldtauben[7]. Daran schließen sich die Wachteln, die Haselhühner und die Lerchen; wenngleich die Lerchen sich besser für Arzneizwecke eignen, als für Speisen.

4. Hennen ergeben eine gemäßigte Speise. Denn weder sind sie heiß, so daß sie zu Galle würden, noch zu kalt, als daß sie sich zu Schleim verwandelten. Deshalb meinen wir auch, daß das Volk und einige Ärzte irren, wenn sie sagen, Hennen seien schlecht für Gichtkranke, da sie Gicht erzeugten. Ich meine, daß jene, die solches behaupten, keine Stütze in den Eigenschaften der Hennen haben, es sei denn, es fände sich etwas in den Büchern. Der Genuß von Hennen macht eine gute Gesichtsfarbe, das Essen des Hirns vermehrt die Gehirnsubstanz und stärkt auch die Sinne; Hennenfleisch ist auch für alle, die der Ruhe pflegen, eine passende Speise, auch für Rekonvaleszente. Am besten sind jene Hennen, die noch nicht zu legen begonnen haben.

5. Alte Hähne haben eine salzige Schärfe an sich, deswegen wirken sie abführend und helfen bei Athritis, denen, die zittern und auch bei chronischen Fiebern. Besonders wirksam sind sie, wenn man sie mit Wasser, Salz, Kohl, wildem Safran und Tüpfelfarn siedet. Die jungen Hähne sind die besten, ehe sie anfangen zu krähen, wie die Hennen am besten sind, ehe sie Eier legen.

6. Jungtauben, Turteltauben und Filacotane[8] haben annähernd die gleiche Natur. Der Genuß junger Tauben schadet dem Hirn und den Augen, besonders wenn sie gebraten sind. Sie besitzen auch allzuviel Flüssigkeit. Das Blut, das daraus entsteht, verdirbt sehr schnell und erzeugt verschiedene Blutkrankheiten. Speisen, die man aus dem ausgepreßten Saft der Tauben macht, besonders wenn man noch das Fett hinzufügt, bestärken den Geschlechtstrieb und nützen den Tieren. Turteltauben soll man erst einen Tag nach der Schlachtung essen; aber diejenigen, die älter als ein Jahr sind, soll man nicht mehr essen.

7. Fette kastrierte Tiere haben einen guten Geschmack, sind feucht, laxieren den Leib, werden aber nur langsam verdaut. Magere kastrierte Tiere haben die gegenteilige Wirkung und verlassen den Körper schnell. Am besten sind aber jene, die weder zu fett noch zu mager sind, die sind nämlich besonders günstig für die Jugendlichen, die viel körperliche Übungen betreiben. Unter den kastrierten Tieren sind die Widder, ehe sie ausgewachsen sind, am besten, dann nicht zu alte weibliche Kälber und Kapaune. Denen, die wenig Bewegung machen, ist Kalbfleisch und Ziegenfleisch am zuträglichsten.

---

1 Vgl. Anm. 4 der ersten Schachtafel.
2 Nidasia. Unbekannte Landschaft. Auch das Tac. 1531 und der Cod. Vind. 2322 haben Nidasii.
3 Nießwurz. Da alle Helleborus-Arten giftig sind, liegt wohl ein Überlieferungsfehler vor.
4 Im Tac. 1531 setzt der Text fort: Et Alchata est siccior et unctuosa valde optemperans eas.
5 Im arabischen Cod. Or. 5590: al-Qanābir, die Lerche.
6 Calandrelle, Sachar: unbekannte Vögel.
7 blochtauben. Grimm: Wilde Taube, Holztaube, Plochtaube (Columba palumbus).
8 Filacotane. Im arabischen Cod. Or. 5590: al-Fawaḫitu.

DIE SIEBZEHNTE SCHACHTAFEL VON FRISCHEN UND GESALZENEN FISCHEN

FISCH
1. Kalt und feucht. Die Grade: Kalt und feucht im dritten.
2. Die besten Fische sind dünn und klein und leben in Bächen mit steinigem Grunde.
3. Sie machen wohlbeleibt.
4. Ihr Genuß verursacht Durst.
5. Wenn man die Fische zusammen mit Wein und Rosinen ißt, bleibt der Durst aus.
6. Fische erzeugen schleimige Säfte, sind besonders Menschen mit heißer Komplexion zuträglich, auch jungen Leuten, vor allem während des Sommers und in heißen Gegenden.

FISCHE, SAUER ZUBEREITET
1. Kalt und feucht. Die Grade: Kalt und feucht im zweiten.
2. Am bekömmlichsten sind Fische, wenn sie zwischen einer Spanne und einer Elle groß sind.
3. Saure Fische wirken bei galliger Leber wohltuend.
4. Sie schädigen aber das Sehvermögen.
5. Diesem Schaden kann man mit hartgesottenem Honig abhelfen.[1]
6. Saure Fische erzeugen einen sauren Schleim, werden von Menschen mit heißer Komplexion am ehesten vertragen, auch von jungen Leuten, besonders in heißen Sommern und in am Meer gelegenen Gegenden.

GESALZENE FISCHE
1. Heiß und trocken. Die Grade: Heiß und trocken im zweiten.
2. Lange eingesalzene Fische sind vorzuziehen.
3. Sie verflüssigen den Schleim.
4. Ihr Genuß verursacht die schwarze Mieselsucht.[2]
5. Den Schaden kann man mit Rotwein, in Honig aufgelöst, abwenden.
6. Gesalzene Fische verursachen Schorf und Krätze,[3] sie sind am ehesten denen zuträglich, die eine kalte und feuchte Komplexion haben, auch den alten Leuten, vor allem im Winter und in südlichen Gegenden.

GEBACKENE FISCHE, DIE IN ESSIG UND MIT KRÄUTERN GEBEIZT WURDEN
1. Kalt und trocken. Die Grade: Kalt und trocken im zweiten.
2. Solche Fische sollen fett und saftig sein.
3. Ihr Genuß macht Appetit.
4. Sie schaden bei Hüftleiden.
5. Diesen Schaden kann man mit Diatheon[4] abwenden.
6. Gebackene Fische erzeugen schwarzgalliges Blut, sie werden am besten von Menschen mit feuchter Komplexion vertragen, auch von Greisen, besonders im Frühling und in Meeresgegenden.

THARET[5]
1. Heiß und trocken. Die Grade: Heiß und trocken im zweiten.
2. Am besten sind sie, wenn sie nicht zu lange eingesalzen waren.
3. Sie führen den Bauch ab.
4. Sie schaden der Milz und dem Magen.
5. Mit gesalzenen weichen Eiern kann man den Schaden abwenden.
6. Tharet erzeugt schlechtes Blut, wird am besten von Leuten mit kalter und feuchter Komplexion vertragen, auch von Greisen, besonders im Winter und in kalten Gegenden.

SACHNE[6]
1. Heiß und trocken. Die Grade: Heiß und trocken im zweiten.
2. Vorzuziehen sind wohlriechende.
3. Sie helfen bei üblem Mundgeruch, der aus dem Magen kommt.
4. Ihr Genuß verursacht Durst.
5. Diesen kann man durch den Genuß von Lattichmark vermeiden.
6. Sachne erzeugt schlechtes Blut, wird am besten von Menschen mit kalter und feuchter Komplexion vertragen, auch von Greisen, besonders im Winter und in kalten Gegenden.

KREBSE[7]
1. Heiß und trocken. Die Grade: Heiß und trocken im zweiten.
2. Die bekömmlichsten sind gelb und frisch.
3. Ihr Genuß steigert den Geschlechtstrieb.
4. Darüber hinaus beeinträchtigt er den Schlaf.
5. Das kann man durch die Verwendung von Mandelölsaucen wieder bessern.
6. Krebse erzeugen dickes Blut, sie sind gut geeignet für Menschen mit kalter Komplexion, für alte Leute, während des Frühjahrs und in nördlichen Gegenden.

1. Es gibt viele Arten Fische. Abzulehnen sind vor allem große Fische, die in kleinen Tümpeln leben und Schlamm[8] fressen. Diese schaden nämlich dem Magen und laxieren den Bauch. Fische, die in fließendem Wasser leben, haben viele Gräten und besitzen viel Feuchtigkeit. Meeresfische haben genau die gegenteilige Natur. Aale bringen viel Nahrung, sie machen den Bauch schlüpfrig, reinigen die Luftröhre, machen eine helle Stimme, vermehren die Samenproduktion und verursachen Ekel vor Speisen. Die großen Fische bieten viel Nahrung und bringen einen Überschuß an Säften.

2. Fische, die sauer und mit Gewürzen zubereitet wurden, sind, sofern sie zwischen einer Spanne und einer Elle lang sind, für die Gelbsüchtigen von Nutzen und helfen bei den durch die Galle entstandenen Fiebern. Wenn Fischbrühe mit Wein zubereitet wird, laxiert sie den Bauch. Solcherart zubereitete Fische sind besser als gebackene, besonders wenn diese zuvor in Mehl gewälzt wurden. Auch die mit Essig zubereiteten sind besser. Doch soll man das Wasser vorher abkochen, ehe man die Fische darin siedet. So behalten sie ihren guten Geschmack und zerfallen nicht beim Sieden. Man soll sie aber bald nach dem Fang zubereiten, weil sie leicht verderben.

3. Für Salzfische soll man nur junge Fische mit festem Fleisch nehmen. Bei Fischen mit zartem Fleisch kann man auch ältere Exemplare verwenden. Auch soll man keine Fische verarbeiten, die in verschmutzten oder verschlammten Gewässern leben, oder in Wasserläufen, an denen viele Latrinen[9], Badehäuser oder Abflüsse von Küchen[10] sich befinden, oder deren Bett durch Städte führt[11], oder in Gewässern ohne Strömung. Muß man aber solche Fische aus Not dennoch verwenden, soll man sie vor dem Genuß einige Zeit in frischem Wasser halten[12]. Danach salze und trockne man sie und bereite sie mit viel Öl zu. So werden dann alle Fische genießbar.

4. Gebackene Fische, die dann in Essig eingelegt werden, machen weniger Durst als gesalzene oder frische Fische, die in Öl gebacken werden; das ist wegen der Kälte des verwendeten Essigs so. Sie werden leichter verdaut und haben eine bessere verdünnende Wirkung eben wegen dieser Vermischung mit Gewürzen. Den Melancholischen schaden Fische, denn sie erzeugen schwarzgalliges Blut. Das beste Stück des Fisches ist der Schwanz, dann der Rücken; schließlich der Bauch; das ist wegen der Bewegung so. Auch ist der Fischrogen schwerer verdaulich als das Fleisch des Fisches.

5. Tharet soll man nur in Maßen zu sich nehmen, denn er wirkt wie eine Medizin, die die schwarze Galle verdünnt und das viertägige Fieber vertreibt. Galenus[13] behauptet in seinem Brief über das Glaukom, man solle nach dem Genuß von Tharet keinen Wein trinken und nichts Heißes essen, wie auch nach anderen gesalzenen Fischen nicht. Denn das würde die Hitze und die Trockenheit im Körper vermehren. Sie schaden auch dem Magen, aber sie haben eine verdünnende Wirkung, weil sie mit ihrer Wärme den Leib laxieren. Der Cuchach[14] hat in allem die gleiche Wirkung.

6. Sachne ist bei schlechtem Atem von Nutzen, der von dem verdorbenen Schleim im Magen kommt, oder wenn Ekelgefühle wegen überschüssiger Säfte im Magen entstehen. Denn Sachne löst, verdünnt und reinigt wegen seines Salzgehaltes. Deswegen verursacht es auch Durst, Kopfschmerzen und trocknet den Körper aus. Wenn Sachne frisch gemacht wird, und zwar mit guten, fetten Fischen, schadet sie weniger.

7. Urbien[15], Bubulichi[16] und gesalzene Krebse werden schwer verdaut und laxieren den Leib. Alle Wassertiere, die wenig gesalzen sind, werden schwer verdaut. Meerestiere[17], getrocknet, gesalzen, in Salz eingelegt, wie auch Krebse aus fließendem Wasser, in einer Brühe zubereitet, helfen denen, die unter hektischen Fiebern leiden und den Blutspuckenden. Wenn man Krebse in ein irdenes Gefäßt gibt und dieses gut mit Lehm verklebt, danach auf kleinem Feuer sie verkohlen läßt, kann man die Asche in Mohnsamensirup aufgelöst zu trinken geben; das hilft bei Blutspucken. Garnelen sind heißer als Urbien.

---

1 Im Tac. 1531 steht: pheludichi, im Cod. Vind. 2322 pheluchii, im arab. Cod. Or. 5590: al-Falwṯaǧ. Vgl. Schachtafel 25, Abschnitt 3.
2 Mieselsucht, schwarze. Lepra, Aussatz.
3 Zittermal, grynd. Unter Zittermal versteht Grimm verschiedene flechten- und krätzeartige Hautkrankheiten. Im Tac. 1531 steht impetigo und scabies, Bezeichnungen für chronischen Ausschlag, Schorf, Räude u. ä.
4 Diatheon, ein Heilmittel aus Schwefel.
5 Im arab. Cod. Or. 5590: al Ṭariḥ oder al-Ṭariḥ. Vielleicht eine Art kleiner Fisch.
6 Im arab. Cod. Or. 5590: al-Ṣihuna.
7 Der Text stimmt mit Nr. 205 (Cancri) in Cod. Vind. 2396 bzw. mit cap. 160 (Gambari) im Cod. Casanat. 4182 überein. Hingegen bietet cap. 158 (Gambari) in Cod. Vind. 2644 einen anderen Wortlaut.
8 Mur. Grimm: Sumpfland, nasses Torfland.
9 Sprochheuser. Grimm: Sprachhaus, Abtritt, Latrine.
10 Wasserstein. Grimm: Spülstein in einer Küche.
11 deucheln. Grimm: aquam ducere per canales.
12 Im Tac. 1531 wird an dieser Stelle empfohlen, die Fische nur oberhalb der Stadt aus dem Fluß zu fangen.
13 Vermutlich ist damit Galens Abhandlung über das Glaukom gemeint, vgl. XI 1–146. Das angebliche Zitat konnte nicht gefunden werden.
14 Cuchach. Im arab. Cod. Or. 5590: al-Qwzaʿ.
15 Urbien. Im arab. Cod. Or. 5590: al-Arbijan.
16 Bubulichi. Im arab. Cod. Or. 5590: al Haladwn. Vielleicht Schnecken.
17 Die Übertragung folgt hier dem Tac. 1531.

DIE ACHTZEHNTE SCHACHTAFEL VOM FLEISCH EINZELNER KÖRPERTEILE UND SEINE NATUR

KÖPFE
1. Heiß, dick und feucht. Die Grade: Heiß und feucht im zweiten.
2. Am besten sind die Köpfe von Tieren mit gemäßigter Komplexion.
3. Sie wirken abführend und harntreibend.
4. Das Leichte machen sie schwer.
5. Diesen Schaden kann man durch die Verwendung von Zimt und Pfeffer abwenden.
6. Das Fleisch von Köpfen erzeugt unterschiedliche Säfte, sie sind besonders Menschen mit heißer Komplexion zuträglich, auch jungen Leuten, vor allem im Winter und in Gebirgen.

HIRNE
1. Kalt und feucht. Die Grade: Kalt und feucht im zweiten.
2. Vorzuziehen sind Hirne von unbeschädigten Tieren.
3. Ihr Genuß vermehrt die Gerhirnsubstanz; wenn man Hirn und Öl zusammen ißt, löst das Brechreiz aus.
4. Ihr Genuß macht den Körper schwer.
5. Diesen Schaden kann man mit Salz, Senf und wildem Dost abwenden.
6. Der Genuß von Hirnen erzeugt schleimiges Blut, er ist für Menschen mit heißer Komplexion zuträglich, auch für Junge, speziell im Herbst und im Winter und vor allem in kalten Gegenden.

AUGEN
1. Heiß und feucht. Die Grade: Heiß und feucht im zweiten.
2. Vorstehende Augen schmecken am besten.
3. Ihr Genuß vermehrt die Samenproduktion.
4. Sie erzeugen Ekel vor Speisen.
5. Diesen Schaden kann man durch Beigabe von Steckenkraut und wildem Dost abwenden.
6. Der Genuß von Augen erzeugt schleimiges Blut, sie werden am ehesten von Menschen mit heißer Komplexion vertragen, auch von jungen Leuten, besonders während des Winters und des Herbstes und in kalten Gegenden.

FÜSSE MIT SCHIENBEINEN
1. Gemäßigt. Die Grade: Gemäßigt im zweiten.
2. Die bekömmlichsten liefern Lämmer und Ziegen.
3. Ihr Genuß festigt gebrochene Knochen.
4. Sie schaden bei Koliken.
5. Den Schaden kann man durch die Beigabe von Essig und Safran abwenden.
6. Der Genuß des Fleisches von Füßen und Schienbeinen erzeugt gute Säfte, ist vor allem Menschen mit gemäßigter Komplexion zu empfehlen, auch Kindern und alten Leuten und Mageren, im Frühling und im Sommer, vorzugsweise in gemäßigten Landstrichen.

HERZEN
1. Heiß und feucht. Die Grade: Heiß und feucht im zweiten.
2. Am schmackhaftesten sind die Herzen von säugenden Tieren.
3. Sie sind denen, die viel körperliche Bewegung machen, am zuträglichsten.
4. Sie schädigen die Verdauungsorgane.
5. Deswegen soll man Steckenkraut und Essig als Zutaten verwenden.
6. Der Genuß von Herzen erzeugt kräftige Nahrung, er ist vor allem Menschen mit heißer Komplexion zuträglich, auch jungen Leuten, speziell während des Winters und in nördlichen Gegenden.

EUTER
1. Heiß und feucht. Die Grade: Heiß und feucht im zweiten.
2. Vorzüglich sind Euter von Tieren mit gemäßigter Komplexion.
3. Ihr Genuß verstärkt die Milchproduktion.
4. Sie verbleiben lange im Körper.
5. Das kann man durch Zugabe von wildem Dost und Essig vermeiden.
6. Der Genuß von Eutern erzeugt schwarzgalliges Blut, ist am ehesten Menschen mit heißer Komplexion zu empfehlen, auch jungen Leuten, vor allem im Winter und in Gebirgen.

HODEN
1. Heiß und feucht. Die Grade: Heiß und feucht im zweiten.
2. Die besten stammen von fetten Hähnen.
3. Ihr Genuß vermehrt die Samenproduktion.
4. Sie sind schwer verdaulich.
5. Das kann durch die Beigabe von Bergpolei und Salz verbessert werden.
6. Der Genuß von Hoden vermehrt Blut und Samen, er ist am ehesten für Menschen mit kalter Komplexion zuträglich, auch für alte Leute, insbesondere während des Winters und in kalten Gegenden.

1. Fleisch von Köpfen ergibt viel Nahrung, vermehrt die Samenproduktion, behindert aber die Verdauung. Es schadet dem Magen, denn dieser muß arbeiten, wenn er verdauen muß; das Fleisch von Köpfen hat nämlich eine unterschiedliche Natur und verbleibt deswegen lange in den Eingeweiden. Auch verursacht es lange nach dem Verzehr noch Aufstoßen. Das kann man durch das vorherige Essen von Quitten[1] abwenden. Solches Fleisch eignet sich vor allem für diejenigen, die in körperlicher Übung sind. Es erzeugt einen stinkenden Harn; als Gegenmittel soll man Mastix kauen, denn das verleiht dem Harn den Geruch von Rosenwasser.

2. Der Genuß von Hirn erzeugt nur schleimige Säfte, es wandert nur langsam durch die Eingeweide, wird nur schwer verdaut, erzeugt Ekel und Schleim, schließlich bleibende Schäden. Auch der Magen wird beeinträchtigt, es entstehen Ekel und Brechreiz, besonders wenn man es nach einer öligen Speise zu sich nimmt. Am meisten schadet Hirn jenen, die es nicht verdauen können und an Appetitlosigkeit leiden. Darum soll man es mit Salz, Essig, Dost, Bergpolei und anderen Gewürzen mit heißer Komplexion zubereiten.

3. Augen werden wegen ihrer unterschiedlichen Substanz und Natur gern gegessen. Man soll aber nur das Muskelfleisch[2] und das Fett essen. Das Muskelfleisch wird von allem, was von einem Tier eßbar ist, am schnellsten verdaut, während Fett beim Magenmund schwimmt. Von allen Teilen der Schlachttiere ist das Muskelfleisch am besten, vor allem die mittleren Teile. Dort nämlich laufen die Adern. Das Fleisch der Zunge ist gemäßigt und gibt recht gute Säfte. Die Ohren haben Knorpeln, deswegen soll man nur die Spitzen von ihnen essen.

4. Von den Füßen und den Schienbeinen soll man nur die vorderen essen, denn diese werden leichter verdaut. Und von diesen werden wiederum jene Teile, die gegen den Körper des Tieres gerichtet sind, leichter verdaut, als die abgewandten Teile. Denn die Bewegung der Schienbeine geht von den inneren Partien der Füße aus. Sie ergeben auch nur wenig Säfte, weil sie so mager sind und werden wegen ihrer Schleimigkeit auch leicht verdaut. Aber das Blut, das von dieser Speise erzeugt wird, ist gut. Das Fleisch der Hälse ist schlechter, und zwar wegen der übermäßigen Feuchtigkeit des Hirns, die an den Schienbeinen herabtrieft. Aber dieses Fleisch ist wiederum besser als das der Rüssel der Tiere, dieses wiederum besser als das der Ohren.

5. Gerichte aus Herz werden schwer verdaut. Die Herzen von Tieren mit gemäßigter Komplexion soll man mit Salzwasser, Pfeffer und Kümmel zu sich nehmen; anschließend soll man grünen Ingwer essen. Wenn das Herz verdaut wird, gibt es recht gute Säfte, Speisen, die aus Lunge zubereitet werden, sind heiß und trocken und bekommen vor allem denen, die leichte Fieber haben und jungen Leuten. Denn diese Speisen sind leicht und werden schnell verdaut. Hingegen schaden sie denen, die schwere körperliche Übungen absolvieren, denn sie ergeben nur wenig und schleimige Nahrung und verursachen Verstopfung.

6. Das Fleisch der Euter hat eine Konsistenz, die der einer Drüse[3] gleicht; es hat einen süßen Geschmack und eine feuchte Komplexion, die zur Kälte hin tendiert. Das hängt mit der Ähnlichkeit mit der Samensubstanz zusammen. Das Blut, das aus solcher Nahrung entsteht, ist gut; und wenn ein Euter verdaut wird, ergibt das reichlich Säfte. Euter von jüngeren Tieren sind besser, als die von älteren. Generell haben Euter aber die gleiche Qualität wie die Tiere, von denen sie stammen. Einige behaupten, daß gutgekochte Euter die Samenproduktion vermehren.

7. Hoden sind in Substanz und Komplexion den Eutern gleich, wenn auch ein wenig heißer, denn in ihnen wird der Same erzeugt. Das daraus entstehende Blut ist schlechter als das, das durch den Genuß von Eutern entsteht. Darüber hinaus sind Hoden geschmacklos. Hoden von alten Tieren sind unverdaulich. Es existiert sonst keine Speise, die mit sowenig Substanz soviele Säfte erzeugen kann. Auf jeden Fall soll man Hoden mit Salz, Dost und verdauungsfördernden Saucen zu sich nehmen.

---

1 Im Tac. 1531 steht cortana, im Cod. Vind. 2322 cotoua. Herr dachte offenbar an cotonia = Quitten.
2 Meußfleisch. Grimm: Mäusefleisch, Muskelfleisch (musculus = Maus).
3 Trûsen. Grimm: Drus, Druse, Drüse. Auch in der Bedeutung Geschwür, Kropf, Pestbeule etc.

DIE NEUNZEHNTE SCHACHTAFEL VON DEN INNEREN UND ÄUSSEREN TEILEN DER TIERE

LEBER
1. Heiß und feucht. Die Grade: Heiß und feucht im zweiten.
2. Am besten sind fette Gänselebern.
3. Sie helfen bei Nachtblindheit, insbesonders Ziegenlebern.
4. Sie belasten den Magen.
5. Die Verwendung von Öl und Salz wendet den Schaden ab.
6. Lebern erzeugen sehr gutes Blut, sie sind Menschen mit heißer Komplexion zu empfehlen, auch jungen Leuten, vor allem während des Winters und in nördlichen Gegenden.

MILZ
1. Heiß und trocken. Die Grade: Heiß und trocken im zweiten.
2. Vorzuziehen ist die Milz von fetten Tieren.
3. Sie verändern die Komplexion in Richtung Dickflüssigkeit.
4. Sie schaden Menschen mit melancholischer Komplexion.
5. Diese können sich durch Verwendung von Fetten und viel Öl schützen.
6. Der Genuß von Milz erzeugt schwarze Galle, sie sind am ehesten für Menschen mit heißer und feuchter Komplexion geeignet, auch für junge Leute, besonders während des Winters und in Gebirgen.

EINGEWEIDE
1. Kalt, mit vielen Adern. Die Grade: Kalt und trocken im zweiten.
2. Einjährige Widder liefern die beste Qualität.
3. Ihr Genuß nützt jenen, bei denen die Speisen im Magen rauchen.[1]
4. Sie schaden den dicken, knorrigen Adern.
5. Davor kann man sich schützen, wenn man sie in einer gewürzten Brühe, mit Galgant und Pfeffer zu sich nimmt.
6. Der Genuß von Eingeweiden erzeugt Schleim, er ist am ehesten für Menschen mit heißer und feuchter Komplexion zu empfehlen, auch jungen Leuten, vor allem während des Winters und in Gebirgen.

FETT UND UNSCHLITT
1. Heiß und feucht. Die Grade: Heiß und feucht im ersten.
2. Vorzuziehen ist das Fett eines Tieres von gemäßigter Komplexion.
3. Ihr Genuß vermehrt den Geschlechtstrieb.
4. Sie werden in Rauch verwandelt, heilen und vertreiben den Ekel vor Speisen.
5. Diese Wirkungen bleiben aus, wenn man Essig und Ingwer als Zutaten verwendet.[2]
6. Der Genuß von Fett und Unschlitt erzeugt ekelige Säfte, er ist am ehesten für Menschen mit kalter und trockener Komplexion empfehlenswert, auch für alte Leute, vor allem während des Winters und in nördlichen Ländern.

FLÜGEL UND HÄLSE
1. Von gemäßigter Hitze. Die Grade: Von gemäßigter Hitze im ersten.
2. Die besten stammen von Hennen.
3. Als Speise sind sie gut für Rekonvaleszente geeignet.
4. Sie schaden den starken Leibern.
5. Die Zugabe von Öl verhindert diesen Schaden.
6. Der Genuß von Flügeln und Hälsen erzeugt nur wenig Blut, er ist am ehesten Menschen mit gemäßigter Komplexion zuträglich, auch Kindern, besonders im Frühjahr und in gemäßigten Landstrichen.

HAUT ODER FELL
1. Im Verhältnis zum Fleisch kalt und trocken. Die Grade: kalt und trocken im zweiten.
2. Vorzuziehen sind die Häute von Vögeln, die eine feuchte Komplexion besitzen oder von säugenden Tieren.
3. Ihr Genuß hilft vor allem jenen, bei denen Galle in den Magen fließt.
4. Sie verursachen Verstopfungen und schlechte Verdauung.
5. Wenn man sie gut in Essig und mit Gewürzen kocht, bleiben diese Wirkungen aus.
6. Der Genuß von Haut oder Fellen erzeugt wenig, aber kaltes Blut, er ist am ehesten Menschen mit heißer Komplexion zu empfehlen, auch jungen Leuten, vorzugsweise im Winter und in nördlichen Gegenden

BÄUCHE UND WAMMEN
1. Ihre Natur wird von ihrer dicken Substanz bestimmt. Die Grade:---
2. Vorzuziehen sind die von fetten, jungen Gänsen.
3. Sie sind zuträglich für Leute, die körperliche Übungen betreiben.
4. Sie werden nur langsam verdaut.
5. Langes Kochen mit Salz verbessert die Verdaulichkeit.
6. Der Genuß von Bäuchen und Wammen erzeugt reichlich Säfte, er ist für Menschen mit kalter Komplexion zu empfehlen, auch für junge Leute, speziell im Winter und in kalten Gegenden.

1. Gebratene Ziegenleber verordnet man bei Schwachsichtigkeit[3]. Alle Lebern werden schwer verdaut und erzeugen dickes Blut. Gebratene Eselsleber, auf nüchternem Magen genossen, hilft bei Fallsucht. Wenn ein Epileptiker hingegen gebratene Ziegenleber zu sich nimmt, löst das auf der Stelle einen Anfall aus, vor allem wenn die Leber von einem Bock stammt. Den allerbesten Geschmack haben die Lebern von Gänsen, die mit Teig und Milch gemästet wurden, ebenso Lebern von fetten Hennen. Danach kommen die Lebern von Schweinen, die mit Feigen gemästet wurden.

2. Die Milz hat keinen guten Geschmack. Sie besitzt auch eine stopfende Wirkung und erzeugt Blut von aggressiver Bösartigkeit, denn sie neigt in Richtung der schwarzen Galle. Von geringerer Bösartigkeit ist Milz von Schafen oder Tieren mit feuchter Komplexion, die noch frisch und zart sind. Nieren sind heiß, werden schwer verdaut und erzeugen schlechte Säfte. Und weil man noch den Urin in ihnen spürt, sind sie auch stopfend. Wenn man sie mit Salzwasser und Essig zubereitet, werden sie schneller verdaut und verlassen den Körper früher.

3. Gerichte aus Eingeweiden soll man meiden, denn es hat viele Adern und wird schwer verdaut, und auch wenn es gut gekocht wird, erzeugt es nur wenig Blut. Die Eingeweide sind ja die Gefäße für die überschüssigen Säfte, die die Natur austreibt; zudem sind sie auch weit vom Herzen entfernt und ohne Bewegung, nichts wird von ihnen bewirkt. Wenn man aber Gerichte aus Eingeweiden zu sich nehmen möchte, dann soll man sie lange kochen und mit Essig und Gewürzen zubereiten, damit sie um so leichter verdaut werden können.

4. Unschlitt hat weniger Feuchte als Fett oder Schmalz; so stockt es wiederum, wenn es auf einer heißen Speise zergangen ist und das stumpft den Magen ab. Aus dem Fett entsteht aber pure Galle, je nach dem Tier, von dem das Fett stammt. Unschlitt von Kühen ist am trockensten. Unterschiede gibt es auch nach dem Alter der Tiere, denn Unschlitt von jungen Tieren ist feuchter, und danach, ob es frisch oder alt ist beziehungsweise ob es von einem weiblichen oder männlichen Tier stammt. Am besten bereitet man es zusammen mit dem Fleisch zu. Wenn man Fett allerdings allein ißt, dann erzeugt es Schleim und Verstopfungen, schädigt auch andere Speisen, vor allem die süßen.

5. Flügel und Hälse eignen sich gut als Speisen für Rekonvaleszente, weil sie nur eine geringe Hitze in sich haben, leichter verdaut werden, als andere Körperteile der Vögel, wenig überschüssige Feuchtigkeit haben und wenig Nahrung geben, weil sie stets in Bewegung waren. Die Flügel von kleinen, fetten Vögeln sind die besten. Flügel und Hälse von alten Vögeln hingegen werden schwer verdaut und sind auch sonst zu nichts nütze.

6. Die beste Haut von allen Tieren haben die Vögel; diese haben eine stärkere verdünnende Wirkung und werden leichter verdaut. Im Vergleich untereinander haben die Vögel mehr oder weniger Güte je nach Art, Geschlecht, nach der Dicke, Alter, Nahrung, Standort oder Heimat, Jahreszeit und anderen Bedingungen, wie wir es schon beim Abschnitt über die Vögel ausgeführt haben. Und wisset, daß die Natur den Tieren die Haut nicht gegeben hat, damit sie verdaut oder nicht verdaut wird, sondern um den Tieren die überschüssige Feuchtigkeit auszutreiben, um ihren Körper zu schützen und um Empfindungen aufnehmen zu können.

7. Bäuche und Wammen sind dick; am besten sind die von fetten Gänsen, danach die von fetten Hennen. Vogellebern sind feucht und heiß und haben viel Wohlgeschmack; sie erzeugen auch gutes Blut. Die Lebern von fetten Gänsen sind die wohlschmeckendsten, danach die von fetten Hennen, besonders wenn man ihnen zuvor reifes und süßes Futter gibt.

---

1 Im Tac. 1531 werden die Lesearten fervescit (erhitzen) und fumescit (rauchen) angeboten. Im Cod. Vind. 2322 steht fumescit, im Cod. Vind. 2466 fervet, im Cod. Vind. 2396 semessit.
2 Myeß, Unklares Wort, nicht bei Grimm: Im Tac. 1531: usuen (?), im Cod. Vind. 2466 usu, im Cod. Vind. 2322 rasen.
3 Vgl. Sextus Placitus, Capra silvatica (Zotter, S. 229, Nr. 2); auch Galenus erwähnt diese Indikation, vgl. XII, 336.

DIE ZWANZIGSTE SCHACHTAFEL VON MANCHERLEI SPEISEN UND IHRER ZUBEREITUNG

SICHEIS[1]
1. Von gemäßigter Hitze. Die Grade: Von gemäßigter Hitze im zweiten.
2. Vorzuziehen ist das gut durchmischte.
3. Es hilft bei galliger Leber.
4. Es verursacht Blutruhr[2] und bewirkt das Abmagern des Leibes.
5. Den Schaden kann man mindern, wenn man es mit Honigwaben süßt.
6. Sicheis erzeugt gutes Blut, ist zuträglich, die eine heiße Komplexion haben, auch jungen Leuten, insbesonders im Sommer und in heißen Gegenden.

SALHADIA UND SRINDIBEIS[3]
1. Heiß und feucht. Die Grade: Heiß und feucht im zweiten.
2. Am besten sind die gut gesalzenen.
3. Sie helfen bei Koliken.
4. Sie erzeugen Ekel vor Speisen und machen Durst.
5. Dem Schaden kann man begegnen, wenn man dazu ein Gericht mit Zitronensaft ißt.
6. Salhadia und Srindibeis erzeugen gute Säfte, ihr Genuß ist Menschen mit kalter Komplexion zu empfehlen, auch alten Leuten, vor allem im Frühjahr und in kalten Gegenden.

MADUA UND MASKIA[4]
1. Gemäßigt kalt und feucht. Die Grade: Gemäßigt kalt im zweiten.
2. Vorzuziehen sind jene, die richtig mit Essig und Zitronensaft zubereitet wurden.
3. Sie beseitigen gänzlich den Gallenfluß.
4. Sie schaden den kalten Komplexionen.
5. Dagegen helfen süße Speisen mit Honig.
6. Madua und Maskia erzeugen schleimige Säfte, sie sind am ehesten geeignet für Menschen mit heißer Komplexion, auch für junge Leute, vor allem während des Frühjahres und in heißen Gegenden.

KICHERERBSENBRÜHE
1. Heiß und feucht. Die Grade: Heiß und feucht im zweiten.
2. Die beste Zubereitung von Kichererbsen ist jene mit Bohnen und Milch.
3. Die Brühe hilft bei Paralyse oder Schlagfluß.
4. Sie schadet denen, die eine gallige Komplexion haben.
5. Es hilft, wenn man Sikabegi[5] dazu ißt.
6. Der Genuß von Kichererbsenbrühe erzeugt Milch und Samen, er wirkt bei Menschen mit kalter Komplexion vorteilhaft, auch bei alten Leuten, besonderes während des Frühjahrs und in nördlichen Gegenden.

SUMACHERIA UND RUMANIA[6]
1. Kalt und trocken. Die Grade: Kalt und trocken im zweiten.
2. Die besten sind mit frischem Sumach zubereitet.
3. Sie helfen gegen die Hinfälligkeit des Leibes.
4. Sie schaden der Brust.
5. Diese Nebenwirkung kann man durch den Genuß von Matalebia[7] beseitigen.
6. Sumacheria und Rumania erzeugen schwarzgalliges Blut, sie sind am ehesten Menschen mit heißer und feuchter Komplexion zuträglich, auch jungen Leuten, vor allem während des Sommers und in südlichen Gegenden.

HABARISSA UND SICINKIA[8]
1. Heiß und feucht. Die Grade: Heiß und trocken im ersten.
2. Am besten gelingen sie, wenn man zartes Fleisch und gut verlesenes Korn verwendet.
3. Sie verstärken den Geschlechtstrieb der Männer und vermehren den Samen.
4. Sie schaden dem schwachen Magen.
5. Dem kann man durch Zugabe von Salzwasser und Kümmel abhelfen.
6. Habarissa und Sicinkia erzeugen reichlich Säfte, haben die beste Wirkung bei Menschen mit heißer Komplexion, auch bei jungen Leuten, vor allem im Frühjahr und in nördlichen Gegenden.

ZIRIBES[9]
1. Von gemäßigter Hitze. Die Grade: Von gemäßigter Hitze im zweiten.
2. Die beste Zubereitung ist die mit saurem Sirup.
3. Es hilft der Leber.
4. Es schadet den Eingeweiden.
5. Dagegen hilft das gleichzeitige Essen von süßen Zuckerspeisen.
6. Ziribes erzeugt gemäßigtes Blut, es ist vor allem für jene, die ein Komplexion von gemäßigter Hitze haben, geeignet, für alle Lebensalter, zu allen Jahreszeiten und in allen Ländern.

1. Die Kochbuchautoren loben Sicheis deswegen, weil es durch die Zutaten von gemäßigter Komplexion ist; eben aus dem zartesten Fleisch und den besten Gewürzen und den vorzüglichsten Sämereien, und weil es auch von oben und unten zugleich gekocht wird. So zubereitet wirkt es für jene, die eine gallige oder blutreiche Komplexion haben, günstig. Es vermehrt den Geschlechtstrieb des Mannes, stopft den Leib aufgrund der Qualität, die das Fleisch von der Kälte und der Trokkenheit annimmt – wenn es nicht zu süß oder zu fett ist oder Kuhfleisch dazu verwendet wurde. Sicheis hilft vor allem jenen, deren Magen an überschüssiger Feuchtigkeit leidet und die zuviel Galle haben. Das tritt nämlich ein, wenn der Gallengang eine zu große Öffnung hat.

2. Salhadia und Srindibeis vermindern und verdünnen die Galle und treiben sie aus dem Magen, deswegen sind sie für alle jene, deren Komplexion zur Kälte neigt, zu empfehlen. Ebenso sind sie für jene geeignet, die an starken Blähungen und an chronischen Koliken leiden, vor allem, wenn man die Gerichte mit Engelsüß[10] oder gutem altem Wein, der schön und klar ist, würzt.

3. Madua ist eine Speise, die aus Fleisch und Sauermilch zubereitet wird, Maskia hingegen mit Fleisch und Molke. Madua erzeugt kalte Säfte und Schleim; es ist für jene, die eine heiße Komplexion haben, von Nutzen, und schaden denen, die eine kalte haben. Deswegen ist es empfehlenswert, es mit guten Samen und heißen Gewürzen, wie Pfeffer, Galgant oder Zimt zuzubereiten und es danach mit Honig zu süßen. Dazu solle man gelben Wein trinken. Als Nachtisch sind Gerstenzucker und in Honig eingelegte Datteln zu empfehlen.

4. Die Komplexion der Kichererbsenbrühe ist von allerbester Art: sie treibt den Harn, beschleunigt die Menstruation, vermehrt die Milchproduktion, treibt die Totgeburten ab und macht eine gute Gesichtsfarbe. Sie schadet hingegen den Nieren und der Blase, sofern diese verletzt sind. Sie bläht nicht so sehr wie die Bohnengerichte, erzeugt aber bessere Säfte: Wenn man die Brühe mit Eiern und Zwiebeln vermischt, vermehrt sie die Samenproduktion, macht wohlbeleibt und mildert die trockene Komplexion.

5. Rumania und Sumacheria sind schonende Gerichte für den Magen, sie stopfen bei einem Überschuß an Feuchtigkeit im Bauch, helfen auch bei Blutfluß und auch denen, die eine blutreiche Komplexion haben. Will man ihre Natur aber etwas dämpfen, soll man sie mit Spinat und Mangold zubereiten. Deren Natur kann man wiederum durch die Zugabe von Sauerampfer und Gemüseportulak abmildern. Die Wirkung des Gerichtes Rumania ist aber geringer, wenn man nichts Süßes darunter gibt.

6. Die Gerichte Habarissa und Sicinkia[11] nähren besser als alle anderen Speisen, sie haben auch beide die gleiche Qualität. Doch muß man für sie einen guten Magen haben, der sie gut verdauen kann; wenn das geschehen ist, dann erreichen sie auch die Herzadern, nähren diese wohl, machen wohlbeleibt, stärken die Kräfte und machen eine gute Gesichtsfarbe. Die langsame Verdauung dieser Gerichte aber bewirkt Verstopfungen, fördert die Steinbildung, weil sie soviel überschüssige Flüssigkeit haben, besonders wenn sie mit Milch zubereitet wurden. Diese Speisen sind für die im körperlichen Training Stehenden besonders geeignet. Wenn man diese Gerichte mit heißem Gewürz zubereitet, erzeugen sie weniger Säfte, werden aber leichter verdaut. Wenn sie mit Bohnen oder Linsen zubereitet werden, dann bleibt die Komplexion der Körner erhalten; bei der Zubereitung mit grünem Korn tendiert die Komplexion zur Feuchte.

7. Ziribes eignet sich für jene, die eine gemäßigte Komplexion haben, denn es erzeugt gemäßigte Säfte. Es schadet aber auch anderen Komplexionen nicht, wenn alle Zutaten gemäßigt sind und die Speisen gut zubereitet. Ziribes richtet den Magen wieder ein, mindert die Schärfe der Feuchte, reinigt die Natur, vermehrt die Kräfte, erfreut das Herz, ist wohltuend für Kranke und noch viel mehr für Gesunde.

---

1 Sicheis. Im Cod. Vind. 2322: Sicbeig, im arabischen Cod. Or. 5590: al-Sikbaġu. Zu den Zutaten vergleiche den Kommentar.
2 Blutruhr = Dysenterie.
3 Salhadia, Srindibeis. Im Tac. 1531 Sindibeis, im Cod. Vind. 2322 Sahadia und Sfidibeig. Im arabischen Cod. Or. 5590: al-Ṣa'idija und al-Isfidjaḥ.
4 Madua, Maskia. Im Cod. Vind. 2322 Madira und Mallia. Im arabischen Cod. Or. 5590: al-Madjartu und al-Maṣalija.
5 Sikabegi = Sicheis, s. Anm. 1.
6 Sumacheria, Rumania. Im arabischen Cod. Or. 5590: al-Sumaqija und al-Rumanija. Beim ersten Gericht ist das Gewürz Sumach namengebend, beim zweiten die Zutat Granatapfel.
7 Matalebia = Michelebria, vgl. Schachtafel 22, Abschnitt 1.
8 Habarissa, Sicinkia. Im Cod. Vind. 2322 Haharisjia und Sfingi. Im arabischen Cod. Or. 5590: al-Harīsa und al-Farikija (Weizenschrot).
9 Ziribes. Im Cod. Vind. 2322: Ciribeg, im arabischen Cod. Or. 5590: al Zjrjaġa.
10 Engelsüß. Polypodium vulgare, ein Farn.
11 In der Vorlage abweichende Schreibung: Habarisia und Sirinkia.

DIE EINUNDZWANZIGSTE SCHACHTAFEL VON VERSCHIEDENEN SPEISEN

HOMADIA[1]
1. Kalt und trocken. Die Grade: Kalt und trocken im zweiten.
2. Die beste wird mit Zitronen aus Susia[2] gemacht.
3. Das Gericht mildert die Hitze der Galle.
4. Es schadet den Adern.
5. Deswegen soll man zur Zubereitung ein fettes Huhn verwenden.
6. Der Genuß von Homadia erzeugt gute Säfte, ist Menschen mit heißer Komplexion zu empfehlen, auch jungen Leuten, vor allem während des Sommers und in südlichen Gegenden.

TAMUTIA[3]
1. Heiß und feucht. Die Grade: Heiß und feucht im zweiten.
2. Die beste wird aus Kalbfleisch gemacht.
3. Diese Speise macht Magere wohlbeleibt.
4. Sie löst Ekel vor Speisen aus.
5. Diesen beseitigt man, wenn man etwas Saures danach ißt.
6. Der Genuß von Tamutia erzeugt dickes Blut, er ist Menschen mit heißer Komplexion zu empfehlen, auch jungen Leuten, speziell im Winter und in gebirgigen Gegenden.

BERBEROSIA[4]
1. Kalt und trocken. Die Grade: Kalt und trocken im zweiten.
2. Vorteilhaft ist die Verwendung von frischen Berberitzen.[5]
3. Dieses Gericht wirkt günstig bei Leberentzündung.
4. Es schadet allerdings bei Verstopfungen.
5. Dagegen helfen süße Nachtische mit Zucker.
6. Das Gericht Berberosia erzeugt gemäßigte Säfte, es entfaltet seine beste Wirkung bei Menschen mit heißer Komplexion, auch bei jungen Leuten, vor allem während des Sommers und in südlichen Gegenden.

CORUMBRIA[6]
1. Heiß. Die Grade: Heiß und trocken im zweiten.
2. Es schmeckt am besten, wenn man Hühnerfett verwendet.
3. Der Genuß dieses Gerichts verzögert das Betrunkenwerden und verhindert, daß die Alkoholdämpfe ins Hirn steigen.
4. Es trocknet den Leib aus.
5. Dagegen hilft das Trinken von frischem Wein.
6. Das Gericht Corumbria erzeugt gute Säfte, ist für Menschen mit heißer Komplexion geeignet, auch für junge Leute, vor allem während des Winters und in nördlichen Gegenden.

MUNTURIA[7]
1. Von gemäßigter Hitze im zweiten Grade. Die Grade: Heiß und trocken im zweiten.
2. Vorzüglich ist die Verwendung von heißen und gut verdaulichen Gewürzen.
3. Das Gericht bereitet Aufstoßen und macht Appetit.[8]
4. Es schadet bei roter Ruhr.[9]
5. Die Nebenwirkungen mindert man durch das Essen von kalten Fladen oder Oblaten oder auch von fettem Mark.
6. Das Gericht Munturia erzeugt scharfes Blut, wirkt günstig bei Menschen mit kalter und feuchter Komplexion, auch bei alten Leuten, vor allem im Frühling und im Winter und in westlichen Ländern.

TOROSIA UND CERASIA[10]
1. Heiß und feucht. Die Grade: Heiß und feucht im zweiten.
2. Man soll bei der Zubereitung nicht an den Eiern sparen.
3. Diese Gericht verstärken den Geschlechtstrieb der Männer.
4. Sie schaden denen, die eine gallige Komplexion haben.
5. Diese können sich durch das Trinken von sauren Säften schützen.
6. Die Gerichte Torosia und Cerasia erzeugen reichlich Säfte, sie haben die beste Wirkung bei Menschen von kalter Komplexion, auch bei Greisen, vor allem während des Winters und in nördlichen Gegenden.

AGRESTIA ODER COFORMIA[11]
1. Kalt und trocken. Die Grade: Von gemäßigter Hitze im zweiten.
2. Vorzuziehen ist die Verwendung von frischen und klaren Agrest.[12]
3. Diese Gerichte mildern die Wirkungen der Galle.
4. Sie schaden den Schwachbrüstigen.
5. Diese können sich durch den Genuß von gestoßenen Mandeln, die in Milch eingeweicht wurden, schützen.
6. Die Gerichte Agrestia und Coformia erzeugen Blähungen, sind am ehesten für Menschen mit heißer Komplexion geeignet, auch für junge Leute, vor allem während des Sommers und in nördlichen Gegenden.

1. Homadia wird mit Essig zubereitet und ist gut für Betrunkene und jene, die eine heiße Komplexion haben, geeignet. Menschen mit kalter Komplexion und Greise sollten es meiden. Es ist auch nicht empfehlenswert, nach dem Genuß von Homadia in Honig eingelegte Datteln zu essen, sondern es ist guter Wein vorzuziehen. Dieses Gericht rauht den Hals auf, schadet der Lunge, bei Husten, der Brust, mäßigt aber auch die schlechten Säfte.

2. Tamuria ist ein Fleischgericht, das im Backofen[13] zubereitet wird. Es ist leichter verdaulich, als wenn es auf einem Dreibein gekocht wird. Dieses Gericht stärkt den Geschlechtstrieb der Männer, macht wohlbeleibt, vermehrt das Blut, mäßigt den Bauch, beseitigt Blähungen und Schmerzen, die durch Kälte entstanden sind. Es schadet dem schwachen Magen, auch jenen, die es leicht ekelt und denen die Speisen in Galle verwandelt werden.

3. Berberosia ist ein Fleischgericht, das mit Berberitzen zubereitet wird; es ist für alle, die eine heiße Komplexion haben oder eine entzündete Leber oder an Gallenfluß leiden, geeignet. Dieses Gericht hat den allerbesten Geschmack unter allen stopfenden Speisen, wirkt auch am besten, wenn es ganz frisch ist. Vorzuziehen ist auch die Zubereitung mit dem Fleisch von Fasanen, Rebhühnern und Jungtauben.

4. Corumbria ist ein Fleischgericht, das mit Berberitzen und Kohl zubereitet wird. Die Kohlbrühe führt ab und reinigt so den Bauch; der Kohl selbst hingegen stopft, denn er trocknet aus und schützt vor Trunkenheit. Doch schwächt er auch das Sehvermögen, wie etwa auch die Linsen das bewirken, besonders bei Augen mit trockener Komplexion. Hingegen hilft das Gericht bei feuchten Augen, besonders wenn Sommerkohl verwendet wird. Kohl hilft auch bei Zittern, er nützt den Eingeweiden, speziell der Milz, schadet hingegen dem Magen. Er beseitigt Venenbeschwerden und ruft die Menstruation hervor.

5. Munturia ist ein Fleischgericht, das aus geröstetem Fleisch, Essig und Gewürzen zubereitet wird. Die Brühe dieses Gerichtes verdünnt die Säfte und löst Schleim auf; das kommt von dem Säure- und Salzgehalt. Das Gericht wird trotzdem schlecht verdaut, weil unterschiedliche Zutaten und Gewürze schwer verdaut werden. Aber es schadet weder Menschen mit heißer oder kalter Komplexion, hat aber eine nachteilige Wirkung auf die Adern und auf die schwarze Galle.

6. Torosia ist ein Fleischgericht, das mit Eiern zubereitet wird. Fleisch, das mit Sauermilch zubereitet wird, nennt man Cerasia. Beide Gerichte sind zu meiden von jenen, die leicht Ekel vor Speisen empfinden und einen heißen und entzündeten Magen haben. Denn sie machen Durst und es bedarf einer großen Menge Wasser, um die Speisen wieder aus dem Körper zu bringen. Diese Gerichte sind für den Frühling geeignet und für jene, die anstrengendes körperliches Training absolvieren. Hat man die Speisen gut verdaut, so geben sie gute Nahrung. Cerasia hat in allem die schwächere Wirkung.

7. Agrestia oder Coformia nennt man ein Gericht, das aus Fleisch und Agrest zubereitet wird. Wenn es mit gutem Agrest, der wenigsten zum Teil während des Sommers eingekocht wurde, zubereitet wird, hat es eine wohltuende Wirkung. Wenn die Zubereitung mit frischem Agrest geschieht, ist die auskühlende Wirkung stärker; das ist für den galligen oder blutreichen Magen von Nachteil. Auch verursacht die Speise Blähungen im Magen und in den Därmen. Das kommt von dem frischen Agrest, der unreif und ungekocht ist und keine Zeit zum Kochen und Reifen hatte. Auch wegen seiner Herbheit stopft er.

---

1 Homadia. Im arabischen Cod. Or. 5590; al-Ḫomaḍija. Nach den erwähnten Zutaten offenbar ein saures Fleischgericht.
2 Susia. Im arabischen Cod. Or. 5590: Šuši. Vielleicht die persische Stadt Susa.
3 Tamutia. Im arabischen Cod. Or. 5590: al-Tanwrija.
4 Berberosia. Im arabischen Cod. Or. 5590: al-Zaršakija.
5 Saurauch. Grimm: Berberitze. Der Name leitet sich vom arabischen barbaris her.
6 Corumbria. Im arabischen Cod. Or. 5590: al-Karnubija (Kohl).
7 Munturia. Im arabischen Cod. Or. 5590: al-Mammqwrija.
8 Begyrd. Im Tac. 1531: appetitum provocat.
9 Rote Ruhr = Dysenterie.
10 Torosia, Cerasia. Im arabischen Cod. Or. 5590: al-Anarġisija und al-Širazija.
11 Coformia. Im arabischen Cod. Or. 5590: al-Ḫuṣrimija.
12 Unter Agrest verstand man einen sauren Saft aus unreifen Trauben oder anderen unreifen Früchten, der zum Würzen verwendet wurde. Das Wort kommt vom mittellateinischen agresta.
13 Furnest. Im Cod. Vind. 2322 steht: carnes praeparate in furnellis.

DIE ZWEIUNDZWANZIGSTE SCHACHTAFEL VON VERSCHIEDENEN SPEISEN

MICHELEBRIA[1]
1. Von gemäßigter Hitze und Feuchte. Die Grade: Von gemäßigter Trockenheit im zweiten.
2. Vorzuziehen ist die Zubereitung mit Hühnerfett; die Speise soll nicht zu hart werden.
3. Die Speise schützt die Gesundheit.
4. Sie wirkt bei Menschen mit galliger Komplexion abträglich.
5. Die schädliche Wirkung kann man durch vorherigen Genuß von Agrest ausgleichen.
6. Der Genuß von Michelebria erzeugt gemäßigte Säfte, er ist Menschen mit gemäßigter Komplexion zu empfehlen, auch alten Leuten, vor allem während des Winters und in gemäßigten Gegenden.

PUMARA UND KIBESIA[2]
1. Kalt und trocken. Die Grade: Kalt und trocken im zweiten.
2. Am besten sind die weinsauren, die mit Gewürzen zubereitet sind.
3. Diese Speisen helfen gegen den Gallenfluß.
4. Sie schaden bei Husten.
5. Dagegen hilft das Essen von fetten Hühnern.
6. Der Genuß von Pumara und Kibesia erzeugt starke Kälte, er ist für Menschen mit galliger Komplexion zuträglich, auch für junge Leute, vor allem während des Sommers und in südlichen Gegenden.

RAPATA UND CUMABITIA[3]
1. Heiß und ziemlich blähend. Die Grade: Von gemäßigter Hitze im zweiten.
2. Am besten werden sie aus frischen Kohlköpfen zubereitet.
3. Diese Speisen treiben den Harn.
4. Sie verschlechtern aber auch das Sehvermögen.
5. Dagegen hilft das Trinken von frischem Wein.
6. Der Genuß von Rapata und Cumabitia erzeugt dünnes, wäßriges Blut, er ist zuträglich für Menschen mit heißer Komplexion, auch für junge Leute, vor allem während des Winters und in kalten Gegenden.

DIKISCERA[4]
1. Von gemäßigter Hitze und trocken. Die Grade: Von gemäßigter Hitze im zweiten.
2. Am besten ist dieses Gericht, wenn es sehr sauer und salzig ist.
3. Es wird wegen seiner Kälte nur schlecht verdaut.
4. Es schadet der schwarzen Galle.
5. Zum Ausgleich soll man eingelegten Kürbis essen.
6. Der Genuß von Dikiscera erzeugt schwarzgalliges Blut, er ist besonders für Menschen mit heißer Komplexion zuträglich, auch für junge Leute, speziell im Frühjahr und in südlichen Gegenden.

REIS UND HIRSE, MIT MILCH ZUBEREITET
1. Heiß und von gemäßigter Feuchte. Die Grade: Heiß und feucht im zweiten.
2. Vorzuziehen ist die Zubereitung mit Ziegenmilch.
3. Diese Gerichte helfen, Geschwüre in den Eingeweiden abzuheilen.
4. Sie schaden bei Verstopfungen.
5. Diese vermeidet man durch Verwendung von Streuzucker.[5]
6. Wenn Reis und Hirse mit Milch zubereitet werden, erzeugen sie beim Genuß gute Säfte; sie sind gut geeignet für Menschen mit gemäßigter Komplexion, für alle Altersstufen, speziell während des Frühjahrs und in gemäßigten Gegenden.

MAGUMINIE[6]
1. Tendiert zur Trockenheit und zu gemäßigter Hitze. Die Grade: Von gemäßigter Trockenheit im zweiten.
2. Man soll gemäßigten Fleischsorten den Vorzug geben.
3. Das Gericht hilft bei verschleimtem Magen.
4. Es schadet der Brust und den Eingeweiden.
5. Diesen Schaden vermeidet man durch den Genuß von Mechelebria.[7]
6. Der Genuß von Maguminie erzeugt schwarzgalliges Blut, er ist Menschen mit in der Hitze gemäßigter Komplexion am ehesten zu empfehlen, auch alten Leuten, vor allem während des Sommers und in heißen Gegenden.

MASKINBE[8]
1. Heiß und feucht. Die Grade: Heiß und feucht im zweiten.
2. Vorzuziehen ist das Gericht, wenn es gut gekocht ist und noch Saft hat.
3. Es ist gut bei anstrengendem Körpertraining.
4. Es ruft Ekel hervor.
5. Dagegen hilft der Genuß von dünnem Wein.
6. Der Genuß von Maskinbe erzeugt viele Säfte, er hat seine beste Wirkung bei Menschen mit heißer Komplexion, bei jungen Leuten, speziell während des Winters und in kalten Gegenden.

1. Mechelebria wird aus Fleisch, Reis, Milch und heißen Gewürzen zubereitet; das Gericht hat eine gemäßigte Komplexion. Das kommt daher, weil der Reis die Hitze des Gewürzes abkühlt und die Milch die Trockenheit des Reises kompensiert. Es ist dies ein Gericht für Leute, die der Ruhe pflegen und für die gemäßigten Jahreszeiten, weil es weder stopft noch Durchfall macht; doch klärt es den Verstand und macht angenehme Träume.

2. Pumara und Kibesia sind Speisen für gallflüssige Leute und für solche, die einen schwachen Magen haben, oder auch eine heiße oder entzündete Leber, oder an chronischem Gallenfluß leiden, oder eine rauhe Brust oder Lunge haben, oder an Koliken laborieren, schließlich für Menschen mit kalter Komplexion. Sie schaden den Adern, mindern die Samenproduktion und den Geschlechtstrieb.

3. Rapata und Cumabitia sind Kohlgemüse, geeignet für Leute mit kalter Komplexion. Cumebeth[9] ist eine Kohlart mit großen und dicken Blüten, wie ein Gefäß; man lehnt ihn vielfach ab, weil er Schleim produziert, starke Blähungen und Schmerzen macht. Wenn man nur den Kopf zubereitet, hat er eine starke harntreibende Wirkung. Wenn man den Kohl mit Wasser und Salz siedet, so schadet er dem Magen. Rübengemüse[10] ist heiß und feucht, verstärkt den Geschlechtstrieb und macht Blähungen. Wenn es gut verdaut wird, erzeugt es gute Säfte.

4. Dikiscera ist ein saures Gericht aus Fleisch, Ampfersaft und Salzwasser; es ist für Leute mit feuchtem und schleimigen Magen zu empfehlen, schadet aber bei schwarzgalliger, also bei kalter und trockener Komplexion und mageren Leuten. Dieses Gericht wird auch mit einer gewürzten Brühe, Wein oder Salzwasser zubereitet. Das übliche Rezept besteht aber aus Wein, grobem Mehl, Salz, wildem Dost und Wasser; so ist es auch haltbar. Diese Speise hat sehr unterschiedliche Wirkungen, je nach dem Geschmack, den sie nach der Zubereitung hat, süß, sauer oder gesalzen. Die Komplexion richtet sich nach den Zutaten.

5. Reis- und Hirsegerichte, die mit Milch gekocht werden, sind sehr empfehlenswert, denn die Milch gleicht die Trockenheit der Körner aus. Das Gericht bekommt solcherart eine gemäßigte Komplexion bezüglich der Feuchte und der Trockenheit, tendiert aber ein wenig zu Kälte, nährt den Körper aber vorzüglich. Mit Zucker oder Honig verzehrt, werden sie um so leichter verdaut. Sie schaden aber denen, die unter Verstopfungen der Leber oder Niere leiden oder zur Steinbildung neigen. Reis, Hirse und Buchweizen sind kalt und von gemäßigter Trockenheit. Einige behaupten allerdings, daß Reis Leuten mit heißer Komplexion noch mehr Hitze zuführe.

6. Maguminie ist ein Fleischgericht, das mit Essig zubereitet wird, in einem Topf, der mit Teig verschlossen wird. Wegen seines Salz- und Säuregehaltes hat es die Wirkung, Schleim aufzulösen. Es verdünnt die Feuchte und erzeugt gute Säfte, wenn es verdaut wird. Allerdings füllt es den Kopf mit scharfen Dämpfen, die dem Hirn und den Adern schaden. Auch der schwache Magen wird geschädigt. Einige essen gern Melonen darauf, obgleich diese wegen ihrer schlechten Verdaulichkeit am allerschädlichsten sind.

7. Unter Maskinbe versteht man Fleisch, das über offener Flamme gebraten wurde. Dieses soll von Rekonvaleszenten und jenen, die der Ruhe pflegen, auch von Menschen mit schwachem Magen gemieden werden – besonders dann, wenn man es mit verdünnenden Zuspeisen zu sich nimmt. Auch soll man nichts Stopfendes nachessen, denn diese Speise raucht im Magen und wird schlecht. Hingegen ist dieses Gericht für Leute geeignet, die ein anstrengendes körperliches Training absolvieren, einen erhitzten Körper und geöffnete Poren haben.

---

1 Michelebria. Im arabischen Cod. Or. 5590: al-Mihalabija. Name verschiedener Milchreisgerichte, auch süße Eierteigwaren. In Tunesien kennt man ein Gericht Mhalabia, einen Milchreis mit Nüssen, Mandeln und Pistazien. Den Hinweis verdanke ich Herrn Franz Puschnigg.
2 Pumara, Kibesia. Im arabischen Cod. Or. 5590: al-Nufaḫija und al-Ribasija.
3 Cumabitia. Im arabischen Cod. Or. 5590: al-Qinbīdija. Für Rapata steht: al-Lifdija.
4 Dikiscera. Im arabischen Cod. Or. 5590: al-Dikbarīkija.
5 Streuzucker. Taberzeth = Tarzea.
6 Maguminie. Im arabischen Cod. Or. 5590: al-Maġmuma.
7 Mechelebria s. Anm. 1.
8 Maskinbe. Im arabischen Cod. Or. 5590: al-Maqluba (das Gestürzte). Heute als Bezeichnung für ein Fleisch-Gemüse-Eintopfgericht verwendet.
9 Cumebeth. Diese Verballhornungen gehen vermutlich alle auf das arabische Wort für Kohl Keramb, Kurum (gr. κράμβη) zurück. Vgl. Schachtafel 21, Anm. 5.
10 Rüben müser. Im Tac. 1531: Rapata. Herrs Übersetzung, wahrscheinlich von rapa Rübe abgeleitet, dürfte kaum zutreffen.

DIE DREIUNDZWANZIGSTE SCHACHTAFEL VON KALTEN GERICHTEN, VON GERÖSTETEN, GEDÄMPFTEN, AM SPIESS ODER ROST GEBRATENEN ODER IM FETT GESCHMORTEN SPEISEN

BISMAGUARD[1]
1. Heiß und dick. Die Grade: Von gemäßigter Hitze im ersten.
2. Vorzüglich ist die Zubereitung mit saurem Fruchtsirup.
3. Der Genuß von Bismaguard stärkt die Kräfte.
4. Er schädigt aber die Verdauung.
5. Dagegen hilft das Trinken von wohlschmeckendem Wein.
6. Bismaguard erzeugt reichlich gemäßigtes Blut, sein Genuß ist vor allem Menschen mit heißer Komplexion zu empfehlen, auch jungen Leuten, speziell während des Winters und in nördlichen Gegenden.

MUDUCATATE[2]
1. Heiß und feucht. Die Grade: Heiß und feucht im zweiten.
2. Vorzuziehen ist die Zubereitung mit Fleisch von mageren Tieren.
3. Das Gericht macht wohlbeleibt.
4. Es erzeugt aber auch Ekel vor Speisen.
5. Dagegen hilft Sumachsaft.
6. Muducatate erzeugt gemäßigtes Blut, ist am ehesten geeignet für Menschen mit gemäßigter Komplexion, auch für alte Leute, vor allem während des Frühlings und in gemäßigten Gegenden.

THABEGETH[3]
1. Von gemäßigter Hitze. Die Grade: Von gemäßigter Hitze im zweiten.
2. Essig und Zitronensaft sollten auf jeden Fall verwendet werden.
3. Die Speise hilft bei galligem Magen.
4. Sie schadet bei Nervenkrankheiten.
5. Süße Nachspeisen mit Zucker helfen gegen diesen Schaden.
6. Der Genuß von Thabegeth erzeugt gute Säfte, ist besonders zuträglich für Leute mit heißer Komplexion, auch bei jungen Leuten, speziell im Frühjahr und in westlichen Ländern.

GERÖSTETE SPEISEN
1. Heiß und von gemäßigter Trockenheit. Die Grade: Von gemäßigter Hitze im zweiten.
2. Geröstete Speisen sollen saftig und süß sein.
3. Sie verbessern das Gedächtnis.
4. Sie schädigen den Magenmund.
5. Dagegen hilft der Genuß saurer Speisen.
6. Geröstete Speisen erzeugen Blut, das zur Trockenheit tendiert, sie sind am ehesten für Menschen mit kalter Komplexion geeignet, auch für Greise, vor allem im Winter und in nördlichen Gegenden.

GEDÄMPFTE UND GESALZENE SPEISEN
1. Heiß. Die Grade: Heiß und trocken im zweiten.
2. Vorzuziehen sind die süßen und fetten Zubereitungen.
3. Diese Speisen stärken und erhalten die Gesundheit.
4. Sie schaden aber der Brust und machen Durst.
5. Dagegen hilft die Verwendung von Ingwer oder der Genuß von eingelegtem Kürbis.
6. Gedämpfte und gesalzene Speisen erzeugen gemäßigt trockene Nahrung, sie haben die beste Wirkung bei Menschen mit schleimiger Komplexion, auch bei Greisen, insbesonders während des Winters und in nördlichen Gegenden.

AUF KOHLEN GEBRATENE SPEISEN
1. Heiß und feucht. Die Grade: Heiß und feucht im zweiten.
2. Vorzuziehen sind saftige und durchgebratene Speisen.
3. Nach einem Aderlaß sind solche Gerichte besonders empfehlenswert.
4. Sie schaden bei Magenleiden.
5. Den Magen kann man durch Zugabe von Trifera schützen.
6. Auf Kohlen gebratene Speisen erzeugen, wenn sie verdaut werden, viele Säfte, sie sind gut geeignet für Leute mit heißer Komplexion, auch für junge Leute, speziell im Winter und in nördlichen Gegenden.

AM SPIESS GEBRATENE SPEISEN
1. Von heißer Natur, gelegentlich feucht. Die Grade: Heiß und feucht im zweiten.
2. Am besten sind diese Gerichte, wenn sie durchgebraten und saftig sind.
3. Sie vermehren die Lebensgeister.
4. Sie schaden dem schwachen Magen.
5. Dagegen hilft das Trinken von wohlschmeckendem Wein.
6. Am Spieß gebratene Speisen erzeugen die gleichen Säfte wie die auf Kohlen gebratenen Speisen, sie eignen sich für Menschen mit heißer Komplexion, für junge Leute, speziell während des Winters und in Gebirgen.

1. Bismaguard¹ ist eine Speise, die aus Rosenwasser und sauren Säften zubereitet wird; sie ist empfehlenswert für jene, die große körperliche Anstrengungen auf sich nehmen, eine gute Verdauung und einen heißen Magen haben, denn sie besteht aus verschiedenen Zutaten. Und wiewohl unterschiedliche Zutaten dem Magen eher beschwerlich sind, kann er sie doch auf die gleiche Komplexion zurückführen. Wenn diese Speise verdaut wird, erzeugt sie viele gute Säfte. Sembusuch⁴ ist ein Brot; es wird nicht leicht verdaut, wenn es nicht gut durchgebacken wird. Dann gibt es eine Speise, Ramole genannt, bestehend aus kleingeschnittenem Fleisch, Eiern und Kräutern; da sie sehr fett ist, wird sie nur sehr langsam verdaut.⁵

2. Muducatate² ist ein Gericht aus kleingeschnittenem Fleisch; es ist für jene empfehlenswert, die in sexuellen Dinge ausschweiften oder sonst schwere körperliche Anstrengungen vollbringen, oder die aus psychischen Gründen Verdauungsstörungen haben, was Schwäche und Furcht erzeugt. Ein Teil der Fleischsubstanz wird beim Kochen in Brühe verwandelt, die dann durch die Verdauungskräfte leicht in Blut verwandelt werden können, wovon der Körper seine Nahrung erhält. Muducatate ist ein Gericht aus kleingeschnittenem Fleisch und Gewürzen.

3. Thabegeth³ ist ein Gericht aus geröstetem Fleisch, das anschließend eingesäuert wird. Es ist für jene empfehlenswert, die Schleim und Galle im Magen haben. Denn durch seine Trockenheit beseitigt es den Schleim und durch seine Säure die Galle. Dieses Gericht nährt den Esser gut, wenn es auch etwas austrocknet. Die Zubereitung mit Sumach stärkt zudem den Magen, die mit Zitronensaft macht Appetit.

4. Geröstetes Fleisch – ohne Sauce – ist geeignet für Leute, in deren Magen sich sehr viel Schleim ansammelt; denn es löst den Schleim auf, besonders, wenn es mit scharfen Gewürzen zubereitet wurde. Die Gewürze verzögern nämlich die Verdauung. Geröstetes Fleisch erzeugt trockene Nahrung und ist für jene von Nutzen, die viel körperliche Bewegung machen, speziell wenn das Gericht aus grobem Fleisch hergestellt wird.

5. Gedämpfte und gesalzene Speisen sind für Leute passend, die einen feuchten Magen haben oder an Vergeßlichkeit leiden, oder an Krankheiten, die durch den Schleim verursacht werden, auch für jene, die viel körperliche Bewegung machen. Denn Fleisch, das solcherart zubereitet wurde, wird wegen seiner Trockenheit und Widerstandskraft nicht leicht verdaut. Solche Speisen sind für den schwachen Magen deswegen beschwerlich, erzeugen Ekel und Durst und schwache Leibschmerzen.

6. Auf Kohlen gebratenes Fleisch nährt gut, wird aber nur langsam verdaut. Gebratenes Lammfleisch liefert gute und angenehme Nahrung, speziell für Leute, die gerade zur Ader gelassen wurden. Denn die Feuchte des Fleisches wird bald in Blut umgewandelt und das stärkt die vitalen Kräfte.

7. Am Spieß soll man junge Hühner, Rebhühner und Fasane braten und zwar über milder Glut. Man soll den Braten auch oft mit Mandelöl übergießen, davon erhält er eine andere Feuchte, als er normalerweise besitzt. Solche Braten sind für Leute geeignet, die einen heißen Magen haben, stark schwitzen und anstrengende körperliche Übungen vollbringen.

---

1 Bismaguard. Im arab. Cod. Or. 5590: al-Bizmaward. Maward = Rosenwasser.
2 Muducatate. Im arabischen Cod. Or. 5590: al-Madaqaqād.
3 Thabegeth. Im arabischen Cod. Or. 5590: al-Ṭabāhiǧad.
4 Sembusuch. Im arabischen Cod. Or. 5590: al-Sanbusiǧ.
5 Im Tac. 1531: Et Sembusuch est cibus, qui dicitur Ramoli, factus de carnibus minutim incisis, et ovis et herbis ...

DIE VIERUNDZWANZIGSTE SCHACHTAFEL VON GEBRATENEM UND JENEN SPEISEN, DIE FISCHGERUCH BESEITIGEN

GEBRATENES
1. Heiß und feucht. Die Grade: Heiß und feucht im ersten.
2. Vorzüglich ist das Braten über Wasser.
3. Der Genuß von Gebratenem erzeugt knorpeliges Fleisch.
4. Er schädigt den Magen.
5. Dagegen hilft körperliches Training.
6. Gebratenes erzeugt viele Säfte, ist für Menschen mit heißer Komplexion geeignet, auch für junge Leute, speziell im Winter und in kalten Gegenden.

BROTJULEP[1]
1. Heiß und feucht. Die Grade: Heiß und feucht im zweiten.
2. Gut wird er, wenn man gesäuertes Brot verwendet.
3. Er hilft den Mageren und Schlanken.
4. Er schadet dem feuchten Eingeweide.
5. Wenn man stopfende Speisen danach ißt, bleiben die Nebenwirkungen aus.
6. Brotjulep erzeugt reichlich feuchtes Blut, er eignet sich am besten für Menschen mit kalter und trockener Komplexion, auch für alte Leute, speziell im Herbst und in nördlichen Gegenden.

KATĀÏFJULEP[2]
1. Heiß und trocken. Die Grade: Heiß und trocken im zweiten.
2. Es ist günstiger, wenn man keinen Honig und keine Nüsse dazugibt.
3. Er eignet sich gut für Leute, die ständig auf der Jagd sind.
4. Er ist nicht sehr haltbar und fault leicht.
5. Dem kann man mit süßen Zitronen abhelfen.
6. Kataïfjulep erzeugt reichlich scharfes Blut, er ist Menschen mit kalter Komplexion zu empfehlen, auch Greisen, besonders während des Winters und in gebirgigen Gegenden.

MOHNSAMEN-JULEP
1. Gemäßigt in Hitze und Feuchte. Die Grade: Von gemäßigter Hitze im zweiten.
2. Die beste Zubereitung ist die mit Zucker, Mandelöl und Galläpfeln.
3. Er hilft bei Schlaflosigkeit und Durstgefühl.
4. Er schädigt die schwachen Eingeweide.
5. Dem kann man mit stopfenden Speisen begegnen, etwa mit Quitten.
6. Mohnsamenjulep erzeugt gemäßigtes Blut, er ist Menschen mit gemäßigter Komplexion zu empfehlen, allen Lebensaltern, speziell für das Frühjahr und in westlichen Ländern.

JULEP AUS MELONEN UND MANDELN
1. Von gemäßigter Hitze und Feuchte. Die Grade: Von gemäßigter Hitze und Feuchte im zweiten.
2. Es ist günstig, wenn man ihn nur mäßig süßt.
3. Dieser Julep regt die Samenproduktion an und vermehrt den Harn.
4. Er zerstört das Blut.
5. Dagegen schützt man sich mit sauren Speisen.
6. Julep aus Melonen und Mandeln verdirbt das Blut, er ist am ehesten noch für Menschen mit trockener Komplexion geeignet, auch für Greise, speziell im Herbst und in nördlichen Gegenden.

DATTELJULEP
1. Heiß und trocken. Die Grade: Heiß und trocken im zweiten.
2. Man soll frische Datteln zur Zubereitung nehmen.
3. Er verstärkt den Geschlechtstrieb des Mannes.
4. Er vermehrt die Hitze des Blutes.
5. Diese Wirkung wird durch den Genuß von sauren Granatäpfeln gedämpft.
6. Datteljulep verursacht eine Trübung des Blutes, er ist am ehesten für Menschen mit kalter Komplexion zuträglich, auch für Greise, vor allem während des Winters und in nördlichen Ländern.

KORIANDER
1. Kalt und feucht. Die Grade: Kalt und feucht im zweiten.
2. Vorzuziehen ist der frische Gartenkoriander.
3. Er dämpft die Hitze des Blutes.
4. Er schadet dem Herzen.
5. Diesen Schaden vermeidet man durch das Trinken eines sauren Sirups aus Quitten und Galläpfeln.
6. Koriander bringt nur wenig Nahrung, ist am besten für Menschen mit heißer Komplexion geeignet, auch für junge Leute, vor allem während des Sommers und in nördlichen Ländern.

1. Die Ärzte der Antike haben gebratenes, geröstetes und gesottenes Fleisch bezüglich ihrer Wirkung auf den menschlichen Körper miteinander verglichen. Gebratenes und geröstetes Fleisch geben trockene Nahrung. Das Gebratene hat so wenig Feuchte, daß es dem Körper keine Feuchte geben kann, wie lange es auch im Magen verbliebe. Das gilt auch für das Geröstete. Aber alles in Wasser gesottene Fleisch hat die gegenteilige Wirkung, denn dieses Fleisch zieht seine Feuchte aus dem Wasser. Und das Wasser ist das feuchteste Element, wie die Ärzte sagen.

2. Brotjulep ist für alle Mageren, die gern zunehmen möchten, zu empfehlen. Denn er nährt reichlich und gibt gute Nahrung; das daraus entstehende Blut ist gut und stark, insbesonders wenn der Julep aus gesottenem, gesäuertem Brot hergestellt wird. Solcher Julep erleichtert den Leib, hilft bei Husten und Rauhigkeit der Lungenröhre. Er wirkt aber auch steinbildend und verursacht Verstopfungen.

3. Kataïfjulep nährt gut und wird langsam verdaut. Wenn man zur Zubereitung Nüsse oder Nußöl verwendet, so wird der Julep ziemlich heiß, bei Verwendung von Mandelöl, Sesamöl oder Hühnerschmalz hat er weniger Hitze. Bananenjulep wird schwer verdaut und bleibt lange in den Eingeweiden. Wenn man ihn mit Zucker zubereitet, vermehrt er die Samenproduktion, fördert das Harnen, führt den Bauch ab und hilft gegen die Schärfe der Brust.

4. Mohnsamenjulep muß, wenn er den Leib kühlen und Schlaf bringen soll, mit Zucker zubereitet werden. Die Kälte des Mohnsamens bewirkt, daß der Julep lange im Magen verbleibt. Er ist bei Husten, bei Schärfe der Lunge und der Brust nützlich, auch bei Leuten, die an übermäßiger Feuchte des Kopfes leiden. Es fließt dann dünne und heiße Feuchte herab. Der Mohnsamenjulep wird nicht schnell verdaut, wenn er mit viel Öl zubereitet wird. Die Verwendung von frischem Mohnsamen verstärkt die Wirkung.

5. Julep von Melonen und Mandeln ist kein empfehlenswertes Getränk, da es von ziemlich süßen Melonen hergestellt wird. Diese werden schnell verwandelt und verderben die Säfte in den Adern; daraus entsteht dann das Fieber entsprechend der schnellen oder langsameren Verderbnis der Feuchte. Den Schaden kann man durch vorheriges Essen von herben Früchten, etwa von Quitten, mildern. Speisen aus geschälten Mandeln habe etwa die gleiche Wirkung wie solche aus Zukker, doch werden sie alle langsam verdaut.

6. Dattelgerichte nennt man Rutal, sie nähren gut, gehen leicht durch und werden schnell verdaut. Sie führen den Bauch ab, machen aber sonst Verstopfungen, schaden bei Erkrankungen der Milz und der Leber. Sie machen korpulent, helfen bei starken Blähungen und bei allen kalten Krankheiten, besonders, wenn man bei der Zubereitung Honigwaben und Safran darunter mischt.

7. Leute, die gern Knoblauch oder Zwiebeln essen, haben davon einen schlechten Mundgeruch. Dagegen sollen sie Koriander, grün oder auch getrocknet, kauen. Man kann auch Raute, Polei, Zitronenschalen oder Zitronenblätter verwenden, auch hilft es, wenn man den Mund mit gutem, wohlschmeckendem Wein wäscht. Man kann auch herbe, wohlschmeckende Früchte, wie Quitten oder Birnen oder dergleichen, kauen. Die gleiche Wirkung haben Zyperwurzel, Gewürznelken, Aloeholz und wilde Minze.

---

1 Brotjulep. Grimm: julep, Kühltrank. Aus dem Französischen julep, vom arabischen g'olap, persisch gul Rose, ab Wasser.
2 Kataïf. Von arab. Qatajif, Pl. von Qatife, Samt, süße Mehlspeise, süßes Nudelgericht.

DIE FÜNFUNDZWANZIGSTE SCHACHTAFEL VON SÜSSEN SPEISEN, VON DEN ZUTATEN UND DEN GERICHTEN

ZUCKER
1. Heiß und feucht. Die Grade: Heiß im ersten, feucht im zweiten.
2. Vorzuziehen ist weißer und schöner Zucker.
3. Er reinigt den Leib und tut den Nieren gut.
4. Er macht Durst und löst den Gallenfluß aus.
5. Dagegen kann man saure Granatäpfel essen.
6. Zucker erzeugt kein schlechtes Blut, er ist für alle Komplexionen, alle Alter, alle Jahreszeiten und für alle bewohnten Gegenden von Nutzen.

HONIG
1. Heiß und trocken. Die Grade: Heiß und trocken im zweiten.
2. Vorzuziehen ist frischer Honig.
3. Er reinigt, führt ab, verhindert das Verderben von Fleisch und anderer Dinge und befeuchtet.
4. Er macht Durst.
5. Dagegen hilft man sich mit dem Genuß weinsaurer Äpfel.
6. Honig erzeugt heißes Blut, seine beste Wirkung entfaltet er bei Menschen mit kalter Komplexion, bei Greisen, während des Winters und in Gebirgen.

FELUDICHI[1]
1. Heiß. Die Grade: Von gemäßigter Hitze im zweiten.
2. Für die Zubereitung soll Zucker verwendet werden.
3. Die Speise hilft der Brust und der Lunge.
4. Sie verstopft die Leber und die Milz.
5. Diesen Schaden kann man durch Verwendung von etwas Stärkemehl und viel Zucker abwenden.
6. Der Genuß von Feludichi erzeugt heiße Nahrung, er ist für Menschen mit kalter Komplexion zu empfehlen, auch für Greise, besonders während des Winters und in kalten Ländern.

NÜSSE-KATĀÏF
1. Heiß. Die Grade: Heiß und feucht im zweiten.
2. Es soll gut gekocht und wie das viereckige Brot gesäuert werden.
3. Das Gericht ist für Leute, die anstrengende körperliche Übungen machen, gut geeignet.
4. Es macht Bläschen im Munde und verstopft die Leber.
5. Dagegen helfen gute Granatäpfel.
6. Nüsse-Katāïf erzeugt ungekochtes Blut, es ist vor allem Menschen mit kalter Komplexion zuträglich, auch alten Leuten, vorzugsweise während des Winters und in kalten Ländern.

KAPPIS ODER CHABIS[2]
1. Ziemlich heiß. Die Grade: Von gemäßigter Hitze im zweiten.
2. Vorzüglich ist die Zubereitung mit Brotbröseln.
3. Es wirkt auf das Hirn besser als Feludichi.
4. Es schadet der dicken Leber.
5. Durch die Beigabe frischer Zitronen kann man diese Nebenwirkung beheben.
6. Kappis erzeugt viel Nahrung, hat bei Menschen mit kalter Komplexion die beste Wirkung, auch bei Greisen, besonders während des Winters und in kalten Ländern.

SÜSSE NUSSSPEISE[3]
1. Ziemlich heiß. Die Grade: Heiß und trocken im zweiten.
2. Sie soll rein weiß sein.
3. Sie hilft bei verschleimtem Magen und nützt den Nieren.
4. Der Kopf wird davon schwer.
5. Deswegen soll man Lattich und Mohnsamen danach essen.
6. Süße Nußspeisen erzeugen viele Säfte und erhöhen die Samenproduktion, sie sind Menschen mit kalter Komplexion besonders zuträglich, auch Greisen, vor allem während des Winters und in nördlichen Ländern.

CUSKABENCHI[4]
1. Von gemäßigter Hitze. Die Grade: Heiß im ersten.
2. Günstig ist es, wenig Öl zu verwenden und es gut zu kochen.
3. Es nützt Leuten, die die rote Ruhr haben.
4. Es macht Ekel vor Speisen.
5. Deswegen soll man gemischten Wein dazu trinken.
6. Der Genuß von Cuskabenchi erzeugt viele Säfte, kann Menschen mit heißer Komplexion empfohlen werden, auch jungen Leuten, vorzugsweise während des Winters und in kalten Gegenden.

1. Der beste Zucker ist der Streuzucker[5], besonders wenn er gut gesiebt ist. Zucker hat eine gemäßigte Komplexion, tendiert zur Feuchte und ist im allgemeinen dem Honig gleich, macht aber weniger Durst und gibt bessere Nahrung. Wenn er gekocht und abgeschäumt wird, löscht er den Durst, beseitigt Husten, hilft bei Magenbeschwerden, nützt den Nieren und der Blase und mildert die Hitze. Manna[6] ist heiß im ersten Grad, hilft der Brust und der Lunge. Dasjenige, das auf Eichenbäume fällt, ist trocken; das auf Lorbeerbäume fällt, heiß und trocken.

2. Honig treibt den Harn und verursacht Brechreiz. Wenn man Honig mit Wasser kocht und abschäumt, so mindert das die Schärfe, und er ist dann weniger süß und hat weniger Hitze, nährt aber besser als zuvor, seine harntreibende und abführende Wirkung werden verstärkt. Der beste Honig ist der scharfe, süße, dicke und rote, der im Frühjahr hergestellt wird. Deps[7] nennt man den Honig, der aus Datteln bereitet wird; er ist heiß und feucht und von gemäßigter Komplexion. Wenn man Honig an der Sonne erhitzt, ist er weniger feucht, aber süßer und heißer. Honig-Sirup[8] ist heiß und trocken und verbrennt das Blut. Wenn er säuerlich ist, hat er weniger Hitze.

3. Feludichi nährt gut, wird aber schwer verdaut. Leusimichi[9] wirkt verdünnender als Kataïf, erzeugt weniger Nahrung und wird auch schwerer verdaut. Fingi[10] sind schlechter zu verdauen. Alle diese Speisen schaden denen, die ruhen. Sie sind nur für jene geeignet, die viel körperliche Bewegung machen. Die schädlichen Nebenwirkungen kann man beseitigen, wenn man vier Stunden nach dem Essen guten Wein trinkt. Diejenigen, die an Verstopfungen der Leber und der Milz leiden, sollen diese Speisen meiden. Hingegen nützen sie bei Beschwerden der Brust.

4. Nüsse-Kataïf sollen jene meiden, die die Bildung von Blasensteinen befürchten müssen, besonders aber diese, die heiße Nieren und eine verstopfte Leber haben. Das kommt von der Schleimigkeit dieser Speise, die aber bei Beschwerden der Lunge oder Brust hilfreich ist. Wenn man Kataïf mit Zucker, Mandeln und Nüssen zubereitet, eignet es sich für Leute mit gemäßigter Komplexion. Das Kataïf wird auch das Viereck genannt, weil es aus vier Bestandteilen besteht, nämlich aus Brotbröseln, aus der Fülle, aus dem umgebenden Teig und schließlich aus Essig. Die Fülle soll aus Zutaten bestehen, die angenehm schmecken. Bei Leusimichi besteht die Fülle aus einem Drittel Mandeln und aus zwei Dritteln Zucker.

5. Hippokrates behauptet, daß alle Speisen, die aus weißem Mehl, Honig, Olivenöl oder einem anderen Öl zubereitet werden, nicht lange in den Eingeweiden verbleiben und im Magen in üble Säfte umgewandelt werden. Denn Öl und Honig verbleiben nicht lange im Körper; zwar kann man dem Honig durch Kochen diese Eigenschaft nehmen, aber andererseits werden Öl und Honig dadurch um so schärfer und verderben deswegen den Magen. Kocht man aber solche Speisen nicht, so bleibt das Mehl roh.

6. Alle Speisen, die aus Nüssen und Honig zubereitet werden, erzeugen Galle. Gerichte aus Mandeln sind hingegen von günstiger Wirkung bei feuchtem Husten. Speisen mit Pistazien wirken vorteilhaft bei Brust- und Lungenverstopfungen. Die Zutaten Mohn und Zucker haben eine positive Wirkung bei Schnupfen und Husten, der aus der Hitze entstanden ist. Sesamgerichte erzeugen leicht Ekel, nähren aber besonders gut. Die Natur einer jeden süßen Speise wird bei der Verdauung verändert, entsprechend der Zutaten, die dem Honig beigemischt wurden.

7. Cuskabenchi nährt besser, als alle anderen süßen Speisen, wenn man sie verdaut hat. Das kommt von ihrem Brotanteil, der nur langsam den Körper wieder verläßt, denn das Öl verhindert das Kochen des Brotes. Geröstet ist es schwerer zu verdauen, als wenn man es auf eine andere Art kocht, wegen der allzugroßen Feuchtigkeit. Diese Speisen eignen sich nur für Leute, die schwere körperliche Anstrengungen auf sich nehmen. Süße Speisen, die trocken und schleimig sind, verbleiben lange im Körper. Die Zubereitung auf dem Feuer macht sie durch die Vermischung der Eier zusätzlich schleimig. Süßigkeiten, die unter der Zunge zergehen, haben eine gegenteilige Wirkung.

---

1 Feludichi. Im arabischen Cod. Or. 5590: al-Falwṭag. In der Sammelausgabe arab. Ärzte des Otto Brunfels (Straßburg 1531) erscheint Pheludichi als Sesamspeise, die mit Honig zubereitet wird (S. 379).
2 Kappis, Chabis. Im arab. Cod. Or. 5590: al-Ḥabis: Vielleicht identisch mit Chaubem, das in der Sammelausgabe arabischer Ärzte nach Pheludichi erscheint (S. 379).
3 Nußspeise. Im Tac. 1531 wird sie als Chaloe cum nucibus bezeichnet.
4 Cuskabenchi. Im arabischen Cod. Or. 5590: al-Hašakanabiġ.
5 Calaxeck. Im arabischen Cod. Or. 5590: Ṭabarzedi = Streuzucker.
6 Manna. Im arabischen Cod. Or. 5590: al-Man. In Brunfels Sammelausgabe wird Manna bei den Simplicia genannt. Men, id es manna (S. 59). Die weitere Beschreibung entspricht dem hier Gesagten. Es handelt sich um die zuckerartigen Ausscheidungen von verschiedenen Bäumen nach Insektenbefall. Man unterscheidet zwischen Eichenmanna, Tränenmanna, Tamariskenmanna u. a.
7 Deps. Im arabischen Cod. Or. 5590: al-Dibs.
8 Honig-Sirup. Im Tac. 1531 Rob, eigentlich roub-es-sukr.
9 Leusimichi. Im arabischen Cod. Or. 5590: al-Loziġ. In Brunfels Sammelausgabe (S. 380): Leozinegi, simile de cataphiph, levis tamen multo plus iudicatur.
10 Fingi. Im arabischen Cod. Or. 5590: al-Zalābija.

DIE SECHSUNDZWANZIGSTE SCHACHTAFEL VON DER PFLEGE UND ERHALTUNG DER ZÄHNE

ZAHNPULVER[1]
1. Heiß und trocken, mit stopfender Wirkung. Die Grade:---
2. Am besten helfen die gut schmeckenden Zahnpflegemittel.
3. Sie helfen bei Zahnschmerzen, die durch Kälte entstanden sind.
4. Sie schädigen die Nieren.
5. Wenn man die Zähne mit Rosenwasser wäscht, entfällt diese Wirkung.
6. Zahnpulver sind für Menschen mit kalter Komplexion geeignet, auch für Greise, speziell während der kalten Jahreszeit und in kalten Ländern.

MAHELEB[2]
1. Kalt und trocken. Die Grade: Kalt und trocken im ersten.
2. Vorzuziehen ist das frische, dicke und schwere.
3. Es pflegt das Zahnfleisch, regt aber auch den Harn an, wenn es wegen Kälte zu einer Verhaltung gekommen ist.
4. Es schädigt das heiße Hirn.
5. Dagegen hilft das Vermischen mit einem kalten Öl.
6. Am besten wirkt Maheleb bei Menschen mit kalter Komplexion, bei Greisen, während der kalten Jahreszeit und in nördlichen Ländern.

KAMPFER-WASSER
1. Heiß und trocken. Die Grade: Heiß und trocken im zweiten.
2. Am vorzüglichsten ist jenes, das die Farbe von Balsamöl hat.
3. Es beseitigt Verunreinigungen.
4. Es schadet bei Kopfschmerzen, die durch Hitze entstanden sind.
5. Abhilfe schafft hiebei die Vermischung mit Veilchenöl.
6. Kampferwasser ist besonders Menschen mit kalter Komplexion zuträglich, auch Greisen, vor allem während des Winters, überall, mit Ausnahme der nördlichen Länder.

USNEN[3]
1. Heiß und trocken. Die Grade: Heiß im dritten, trocken im zweiten.
2. Das beste kommt aus Berbim, wenn es rein ist.
3. Es beschleunigt den Abgang des Fötus und reinigt die Zähne von Schleim.
4. Es schädigt die Kehle und verbrennt die Zähne.
5. Dagegen hilft die Verwendung des Marks von Melonensamen und Veilchenöl.
6. Usnen dienen Menschen, die eine kalte Komplexion haben, am besten, auch alten Leuten, zu allen Jahreszeiten in allen Ländern.

ZYPERWURZ
1. Heiß und trocken. Die Grade: Heiß und trocken im zweiten.
2. Am besten ist die angebaute, die weiß ist.
3. Sie hilft bei kalter Blase und hat eine zusammenziehende Wirkung auf das Zahnfleisch.
4. Sie wirkt nachteilig bei Husten und schädigt die Kehle.
5. Die Nebenwirkungen bekämpft man durch die Zugabe von Zucker und Sandelholz.
6. Zyperwurz wirkt am besten bei Menschen mit kalter Komplexion, bei Greisen, vor allem während des Winters und in kalten Ländern.

WEISSES SANDELHOLZ
1. Kalt und trocken. Die Grade: Kalt und trocken im zweiten.
2. Das beste kommt aus Makastri.[4]
3. Es hilft bei heißem Mund und der heißen Leber.
4. Es schädigt die Stimme.
5. Gegen diesen Schaden hilft Kandiszucker.
6. Weißes Sandelholz ist für Menschen mit heißer Komplexion empfehlenswert, auch für junge Leute, vorzugsweise während des Sommers und in heißen Gegenden.

ROSEN[5]
1. Kalt und trocken. Die Grade: Kalt im dritten, trocken im zweiten.
2. Am besten wirken die roten.
3. Sie festigen Zähne und Zahnfleisch.
4. Sie mindern den Geschlechtstrieb der Männer.
5. Das Kauen von Zelun-Körnern[6] nach dem Essen hilft dagegen.
6. Rosen sind für Menschen mit heißer Komplexion gut geeignet, auch für junge Leute, speziell während des Sommers und in heißen Ländern.

1. Zahnpflegemittel sollen nach Maimonides frisch und gewichtig und von Natur aus heiß und trocken sein, wobei die Trockenheit die Hitze überwiegen soll. Mit ihren adstringierenden Wirkungen stärken sie das Zahnfleisch und die Zähne; mit ihrer Hitze werden Anschwellungen aufgelöst. Weil sie aber auch Blähungen verursachen, vermehren sie den Geschlechtstrieb der Männer, besonders wenn man sie mit Medikamenten ähnlicher Natur mischt.

2. Maheleb ist das beste Zahnpflegemittel. Man verwendet vor allem die kleinen Zweiglein, die am besten schmecken. Vom Holz ist das beste das weiße, unbeschädigte, wohlschmeckende, perlenartige, das man aus Aldrabing und Vehemit importiert.[7] Man behauptete, es sei von gemäßigter Hitze und würde den üblen Geruch von fettem Fleisch nehmen.[8] Seine auflösenden und anziehenden Kräfte lösen die Steine auf und erweichen harte Geschwulste. Es beseitigt Sommersprossen, öffnet Verstopfungen, tötet Eingeweidewürmer, löst Flüssigkeitsansammlungen im Brust- und Lungenbereich auf.

3. Die Alten behaupten, daß das Kampferwasser aus der Rinde eines Kampferbaumes in Carasac tropfe und daher komme. Andere behaupten, das Kampferwasser käme aus seiner Rinde. Andere sieden die Rinde des Baumes und seihen das Wasser ab. Die Eigenschaften des Kampferwassers bewirken, daß, wenn man es auf eine Speise gibt, alle Mücken davor fliehen. Auch wenn man wilden Dost pulverisiert und auf Fisch oder Fleisch streut, vertreibt das die Mücken.

4. Usnen (oder Spatzenmist)[9] wird in Berbim Casdrie gesammelt, besteht aus großen weißen Körnern; sie soll man in Rosenwasser legen, dann wieder im Schatten trocknen, anschließend pulverisieren und in einem gläsernen Gefäß aufbewahren. Dann soll man es auf einem glatten Stein reiben und für Räucherungen gegen Vergiftungen aufbewahren. Galenus[10] behauptet, es säubere die Eingeweide und helfe bei Durchfall, schädige aber die Blase. Diese Nebenwirkung kann man aber durch Honig beseitigen. Auch soll es vorgekommen sein, daß jemand, der zuviel davon eingenommen hatte, wassersüchtig wurde. Der Geschmack hat eine stark reinigende Wirkung, schädigt aber die Augen und den Mund.

5. Zyperwurz wird aus der Landschaft Kuffi[11] importiert; sie ist eine kleine Pflanze, hat wenig Grün und fette Samen. Man sammelt sie auf Wiesen und auch an trockenen Standorten. Nach denen von Kuffi sind die aus Bausuri[12] die besten, danach wiederum die aus der Stadt Rassis[13]. Sie alle helfen gegen Geschwüre des Mundes und haben eine steinbrechende Kraft; sie beschleunigen auch die Menstruation, stärken den schwachen Magen, der unfähig zur Verdauung ist. Sie erhitzen und trocknen ihn ohne beißende Schmerzen.

6. Weißes Sandelholz[14] hat für Zähne und Zahnfleisch eine wohltuende Wirkung, bewirkt einen guten Mundgeruch und hilft gegen die Kopfschmerzen, die durch die Hitze entstanden sind. Wenn man es mit Leber- oder Magenmedikamenten mischt, verstärkt es deren Wirkung. Es nützt von Anfang, wenn man es auf Entzündungen der Leber und des Magens streicht. Rotes Sandelholz ist kälter als das weiße, ansonsten hat es die gleichen Wirkungen. Wenn man Sandelholz zerreibt, gewinnt es dadurch an Hitze, wie auch das Mehl beim Mahlen und Speisen durch das Feuer.

7. Rosen bestehen aus Teilen unterschiedlicher Wirkung. In einigen überwiegt die Bitterkeit, das sind die heißen Teile mit verdünnender Wirkung. In anderen Teilen überwiegt die stopfende Wirkung, die sind kalt und dick. In wiederum anderen Teilen überwiegt die Wäßrigkeit, die sind geschmacklos. In einigen schließlich überwiegt die Kälte, die halten die Mitte zwischen verdünnender und verdickender Wirkung; diese Teile stärken auch das heiße Hirn.

---

1 Im Tac. 1531: Praeparatoria dentium. Die Antike kannte eine ganze Reihe von Zahnpulvern, z. B. Mamorstaub, Talk, Elfenbeinpulver u. ä. m.
2 Maheleb. Im arabischen Cod. Or. 5590: al-Miḥlab. In Brunfels Sammelausgabe (S. 58) wird Maheleb als kleiner Busch in der Größe der Alkanna beschrieben., dessen Blätter denen des Ölbaums glichen. Die Sitte, die Zweiglein wohlriechender Bäume und Sträucher als Zahnbürste zu verwenden, ist noch heute im Orient weit verbreitet.
3 Usnen. In Brunfels Sammelausgabe wird Usnen als herba kali bezeichnet. Die Araber nannten den löslichen Bestandteil der Pflanzenasche Alkali, der bei See- und Strandpflanzen im wesentlichen aus Natriumkarbonat, bei Landpflanzen aus Kaliumkarbonat besteht. Die Verwendung von Usnen als Reinigungs- und Bleichmittel für Leinen wird bei Brunfels ausdrücklich vermerkt.
4 Makastri. Im arabischen Cod. Or. 5590: al-Maqāṣirij. Vielleicht Makassar, Stadt auf Celebes (Reich von Makassar).
5 Rosen. Vgl. auch Schachtafel 29, Abschnitt 2.
6 Zelun-Körner. Im arabischen Cod. Or. 5590: al-Zālam. Vgl. Brunfels, Sammelausgabe arabischer Ärzte, S. 232, De grano Zelim. Er beschreibt die Körner folgendermaßen: so groß wie Kichererbsen, außen gelb, innen weiß, von gutem Geschmack. Sie werden aus den Ländern der Neger importiert und werden dort Croni genannt. Man bezeichnet sie auch als schwarzen Pfeffer, obwohl dieser anders ist. Die Körner sind sehr scharf und helfen bei Zahnweh.
7 Aldrabing, Vehemit. Unbekannte Länder.
8 Eine ähnliche Wirkung hat das Gewürz Kurkuma (Gelbwurz).
9 Diese Beifügung stammt aus dem Tac. 1531: sive stercus passerum.
10 Galenus erwähnt zahlreiche Zahnpflegemittel. Vgl. XII, 884–893. Das Zitat ist allerdings nicht nachweisbar.
11 Kuffi. Im arabischen Cod. Or. 5590: al-Kwfj. Al-Kūfa, ehemals berühmte Stadt südlich der Ruinen Babylons.
12 Ibidem: al-Baṣarj. Vielleicht Basra.
13 Ibidem: al-Rāzj. Raiy in Persien.
14 Weißes Sandelholz (Santalum album) stammt aus Indien und China, ist sehr hart, von angenehmem Geruch. Wird zu Räucherungen und als Zahnpflegemittel verwendet. Rotes Sandelholz (Pterocarpus santalinus) ist geruch- und geschmacklos, enthält den Farbstoff Santalin. Wird ebenfalls für Räucherungen, Zahnpulver und als Färbemittel verwendet.

DIE SIEBENUNDZWANZIGSTE SCHACHTAFEL VON REGENWASSER, BRUNNENWASSER, SCHNEEWASSER, BACHWASSER, ETC.

BRUNNEN-
WASSER
1. Kalt und feucht. Kalt und feucht im vierten.
2. Das beste Wasser kommt aus östlich gelegenen Brunnen.
3. Brunnenwasser hilft bei heißer Leber und unterstützt die Verdauung.
4. Es kühlt aus und verursacht feuchte Anschwellungen.[1]
5. Man kann diese Nebenwirkungen durch Baden und körperliche Bewegung ausgleichen.
6. Das Trinken von Brunnenwasser treibt den Harn, es ist für Menschen mit heißer und trockener Komplexion empfehlenswert, ebenso den trockenen und heißen Lebensaltern, speziell im Sommer und in heißen Ländern.

REGENWASSER
1. Es besitzt geringe Wärme. Die Grade: Kalt und feucht im vierten.
2. Vorzuziehen ist das auf guter Erde gesammelte.[2]
3. Es hilft bei Husten.
4. Wenn es verdirbt, erzeugt es Hitze.
5. Der Schaden tritt nicht auf, wenn es erwärmt wird.
6. Regenwasser befördert das Schwitzen, es hat seine beste Wirkung bei Menschen mit gemäßigter Komplexion, bei gemäßgten alten Leuten, zu allen Jahreszeiten und in allen Ländern.

SCHNEE
UND EIS
1. Stets kalt, gelegentlich kalt. Die Grade: Kalt und feucht im dritten.
2. Vorzuziehen ist Schnee und Eis aus süßem Wasser.
3. Sie verbessern die Verdauung.
4. Sie verursachen Husten.
5. Deswegen soll man vor dem Genuß von Eis- und Schneewasser anderes Wasser trinken.
6. Der Genuß von Eis und Schnee verursacht die Austrocknung der Gelenke und Paralyse, er ist am ehesten für Menschen mit einer heißen Komplexion zuträglich, auch für junge Leute, speziell während des Sommers und in südlichen Ländern.

WASSER MIT
SCHNEE
VERMISCHT
1. Von natürlicher Kälte, gelegentlich. Die Grade: Kalt und trocken im zweiten.
2. Am besten wirkt es, wenn man es mit anderem Wasser vermischt.
3. Es unterstützt die Verdauung und schützt vor kalten Schwellungen.
4. Es schädigt die Brust und die Kehle.
5. Die Schäden kann man durch Baden und mäßige Bewegung kompensieren.
6. Wasser, das mit Schnee vermischt wurde, erzeugt Kälte und Feuchte, es ist am ehesten für Menschen mit heißer und trockener Komplexion geeignet, auch für junge Leute, speziell während des Sommers und in heißen Gegenden.

WARMES
WASSER
1. Gelegentlich heiß. Die Grade: Kalt und feucht im zweiten.
2. Vorzuziehen ist das lauwarme und süße.
3. Es reinigt den Magen.
4. Es bewirkt Abführen.
5. Mit Rosenwasser vermischt hat es diese Wirkung nicht.
6. Warmes Wasser bewirkt Entzündungen und Feuchtigkeit, es ist am ehesten geeignet für Menschen mit kalter Komplexion, für Greise, vorzugsweise während des Winters und in kalten Gegenden.

SALZWASSER
1. Heiß und trocken. Die Grade: Heiß und trocken im zweiten.
2. Vorzuziehen ist fließendes Wasser, das nicht bitter ist.
3. Es bewirkt Abführen.
4. Es ruft Krätze hervor.
5. Den Schaden wendet man ab, wenn man das Wasser mit gutem Lehm mischt und nach dem Trank ins Bad geht.
6. Salzwasser vertreibt den Durst, wird am ehesten von Menschen mit kalter und feuchter Komplexion vertragen, auch von Greisen, vorzugsweise während des Winters und in kalten Gegenden.

ALAUNWASSER
1. Kalt und trocken. Die Grade: Kalt und trocken im dritten.
2. Vorzuziehen ist jenes, das noch trinkbar ist und weniger herb.
3. Es hilft bei Hämorrhoiden und dem Fluß des Bauches.
4. Es trocknet den Leib aus.
5. Diese Nebenwirkung hebt man durch die Einnahme von feuchten Dingen und süßem Wein auf.
6. Alaunwasser ruft Koliken hervor, wird am ehesten von Menschen mit heißer und feuchter Komplexion vertragen, auch von jungen Leuten, speziell während des Frühjahrs und in südlichen Ländern.

1. Es ist nicht ratsam, allzukaltes Brunnenwasser auf nüchternen Magen zu trinken; oder solches, das über Sand geflossen ist. Denn dieses schadet dem Magen, den Zähnen, den Adern, den Beinen und dem Hirn. Diese Körperteile haben nämlich eine kalte Komplexion. Es ist auch schädlich, wenn man im Bade trinkt, oder nach dem Beischlaf, oder wenn man schwere körperliche Anstrengungen macht, oder des nachts durstig aus dem Schlafe erwacht.[3] Denn das Wasser löscht die natürliche Hitze. Ausnahmen sind dann zu machen, wenn der Durst von einem Fieber, von salzigen Speisen[4], oder sonst von einer heißen und trockenen Ursache kommt.

2. Hippokrates sagt[5], daß Regenwasser das allerbeste von allen Wässern sei, das leichteste und süßeste; da die Sonne es aus dem Wasser gezogen hat, ist es das allerdünnste. Wenn es verdirbt, dann nicht wegen seiner Bösartigkeit, sondern wegen seiner Zartheit. Denn alles, was leicht verdirbt, ist von zarter Natur. Wenn das Wasser verdirbt, erzeugt es Hitze und Fieber. Wenn es unverdorben ist, so wirkt es gut. Das beste Regenwasser erhält man bei sanftem Regen, bei dem es donnert; in erster Linie wegen seiner Zartheit und weil die Wolken es mit ihrer Bewegung gereinigt haben.

3. Mancher Schnee ist Eis, mancher Reif[6]. Das Eis hat eine gute oder schlechte Wirkung, je nach dem, an welcher Stelle es gefunden wird. Das beste Eis ist jenes, das auf Felsen gefallen ist, auf hartes Erdreich oder Sand. Wenn man nichts als schlechtes Wasser hat, soll man es mit Schnee mischen. Der schlechteste Schnee ist jener, der auf Bergwerke fällt. Obwohl der Schnee kalt und trocken ist, halten ihn doch manche Ärzte für feucht.

4. Wasser, das mit Schnee gemischt ist. Diejenigen, die fließendes Quellwasser zur Verfügung haben, oder Wasser, das an der Luft ausgekühlt ist, oder in Sand aufbewahrt wurde[7], benötigten keinen Schnee zum Mischen. Denn die Schädlichkeit des Schnees wird den Jungen nicht bewußt, da sich diese erst im Alter zeigt, besonders bei denen, die eine Disposition für die Podagra haben oder zu Erkrankungen der Adern. Daß Wasser keinerlei Nahrung bietet, ist schon daran zu merken, daß es beim Kochen nicht eindickt – so kann es auch keinen Hungrigen nähren. Deswegen besteht auch die Meinung, daß es nicht verdaut wird und auch keinen Appetit macht.

5. Das warme Wasser ist günstig für Fastende, weil es den Magen von aller überschüssigen Feuchtigkeit der Speisen säubert. Es ist auch möglich, daß es den Magen abführt, vor allem in der Mischung mit Zucker oder Honig. Solcherart verwendet, ruiniert das Wasser die Verdauung, führt den Magen und den Leib ab und verursacht Nasenbluten. Wasser, das weder kalt noch lau ist, bläht den Körper auf, vertreibt den Appetit und schädigt das Sehvermögen. Solches Wasser löscht auch keinen Durst. Wenn Wasser wegen der Kälte dick wird, hat es auf das Feuer eine subtile Wirkung, wird es wegen der Hitze dick, macht es auch das Feuer dick, wie es in Ägypten am Nil geschieht.

6. Salzwasser hat zuerst abführende Wirkung für den Leib, danach stopft es und trocknet aus. Ist es aber mit Schwefel, Pech oder Naphta[8] gemischt, ist es nützlich gegen Ausschläge, bei alten Geschwüren oder Wassersucht. Kupferwasser stillt den Harndrang. Wasser, das aus Silberbergwerken kommt, hat abkühlende Wirkung und trocknet mäßig aus. Erdiges Wasser hilft dem Magen und bei Milzanschwellungen, erhitzt und trocknet aus. Wenn man in einem neuen Tongeschirr Salzwasser mit einem Brei[9] mischt, danach in diesen Topf ein kleines Loch macht, so daß Wasser daraus tropft, so ist dieses Wasser, wenn es nach einem fetten Essen getrunken wird, von vorzüglicher Wirkung und beseitigt alle schädlichen Nebenwirkungen.

7. Alle Arten von Alaunwasser sind gut geeignet für die äußere Anwendung, zum Trinken aber ungeeignet. Ist man aber dennoch genötigt, solches Wasser zu trinken, soll man es mit Lehm aus der gleichen Gegend mischen. Oder es vor dem Trinken kochen und mit herbem Wein mischen – dann ist es für Leute mit kalter Komplexion geeignet. Für jene, die eine heiße Komplexion haben, ist es empfehlenswert, Zwiebeln dazu zu essen und sauren Sirup zu trinken. Wasser von schädlicher Qualität soll man mit Kichererbsen sieden, dann abseihen und trinken. Danach ist es günstig, wenn man in Essig eingelegte Zwiebel ißt, zuvor aber noch wilde Pastinaken, gesalzenen Fisch und Kürbis. Trübes Wasser wird klar, wenn man Alaun hineingibt, oder Aprikosenkerne oder glühende Kohlen.

---

1 Die Übertragung folgt hier der klareren Version in Tac. 1531.
2 Hier ist offenbar an Regenzisternen gedacht.
3 Aus Tac. 1531 ergänzt.
4 Aus Tac. 1531 ergänzt.
5 Vgl. Hippokrates I, 537.
6 Im Tac. 1531: Nix quaedam est glacies, et quaedam gelu.
7 Vermutlich sind sandgefüllte Zisternen gemeint.
8 Aus Tac. 1531 ergänzt.
9 Aus Tac. 1531 ergänzt.

DIE ACHTUNDZWANZIGSTE SCHACHTAFEL VOM WEIN AUS TRAUBEN UND ANDEREN FRÜCHTEN, UND MITTELN GEGEN TRUNKENHEIT

WEIN
1. Heiß und trocken. Die Grade: Heiß und trocken im zweiten.
2. Als vorzüglichster kann gelber und wohlschmeckender Wein gelten.
3. Er stillt das Hungergefühl.
4. Er hat nur, wenn man ihn unmäßig trinkt, schädliche Wirkungen.
5. Denen kann man durch verschiedene Dinge, die man nach einem Essen zu sich nimmt oder auch durch das Mischen des Weines mit Wasser begegnen.
6. Das Trinken von Wein erzeugt gemäßigtes Blut, hat seine beste Wirkung bei Menschen mit kalter Komplexion und bei Greisen, zu allen Jahreszeiten, in kalten und in südlichen Ländern.

WOHLRIECHENDER WEIN[1]
1. Von großer Hitze. Die Grade: Heiß im zweiten und trocken im ersten.
2. Besonders gut ist öliger und wohlriechender Wein.
3. Er heilt heiße Augenbeschwerden.
4. Er schädigt das Wahrnehmungsvermögen und bei Kindern deren Gedächtnis.
5. Abhilfe dagegen schaffen weinsaure Äpfel und Lattichmark.
6. Wohlriechender Wein erzeugt dünnes Blut, eignet sich am besten für Menschen mit kalter Komplexion und für alte Leute, vorzugsweise während des Winters und in kalten Gegenden.

DICKER ROTWEIN
1. Von gemäßigter Hitze und Trockenheit. Die Grade: Heiß und trocken im zweiten.
2. Er muß eine schöne Farbe haben.
3. Er hilft bei Ohnmachtsanfällen.
4. Er schädigt die schwache Leber und die Milz.
5. Dagegen kann man sich mit dem Essen von sauren Granatäpfeln helfen.
6. Das Trinken von dickem Rotwein erzeugt rote Galle, es ist am ehesten für Menschen mit kalter Komplexion bekömmlich, auch für Greise, vor allem während des Winters und in kalten Ländern.

SÄUERLICHER WEISSWEIN
1. Er hat von allen Weinen die größte Hitze. Die Grade: Heiß und trocken im zweiten.
2. Vorzüglich ist einjähriger und klarer Weißwein.
3. Er beseitigt Schädigungen durch Gift.
4. Er schwächt den männlichen Geschlechtstrieb.
5. Die Nebenwirkungen beseitigt man durch das Essen saurer Quitten.
6. Der Genuß von säuerlichem Weißwein erzeugt scharfe Galle, er bekommt vor allem Menschen mit kalter Komplexion und Greisen, speziell im Frühling und in nördlichen Gegenden.

WEIN, DER GERADE IN ESSIG UMSCHLÄGT
1. Geringe Hitze und Trockenheit. die Grade: Heiß und trocken im zweiten.
2. Am besten ist der Wein, der aus einem bewässerten Weingarten stammt.
3. Er hilft bei Gallenfluß.
4. Er schädigt die Adern und die Eingeweide.
5. Dagegen helfen süße Nachspeisen.
6. Wein, der gerade in Essig umschlägt, erzeugt unreines Blut, sein Genuß ist für Menschen mit gemäßigter Komplexion zuträglich, auch für junge Leute, speziell während des Frühlings und in östlichen Ländern.

DATTELWEIN
1. Dick und eklig. Die Grade: Heiß und feucht im zweiten.
2. Vorzuziehen ist jener, der aus unreifen Datteln und Dattelhonig zubereitet wird.
3. Er macht wohlbeleibt und verursacht Abführen.
4. Er hat eine stopfende Wirkung.
5. Dem kann man durch den Genuß von süßen Granatäpfeln entgehen.
6. Dattelwein erzeugt rotes Blut, sein Genuß ist vor allem Menschen mit kalter und trockener Komplexion zu empfehlen, auch Greisen, besonders im Herbst und in Küstengebieten.

BITTERMANDELN
1. Heiß und trocken im zweiten, mit der Schale im dritten. Die Grade: Heiß und trocken im zweiten.
2. Vorzuziehen sind große, süße und fettige Mandeln.
3. Vor dem Weingenuß gegessen, verhindern sie die Trunkenheit und beseitigen auch Sommersprossen.
4. Sie schädigen die Eingeweide.
5. Dieser Schaden tritt nicht ein, wenn man sie zusammen mit süßen Mandeln, Mohnsamen oder Zucker ißt.
6. Bittermandeln erzeugen unverdaute Säfte, sie sind am ehesten für Menschen mit kalter Komplexion zu empfehlen, auch für Greise, speziell während des Winters und in nördlichen Ländern.

1. Die Wirkungen des Weines sind nach seiner Farbe, seinem Geruch, seinem Geschmack, seiner Ordnung, nach der Art des Trinkens und der Zeit abhängig. Weißer Wein hat nur wenig Wärme und Nahrung und wird bald verdaut. Dunkler Wein hat die gegenteilige Wirkung. Der wohlriechende Wein erzeugt gutes Blut. Übelriechender Wein bewirkt das Gegenteil. Der süße Wein wird leicht verdaut, macht weniger Abführen, als daß er Harndrang bereitet. Herber Wein wirkt gegenteilig. Dicker Wein nährt gut, wird aber nicht schnell ausgeschieden. Dünner Wein hat die entgegengesetzte Wirkung. Neuer Wein macht Blähungen, alter erleichtert. Wein trinkt man am besten, wenn der Mond in einem wäßrigen Zeichen steht, mit Ausnahme des Skorpions. Danach sind auch die Zeiten zu empfehlen, zu denen der Mond mit Venus und Jupiter in Konjunktion steht.

2. Alter, wohlriechender Wein ist heiß am Ende des dritten Grades. Neuer Wein ist heiß im ersten. Dazwischen ist er heiß im zweiten Grad. Leuten mit heißer Komplexion schadet gelber, roter, schönfärbiger, bitterer und reiner Wein; denn er bereitet Kopfschmerzen, Unruhe, Schlaflosigkeit, insbesonders denen, die eine heiße Leber oder ein heißes Hirn haben. Denn Schlaf und Schlaflosigkeit hängen von der Hitze oder Kälte des Weines und des Hirnes ab. Leute von gemäßigter Komplexion vertragen Rosèwein[2] besonders gut, wenn er nicht zu alt ist und wenn er mit Mäßigung oder gemischt getrunken wird.

3. Dicker, roter Wein, solange er jung und süß ist, nährt ziemlich gut, schädigt aber den Magen. Ganz dunkler und süßer Wein hat noch schlechtere Wirkung, am übelsten aber ist die des dunklen, herben und dicken Weines. Denn dieser wird kaum verdaut. Von allen Weinen hat der weiße die geringste Hitze und die durch ihn entstandene Nahrung eignet sich am besten für Menschen mit heißer Komplexion, um ihren Harn zu treiben, vor allem der dünne Wein. Alle weißen Weine sind herb, ob sie nun dick oder von wäßriger Dünnheit sind, und niemals süß. Hingegen sind alle dunklen Weine süß. Achtet darauf, den Wein zu trinken, wenn der Aszendent oder der aufsteigende Mond im fünften Haus sind, und den Weingenuß zu meiden, wenn sie sich im achten befinden.

4. Heller, saurer Wein schadet Rekonvaleszenten und Geschwächten wegen seiner Trockenheit und seiner Schärfe. Daß er auch den Geschlechtstrieb der Männer dämpft, kommt von seiner Hitze, die den Samen abtötet und ihn an die Körperoberfläche zieht, wegen der Lust und Subtilität des Weines. Der Grund, warum Menschen mit heißer Komplexion eher betrunken werden, wenn sie aus kleine Gefäßen trinken, hängt damit zusammen, daß kleinere Weinmengen schneller verdaut werden, schneller mit ihren Dämpfen ins Hirn steigen, daher um so schneller betrunken machen. Daß Wein Zittern und Schwanken bewirkt, obgleich er heiß ist, kommt von dem Schleim, der wegen seiner schlechten Verdaulichkeit entsteht. Und dieser erzeugt Kälte, weil die Luft durch die vom Wein geöffneten Poren dringt.

5. Weinessig, wenn man seine Hefe abseiht und ihn mit anderer guter Hefe mischt, verliert seine Säure. Die Asche von einer Rebe mit weißen Trauben, zerschnittene Rosinen, gestoßene Kichererbsen und Myrten, mit Wein gemischt, der bereits umschlägt, nehmen diesem seine Säure. Wenn man die Weintrauben erntet, wenn sie gerade im Schatten auszutrocknen beginnen, bei abnehmendem Mond, diese dann auspreßt und kocht, bis die Wäßrigkeit verschwunden ist, dann in Gefäßen mit enger Öffnung, die mit Eisenblech abgedeckt sein soll, aufbewahrt, und das während es blitzt und donnert tut – und der Nordwind nicht weht – dann wird dieser Wein nie zu Essig werden, des sei versichert. Weingenuß ist abzulehnen, wenn der Saturn sich im Aszendenten befindet, denn dieser wirkt sich sehr hinderlich aus; ist es der Mars, so kommt es zu Exzessen beim Trinken, ist es der Schwanz des Drachens, so wird man faul und träg.

6. Bei allen gekochten Weinen ist es gut, wenn man zerquetschte Nüsse hineingibt, denn diese beseitigen den Rauch, der sich vom Kochen in ihnen befindet. Um sie klar zu machen, gibt man ihnen Salz bei. Dattelwein ist dicker als andere Weine, hat auch geringere Hitze; der aus Dattelhonig hergestellte Wein ist noch dicker mit noch geringerer Hitze. Er verläßt den Körper nur langsam und verursacht mehr Blähungen als andere Weine. Wenn er alt wird, macht er auch Verstopfungen. Wein, der mit Honig zubereitet wird, hat mehr Hitze als anderer Wein, macht auch eher toll. Rosinenwein ist weniger stark als dunkler, dicker Wein. Gemäßigter Wein ist anderen vorzuziehen. Geharzter Wein ist kalt und trocken, einige behaupten auch, er sei heiß.

7. Wenn man zwei Unzen des Saftes von Blättern der weißen Rebe nimmt, dazu eine Unze starken Essig, eine Unze sauren Sirup und zwei Unzen Kohlsamen, das Ganze untereinander mischt und das schluckweise während des Weintrinkens[3] zu sich nimmt, so bewahrt das vor Trunkenheit. Eine Mischug von zwei Unzen Kohlsamen und saurem Sirup, vor dem Trinken eingenommen, beschützt ebenfalls vor Trunkenheit. Wenn einer viel trinken möchte, soll er nur wenig essen. Auch wenn man eine fette Kohlbrühe zu sich nimmt, dazu Zuckergebäck oder süßen Wein in dreifachem Wechsel trinkt, und an Kampfer oder Seerosen riecht, sich nicht viel bewegt und nicht viel redet, schützt dies vor Trunkenheit. Wenn man trinken möchte, soll man zuerst mit kleine Schlucken beginnen. Wenn man jemandem, der gerne Wein trinkt, den Saft von Rebschößlingen[4] ohne sein Wissen unter seinen Trank mischt, wird dieser hinfort Wein verabscheuen. Ähnliche Wirkung hat es, wenn man ihm vor dem Trinken Myrten- oder Rautensaft eingibt.

---

1 Im arabischen Cod. Or. 5590 ist von altem Wein die Rede.
2 Man könnte die Stelle auch übertragen: Rosenwein.
3 so im Tac. 1531.
4 reb bampelen. Grimm: bampel, Rebschoß.

DIE NEUNUNDZWANZIGSTE SCHACHTAFEL VON GERÜCHEN UND BLUMEN

MYRTEN
1. Kalt und trocken. Die Grade: Kalt im zweiten, trocken im dritten.
2. Die besten kommt aus der Landschaft Contracta.[1]
3. Sie ergeben ein vorzügliches Pflaster[2] für die heiße Leber.
4. Sie verursachen Schlaflosigkeit.
5. Dagegen helfen frische Veilchen.
6. Myrten wirken am besten bei Menschen von heißer und feuchter Komplexion, bei jungen Leuten, zu allen Jahreszeiten, vorzugsweise in heißen Ländern.

ROSEN
1. Kalt und trocken. Die Grade: Kalt im zweiten, trocken im dritten.
2. Die besten kommen aus Zuri[3] in Persien, wenn sie noch frisch sind.
3. Sie helfen bei heißem Hirn.
4. Bei etlichen verursachen sie Traurigkeit.[4]
5. Dagegen hilft Kampfer.
6. Rosen wirken am besten bei Menschen mit heißer Komplexion, bei jungen Leuten, zu allen Jahreszeiten und in südlichen Ländern.

KRAUSES BASILIKUM
1. Kalt und trocken. Die Grade: Heiß im ersten, trocken im zweiten.
2. Vorzuziehen ist jenes, das dem Dost gleicht, wegen seiner Kälte und Schleimigkeit.
3. Es löst die überschüssige Feuchtigkeit des Hirnes auf.
4. Hingegen füllt es das kalte Hirn mit unnötigen Säften.
5. Das kann man durch Anwendung von Seerosen verhindern.
6. Krauses Basilikum hat bei Menschen mit gemäßigter Komplexion die beste Wirkung, hilft allen Lebensaltern, zu allen Jahreszeiten, speziell in östlichen Ländern.

VEILCHEN
1. Kalt und feucht. Die Grade: Kalt im ersten, feucht im zweiten.
2. Vorzuziehen ist die Art Azichne, die viele Blätter hat.
3. Der Geruch beruhigt Tobsüchtige und der Saft führt die Galle ab.
4. Sie schaden bei Schnupfen, der wegen Kälte entstanden ist.
5. Die schädlichen Wirkungen bekämpft man mit Cayr[5] und Cassia.
6. Veilchen wirken bei Entzündeten und Jungen vortrefflich, zu allen Jahreszeiten, besonders in südlichen Gegenden.

LILIEN
1. Heiß und trocken. Die Grade: Heiß im zweiten, trocken im dritten.
2. Vorzuziehen sind blaue Lilien.
3. Sie lösen die überschüssige Feuchtigkeit des Hirns auf und treiben den gelben Harn.
4. Sie wirken schädlich bei durch Hitze entstandene Kopfschmerzen.
5. Dagegen kann man sich mit Kampfer behelfen.
6. Lilien entwickeln die beste Wirkung bei Menschen mit kalter Komplexion, bei Greisen, während des Winters und in nördlichen Ländern.

ZITRONEN
1. Die Schalen sind heiß und trocken, das Fleisch kalt und feucht, die Säure kalt und trocken. Die Grade: Heiß und trocken im zweiten.
2. Die besten kommen aus der Landschaft Fasissigna.[6]
3. Zusammen mit dem Geruch von Stoconnia[7] helfen Sie gegen Gift; Zitronenschalen helfen bei der Verdauung.
4. Sie schädigen das heiße Hirn und werden schwer verdaut.
5. Wenn man Zitronen nach dem Essen zu sich nimmt, soll man an frischen Veilchen riechen.
6. Zitronen sind gut geeignet für Menschen mit kalter Komplexion, für Greise, vorzugsweise während des Winters und in kalten Ländern.

ALRAUNEN-FRÜCHTE
1. Kalt und trocken. Die Grade: Kalt im dritten, trocken im zweiten.
2. Vorzuziehen sind große und wohlriechende Früchte.
3. Der Geruch dämpft Kopfschmerzen, die Früchte helfen bei Elephantiasis und Erfrierungen der Haut.
4. Sie verwirren die Sinne und schläfern ein.
5. Efeufrüchte heben diese Nebenwirkungen auf.
6. Alraunenfrüchte sind vor allem für Menschen mit heißer Komplexion geeignet, auch für junge Leute, speziell während des Sommers und in nördlichen Gegenden.

1. Myrten sind wegen ihrer Herbe kalt und trocken, wegen ihrer Bitternis besitzen sie auch etwas Hitze und Feuchte. Holunder ist ziemlich heiß und trocken und bei Fazialähmung und bei der durch Kälte hervorgerufenen Paralyse anzuwenden. Nelkenrosen sind in ihrer Wirkung dem Holunder sehr ähnlich, aber etwas schwächer und milder. Narzissen sind von gemäßigter Hitze, verdünnen die Feuchtigkeit und lösen sie auf. Wildwachsender Narzissen haben mehr Hitze als die im Garten gezogenen. Wenn man in eine Narzissenzwiebel einen kreuzförmigen Einschnitt macht und sie dann im Garten auspflanzt, verdoppelt sich die Pflanze.

2. Rosen haben unterschiedliche Eigenschaften. Einige sind rot, andere weiß oder gelb, oder außen gelb und innen dunkel. Ihre Natur besitzt auch unterschiedliche Kräfte, doch tendieren alle zur Kälte, deswegen haben sie eine kühlende Wirkung und trocknen das Hirn aus; Menschen mit einem kalten Hirn bekommen von ihnen Schnupfen.

3. Das krause Basilikum, das nach Dost schmeckt, besitzt Hitze, die die überschüssige Feuchtigkeit des Hirns auflöst. Befeuchtet man das Basilikum mit Wasser, so nimmt die kühlende Wirkung zu, ebenso die befeuchtende. Wilde Minze ist heiß und trocken im dritten Grad, sie löst die Feuchtigkeit des Hirns auf. Minzensaft hilft gegen das Aufstoßen[8] nach reichlichen Mahlzeiten. Majoran ist heiß und trocken im zweiten Grad, löst die Feuchtigkeit des Hirns auf, beseitigt Verstopfungen und verdünnt die Feuchtigkeit. Majoranöl heilt Ohrenschmerzen, die durch starke Blähungen entstanden sind. Wenn man Majoransaft in die Schröpfköpfe gibt und sie dann ansetzt, werden keine Schröpfmale zurückbleiben.

4. Veilchen werden wegen ihrer Kälte bei heißem Hirn und bei Schlaflosigkeit angewendet; denn ihr Geruch schläfert ein. Wenn man frische Veilchen auf den Kopf legt, bekommt der Harn Veilchengeruch, so wie das Bestreichen mit Ruß bewirkt, daß der Harn sich schwarz färbt. Seerosen haben die gleiche Wirkung und den gleichen Nutzen wie Veilchen, doch haben sie mehr Kälte, deswegen helfen sie bei Kopfschmerzen, die durch Hitze entstanden sind. Es gibt zwei Arten: die wildwachsenden sind gelb, die angepflanzten blau. Letztere sind auch etwas milder und feuchter. Zyklamenblüten[9] sind heiß und trocken. Wenn man die Blüten in Wein einlegt, und diesen danach trinkt, bekommt man leicht einen Rausch.

5. Auch die Lilien haben Unterschiede, doch tendieren sie alle zur Hitze und schädigen das Hirn. Die gelben sind heiß und wirken verdünnend, haben eine gute auflösende Kraft. Hingegen sind die anderen Arten gemäßigt in Hitze und Kälte. Das krause Basilikum hat die gleiche Wirkung wie der Majoran. Rachacaromi[10] haben eine gemäßigte Komplexion, einen angenehmen Geruch und helfen bei leichten Blähungen des Hirns. Efeufrüchte haben die gleiche Wirkung, ebenso wie die Baschie[11].

6. Manche schwangere Frauen essen Zitronen, wenn sie plötzlich Appetit darauf haben. Zitronen wirken auch gegen tödliche Gifte. Zitronenschalen sind heiß, trocken und scharf. Der saure Saft ist kalt und trocken im dritten Grad, das Fruchtfleisch stärkt mit seiner Schärfe und guten Geschmack den Magen und verbessert die Verdauung, seine Hitze ist gemäßigt. Der Zitronensaft hat auflösende und verdünnende Wirkung. Das Fruchtfleisch hält mit seiner Komplexion die Mitte zwischen den Schalen und dem Saft.

7. Alraunenfrüchte kühlen und befeuchten den Kopf und machen ihn unempfindlich. Orangen lösen die kalten Winde auf, sind auch von stärkerer verdünnender Wirkung als die Zitronen. Limonen haben den gleichen Geruch und die gleiche Wirkung auf das Hirn. Der Geruch von Quitten kühlt und stärkt das Hirn und den Geist. Er beseitigt auch den Brechreiz und Ekel vor Speisen.

---

1 Contracta. Im Tac. 1531: Casruhuben, id est Contracta. Im arabischen Cod. Or. 5590: al-Ḫusrwanj.
2 aus dem Tac. 1531 ergänzt.
3 Zuri. Im arabischen Cod. Or. 5590: al-Ġwrj. Diese Lokalität wird allerdings nicht als in Persien liegend bezeichnet; die schönsten Rosen kommen aus al-Ġwrj und aus Persien.
4 Im Tac. 1531 steht: mesthut. Das ist wohl zu meschire Verwirrung, Kopfschmerzen zu stellen.
5 Cayr. Vielleicht zu Keiri, der Lackviole zu stellen. Cassia ist ein Gewürz mit Zimtgeschmack, leicht pfeffrig. Im Tac. 1531 steht: Samsuchon = Majoran.
6 Im arabischen Cod. Or. 5590: al-Susi.
7 Kommt im arabischen Cod. Or. 5590 nicht vor.
8 heschen. Grimm: schluchzen, schlucken.
9 Im Tac. 1531: Panis porcinus, Schweinsbrot. Darunter verstand man die Zyklamenknolle.
10 Rachacaromi. Im arabischen Cod. Or. 5590: al-Bahramig.
11 ibidem al-Baram.

DIE DREISSIGSTE SCHACHTAFEL VOM NUTZEN UND SCHADEN DER NACHSPEISEN

ZUCKERROHR
1. Heiß und feucht. Die Grade: Heiß und feucht im ersten.
2. Vorzuziehen ist das saftige und süße.
3. Es nützt bei Brustbeschwerden und Husten.
4. Es verursacht Blähungen.
5. Das tritt nicht ein, wenn man das Zuckerrohr mit warmem Wasser wäscht.
6. Zuckerrohr erzeugt gemäßigtes Blut, sein Genuß ist für Menschen mit kalter Komplexion empfehlenswert, auch für alte Leute, speziell zur Zeit der Zuckerrohrernte und in den Gegenden, in denen es wächst.

KANDISZUCKER
1. Von gemäßigter Hitze. Die Grade: Heiß im ersten, feucht im zweiten.
2. Kandiszucker soll rein, durchsichtig und leicht sein.
3. Er wirkt wohltuend auf die Luftröhre.
4. Er schadet dem galligen Magen.
5. Das kann man durch das Essen von sauren Früchten vermeiden.
6. Kandiszucker erzeugt gute Säfte, sein Genuß ist für Menschen mit gemäßigter Komplexion besonders zuträglich, auch allen Lebensaltern, zu allen Jahreszeiten in allen Ländern.

LEHM AUS CHORASAN
1. Kalt und trocken. Die Grade: Von gemäßigter Kälte, trocken im zweiten.
2. Vorzuziehen ist leichter und bröckeliger Lehm.
3. Er beseitigt den Brechreiz.
4. Er fördert die Steinbildung in den Lenden.
5. Dagegen kann man saure Früchte essen oder sauren Sirup aus Getreide zu sich nehmen.
6. Lehm aus Chorasan erzeugt trockene Nahrung, er eignet sich vor allem für Menschen mit heißer und feuchter Komplexion, für Greise, vorzugsweise im Winter und in heißen und schleimigen Gegenden.

PISTAZIEN
1. Heiß und trocken. Die Grade: Heiß und trocken im dritten.
2. Am besten sind abgelegene, große Pistazien.
3. Sie helfen gegen Schlangenbiß.
4. Sie verursachen Schwindelgefühle.
5. Diese treten nicht ein, wenn man getrocknete Aprikosen dazu ißt.
6. Pistazien erzeugen trockenes Blut, sie eignen sich gut für Menschen mit kalter Komplexion, für alte Leute, speziell während des Winters und in kalten Ländern.

HASELNÜSSE
1. Heiß und feucht. Die Grade: Heiß im dritten, feucht im ersten.
2. Haselnüsse sollen saftig und dick sein.
3. Sie vermehren die Hirnmasse.
4. Sie verursachen Magenverletzungen.
5. Dagegen schützt man sich durch den Genuß von Gerstenzucker.
6. Haselnüsse erzeugen kein gutes Blut, sie sind am ehesten geeignet für Menschen mit kalter Komplexion, auch für Greise, vor allem während des Winters und in nördlichen Ländern.

GESALZENE MANDELN
1. Heiß und trocken. Die Grade: Heiß und trocken im zweiten.
2. Vorzuziehen sind geschälte Mandeln.
3. Sie verhindern das Betrunkenwerden.
4. Sie verursachen Ekel.
5. Dieser bleibt aus, wenn man gelben Wein dazu trinkt.
6. Gesalzene Mandeln erzeugen salzigen Schleim, ihr Genuß wirkt gut bei Menschen mit heißer Komplexion, auch bei jungen Leuten, vor allem während des Winters und in südlichen Ländern.

JOHANNES-BEEREN[1]
1. Heiß und trocken im zweiten.
2. Am besten sind die in Schnee konservierten.
3. Sie helfen bei Pocken und Ausschlag.[2]
4. Sie schädigen die Brust und verursachen Schnupfen.[3]
5. Dagegen kann man sich mit kandierten Zitronen behelfen.
6. Johannesbeeren erzeugen unreine Säfte, sie eignen sich am besten für Menschen mit heißer Komplexion, auch für junge Leute, besonders im Frühjahr und am Platz der Ernte.

1. Zuckerrohr ist von gemäßigter Hitze, es reinigt die Brust, den Schlund und die Luftröhre von feuchter Verschleimung und treibt auch den Harn. Seine blähende Wirkung wird durch Schälen und Waschen in warmem Wasser beseitigt. Gerstenzucker ist heiß und feucht, gut für die Brust und bei Husten, führt den Bauch ab und erzeugt gemäßigtes Blut. Vorzuziehen ist die Zubereitung aus reinem Zucker.

2. Kandiszucker reinigt die Kehle, wenn beim Schreien und Singen die Säfte vom Kopf dorthin rinnen, oder auch bei Heiserkeit und Husten. Er nützt auch der Brust und der Lunge. Wenn man den Kandiszucker mit Koriandersaft und Mohnsamen zubereitet, ist er für die heißen Komplexionen geeigneter. Wenn man ihn mit Lapislazuli färbt, eignet er sich für Menschen mit melancholischer Komplexion, weil er diese verdünnt.

3. Lehm aus Chorasan nimmt man zu sich, um die Verdauung zu verbessern und zu unterstützen, oder um den Magenmund zu schließen, wenn man fette Speisen zu sich genommen hat. Er trocknet die Feuchte des Magens. Die günstigste Dosierung liegt zwischen einem Quintlein und einem Goldgewicht;[4] nimmt man mehr, so bewirkt er Blähungen, Verstopfungen und gelbe Gesichtsfarbe. Menschen mit weit geöffneten Adern vertragen ihn besser als andere. Er hat auch etwas Hitze wegen seines Salzanteiles und nährt auch einige Tiere, weil es sich um reines Erdreich handelt. Die Eigenschaften dieses Lehms sind je nach seiner Art verschieden.

4. Pistazien verwendet man, weil sie herb und aromatisch sind, weswegen sie den Magen stärken, die Feuchtigkeit der Brust, der Leber und der Lunge austreiben. Sie reinigen auch die Nieren. Pistazien, die nicht herb sind, haben keinen Nutzen oder Schaden für den Magen, führen ein wenig ab und bieten nur wenig Nahrung. Man soll sie als Nachtisch essen. Die Bauern behaupten, daß die Pistazien besonders gut in Mandelpflanzungen gedeihen, ebenso in Linsenfeldern und Garteneingängen.[5]

5. Hippokrates[6] behauptet, daß Haselnüsse besser als Nüsse nähren; wenn sie nicht geschält sind, werden sie schwer verdaut. Die Schalen sind nämlich herb, stopfen den Leib und verursachen starke Blähungen. Einige der Alten behaupten, daß der Genuß von Haselnüssen zusammen mit Raute vor dem Essen bewirke, daß keine Schlange einen beiße. Es wird berichtet, daß auch Skorpione dann die Flucht ergreifen. Wenn man Haselnüsse mit Feigen ißt, hilft das auch noch nach dem Biß.

6. Die Kombination von Mandeln und Wein soll man vermeiden, ausgenommen jene, die Schleim im Magen haben. Wohlschmeckende Mandeln in Salz reinigen die Brust und die Lunge und führen den Bauch ab. Denn sie haben eine starke reinigende Kraft. Bittermandeln reinigen die Lunge und die Brust noch besser und öffnen Verstopfungen der Leber, der Milz, der Nieren und der Blase, treiben auch den Harn. Je bitterer sie sind, desto besser sind diese Wirkungen.

7. Johannisbeeren eignen sich für den schwachen und galligen Magen, indem sie den Magenmund stärken und den Ekel vor Speisen beseitigen. Sie verhüten, daß die Dämpfe des Weines in das Hirn steigen, stärken den schwachen Bauch, stopfen den Leib und bessern Brustbeschwerden. Aber sie schaden den Greisen und Leuten, die eine kalte Komplexion haben.

---

1 Rabes = ribes.
2 Urschlechten. Grimm: urschlacht, Pocken. Im Tac. 1531 steht: Variolis et morbilis. Beides sind Bezeichnungen für Pocken.
3 Das Tac. 1531 hat statt dessen: colicae.
4 Quintlein = drachma, eine Gewichtseinheit für Silber. Guldin = aureum, Gewichtseinheit für Gold. Die Werte schwanken stark.
5 Aus dem Tac. 1531 ergänzt.
6 Ein entsprechendes Zitat war nicht nachweisbar.

DIE EINUNDDREISSIGSTE SCHACHTAFEL VON DER MUSIK, STIMMUNGEN DES GEMÜTS UND MITTELN, DIE DEN LEIB REINIGEN

GESANG
1. Gesang ist die Angleichung der Stimme den Tönen eines Instruments.
2. Vorzuziehen ist solcher, der den Ohren angenehm ist.
3. Er befreit von Beschwerden.
4. Er kann schaden, wenn man ihn nur der Lust wegen pflegt.
5. Deswegen soll man ihn nur seiner Hilfe wegen gebrauchen.[1]
6. Der Gesang nützt allen Komplexionen, allen Altern, zu allen Jahreszeiten, in allen bewohnten Ländern.

ORGELSPIEL UND FLÖTENSPIEL
1. Dieses kann leise oder sehr laut sein.
2. Vorzuziehen ist jenes, bei dem die Stimmen und die Musik zueinander passen.
3. Sie helfen, wenn man angenehm singt.
4. Schädlich ist mißtönender Gesang, wenn man eine Stimme nicht hört.
5. Der Schaden bleibt aus, wenn alles zusammenpaßt.
6. Orgelspiel und Flötenspiel nützen allen Komplexionen und allen Altern, zu allen Jahreszeiten und in allen bewohnten Ländern.

MUSIZIEREN UND TANZEN
1. Beim Tanz bewegen sich die Füße und der Körper nach der Musik.
2. Vorzuziehen sind Tänze, bei denen Musik und Bewegung zusammenpassen.
3. Tanzen ist nützlich, wenn Augen und Ohren gleichermaßen entzückt sind.
4. Schlecht ist es, wenn man von den Noten abweicht.
5. Besser ist es, wieder richtig nach den Noten zu singen.
6. Musizieren und Tanzen nützt Menschen aller Komplexionen, allen Lebensaltern, zu allen Jahreszeiten und in allen bewohnten Ländern.

FREUDE
1. Sie ist der Ausdruck der Lebenskraft, gelegentlich von Hitze begleitet.
2. Die beste Freude ist jene, die zum Glücke führt.
3. Sie ist den Traurigen und denen, die in Nöten sind, besonders von Nutzen.
4. Übergroße Freude tötet.
5. Es ist besser, wenn Weisheit und Verständigkeit sie begleiten.
6. Freude ist Menschen mit kalter Komplexion besonders zuträglich, auch Greisen, vor allem in der kalten Jahreszeit und in kalten Gebieten.

SCHAM
1. Sie ist eine äußerlich und innerlich fühlbare Gemütsbewegung.
2. Am edelsten ist Scham ohne offensichtlichen Anlaß.
3. Sie dient der Verbergung der Gefühlsbewegung.
4. Sie kann nach Wutanfällen sehr stark sein.
5. Dagegen hilft Selbstbeherrschung.
6. Scham ist für Menschen mit gemäßigter Komplexion zuträglich, auch für junge Leute, zu allen Jahreszeiten und überall.

ZORN
1. Er ist eine Aufwallung des Blutes im Herzen.
2. Er ist gut, wenn er fett macht und die verlorene Gesichtsfarbe wieder zurückbringt.
3. Er hilft bei Paralyse und Faziallähmung.
4. Schlecht ist es, dem Zorn nachzugeben.
5. Besser ist es, ihn durch Weisheit zu mäßigen.
5. Zorn wirkt gut bei Menschen mit kalter Komplexion, auch bei Greisen, vor allem während des Winters und in kalten Gegenden.

SILBERGLÄTTE[2]
1. Trocken. Die Grade: Von gemäßigter Hitze.
2. Die glänzende Silberglätte aus Böhmen ist die beste.
3. Sie trocknet Geschwüre aus, die Fleischwucherungen verursachen.
4. Sie bewirkt eine Ansammlung überschüssiger Säfte im Herzen.
5. Dagegen schützt man sich mit Rosenöl.
6. Silberglätte ist am besten für Menschen mit kalter Komplexion geeignet, auch für Alte, besonders in der kalten Jahreszeit und in nördlichen Gegenden.

1. Eine schwache oder gesenkte Stimme, oder eine halblaute hat kein Verhältnis zur Höhe oder Tiefe, sondern ist nur der Anfang eines Tones. Dennoch verhält sich eine gesenkte oder halblaute Stimme zum Ton, wie die Buchstaben zur Rede. Denn aus ihnen wird sie zusammengesetzt und sie kann wieder in diese zerlegt werden. Der Rhythmus der Instrumente verhält sich zum Gesang wie die Verskunst zu den Versen. Und die Zahl der Töne entspricht der Zahl der Komplexionen, deswegen ist Musik so heilsam bei Gemütserkrankungen. Einige Ärzte kurieren damit sogar Hüftleiden und Beschwerden der Blutgefäße. Die allgemeine Ansicht ist jedenfalls, daß die Musik auf das Gemüt wirkt.

2. Die Nützlichkeit der Orgeln, des Gesanges, des Rhythmusschlagens liegt darin, daß wenn ein einzelner Sänger mit seiner Stimme die Höhe, die vonnöten wäre, nicht erreicht, oder auch auf einem Saiteninstrument nicht erlangt, so kann er es doch mit einer Orgel oder einem Blasinstrument. So ist der Gesang, der über Bemi[3] reicht, das ist die Stimmung der Saiteninstrumente, stärker als der, der über Zir geht. Der Ton der Flöten soll der Mittler sein zwischen dem Sänger und denen, die nicht reden, den Saiten nämlich. Deswegen wird die Musik der Flöten als Gesang ohne Worte bezeichnet. Unter den Flötenspielern sind die aus Signa berühmt, weil sie weitere Backen haben und damit mehr Luft fassen können, und dicke Lippen, das Mundstück zu halten, auch besitzen sie ein kaltes Herz und können deswegen lange blasen. Ansonsten haben sie kein Geschick zu singen. Für den Gesang, das Orgeln und alles andere Instrumentenspiel ist es von Vorteil, wenn der Mond in einem Luftzeichen oder in einem feurigen Zeichen[4] sich befindet und Venus und Mars in Konjunktion stehen.

3. Die Töne der Musik kann man als eine Art zu Tanzen oder Bewegung bezeichnen. Diese teilt man entweder ein in einen schweren, gefolgt von einem leichten Ton; oder in einen mittleren, gefolgt von einem leichten; oder in einen donnernden, gefolgt von einem leichten. Jedem dieser Töne entspricht eine Art des Gesanges: der klare Gesang, der Vogelgesang, hoher Gesang, süßer Gesang, gebundener Gesang, Gesang, der viele Noten lang sich von den Versen entfernt, Gesang mit einer Vervielfältigung der Noten, Gesang mit verschiedenen Noten, der wieder zur Stimme zurückkehrt und zum ersten Gesang zurückfindet.[5] Es gibt Tänze mit Musik und solche ohne. Der Tänzer soll eine leichte Natur haben, versiert in seiner Kunst sein und von gemäßigter Statur.

4. Die Freude macht Magere und Schlanke dick, weil sie die Feuchtigkeit ausgleicht und die Hitze herauszieht. Wenn sie aber urplötzlich einen überfällt, kann sie tödlich sein,[6] weil sie die natürliche Hitze plötzlich abzieht. Deswegen sollen Menschen, die oft Anlaß zur Freude haben, auch andere Dinge bedenken. Angst ist der Freude entgegengesetzt und schädigt alle, die einen kalten und trockenen Körper haben; und wenn sie lang andauert, so kann sie tödlich sein, es seit denn, man halte eine vernünftige Diät und den Geist in guter Zucht.[7]

5. Die Scham[8] bewegt die natürliche Hitze nach innen, auf der Flucht vor dem, was die Scham auslöste. Deswegen wird der sich Schämende zuerst bleich, und nachdem er sich bedacht hat, kommt die Hitze wieder heraus und sein Gesicht wird rot. Ähnlich wirkt die Traurigkeit. Allerdings meinen manche, daß während des Bedenkens in der Traurigkeit oder in der Scham die Hitze in den Körper hineingetrieben werde; wenn einer hoffe, etwas zu erlangen, würde sie herausgetrieben. Alle diese Vorgänge trocknen den Körper aus. Daher kann es durchaus sein, daß jemand durch Hoffnung oder Verzweiflung Schaden nimmt. Die Gesichtsfarbe derjenigen, die sich in Hoffnungen wiegen, ist angenehm, die der Verzweifelten ist bleich. Zwei Unglücke zugleich sollen sich nicht zutragen, während ein Sternzeichen aufsteigt und auch nicht, wenn Venus, Merkur und Mond in Konjunktion stehen. Man soll auch darauf achten, daß zur Zeit der Erwählung der Mond nicht im siebenten oder ersten Haus steht.

6. Dauernder Zorn verursacht eine gelbe Gesichtsfarbe, Zittern, Angst und zerstörende Fieber. Dies alles geschieht, wenn es nicht die Natur austreibt oder man sich selbst zügelt und so den Zorn mäßigt. Hingegen nützt der Zorn den Ängstlichen und denen, die eine kalte Komplexion haben, weil nämlich der Zorn das Blut nach außen treibt, eine rote Gesichtsfarbe bewirkt, die Adern füllt und den Schweiß treibt. Die Furcht hat die entgegengesetzten Eigenschaften: die Hitze wird nach innen getrieben, deswegen können Melancholiker auch daran sterben. Denn diese fürchten sich leicht und leiden oft an Verfolgungswahn.

7. Wenn man Tuchia[9] und Tamariskensamen zerreibt und mit Rosenwasser vermischt, kann man damit den üblen Schweißgeruch unter den Achseln und an den Genitalien beseitigen. Auch der Saft von Lilienblättern, wenn man ihn in ein irdenes Gefäß gibt, ihn darin trocknen läßt, dann das Gefäß und den Saft zerstößt, hat die gleiche Wirkung. Wenn man verhindern möchte, daß Kindern Schamhaare wachsen, soll man sie zuerst auszupfen, danach die Stellen mit Froschblut bestreichen oder mit Schildkrötenblut,[10] gemischt mit Ameiseneiern oder mit dem Öl der Eidechse, die man Stellio[11] nennt. Dicke, rote Schwellungen an den Augenbrauen heilt man mit Rosenwasser, dem Sumach und Agrest beigemengt wurde. Wenn jemand viel schwitzt, ist es nützlich, ihn mit dem Saft von Alkanna- und Lilienblättern einzureiben.

---

1 „So man einen brennt/ von seiner Hilff wegen" ist die wörtliche Übersetzung von „cum uritur per iuvamentum tantum" aus dem Tac. 1531. Uritur ist durch utitur zu ersetzen.
2 Silberglätte, lithargyros, auch Bleiglätte (Bleioxyd PbO) entsteht bei der Silbergewinnung als Nebenprodukt. Je nach der Abkühlung zeigt sie verschiedene Farben; hell = Silberglätte, rötlich = Goldglätte. Vgl. Dioskourides V, 517–520 Περι λιθαργυρου, dort wird auch die Wirkung gegen Fleischwucherungen erwähnt. Vgl. ebenso Galenus XII, 224.
3 Bemi, Zir. Die Saiten der persischen Laute waren A-D-G-c gestimmt; diese Grundstimmung wurde von der älteren arabischen Musik übernommen. Die persischen Bezeichnungen für die höchste Saite Zir und Bamm für die tiefste Saite sind ins Arabische eingegangen.
4 Luftzeichen: Zwilling, Waage, Wassermann; Feuerzeichen: Widder, Löwe, Schütze.
5 Die Übertragung paßt sich der Version im Tac. 1531 an.
6 Vgl. Galenus VII, 193.
7 Aus dem Tac. 1531 ergänzt.
8 Vgl. Galenus VII, 192, und VI, 138.
9 Tuchia. Unbekanntes Material. Vielleicht zu Thutia (Hüttenrauch, Ofenbruch) zu stellen, wohl eine Art verunreinigtes Zinkoxyd. Vgl. Brunfels Sammelausgabe, S. 277, und Dioskourides, S. 505, Kap. 85.
10 Im Tac. 1531: testudo
11 Hußhejder, stellio genannt. Unklares Wort, nicht bei Grimm, dem Sinn nach wohl soviel wie „Haushalter". Die Sterneidechse (Lacerta stellio) heißt alt sterneidex, spencklecht eidex oder auch Sternmolch.

DIE ZWEIUNDDREISSIGSTE SCHACHTAFEL VON TRUNKENHEIT, ERBRECHEN, REDEN, SCHLAFEN UND WACHEN

TRUNKENHEIT
1. Sie ist eine Bewegung der Sinnesorgane. Die Grade:---
2. Vorzuziehen ist ein Rausch, der die Lust nicht mindert.[1]
3. Trunkenheit hilft gegen starke Schmerzen.
4. Sie schadet der Samenproduktion und dem Hirn.
5. Dagegen schützt man sich mit Mitteln, die das Hirn stärken und auch mit Erbrechen.
6. Trunkenheit wird am besten von Menschen mit kalter Komplexion ertragen, auch von Greisen, besonders während der kalten Jahreszeit und in nördlichen Gegenden.

ERBRECHEN
1. Das ist die Ausscheidung der Feuchte in der Gegenrichtung des normalen Weges der Speisen.
2. Günstig ist es, wenn das Erbrechen ganz leicht vonstatten geht, wie bei jenen, die eine weite Brust haben.
3. Es nützt dem Magen und den unteren Gliedmaßen.
4. Es schädigt das Hirn und die zu enge Brust.
5. Es hilft, wenn man die Augen verbindet und andere, geeignete Hilfestellungen leistet.
6. Das Erbrechen ist besonders für Menschen mit schleimiger Komplexion zuträglich, auch für Alte und Greise, es ist günstig, wenn es durch Anstrengung ausgelöst wird, vor allem in heißen Gegenden.

RETTICH UND ÄHNLICHES
1. Heiß und trocken. Die Grade: Heiß im dritten, trocken im zweiten.
2. Am besten ist Rettich, wenn er frisch aus dem Garten kommt.
3. Vor dem Essen genossen, hilft er bei Erbrechen, nach dem Essen genossen, unterstützt er das Abführen und um den gelben Harn zu treiben.
4. Er bringt die Speisen und die Säfte in Bewegung.
5. Das schadet aber nicht, wenn man erbricht.
6. Der Genuß von Rettich erzeugt schlechte Säfte, er ist am ehesten für Menschen mit heißer und feuchter Komplexion zuträglich, auch für Greise, speziell in der kalten Jahreszeit und in nördlichen Ländern.

SCHLAF
1. Er ist eine Erstarrung der Sinne.
2. Empfehlenswert ist es, acht Stunden zu schlafen, und zwar zwischen den beiden ersten und den beiden letzten Stunden der Nacht.
3. Er nützt der Ruhe und der Verdauung.
4. Wenn man zuviel schläft, trocknet der Körper aus.
5. Dagegen hilft der Genuß feuchter Speisen.
6. Der Schlaf wirkt bei Menschen mit schleimiger Natur am besten, auch Greisen, zu allen Jahreszeiten und in allen Landstrichen.

ERZÄHLUNGEN
1. Sie können den Schlaf herbeibringen.
2. Vorteilhaft sind solche, die am Einschlafen nicht hindern.
3. Sie nützen jenen, die Lust daran finden.
4. Es ist störend, wenn man sich mit einem unterhalten will, aber viele andere dazwischenreden.
5. Man kann sich damit behelfen, nur einem zuzuhören.
6. Erzählungen nützen Menschen aller Komplexionen, sie sind allen Lebensaltern, mit Ausnahme der Kinder, zuträglich, zu allen Jahreszeiten, in allen Ländern.

REDEN IM SCHLAF
1. Es kann sich um wirre und vernünftige Reden handeln.
2. Vorzuziehen sind jene, die man gut verstehen kann.
3. Sie schläfern ein.
4. Schädlich ist es hingegen, laut zu schreien.
5. Es hilft, wenn man das Unangenehme in Angenehmes verwandelt.
6. Das Reden im Schlaf ist allen Komplexionen, allen Altern zuträglich, besonders zur Winterszeit und in allen Ländern.

WACHEN
1. Es handelt sich um eine Übung der Sinne.
2. Es nützt denen, die fertig verdaut haben.
3. Es hilft, die Dinge zu erlangen, die dem Leben dienen.
4. Wer zuviel wacht, wird verdrossen.
5. Dagegen hilft Schlaf.
6. Das Wachen ist allen Komplexionen, allen Lebensaltern, zu allen Jahreszeiten und in allen bewohnten Ländern zuträglich.

1. Trunkenheit durch Weingenuß ist eine unnatürliche Sache, denn die Lebensgeister werden durch die Dämpfe des Weines durcheinandergewirbelt; Sinne, Kräfte und Handlungen kommen in schrecklicher Weise blitzartig durcheinander. Das geht soweit, daß Menschen, die im nüchternen Zustand schrecklich sind, im betrunkenen ganz angenehm sein können. Einige Menschen reizt der Wein zu Zornausbrüchen. Andere treiben Unsinn ohne Verstand und Ursache. Manche fließen vor Heiterkeit förmlich über, auch gibt es solche, die sich im Trunke weise dünken, ihre Berauschung abstreiten und über die Gesetze diskutieren wollen.

2. Erbrechen ist bisweilen ganz nützlich, wenn man es absichtlich herbeiführt, etwa um den Leib zu reinigen. Das geht mit geeigneten Arzneien, z. B. Dille, aber auch ganz ohne Arznei, bei Menschen, die so etwas nicht benötigen. Erbrechen wird auch durch körperliche Notwendigkeiten verursacht, wenn z. B. der Magen etwas Schädliches austreibt. Auch bei Gesunden kann es zu Erbrechen kommen, etwa bei Trunkenheit. Ebenso bei Erkrankungen in Krisensituationen oder während der Hundstage. Vorzuziehen ist das Erbrechen, wenn der Mond in einem nördlichen Haus steht, begleitet von einem rückwärtsschreitenden Planeten.

3. Nach Möglichkeit soll man nur nach körperlichen Übungen, nach dem Bade, nach der Einnahme sauren Sirups, der mit Körnern zubereitet wurde, erbrechen, nach dem Essen gesalzener Fische mit Senf, oder nach dem Gerichte, das sich Stridebeng² nennt, oder dem Genuß von Melonen, Rettich oder sonstiger Wurzeln. Innerhalb von zwei Stunden nach diesen Gerichten soll man zu erbrechen suchen, dazu Dill-Wasser, Honigwasser, warmes Wasser und Sesamöl trinken, auch vielen unterschiedlichen Wein nacheinander. Dann befeuchte man eine Feder mit Öl, stecke sie in den Hals und erbreche dann. Danach wasche man den Mund mit Wein und Rosenwasser. Dann nimm eine Dosis Apfelsirup und faste bis zum nächsten Tage um die selbe Zeit. Nun kannst du wieder essen und erbrechen.

4. Allzulanger Schlaf schwächt die Kräfte und vermindert die natürliche Hitze. Zu kurzer Schlaf erzeugt Schleim und läßt den Körper abmagern. Ausreichender Schlaf erweckt die Kräfte und die natürliche Hitze und bringt gute Gedanken. Der Schlaf wird von den Speisen, die man vorher zu sich nimmt, beeinflußt. Denn befindet sich im Körper etwas, das die Kraft teilt, ist es möglich, daß die Kraft verschwindet. Deshalb ist es geboten, nach eingenommener Mahlzeit bei zunehmenden oder am Anfang des Paroxysmus stehenden Fiebern, nicht zu schlafen bis die Speisen verdaut sind und der Leib wieder leicht geworden ist. Bei nüchternem Magen kühlt der Schlaf den Körper aus, bringt Trockenheit und schwächt die Kräfte.

5. Der Geschichtenerzähler soll in dieser Kunst geübt sein und von gutem Verstand, daß er das Gemüt der Zuhörer erheitere; auch soll er in der Lage sein, zu kürzen oder auszudehnen, je nach seinem Willen die Fabeln auszuschmücken, zu ordnen und zu Ende zu bringen, wie es sich gehört. Er soll auch seine Gestalt während der Rede nicht verändern oder seine Meinung während der Geschichte wechseln. Der Geschichtenerzähler soll geschickt und höflich sein, in der Lage sein, zu wachen, soll sich auskennen in Geschichten und Gedichten von Fürsten und Königen, soll auch die Leute mit lustigen Reden zum Lachen bringen können. Er soll auch Begabung zum Reimen und zum Dichten von Versen haben, um auch einen König damit erfreuen zu können. Denn dadurch wird dessen Verdauung verbessert, Blut und Geist gereinigt und der Herrscher in Bereitschaft versetzt, an vieles zu denken und auch verwirrende Neuigkeiten aufzunehmen.

6. Wenn man sich mit jemandem unterhält, so redet man in der Regel von vergangenen Dingen, mögen sie wahr oder gelogen sein oder sonstwie. Und man kann sie unterscheiden nach den Wünschen des Zuhörers,[3] etwa die Geschichten großer Liebender, wie Tristan und Isolde und Paris und Helena. Oder nach Belustigung oder Neugier des Verstandes, z. B. Gespräche über Kunst, Hofangelegenheiten, die Geschichte Alexanders des Großen und ähnliches. Oder solche, die den Zorn erregen, wie Geschichten von Krieg und Streit, Eroberungen von Burgen und Städten. Durch solche Geschichten entstehen verschiedene Gemütsbewegungen.

7. Wachen hat eine abführende Wirkung, und die natürlichen und animalischen Kräfte, die natürliche Hitze und die Hitze des Herzens werden nach außen getrieben; so werden die Sinne gekräftigt und durch den Willen lenkbar. So wird das Herz innen kalt und das Äußere wird heiß. Wenn man aber das Wachen zu lange ausdehnt und so den Schlaf schmälert, bewirkt das eine Austrocknung des Körpers und Hitze, zerstört die Säfte des Leibes und die Augen erscheinen hohl.

---

1 Die Verneinung ging bei Herr verloren.
2 Stridebeng. Im arabischen Cod. Or. 5590: al-Asfjdjagat.
3 Im Tac. 1531 steht „intendentis". Darunter könnte man auch den Erzähler verstehen.

DIE DREIUNDDREISSIGSTE SCHACHTAFEL VOM ABFÜHREN, VON VERSTOPFUNGEN, REINIGUNG DER ZÄHNE UND BEHANDLUNG DER FOLGEN DER TRUNKENHEIT

ABFÜHREN
1. Das ist das Vorherrschen der austreibenden Kräfte.
2. Es ist nützlich, überschüssige Säfte abzuführen.
3. Es nützt der ruhenden, zurückhaltenden Kraft.
4. Schädlich ist allzu häufiges Abführen.
5. Dagegen helfen stopfende Mittel.
6. Das Abführen dient allen Komplexionen, allen Lebensaltern, zu allen Jahreszeiten und in allen Ländern.

VERSTOPFUNG
1. Das ist das Vorherrschen der behaltenden Kräfte.
2. Günstig ist es, wenn die behaltende Kraft solange wirkt, als sie nützt.
3. Sie unterstützt die Ursachen der Säfte.
4. Schädlich ist das Zurückhalten überschüssiger Säfte.
5. Davor schützen abführende Medizinen.
6. Verstopfung kann allen Komplexionen, allen Lebensaltern, zu allen Jahreszeiten und in allen bewohnten Gegenden von Nutzen sein.

BEISCHLAF
1. Das ist die Vereinigung zweier Menschen, um den Samen einzupflanzen.
2. Sein Zweck ist erreicht, wenn der Same sich zur Gänze ergießt.
3. Dieses dient der Erhaltung des menschlichen Geschlechts.
4. Er schadet jenen, die einen kalten und trockenen Atem haben.
5. Man kann sich mit Speisen, die viel Samen produzieren, behelfen.
6. Der Beischlaf wirkt günstig bei Menschen mit heißer und feuchter Komplexion, bei jungen Leuten, speziell im Frühjahr nach der Regel der Frauen, und in gemäßigten Gegenden.

MENSCHLICHER SAME
1. Heiß und feucht. Das ist die Materie, die die Fortpflanzung bewirkt.
2. Vorzuziehen ist jener, der gemäßigt ist sowohl in Quantität wie Qualität und im Wasser zu Boden sinkt.
3. Er bewirkt die Zeugung.
4. Er schadet bei Zeugungsgebrechen.
5. Dagegen empfiehlt sich sorgsamer Umgang mit dem Samen und den Genitalien der Frau.
6. Der Same erzeugt Lebewesen, er ist allen Komplexionen zuträglich, besonders den heißen und feuchten, speziell in den gemäßigten Jahreszeiten und in gemäßigten Gegenden.

REINIGUNG DER ZÄHNE
1. Darunter versteht man die Reinigung und Stärkung der Zähne.
2. Vorzuziehen ist jene, die das Zahnfleisch nicht verletzt.
3. Sie nützt bei Zahnfleischschwellungen und hohlen Stellen.
4. Zahnpflege wirkt schädlich, wenn sich die Zähne lockern, das Zahnfleisch beschmutzt und wundgerieben wird.
5. Das tritt nicht ein, wenn man die Zähne nicht zu oft pflegt.
6. Die Reinigung der Zähne ist besonders Menschen mit heißer Komplexion zuträglich, besonders solange die Zähne stark sind, zu allen Jahreszeiten und in allen Ländern.

KATZEN-JAMMER[1]
1. Das ist der Ekel vor Wein.
2. Es gibt keinen guten.[2]
3. Er hat keinen Nutzen.
4. Er schadet dem Hirn und den Kräften.
5. Man bekämpft ihn mit kalten Gerüchen.
6. Katzenjammer ist schlecht für alle Komplexionen, für alle Lebensalter, für alle Jahreszeiten und in jedem Land.

BIER
1. Heiß und feucht. Oder kalt und feucht.
2. Das beste Bier ist scharf und würzig gebraut.
3. Biertrinken beseitigt die Schärfe der Hitze und die Trunkenheit.
4. Es bläht die Adern auf und erzeugt Ekel.
5. Dagegen hilft das Vermischen des Bieres mit Limonensaft oder Zitronensäure.
6. Biertrinken erzeugt bösartige Säfte, es ist gut für Menschen mit heißer Komplexion und für junge Leute, vor allem in der heißen Jahreszeit und in heißen Ländern.

1. Das Abführen ist eine notwendige Hilfe für die Natur, überschüssige Materien aus dem Körper zu entfernen. Doch soll man gut darauf achten, ob die Verstopfung nicht etwa aus mangelnder Nahrungsaufnahme oder zu großer Trockenheit entstanden ist, denn dann soll man viel Nahrung, fette Brühen und feuchte Suppen verordnen. Wenn die Verstopfung durch ein bestimmtes Gericht, das der Patient zuvor gegessen hat, hervorgerufen wird, dann ist dieses zu meiden. Wenn sie von übermäßigem Essen kommt, setze ihn auf Diät. Entsteht die Verstopfung aufgrund einer schlechten Komplexion, so suche man diese zu regulieren. Hängt die Verstopfung mit einer Harnverhaltung in den Nieren und der Blase zusammen, die aus der Hitze entstanden ist, behandle sie mit gewöhnlichen Getreiden, indischen Melonen und Julep. Ist die Harnverhaltung durch Kälte entstanden, so verwende Eppich- und Fenchelsamen.

2. Wenn Verstopfung durch Kälte entstanden ist, soll man ins Bad gehen und sich abreiben lassen. Kommt sie von der Hitze, soll man nur in lauem Wasser und Veilchenöl baden. Will man den Schleim aus der Kehle beseitigen,[3] dann gurgle man mit Honigwasser, das die Zähne reinigt, und kaue Mastix. Heiserkeit vertreibt man durch Nießen und wenn man das Gesicht über heiße Wasserdämpfe hält. Schädliche Substanzen beseitige man aus dem Magen durch Erbrechen, aus der Brust durch eine Abkochung von Feigen, Lilienwurzeln und Frauenhaarfarn und durch das Essen von Butter. Wenn der Körper zuviel Feuchtigkeit hat, ziehe man sie mit einer abführenden Medizin oder durch Aderlaß heraus. Beim Aderlassen soll der Mond in einem feurigen Haus stehen und danach in einem irdischen,[4] aber in keinem Fall in den Zwillingen. Auch ist es besser, bei Halbmond zur Ader zu lassen als bei Vollmond.

3. Die Natur hat die Fortpflanzung mit heftiger Wollust verbunden, um zu einem edlen Ziele zu gelangen, zur Zeugung. Denn die Lust bewegt vieles, auch den vernünftigen Geist. So befällt einem ein Jucken oder Kitzel, wenn man einen Beischlaf sieht oder im Schlaf oder wachend daran denkt. Der beste Beischlaf ist der, nachdem man sich leicht und fröhlich fühlt. Man soll für den Beischlaf nicht zu vollgegessen sein, aber auch nicht zu hungrig, denn er verursacht Verstopfung und Trockenheit. Der Beischlaf soll zu passender Zeit geschehen, in guter Luft, und der Körper soll nicht kränkeln.

4. Der Same entsteht aus dem edelsten Überfluß des Leibes. Deswegen wird man gänzlich kraftlos, wenn man davon zuviel vergießt, ist auch vom Schlag bedroht, leidet an Zittern, Gliederschmerzen, Herzklopfen, Schweißausbrüchen, Lungen- und Lebergeschwüren, Appetitlosigkeit, Verdunklung des Sehvermögens, besonders bei Greisen und denen, die eine kalte Komplexion haben. Diejenigen aber, die mit Frauen keinen Umgang haben, aber im Traum glauben, beizuschlafen, leiden bald unter Gemütsverwirrung, anschwellenden Hoden und allgemeiner Erkrankung durch die Überfülle in Körper und Hirn. Wenn man will, das Knaben geboren werden, soll man den Beischlaf pflegen, wenn der Mond in einem Knabenzeichen steht, wie etwa in der Waage oder dem Schützen, auch gibt es Sternzeichen für Mädchen, nämlich Fische und Jungfrau.

5. Das Trinken von kaltem Wasser nach heißen oder süßen Speisen schädigt die Zähne, auch das Milchtrinken und das Essen scharfer Speisen. Sind die Zähne hohl, brechen sie leicht aus, wenn man abführende Medizinen kaut oder zuviel in ihnen herumstochert. Zum Reinigen der Zähne soll man die Stiele von Datteln verwenden, insbesondere jene, die aus Mekka kommen. Faulende Zähne soll man mit dem Saft von Pfirsichtrieben waschen. Die Zähne kann man auch mit einem Leinentuch, das in Rosenwasser getaucht wurde und auf das man ein stärkendes Pulver gab, reinigen. Diese soll man aus Zyperwurz, Squinanto[5] und Rosen zubereiten. Zu den Zahnreinigungsmitteln gehören auch Kohlen, die man kurz zuvor verbrannt hat, und Pulver von irdenen Gefäßen aus Seni.

6. Ein Katerstimmung tritt ein, wenn die heißen Dämpfe des Alkohols in das schwache Hirn steigen. Das kann durch leichte körperliche Übungen, durch Baden in lauem Wasser, durch süße Speisen und Sirupe, die die Hitze mildern, kuriert werden. Den Trunkenen kann man nur durch Abstinenz heilen. Leuten, die einen schweren Kater haben, soll man die Füße reiben und das Hirn stärken. Solcherart kann das Wüten des Alkohols im Magen und im Hirn gemildert werden. Dann gebe man den Verkaterten Kohl zu essen und sauer eingemachte Linsen oder andere saure Speisen, etwa sauer zubereitete Junghühner; das alles aber soll geschehen, nachdem sie saure Früchte zu sich genommen haben.

7. Bier hilft gegen die Trunkenheit, wenn es mit Granatapfelsaft gemischt wird. Gerstenbier macht Blähungen. Gewürzbier erhitzt und trocknet aus. Bier, das aus Brot und Kräutern gebraut wird, bläht weniger als das Gerstenbier. Bier bewahrt dann vor Katzenjammer, wenn man vor dem Weingenuß Limonensirup, Agrest und Blaubeerensaft trinkt. Es hilft auch, wenn man ein wenig Rebesch[6] mit Schneewasser oder verdünntem Wein trinkt. Eine weitere Eigenschaft des Bieres besteht darin, daß es Elfenbein erweicht und reinigt, wenn man es damit befeuchtet.

---

1 In den arabischen Handschriften ist noch deutlich zwischen Trunkenheit (Schachtafel 32) und Katzenjammer (Katerstimmung) (Schachtafel 33) unterschieden. Die lateinischen Handschriften haben für beides nur ebrietas.
2 Die Aussagen, die zu „Trunkenheit" nicht sinnvoll waren, lassen sich nun leicht an „Katzenjammer" anpassen.
3 Im Tac. 1531 steht: . . . quod egrediant de Branchos, id est de aqua ubi fit Branchos, . . .
4 Im Tac. 1531: in mansionibus aereis. Die Erdzeichen sind: Stier, Jungfrau, Steinbock. Das Tierkreiszeichen Zwilling gehört zu den Luftzeichen.
5 Squinanto. Von schoinuanthos (σχοίνου ἄνθος), eine Pflanze, Kamelheu. Andropogon schoenanthus L., Bartgras. Vgl. Dioskourides I, Kap. 16 (S. 42).
6 Herr dachte vielleicht an Scherbett (Sorbet). Rebesch ist wahrscheinlich aus Roub (Sirup) entstanden.

DIE VIERUNDDREISSIGSTE SCHACHTAFEL VON DER BEWEGUNG UND DER RUHE, UND SPORTLICHEN ÜBUNGEN

BEWEGUNG
1. Sie ist ein Vorschreiten der Kräfte zu einem bestimmten Ziel.
2. Vorzuziehen ist jene, die zu einem edlen Ziele führt.
3. Von Nutzen ist es, wenn die Bewegung und der Bewegte zum Ziel gelangen.
4. Schlecht ist es, wenn die Bewegung ohne vernünftiges Maß ist.
5. Schäden bleiben aus, wenn man die Hindernisse meidet.
6. Bewegung wirkt sich bei Menschen mit kalter Komplexion besonders gut aus, auch bei jungen Leuten, vor allem während des Sommers und in Ländern, die nicht gemäßigt sind.

RUHE
1. Sie ist das Ende der Bewegung.
2. Zuträglich ist es, das Ende der Bewegung beizubehalten.
3. Sie nützt der zu engen Brust.
4. Sie erzeugt Verschleimung.
5. Dagegen hilft wiederum Bewegung.
6. Ruhe ist Menschen mit heißer Komplexion, die offene Poren haben, anzuraten, auch Greisen und Kindern, speziell während des Sommers und in heißen Ländern.

LEICHTERE KÖRPERLICHE ÜBUNGEN
1. Das sind willentliche animalische Bewegungen.
2. Vorzuziehen sind jene, die in Quantität und Qualität gemäßigt sind.
3. Sie treiben die überschüssige Feuchtigkeit aus dem Körper.
4. Sie schaden den Mageren, die offene Schweißporen haben.
5. Schäden kann man durch angemessene Ruhepausen vermeiden.
6. Leichtere körperliche Übungen sind für Menschen mit heißer und feuchter Komplexion besonders zuträglich, auch für alle Altersstufen, ausgenommen die gemäßigt kalten Knaben,[1] zu allen Jahreszeiten und in allen bewohnten Ländern.

REITEN
1. Das ist eine gemäßigte Bewegung.
2. Es ist gut, wenn man dabei in Schweiß gerät.
3. Es nützt in drei Dingen, die wir noch anführen werden.
4. Schädlich ist das Reiten, wenn man es zu lange betreibt.
5. Dem Schaden kann man durch den Verzehr feuchter Speisen begegnen.
6. Das Reiten ist vor allem Menschen, die eine heiße Komplexion haben, zu empfehlen, den darin Geübten, besonders während der gemäßigten Jahreszeit, speziell in Ebenen.

JAGD IM GELÄNDE
1. Das ist die Jagd auf wilde[2] Tiere.
2. Jagen sollen jene, die sich dabei nicht anstrengen müssen.
3. Die Jagd erzeugt dünne Säfte.
4. Sie trocknet den Körper aus.
5. Dagegen helfen Salbungen im Bade.
6. Die Jagd ist gut geeignet für Menschen mit gemäßigter Komplexion, für alle Altersstufen, ausgenommen die Kinder, vor allem während der gemäßigten Jahreszeiten, in allen Ländern.

BALLSPIELE
1. Darunter versteht man das Treiben des Balles mit einem geeigneten Schläger.
2. Der Ball soll von mittlerer Größe sein.
3. Ballspiele erheitern das Gemüt und üben den Körper in vernünftigem Maße.
4. Sie schädigen die schwachen Gelenke.
5. Das bleibt aus, wenn man mit Umsicht spielt.
6. Ballspiele sind für Menschen mit gemäßigter Komplexion besonders zuträglich, auch für junge Leute, vor allem in den gemäßigten Jahreszeiten, in allen Ländern.

RINGEN
1. Darunter versteht man eine gemäßigte Körperübung zu zweit.
2. Es ist gut, wenn man nach dem Ringen eine gewisse körperliche Erleichterung verspürt.
3. Es trainiert die kräftigen Körper.
4. Es schädigt die Brust.
5. Gegen diese Schäden wirkt Schlafen nach dem Bade vorbeugend.
6. Das Ringen ist vor allem für Menschen mit heißer und feuchter Komplexion von Nutzen, auch für junge Leute, besonders im Frühjahr, in allen Ländern.

1. Es gibt sechs Arten von Bewegung: Entstehen, Verderben, Zunahme, Abnahme, Veränderung und Ortswechsel. Der Grund dafür ist, daß Bewegung entweder in der Substanz geschieht oder sich im Äußerlichen zuträgt. Geschieht sie in der Substanz, ist es entweder Entstehen oder Verderben. Ist sie in dem, was sich äußerlich zuträgt, kann es innerlich oder oberflächlich sein. Die innerliche, qualitative Bewegung ist die Veränderung, die quantitative ist die Vermehrung oder Verminderung. Die äußerliche, oberflächliche Bewegung ist die Ortsveränderung. Für diese möge der Mond im dritten Haus stehen, dem der Freude, und mit Fortuna in Konjunktion und im Aszendenten, und die Herren seien beglückt vom Herrn der Welt, das ist das vierte Haus.

2. Die Ruhe bewirkt im Körper Kälte, Feuchtigkeit, Athritis, Fleischigkeit, Unförmigkeit und eine häßliche Erscheinung, schließlich böse Verdauung. Das alles kann durch entsprechende Bewegung wieder beseitigt werden. Menschen, die viele rauchende Dämpfe im Körper haben, ist hingegen Ruhe zu empfehlen. Denn während sie ruhen, verteilen sich die Dämpfe nicht; die verteilten Dämpfe würden sich mit den Säften vermischen und solcherart starke Fieber herbeiführen.

3. Unter den Jahreszeiten ist der Frühling gemäßigt, danach der Herbst. Und unter den Tagen sind die Sommertage des morgens gemäßigt, und die Wintertage zu Mittag. Gemäßigte körperliche Übungen brauchen eine geeignete Zeit und einen geeigneten Ort. Im allgemeinen kann man bei den leichten körperlichen Übungen Unterscheidungen treffen nach den unterschiedlichen Elementen. Denn körperliche Übungen kommen den Jugendlichen zu und denen, die untersetzte Körper haben, in den kalten Ländern und zu winterlichen Zeiten, wie es sich fügt und im Sommer[3] im Gegenteil.

4. Reiten ist eine gemäßigte Körperübung, und man kann sie nach der Art oder Umfang unterscheiden. Unter sanftem Reiten versteht man solches, bei dem man nicht mit dem ganzen Körper die Bewegung mitmacht. Generell hat die mäßige Übung dreierlei Nutzen. Erstens, um die natürliche Hitze zu vermehren, die Verdauung zu verbessern, und um die überschüssige Feuchtigkeit zu verdünnen.[4] Zum zweiten, um die Poren zu öffnen und durch Schwitzen diese Öffnungen zu reinigen, und um die Dämpfe auszutrocknen. Zum dritten die Glieder zu straffen und zu stärken durch ständige gegenseitige Reibung. Reiten ist empfehlenswert, wenn der Mond sich im dritten Aspekt des Mars und des Jupiters sich befindet und in einem beweglichen Sternzeichen.

5. Jagd im Gelände kühlt und trocknet aus. Wenn man sich dabei aus Jagdlust nicht mäßigt, wird die Feuchte verzehrt, die der Träger der Hitze ist, und deshalb wird der Leib kalt und trocken. Die die Jagd nicht gewöhnt sind, sollen sie meiden. Wenn einer, der sonst in Ruhe lebt, plötzlich viel Bewegung macht und Wildbret ißt, wird dieses unverdaut den Körper wieder verlassen. So geht es allen, seien sie Wildbret gewohnt oder nicht; wenn sie es oft essen, wird es unverdaut den Magen verlassen und sie krank machen. Fischfangen kühlt aus und macht feucht. Hiebei soll der Mond in einem Zeichen sich befinden, das seinen Herren nicht anblickt. Generell ist es günstig, Übungen zu Wasser zu vollführen, wenn der Mond in einem wäßrigen Zeichen steht, Übungen in der Luft, wenn er in Luftzeichen sich befindet und Übungen zu Lande zur Zeit der irdischen Zeichen.

6. Die besten Übungen sind jene, die mit Lust und Freude geschehen und weniger Mühe machen als die Jagd oder der Waffen- und Militärdienst, denn diese Übungen muß man nicht ständig treiben.[5] Ballspiele hingegen kann man stets betreiben, denn sie sind eine mäßige Übung, zuträglich allen Altern. Ballspiel kann man auf verschiedene Weise betreiben: man kann den Ball mit einem Stab führen, oder mit einem flachen Schläger oder einem kleinen Spieß oder auch einfach mit der Hand. Während des Spieles werden die oberen Glieder des Körpers bewegt, die unteren ruhen. Bei anderen Spielen ist es wieder entgegengesetzt. Solche Spiele und Übungen vollführe man, wenn der Mond in einem beweglichen Zeichen steht, aber nicht, wenn er mit Saturn Gemeinschaft hat.

7. Generell ist das Ringen für Menschen mit fleischigen Körpern nicht ungefährlich. Denn es bewegt die Säfte aus ihrer Ruhe, daraus können Risse entstehen, sich Fieber entwickeln, überflüssiges Fleisch und plötzlicher Tod und noch andere Dinge gemäß der Natur der Säfte und der Glieder, dahin sie fließen. Solche Übung ist auch schädlich für jene, die eine kalte und trockene Komplexion haben, die eine enge Brust besitzen, an Magerkeit leiden, offene Poren haben, zum Husten neigen, kurzatmig sind und allen Badeknechten und ihresgleichen.

---

1 Ergänzt aus dem Tac. 1531.
2 Im Tac. 1531: animalia sylvestria
3 „im Sommer" ist eine Ergänzung Herrs.
4 Im Tac. 1531: subtiliandas superfluitates.
5 Im Tac. 1531 fehlt die Verneinung.

DIE FÜNFUNDDREISSIGSTE SCHACHTAFEL VON DER WIRKUNG DER BÄDER UND DEN EINZELNEN BESTANDTEILEN

BADEN
1. Das Baden hat vier Qualitäten.
2. Die Vortrefflichsten sind die alten, hochgelegenen Süßwasserbäder.
3. Das Baden hilft allen Menschen.
4. Es schadet bei akuten Krankheiten.
5. Dagegen helfen sehr kalte Dinge.
6. Das Baden nützt allen Komplexionen, allen Lebensaltern, zu allen Jahreszeiten und in allen bewohnten Ländern.

DAS BADEGEMACH UND DIE LUFT DARINNEN
1. Galenus:[1] Feucht und trocken.
2. Vorzuziehen sind jene, die durch Wasser und Luft gemäßigt sind.
3. Sie nützen Gesunden und Kranken.
4. Sie schaden denen, die leicht in Ohnmacht fallen und Herzklopfen bekommen.
5. Dagegen hilft das Lüften mit dem Nordwind.
6. Sie nützen den Gesunden, nicht aber den Kranken, allen, die eine trockene Komplexion haben, zu allen Jahreszeiten, in allen bewohnten Ländern.

LAUES WASSER
1. Lau. Die Grade: Heiß und feucht im zweiten.
2. Vorteilhaft daran ist, daß es die Poren öffnet.
3. Es nützt denen, die offene Poren haben und bei dreitägigem Fieber, das im Abklingen ist.
4. Es schadet bei Abführen.
5. Dagegen sind stopfende Getränke zu empfehlen.
6. Laues Wasser wirkt am besten bei Menschen mit gemäßigter Komplexion, auch bei jungen Leuten, besonders im Frühjahr und in östlichen Gegenden.

HEISSES WASSER
1. Gelegentlich heiß; erzeugt natürliche Hitze. Die Grade: Von gemäßigter Hitze und Feuchte.
2. Vorzuziehen ist Wasser, das nicht allzu heiß ist.
3. Es verdünnt den Schleim.
4. Es schädigt die Kräfte der Vernunft.
5. Man vermeidet diese Wirkung durch Zugabe von kaltem Wasser.
6. Heißes Wasser ist gut geeignet für Menschen mit kalter und feuchter Komplexion, auch für Greise, speziell während des Winters und in nördlichen Ländern.

KALTES WASSER
1. Es kühlt auf natürliche Weise, erhitzt aber auch gelegentlich. Die Grade: Süß und kalt im zweiten.
2. Vorzuziehen ist das süße und angenehm temperierte.
3. Es verbessert die Verdauung.
4. Es schadet Menschen, die stark erkältet sind.
5. Dagegen hilft nur warmes Wasser.
6. Kaltes Wasser eignet sich vor allem für Menschen mit heißer und trockener Komplexion, auch für Jugendliche, speziell während des Sommers und in heißen Ländern.

SEHR KALTES WASSER
1. Kalt und feucht. Die Grade: Kalt und feucht im zweiten.
2. Vorzuziehen ist solches, das keine schlechten Qualitäten hat.
3. Es ist besonders hilfreich bei Schlagfluß, der aus Überfüllung[2] entstanden ist.
4. Es schadet jenen, die zuviel Abführmittel genommen haben.
5. Das gleicht man mit gelbem Wein aus.
6. Sehr kaltes Wasser ist für Menschen mit heißer und trockener Komplexion geeignet, auch für Jugendliche, vor allem während des Sommers und in westlichen Ländern.

ENTHAARUNGSMITTEL AUS UNGELÖSCHTEM KALK
1. Heiß und trocken. Der ungelöschte Kalk brennt. Die Grade: Heiß und trocken im zweiten.
2. Am besten ist die Qualität, wenn es weiß ist und schnell wirkt.
3. Es zieht das, was sich unter der Haut befindet, heraus und löst es auf.
4. Es schadet den Mageren.
5. Diese können sich mit Rosenwasser und Veilchenöl schützen.
6. Enthaarungsmittel werden am besten von Menschen mit kalter und feuchter Komplexion ertragen, auch von Greisen, vor allem während des Winters und in kalten Gegenden.

1. Ein kaltes Wasserbad kühlt auf natürliche Weise ab, erhitzt aber gelegentlich. Warmes Wasser bewirkt das Gegenteil. Doch beide haben befeuchtende Wirkung. Die warme Luft im Bade trocknet aus – so wird die Gesundheit erhalten. Baden ist auch von Vorteil bei hektischen Fiebern der Schwindsüchtigen, bei Wassersucht und dem Schlagfluß, der aus der Überfüllung oder Leere entstanden ist. Wenn du dich im Bade gut durchfeuchten willst, dann besprenge das Bad mit viel Wasser und bleibe lange im Trog sitzen. Willst du dich aber austrocknen, so entferne alles Wasser aus dem Bade und bleibe im Trog sitzen, bis der Atem beginnt, schwer zu gehen und er sich beschleunigt. Das Bad zu besuchen ist gut, wenn der Aszendent im Hause des Jupiter oder des Mars steht und der Mond die Venus anblickt oder in einem Winkel steht.

2. Die Luft im Bade wird nach den Gemächern unterschieden. Denn das erste Gemach ist lau, das nächste mäßig warm, das dritte ziemlich heiß und trocken. Wenn nun einer lange in diesem verweilt, so wird er feucht und heiß; bleibt er zu lange darinnen, wird er wegen der übermäßigen Feuchte und der Aufzehrung der natürlichen Hitze kalt und trocken. Gelegentlich kühlt es auch ab, wenn nämlich die gallige Feuchte aus dem Körper gezogen wird, wie es etwa bei dreitägigem Fieber geschieht.

3. Laues Wasser öffnet die Poren, zieht die gallige Feuchte an, kühlt gelegentlich, befeuchtet auf natürliche Weise, mildert Schmerzen, beseitigt den Fluß und die Feuchte, ruft Schlafbedürfnis hervor, beruhigt das Zittern,[3] nimmt die Kopfschmerzen, beseitigt den Sonnenbrand, hilft bei Schlagfluß, macht den Körper wohlbeleibt, wenn man nach einer kleinen Mahlzeit ins Bad geht.[4]

4. Heißes Wasser erhitzt stark, befeuchtet aber wenig. Hippokrates behauptet,[5] daß zu häufiges Baden das Fett aufzehrt, den Verstand verwirrt und Ohnmachten hervorruft. An anderer Stelle führt er aus, daß es auch denen schade, deren Magen verstopft ist, es sei denn, das Badewasser ist stark abgekühlt. Es schade auch denen, deren Magen durch Vermischung feucht ist,[6] weil das Bad eine stopfende Wirkung hat. Es schadet auch denen, die bei schwachen Kräften sind, denen, die an Erbrechen leiden und Leuten, die im Magen gallige Säfte haben, und jenen, die leicht Nasenbluten haben.

5. Kaltes Wasser hat im Bade die Wirkung, daß es kühlt und befeuchtet, gelegentlich auch erhitzt, weil es die Poren schließt. Es schließt auch die Dämpfe im Körper ein. Wenn man also nach dem Essen in kaltem Wasser badet, stärkt dies die Verdauung. Die Wirkung unterscheidet sich auch nach der Art des Badenden und nach der Jahreszeit: wenn etwa ein Jugendlicher mit einem dichten Körper während des Sommers darin badet, so vermehrt sich seine Hitze, aber auch seine Kräfte und seine Verdauung verbessern sich. Ein kaltes Bad beseitigt auch die Lähmung nach einem Schlag, der durch Überfülle entstanden ist, der große Mengen an Hitze wegen, die nach innen getrieben werden.

6. Kaltes Wasser kann auch schaden, wenn man nach körperlichen Anstrengungen darin badet, oder nach dem Beischlaf, oder nach Schlaflosigkeit, oder nachdem man wegen eines Brechmittels erbrochen hat, oder an Bauchfluß wegen unverdaulicher Speisen leidet; auch das Trinken kalten Wassers im Bade ist schädlich. Es schadet auch bei Gelenksschmerzen, kalten Geschwulsten, es stillt aber Nasenbluten und andere Blutungen. Denn das kalte Wasser bewirkt die Gerinnung des Blutes. Den Greisen, die in kaltem Wasser baden, geht es wie den Schlangen im Winter. Von den Vorzügen des Quellwassers haben wir in dem Kapitel von den Trinkwässern gehandelt. Schwimmen oder waschen in kaltem Wasser soll man dann, wenn der Mond im Krebs oder in den Fischen steht und sich nicht in Konjunktion mit dem Saturn befindet. Es ist auch nicht gut, wenn der Mond im Steinbock oder im Wassermann steht.

7. Damit das Haarentfernungsmittel die Haut nicht verbrenne, soll man sie zuvor mit Malven einreiben, danach mit kaltem Wasser abwaschen und trocknen, dann das Mittel darauf streichen; alles dies soll man tun, nachdem man im Bad geschwitzt hat und der Schweiß sorgfältig abgewischt und getrocknet wurde. Wenn es beginnt, blutig zu werden, soll man in einem warmen Zimmer bleiben, bis das Mittel zerrinnt. Danach soll man die behandelten Stellen mit zerstoßenem Safransamen und Melonenkernen, Reismehl,[7] vermischt mit Myrten- und Pflaumenwasser, das man einige Zeit stehen gelassen hat, behandeln. Wenn es notwenig ist, kann man dieses Mittel auch mit etwas Rosenwasser verdünnen und die Stellen damit einschmieren, das beseitigt Verbrennungen und sonstige Nebenwirkungen des Enthaarungsmittels. Diese Salbungen soll man bei abnehmendem Mond vornehmen, knapp bevor ihn die Sonne nicht mehr erreicht; sie sind ganz allgemein gut geeignet für die Reinigung des Körpers von allen Verschmutzungen.

---

1 Galenus schreibt sehr ausführlich über die Wirkungen von Bädern, und eine ganze Reihe der im Kommentar getätigten Aussagen finden sich bei ihm wieder. Das vorliegende Zitat konnte nicht nachgewiesen werden.
2 Im Tac. 1531: paralysi ex repletione.
3 Bydmen. Grimm: bidmen, bidem, beben, zittern.
4 Im Tac. 1531: post modicam comestionem.
5 Vgl. Hippokrates I, 694.
6 Im Tac. 1531: quorum venter est humidus per crasim.
7 Im Tac. 1531: farina rizon.

DIE SECHSUNDDREISSIGSTE SCHACHTAFEL VON VERSCHIEDENEN BEHANDLUNGEN IM BADE, VON DEN WIRKUNGEN DER KLEIDUNG UND DER NAGELPFLEGE

AURIPIGMENT[1]
1. Galenus[2]: Heiß und trocken, stopfend und brennend. Die Grade: Heiß und trocken im zweiten.
2. Vorzüglich ist jenes, das von leichten, vergoldeten Blechen stammt.
3. Es entfernt die Haare und bewirkt Feuchtigkeitsentzug durch Schwitzen.
4. Es färbt die Haut schwarz.
5. Die Verfärbung bekämpft man mit Reissaft und Safransamen.
6. Auripigment wird am besten von Menschen mit kalter und feuchter Komplexion vertragen, von alten Leuten, besonders im Winter, in allen bewohnten Ländern.

SALBEN MIT ÖL OHNE MASSAGE
1. Es befeuchtet auf natürliche Weise. Die Grade: Von gemäßigter Kälte im zweiten.
2. Am besten macht man es nach einem Bad.
3. Es befeuchtet den Leib und schützt vor Geschwüren.
4. Es verweichlicht.
5. Dagegen ist eine Behandlung mit Sandelholz und Rosenwasser empfehlenswert.
6. Das Salben mit Öl macht einen schönen Leib, ist besonders wirksam bei Menschen mit trockner Komplexion, bei Greisen, vor allem während des Sommers und in lehmigen Gebirgen.

MASSAGE OHNE ÖL
1. Sie erhitzt und trocknet aus.[3]
2. Vorzuziehen ist eine sanfte Massage.
3. Sie öffnet die Poren und löst die Dämpfe auf.
4. Sie verursacht Bläschen.
5. Diese kann man mit gemäßigten Bädern vertreiben.
6. Massage ohne Öl erzeugt feste Glieder, sie eignet sich gut für Menschen mit feuchter Komplexion, für Jugendliche und Alte, speziell während des Winters und in nördlichen Ländern.

EIBISCH
1. Von gemäßigter Hitze. Die Grade: Von gemäßigter Hitze im zweiten.
2. Am besten ist die zarte, auf den Bergen wachsende Sorte.
3. Er reinigt und erleichtert den Bauch und löst Hämorrhoiden auf.
4. Er beseitigt die Kräuselung des Haares.
5. Wenn man Gewürznelken und Safran dazumischt, tritt diese Wirkung nicht ein.
6. Eibisch macht eine zarte Haut, er ist allen Komplexionen, allen Lebensaltern dienlich, zu allen Jahreszeiten und in allen bewohnten Ländern.

LEINENKLEIDER
1. Kalt und trocken. Die Grade: Kalt und trocken im zweiten.
2. Vorzuziehen sind jene, die leicht, weiß und schön sind.
3. Sie mäßigen die Hitze des Leibes.
4. Sie haben auf die Haut eine verdickende Wirkung und halten Dämpfe zurück.
5. Das tritt nicht ein, wenn man seidene Unterkleider trägt.
6. Leinenkleider bewirken die Austrocknung der Geschwüre, sie sind am besten geeignet für Menschen mit heißer Komplexion, auch für Jugendliche, vor allem während des Frühlings und des Sommers, und in den nördlichen Ländern.

SEIDENKLEIDER UND WOLLKLEIDER
1. Heiß und trocken. Die Grade: Heiß und trocken im zweiten.
2. Die vorzüglichsten kommen aus den Ländern Masi und Fasi.[4]
3. Sie ziehen die Hitze aus dem Körper.
4. Sie entzünden die Hitze.
5. Um das zu verhindern, soll man Leinenkleider oder Leinenunterwäsche tragen.
6. Seiden- und Wollkleider vermehren die Hitze, sie sind am besten geeignet für Menschen mit kalter Komplexion, für Greise, vor allem während des Winters und in Gebirgen.

VEILCHENÖL
1. Kalt und feucht. Die Grade: Kalt und feucht im zweiten.
2. Das Öl soll aus Veilchen guter Qualität gemacht werden.
3. Es erweicht die Verhärtungen der Adern.
4. Es wirkt auf die Adern und die Glieder abführend.
5. Holunderöl hebt diese Wirkung auf.
6. Veilchenöl bewirkt eine gewisse Unempfindlichkeit des Tastsinnes, es ist besonders für Menschen mit heißer Komplexion zuträglich, auch für Jugendliche, vor allem während des Sommers und in nördlichen Gegenden.

1. Für Menschen mit heißer Komplexion dosiert man Auripigment zu gelöschtem Kalk eins zu vier und verreibt es mit Gersten- oder Reiswasser oder Melonensaft. Für jene, die eine kalte Komplexion haben, nimmt man Majoran und den Saft von wilder Minze. Will man etwas, das sich unter der Haut befindet, herausziehen, soll man zu den vorgenannten Dingen noch Aloe Epitimide,[5] Myrrhe und Koloquinthen, von jedem zwei Unzen, dazugeben, um Geschwüre und Blasenbildung zu verhindern. Wenn man Meerschaum mit Wasser mischt und auf die Haut streicht, hat dies enthaarende Wirkung. Oder man nehme Meerschaum, zerreibe ihn und beize ihn in Auripigmentwasser, danach in Alkaliwasser, und destilliere schließlich das Ganze. Wo du den hinstreichst, fallen die Haare aus. Hast du den Eindruck, daß das Mittel zu scharf sei, dann verdünne es mit Brunnenwasser. Ist es nicht zu scharf, kannst du es verwenden. Es genügt aber auch, Auripigment mit Honig zu vermischen. Auripigment als Enthaarungsmittel soll angewendet werden, wenn der Mond in einem Sternzeichen mit zwei Körpern steht, die Jungfrau ausgenommen.

2. Wenn man jemandem mit einem kalten Öl, wie z. B. Veilchenöl, salbt, so vermindert das die überschüssige Feuchtigkeit, öffnet die Poren, befeuchtet und erleichtert den Leib. Ist es aber ein heißes Öl, etwa Holunderöl oder Bisamöl oder Kostwurzöl, so erhitzt und verzehrt es heftig; wenn sie von Fiebernden verwendet werden, brauchen sie die ganze Feuchtigkeit auf. Wenn man mit Öl salbt, ehe die Poren geöffnet sind, hält das die Feuchtigkeit zurück, die die Natur durch die Haut austreibt. Sind aber die Poren geöffnet, so zehrt es die überschüssige Feuchtigkeit auf und befeuchtet den Leib.

3. Wenn man ohne Öl massiert udn das sanft geschieht, so zehrt und löst es die überschüssigen Säfte auf und öffnet die Poren. Massiert man aber zu hart, verzehrt das die Säfte und läßt die Glieder hart werden. Massiert man hingegen mit mittlerer Kraft, zieht das das Blut aus dem Leib heraus. Salbt man dann mit Öl ohne weitere Massage, so schließt dies die Poren und verhindert das Schwitzen. Nach dem Bade im warmen Wasser erhält dies die natürliche Wärme, damit diese nicht aufgezehrt wird, erhitzt und befeuchtet den Leib. Salbungen nach kalten Bädern kühlen und befeuchten.

4. Eibisch gibt es zwei Arten, den weißen und den grünen. Der grüne ist der bessere, doch behaupten einige, daß er heiß im ersten Grade sei. Er hat eine leicht stopfende Wirkung, er befeuchtet, er verdaut und reinigt; deshalb löst er auch die schwarzen Flecken[6] aus dem Gesicht ab. Mit der weißen Art kann man die Gesichtshaut zart machen und das Haar festigen. Man nehme getrockneten und pulversierten Samen des Flöhkrautes,[7] den siebe man durch ein halb seidenes, halb wollenes Tuch und mische das Pulver mit Eibischsaft. So dient er der Bekämpfung der Kopfschuppen, wenn man den Kopf vorher mit Mangoldsaft wäscht. Zum anderen kann man ihn mit Rittersporsaft[8] mischen, das tötet dann Läuse und Nissen. Über die Wirkungen von Usen, Sandelholz und Rosen[9] ist beim Abschnitt über das Händewaschen referiert worden.

5. Alle Kleider soll man vor dem Anziehen vorwärmen, dann haben sie eine wärmende Wirkung. Das gilt aber nicht für Leinenkleider. Denn diese kühlen zuerst und verleihen dann dem Körper eine sanfte Wärme. Kleider aus Scumeysi[10] haben eine lindernde und befeuchtende Wirkung. Die baumwollenen Kleider sind um so besser, je mehr sie lindern und erwärmen. Kleider aus grober Faser benötigt man im Winter, aber leichte, dünne und durchscheinende für den Sommer. Wer morgens seinen rechten Schuh eher anzieht als den linken, schützt sich vor Milzsucht. Für das Anlegen von Kleidern eignet sich vor allem die Zeit, in der der Mond in einem beweglichen Zeichen steht, ausgenommen der Steinbock. Die vortrefflichsten unter den beweglichen Zeichen sind die Waage und der Widder, vor allem, wenn sie Venus oder Jupiter im dritten oder sechsten Aspekt haben.

6. Seidenkleider machen einen leichten Körper. Ist die Seide gezwirnt, wärmt sie den Körper weniger als Baumwolle.[11] Pelze unterscheiden sich, je nachdem, von welchem Tier sie stammen. Die besten Pelze liefert der Biber, denn diese sind am wärmsten. Aber auch Fuchspelze geben viel Wärme. Kaninchen- und Hasenfelle sind nicht so warm wie Biberpelze, sie sind gemäßigten Körpern angenehmer um ihrer Leichtigkeit willen. Lammfell ist wärmer als ein Ziegenfell, es dient auch dem Rücken und den Nieren besser. Sitzkissen aus dem Fell von Meerkatzen wirken gut bei Hämorrhoiden. Rauhe Kleider bewirken das Abmagern des Körpers.

7. Die Nägel sind jene Teile des Körpers, die am weitesten außen liegen; ihre Gesundheit erhält man mit Salbungen. Schneiden soll man sie am Donnerstag, das schützt vor dem Einreißen. Verletzt man sich beim Schneiden mit der Schere im Fleische oder wenn man die Finger nach dem Nägelschneiden mit Salzwasser wäscht, kann leicht eine heiße Geschwulst entstehen. Dies kann man mit dem Samen des Flöhkrautes, den man in Wasser eingeweicht hat, kurieren, wenn man ihn auflegt. Aber wenn die Geschwulst zu pochen beginnt, so ist dies ein Zeichen für das Vorhandensein von Eiter. Dann nehme man grobes Mehl, kaue es und lege es auf. Bleibt die Fäulnis bestehen, kann es geschehen, daß der Nagel abfällt. Dann salbe man den Finger vorne mit einem kalten Öl und Wachs. Das verhindert, daß ein mißgeformter Nagel nachwächst. Die Fingernägel soll man nicht beschneiden, wenn der Mond sich in den Zwillingen befindet. Desgleichen ist es nicht gut, die Fußnägel zu schneiden, wenn der Mond sich im Zeichen der Fische befindet, insbesonders, wenn er mit dem Jupiter oder dem Merkur in Konjunktion steht.

---

1 Auripigment. Gelbes Arsensulfid As_2S_3. Vgl. Dioskourides, V, Kap. 120 (S. 531). Περί άρσενικοῦ. Dort auch als Enthaarungsmittel genannt.
2 Vgl. Galenus XIII, 568.
3 Im Tac. 1531: calefactiva et desiccativa.
4 Masi und Fasi. Im Cod. Vind. 2644: Mari et Suffuri; im arabischen Cod. Or. 5590 sind drei Länder genannt: al-Maġrebj, al-Sẅsj, al-Barṭasj.
5 Um welche Aloe-Art es sich handelt, ist unklar. Bei Frieß werden drei Arten genannt: Aloe pacticum, Aloe sucotrinum und Aloe caballinum. Unter Epithimium versteht Frieß eine Blume, die auch bei Dioskourides erwähnt wird. Vgl. Dioskourides IV, Kap 176 (S. 468).
6 Mosen. Grimm: masen, Wundmale, Flecken.
7 Flöhkraut. Plantago psyllium L. Flohsamenwegerich. Psilium von griechisch ψυλλίον (ψυλλα: Floh).
8 Im Tac. 1531: Staphisagria (Rittersporn). Läusesamen bei Grimm Delphinium staphisagria, Läusekraut.
9 Vgl. Schachtafel 26, die Abschnitte 4, 6 und 7.
10 Scumeysi. Im arabischen Cod. Or. 5590: al-Šijkizij.
11 Floderseyd. Bei Grimm nicht nachweisbar. Im Tac. 1531: de bombicea.

DIE SIEBENUNDDREISSIGSTE SCHACHTAFEL VON RÄUCHERWERK, UND NUTZEN ODER SCHADEN VON SIRUPEN

ALOEHOLZ
1. Heiß und trocken.
2. Das vorzüglichste ist das schwarze, schwere und bitter schmeckende Holz.
3. Es hat eine zurückhaltende Wirkung, stärkt den Magen und den Geist.
4. Es schadet bei heißen Erkrankungen des Hirns.
5. Für diesen Fall soll man zusätzlich Kampfer verwenden.
6. Aloeholz vermehrt die Lebhaftigkeit des Geistes, seine Verwendung ist für Menschen mit kalter Komplexion empfehlenswert, auch für alte Leute, speziell während des Winters und in nördlichen Gegenden.

MOSCHUS
1. Heiß und trocken.
2. Der beste kommt aus der Landschaft Culbeth.[1]
3. Er stärkt das Herz und das Hirn.
4. Er schädigt das heiße Hirn.
5. Auch hier hilft die Verwendung von Kampfer.
6. Moschus vermehrt die Kräfte, seine Verwendung ist vor allem für Menschen mit kalter Komplexion und für Greise zu empfehlen, besonders während des Winters und in nördlichen Gegenden.

KAMPFER
1. Gemischt heiß und kalt.
2. Roter, weißer und großer Kamfper sind vorzuziehen.
3. Er stillt Nasenbluten.
4. Er verursacht Schlaflosigkeit und dämpft den Geschlechtstrieb der Männer.
5. Dagegen helfen die Wirkstoffe der Veilchen und der Seerosen.
6. Kampfer erzeugt Wollust, seine Verwendung ist Menschen mit heißer Komplexion und Jugendlichen besonders zuträglich, vorzugsweise im Sommer und in südlichen Ländern.

AMBRA
1. Heiß und trocken, so wie der Moschus.
2. Sie soll grau, leicht und fett sein.
3. Sie stärkt das Herz und die Geisteskräfte.
4. Sie schadet Leuten, die zu Kopfschmerzen neigen.
5. Gegen diese hilft das Einatmen von Kampfer oder Alkanna.[2]
6. Ambra verleiht Kühnheit, sie kann am besten bei Menschen mit kalter und feuchter Komplexion und bei Greisen angewendet werden, speziell während des Winters und in nördlichen Ländern.

ROSENWASSER
1. Kalt und stopfend.
2. Die beste Qualität entsteht, wenn man Rosen ohne Wasserzugabe destilliert.
3. Rosenwasser ist den Kräften und den Gliedern zuträglich.
4. Es macht die Brust rauh.[3]
5. Diese Wirkung kann man mit Kandiszucker und Julep bekämpfen.
6. Rosenwasser verleiht Tapferkeit, es wirkt am besten bei Menschen mit heißer Komplexion und bei Jugendlichen, vor allem während des Sommers und in nördlichen Gegenden.

SAURER SIRUP
1. Gemäßigt in Hitze und Kälte und von verdünnender Wirkung.
2. Die beste Zubereitung bedingt sauberes Arbeiten und langsames Kochen.
3. Er hat auflösende, verdünnende, reinigende und öffnende Kraft.
4. Er schadet bei heißem Husten und der Blutruhr.
5. Das Gegenmittel ist Julep.
6. Saurer Sirup erzeugt kalte Säfte, ist für alle Komplexionen geeignet, für alle Lebensalter, für alle Jahreszeiten, in allen bewohnten Landstrichen.

SAURER SIRUP AUS SAMEN
1. Von gemäßigter Hitze.
2. Der nach überlieferten Rezepten zubereitete ist vorzuziehen.
3. Er bewirkt das Abführen der Galle und des Schleims.
4. Er kann dem Magen, der Brust und den Adern schaden.
5. Dagegen schützt man sich mit Mohnsamensirup.
6. Saurer Sirup aus Samen erzeugt keine bemerkenswerten Säfte, er ist geeignet für Menschen, die eine kalte und feuchte Komplexion haben, auch für Jugendliche, speziell während des Winters und in kalten Ländern.

1. Das beste Aloeholz[4] kommt aus Indien, es ist als Räucherwerk besonders angenehm. Die nächstbeste Qualität ist die aus Saumsi;[5] angefeuchtet verleiht es Tüchern Wohlgeruch und ist auch gut zu kauen. Das Aloeholz aus Krino[6] gleich dem aus Saumsi; es läßt wegen seiner Süße die Läuse wachsen. Das indische Holz hingegen ist bitter und verhindert, daß Läuse entstehen. Aloeholz unterscheidet sich nach dem jeweiligen Herkunftsland. Man nennt auch nicht jeden Baum dieser Gattung Aloeholz. Das richtige wird unter der Erde eingeschnitten, damit das Holz alle Verschmutzungen und alle Erdigkeit verliert. Man kennt den Ort, wo das Holz wächst, nicht. Aloeholz hat eine gute Wirkung auf die inneren Organe, stärkt das Hirn, die Adern und die Leber.

2. Kleine Säckchen mit Moschus gefüllt, nennt mann Cubit.[7] Sie werden aus einer Blase und Moschus gemacht. Säckchen mit Gergeri[8] haben gegenteilige Wirkung, weil dieses Moschus nicht so verdünnend wirkt und aromatisch ist. Der Moschus, der aus Charam[9] stammt, ist von mittlerer Qualität unter den Genannten; er wird mit Silber- oder Bleistaub vermischt, damit er mehr Gewicht habe. Moschus aus Salmiud ist schlechter, denn er wird zur Aufbewahrung aus seinen Säckchen genommen und in gläserne Gefäße gegeben. Die Säckchen, in denen der Moschus aufbewahrt wird, werden aus dem Nabel eines gazellenartigen Tieres[10] angefertigt, das zwei in die Höhe ragende Hörner besitzt. Diese Blasen werden blutgefüllt gefunden; wenn man sie einen Tag lang aufbewahrt, so wird aus dem Blut Moschus. Und wenn sich diese Tiere aus der Meeresnähe in einsame Wüsten begeben, so fressen sie Narden; und davon wird der Moschus um so lieblicher. Wenn sie aber am Meer weiden, fressen sie Myrrhe. Dieser Moschus wird auch mit der Wurzel Makir verfälscht und mit der Pflanze Salich gestoßen.

3. Riachi[11] ist die Wurzel allen Kampfers, den man in Baumstämmen findet. Es sind weiße Stücke, die wie Salz aussehen, gewöhnlich ein Goldgewicht schwer. Der kleine Kampfer heißt Missen.[12] Kampfer, an dem noch Holz haftet, den siedet man, wie ich schon oben im Zusammenhang mit dem Kampferwasser erwähnt habe. Dieser Kampfer wird Firolli genannt, und man formt Figuren daraus. Kampfer wird nach seiner jeweiligen Herkunft benannt. Man erzählt, daß im Schatten eines Kampferbaumes wohl hundert Menschen wohnen können. Sein Stamm ist weiß, etwas zum Rötlichen neigend, und wenn man ihn bricht, fällt der Kampfer herab.

4. Ambra sieht wie Hirn aus; die größten Stücke wiegen etwa tausend Goldgewichte. Sie kommt aus einem Brunnen im Meer und schwimmt dann an der Oberfläche. Wenn die im Meer schwimmenden Vögel von der Ambra fressen, sterben sie daran. Andere behaupten hingegen, Ambra sei der Kot eines Tieres, wieder andere, es sei eine Verunreinigung des Meeres. Die beste Ambra ist grau, die schlechtere ist schneefarben, die nächste Qualität ist wie Pech.[13] Ambra ist auch ein Fisch, der einen fürchterlichen Geruch hat. Denn die Fische schlucken ihn, um ihn wieder auszuspeien, und wenn man ihn kochen will, findet man Sand in ihm. Eine andere Art Ambra stammt von Tannen. Eine weitere wird die saubere genannt, weil sie keinen Geruch hat. Such[14] wird aus feuchten Emblicis[15] gemacht. Findet man diese nicht, so macht man es aus Ramich.[16] Das ist eine frische, wilde Galle. Das so hergestellte Such ist kalt.

5. Rosenwasser wird zur Herz- und Magenstärkung getrunken, als Riechstoff hilft es bei Ohnmachten. Denn es erweckt die fünf Sinne, erweitert die Seele, stärkt den Leib mit seinem guten Geruch und seiner stopfenden Wirkung. Wenn man andere Blüten oder Gewürze dem Rosenwasser beigibt, wie etwa Kampfer oder Safran, und destilliert dann dieses Rosenwasser, gehen die Wirkstoffe dieser Beigaben auf das Rosenwasser über.

6. Saurer Sirup, mit Zucker zubereitet, ist allen gesunden Komplexionen zuträglich, auch allen Lebensaltern und allen Landschaften. Wenn er mit Honig zubereitet wird, ist er in Hitze und Kälte gemäßigt. Der mit Wurzeln angesetzte Sirup tendiert mehr zur Hitze und hat eine öffnende, auflösende, durstlöschende und kühlende Wirkung. Sie ist stärker als die des einfachen Sirups. Die öffnende Wirkung des sauren Sirups aus Samen ist besonders stark. Der einfache oder schlichte saure Sirup ist ein hervorragender Durstlöscher und kühlt die Leber aus. Seinen Nutzen beschreiben wir später.

7. Schlichter Sirup ist Kranken wie Gesunden zuträglich, er beseitigt Blähungen, besiegt die Galle mit seiner Säure, entfernt Speichel aus der Brust und aus der Lunge und er treibt den Harn. Der saure Quittensirup, den Galenus zusammengestellt hat, stärkt den Magen und die Leber, ist appetitfördernd und eignet sich für Rekonvaleszente. Saurer Sirup aus Meerzwiebeln hilft bei Wassersucht und Erkrankungen des Leibes, die durch Kälte entstehen. Er treibt den Fötus ab, hilft bei Asthma und Atembeschwerden, die durch schleimige Feuchte entstehen.

---

1 Culbeth. Im Cod.Vind. 2396: Thebet; im Cod.Vind. 2466: Ex iadri, quod defertur de partibus Cuibet; im Tac. 1531: Sxiadi, quod defertur de partibus Culbeth. Da Tibet ein wichtiges Moschusexportland war, ist die Gleichsetzung Thebet = Tibet naheliegend.
2 Alkanna tinctoria (L.), Färberalkanna. Die Wurzel liefert einen roten Farbstoff, der pharmazeutische Verwendung fand.
3 Im Tac. 1531: exasperat pectus.
4 Vgl. Galenus XI, 821, und Dioskourides III, Kap. 22 (S. 276).
5 Saumsi. Im arabischen Cod. Or. 5590: al-Sanaʻj. Vielleicht die jemenitische Hauptstadt.
6 Krino. Ibidem: al-Qanārj.
7 Unklare Bezeichnung. Vielleicht aus Culbeth verdorben.
8 Gergeri. Im arabischen Cod. Or. 5590: āl-Ḥazhārj.
9 Ibidem: al-Ġaznawj.
10 Die Moschustiere sind eine Unterfamilie der Hirsche. Allerdings haben sie keine Hörner, sondern vielmehr hauerartige Eckzähne. Moschus ist ein Sekret, das von diesen Tieren abgesondert wird.
11 Riachi. Im arabischen Cod. Or. 5590: āl-Rabāhj.
12 ibidem. al-Mahšan.
13 Im Tac. 1531 steht auch die Lesart ambra piscea, also „Fischambra".
14 Such. Im arabischen Cod. Or. 5590: al-Suk. Brunfels kennt Such in seiner Sammelausgabe arabischer Ärzte beziehungsweise in seinem Onomastikon; er beschreibt es als Electuarium (Latwerge) oder Pflaster, Gallia genannt. Er nennt vier Arten: Such muscatum, Such ventrium, Such corii und Such aquae. Für die Zubereitung von ersterem benötigt man Ramich, das Brunfels als Mischung verschiedener Aromen mit stark stopfender Wirkung bezeichnet. Für die anderen Sorten benötigt man Häute oder Mägen eines Fisches namens Marsupa (marsupium = Beutel).
15 Emblicis. Im arabischen Cod. Or. 5590: al-Āmlaġ.
16 Ibidem: al-Rāmik.

DIE ACHTUNDDREISSIGSTE SCHACHTAFEL VON SIRUPEN, SÄFTEN, UND DER EIGNUNG VON WOHNUNGEN IM JAHRESLAUF

QUITTENSIRUP
1. Kalt und trocken. Die Grade: Kalt im dritten, trocken im zweiten.
2. Es soll aus geeigneten Zutaten zubereitet werden.
3. Er verbessert die Verdauung, stopft den Bauch und nimmt den Brechreiz.
4. Er rauht die Brust und die Kehle auf.
5. Dagegen hilft das Trinken von süßem Sirup, etwa aus Mohnsamen.
6. Quittensirup entfaltet seine beste Wirkung bei Menschen mit heißer und feuchter Komplexion, auch bei alten Leuten, speziell während des Sommers und in südlichen Ländern.

MOHNSAMEN-SIRUP
1. Gemäßigt kalt. Die Grade: Gemäßigt kalt im ersten.
2. Empfehlenswert ist es, zur Zubereitung sowohl Samen wie auch die Kapseln und Regenwasser zu verwenden.
3. Er nützt der Brust und dem heißen Hirn.
4. Er schadet den kalten Eingeweiden.
5. Dagegen hilft eine gute Mina.[1]
6. Mohnsamensirup ist besonders empfehlenswert für Menschen mit heißer Komplexion und Jugendliche, vor allem während des Sommers und in heißen Ländern.

ROSENSIRUP
1. Kalt und stopfend beziehungsweise abführend. Die Grade: Kalt und trocken im ersten.
2. Für die Zubereitung soll man Wasser verwenden, in dem man Rosen gekocht hat, bis sie ihre Farbe verloren haben.
3. Er führt die dünne Galle ab.
4. Er hat auf den Magen und die Eingeweide eine zusammenziehende Wirkung.
5. Diese bekämpft man durch Gaben von Gerstenwasser.
6. Rosensirup eignet sich am besten für Menschen mit heißer Komplexion und Jugendliche, besonders im Hochsommer und in südlichen Ländern.

ROSENWASSER-JULEP
1. Kalt und feucht. Die Grade: Heiß und feucht im ersten.
2. Er soll unter Verwendung von Rosenwasser gut gekocht werden.
3. Er hilft gegen Trunkenheit und erhält die Gesundheit.
4. Er schädigt bei Abführen und Durchfall und verletzt den Darm.
5. Dagegen kann man sich durch Apfelsirup schützen.
6. Rosenwasserjulep entfaltet seine Wirksamkeit vor allem bei Menschen mit heißer Komplexion und Jugendlichen, speziell während des Sommers und in westlichen Ländern.

JOHANNIS-BEERENSAFT
1. Kalt und trocken, zusammenziehend. Die Grade: Kalt und trocken im zweiten.
2. Der beste stammt aus Sires.[2]
3. Er unterstützt den Magen und die Verdauung.
4 Er ist schlecht bei Schmerzen des Schlundes und der Kehle.
5. Diese bekämpft man mit süßem Granatapfelsaft.
6. Johannisbeerensaft ist gut geeignet für Menschen mit heißer und feuchter Komplexion und für Jugendliche, vor allem während des Sommers und in südlichen Gegenden.

SOMMER-WOHNUNGEN
1. Kalt und feucht, gemäßigt.
2. Die besten sind jene, die die gleiche Komplexion wie der Frühling haben.
3. Sie mäßigen die Komplexion und die Verdauung.
4. Sie behindern die auflösenden Wirkungen des Sommers.
5. Für diese ist Baden gut.
6. Sommerwohnungen sind für Menschen mit heißer Komplexion und für Jugendliche von Vorteil, besonders mittags und in südlichen Ländern.

WINTER-WOHNUNGEN
1. Von gemäßigter Hitze.
2. Sie sollen die gleiche Qualität haben, wie das Ende des Frühlings.
3. Sie aktivieren wieder die durch die Kälte erstorbenen Kräfte.
4. Sie rufen Durst hervor und bewirken, daß die Speisen unverdaut durch den Magen gehen.
5. Dagegen kann man sich schützen, wenn man die Wohnungen nach dem Nordwind ausrichtet.
6. Winterwohnungen sind vor allem für Menschen mit kalter Komplexion und für Greise vonnöten, während der kalten Zeit, speziell in Gebirgen.

1. Quittensirup³ stärkt den Magen und wirkt durstlöschend. Man kann Quittensaft länger aufbewahren als Apfelsaft. Mina oder Quittensaft, der mit Gewürzen zubereitet wurde, nimmt deren Eigenschaften an. Apfelsirup ist kalt und trocken, stärkt den Magenmund, hilft bei Herzkopfen, hat für das Gemüt eine stabilisierende Wirkung, beseitigt Brechreiz und den Bauchfluß. Die Wirkungen sind um so besser, wenn der Sirup von Äpfeln aus Jerusalem zubereitet wird, da diese besonders gut riechen. Weil dieser Sirup sehr süß ist, besitzt er weniger Kälte. Die medizinischen Wirkungen aller Sirupe sind besonders zuträglich, wenn der Mond mit der Venus oder dem Jupiter sich in Konjunktion befindet beziehungsweise in einem wäßrigen Zeichen steht.

2. Mohnsamensirup ist bei Schlaflosigkeit empfehlenswert, denn er erzeugt Benommenheit. Er nützt auch bei Husten und Schnupfen. Seerosensirup wirkt vorzüglich bei Kopfschmerzen und Flüssen, die zu der Brust herabfließen oder zum Magen. Limonensirup ist kalt und trocken, besitzt aber ein wenig Wärme, die von den Schalen kommt. Er besiegt die Galle, stärkt den Magen und ist appetitfördernd. Er verbessert die Verdauung, beseitigt den Brechreiz und schützt vor Trunkenheit.

3. Der beste Rosensirup wird aus rotem Rosenwasser zubereitet, das hervorragende Eigenschaften besitzt. Manchmal wird er durch die Zugabe von Ammoniak etwas geschärft, für gewöhnlich aber nicht. Man kann ihn auch mit einem sauren Sirup mischen. Veilchensirup hat eine gemischte kalt-feuchte Komplexion. Er erleichtert Brust und Kehle, hilft gegen fiebrigen Husten und verleiht dem Bauch Schlüpfrigkeit. Granatapfelsirup, mit Minze zubereitet, ist kalt und trocken, nimmt den Brechreiz und löscht den Durst; er ist auch dem galligen Magen von Nutzen. Weihrauchsirup hilft gegen Pokken und Körperröte.⁴

4. Rosenwasserjulep ist gemischt, neigt aber zur Kälte und Feuchte. Er löscht die Hitze des Magens und stärkt ihn, dämpft auch die Schärfe des Fiebers. Honigwasser mit Gewürzen ist bei kalten Krankheiten dienlich; seine reinigende Kraft ist geringer als die des Honigs. Es führt den trockenen Bauch ab, drückt aber den Magen zusammen und auch die Eingeweide, die sich anschicken, die überschüssige Feuchte auszutreiben. Es hält auch die vorhandenen Speisen im Magen zurück und sorgt so durch deren Verteilung auf die Körperteile für ihre Stärkung. Bei jeder Abführkur ist zu beachten, daß der Mond nicht im Skorpion steht oder in seiner Triplizität. Auch ist es nicht gut, wenn der Mond mit dem Jupiter in Konjunktion steht oder einem anderen, rückwärtslaufenden Planeten.

5. Blaubeerensaft ist bei Durchfall und Husten von Nutzen. Maulbeersaft ist kalt und wirkt bei Kehlgeschwulsten, die durch die Kälte entstanden sind, vorteilhaft. Nußsaft ist heiß, wohltuend bei Entzündungen, die durch Kälte im Schlund entstanden sind. Agrestsaft ist kalt und trocken, verändert die Galle, stillt den Brechreiz, den Durst und den Fluß des Bauches. Auch der Saft saurer Zitronen wirkt ähnlich, aber stärker. Pflaumensaft ist wirksam bei galligen Fiebern, wenn der Bauch an Verstopfung leidet.

6. Sommerwohnungen sollen nördlichen Winden zugänglich sein, mit dünnen und zarten Textilien ausgeschlagen, mit süßen und wohlriechenden Wässern parfumiert sein, bestreut mit wohlriechenden Kräutern, Blumen und Früchten. Man soll sie mit Sandelholz und Kampfer räuchern, die erwähnten Textilien mit Rosenwasser, das mit wohlriechendem Wein vermischt wurde, besprengen. Solcherart eingerichtete Wohnungen schützen, wenn man sich nackt⁵ in ihnen aufhält, vor allzugroßer Hitze. Denn die Luft ist dann kälter als der Mensch. Kann man das alles nicht durchführen, soll man den Körper in Gewänder kleiden und ein Birett sich auf den Kopf setzen, die heißer sind als der Mensch; besonders dann, wenn man die uns umgebende heiße Luft, die mit den Dämpfen unserer Körper vermischt ist, nicht mit Fächern⁶ kühlen kann.

7. Winterwohnungen sollen mit Kohlen beheizt werden, weil sie das Feuer lange halten, beziehungsweise mit Holzsorten, die keine schlechten Qualitäten haben, wie Feigenholz oder ähnliches. Man soll sie auch mit wohlriechenden Spezereien räuchern, wie etwa mit Ambra.⁷ Die Türen dieser Wohnungen sollen gegen Osten gerichtet sein, es sollen auch leichte und weiche Betten darinnen stehen. Solcherart eingerichtete Räume fördern das Durstgefühl und bewirken, daß die Speisen bald wieder den Magen verlassen, ähnlich wie das die Bäder nach dem Essen tun. Wenn die Räume von Wanzen⁸ befallen werden, soll man sie mit Zypressennüssen und weißer Minze ausräuchern, dann sterben diese. Wenn es im Zimmer viele Mücken gibt, zerreibe Auripigment in Wasser und besprenge damit den Raum. Auch Johanneskraut beziehungsweise seine Blüten wirken gegen Wanzen. Das Einrichten solcher Wohnungen soll geschehen, wenn der Mond sich in einem festen oder zweikörperigen Zeichen befindet und einen glückhaften Aszendenten hat. Denn wenn der Mond einen unglücksbringenden Aszendenten hat, in den Winkeln steht, im dritten Hause oder im entgegengesetzten, ist das Einrichten von Wohnungen nicht empfehlenswert.

---

1 In dem arabischen Cod. Or. 5590 wird als Gegenmittel sanftes Streicheln empfohlen.
2 Sires. Im Cod. Vind. 2396: Syene, im Cod. Or. 5590: al-Sjraz.
3 Vgl. Galenus XII, 76.
4 Im Tac. 1531 werden noch angeführt: meschirae et similibus.
5 blassem = bloßem
6 Fleder wüschen. Grimm: flederwisch, Gansflügel zum Abkehren, Federbesen, auch Degen, Prügel.
7 Das Wort neda bleibt unklar. Im Tac. 1531: sicut neda ambrae. Vgl. die Regel 38 im Regelbuch.
8 Wentlen. Grimm: wantel, wentel, Wanze.

DIE NEUNUNDDREISSIGSTE SCHACHTAFEL VON DER LUFTVERÄNDERUNG, UND DEN WIRKUNGEN DES WINDES UND DER JAHRESZEITEN

SÜDWIND
1. Heiß und feucht. Die Grade: Heiß im zweiten, trocken im ersten.
2. Wenn er in guten Landschaften weht, ist er vorzüglich.
3. Er hilft der Brust.
4. Er verwirrt die Sinne.
5. Dagegen kann man sich mit Kampfer und Rosenwasser schützen.
6. Der Nutzen des Südwindes ist bei Menschen mit kalter und feuchter Komplexion besonders groß, auch bei Greisen, speziell im Herbst und in den nördlichen Ländern.

NORDWIND
1. Kalt und trocken. Die Grade: Kalt im dritten und trocken im zweiten.
2. Seine Wirkung ist gut, wenn er über Süßwasser weht.
3. Er reinigt die Sinne.
4. Er schadet der Brust und dem Husten.
5. Gegen diese Auswirkungen kann man sich durch Bäder und geeignete Kleidung schützen.
6. Der Nutzen des Nordwindes ist besonders bei Menschen mit heißer und feuchter Komplexion gegeben, auch bei Jugendlichen, speziell während des Sommers und in südlichen Ländern.

OSTWIND
1. Gemäßigt. Die Grade: Von gemäßigter Hitze im zweiten.
2. Angenehm ist dieser Wind, wenn er über Gewässer und schöne Wiesen weht.
3. Er verbessert die Denkfähigkeit.
4. Er schadet bei Augenbeschwerden und Nasenkatarrhen.[1]
5. Gegen diese Beschwerden helfen Blütenabsude.
6. Der Nutzen des Ostwindes ist vor allem für Menschen von gemäßigter Komplexion gegeben, ansonsten für alle Lebensalter, besonders im Frühling und in östlichen Ländern.

WESTWIND
1. Gemäßigt. Die Grade: Von gemäßigter Trockenheit im zweiten oder ersten.
2. Vorteilhaft sind die Nordwestwinde.
3. Er unterstützt die Verdauung.
4. Er hat bei Körperzittern und Kältegefühlen eine abträgliche Wirkung.
5. Seine Schädlichkeit kann durch Erwärmung aufgehoben werden.
6. Der Nutzen des Westwindes ist für Menschen mit gemäßigter Komplexion am größten, und zwar für alle Lebensalter, besonders während des Frühjahrs und in östlichen Ländern.

FRÜHLING
1. Gemäßigt. Die Grade: Von gemäßigter Feuchte im zweiten.
2. Besonders angenehm ist seine mittlere Phase.
3. Er ist allen Tieren und Pflanzen zuträglich.
4. Er wirkt bei Ausschlägen nachteilig.
5. Dagegen hilft die Reinigung der Körper.
6. Der Frühling wirkt besonders gut bei Menschen von gemäßigter Komplexion und Jugendlichen, er ist keiner anderen Jahreszeit vergleichbar, und ist in gemäßigten Ländern am angenehmsten.

SOMMER
1. Heiß und trocken. Die Grade: Gemäßigt im zweiten.
2. Sein bester Teil ist der Frühsommer.
3. Er zehrt die überschüssige Feuchtigkeit auf.
4. Er behindert die Verdauung der vermehrten Gallenproduktion wegen.
5. Dagegen helfen kühlende und befeuchtende Speisen.
6. Der Sommer ist vor allem Menschen mit kalter Komplexion und Greisen zuträglich, er ist mit keiner Jahreszeit vergleichbar, am angenehmsten ist diese Jahreszeit im Gebirge.

HERBST
1. Ziemlich gemäßigt.
2. Die schönste Zeit ist der mittlere Herbst.
3. Er ist in besonderem Maße Menschen zuträglich, deren Komplexion gerade ins Gegenteil umschlägt.
4. Er schadet Menschen mit ausgeglichener Komplexion.
5. Die negativen Auswirkungen kann man mit befeuchtenden Speisen und Bädern ausgleichen.
6. Der Herbst eignet sich am besten für Menschen mit gemäßigter Komplexion und Jugendliche, er ist mit keiner anderen Jahreszeit vergleichbar, er ist in gemäßigten Ländern am angenehmsten.

1. Südliche Länder liegen rechter Hand, wenn man gegen Osten blickt; sie sind in der Regel heiß. Denn dorthin neigt sich die Sonne und nähert sich der Äquinoktiallinie. Diese Länder sind auch feucht, weil sich viel Wasserdampf aus dem Meer erhebt. Die Winde aus dem Süden dämpfen die Bewegungslust und ermatten den Körper, verwirren die Sinne, lösen epileptische Anfälle aus, verursachen Kopfschmerzen, erzeugen überschüssige Feuchtigkeit im Kopfe, besonders bei Menschen mit feuchter Komplexion, und schwächen die Verdauung.

2. Nördliche Länder liegen zu diesen entgegengesetzt und zur linken Hand, wenn man gegen Osten blickt. Sie sind kalt und trocken, denn die Sonne ist weit von ihnen entfernt. Sie überquert diese Länder, wenn sie am höchsten steht und am weitesten von der Erde entfernt ist. Die Winde aus nördlichen Ländern reinigen die Säfte, läutern den Geist, stärken die Sinne, stillen die Körperflüsse und schaden Menschen mit kalter Komplexion. Hippokrates[2] definiert den Wind als bewegte Luft, während Aristoteles meint, es handle sich um Dämpfe, die von der Erde aufsteigen.

3. Östliche Landstriche sind gemäßigt, tendieren aber doch zur Hitze und Trockenheit. Sie sind deswegen gemäßigt, weil sich die Sonne von diesen Gegenden nicht soweit entfernt, daß diese völlig auskühlen, ihnen aber auch nicht so nahe kommt, daß es übermäßig heiß in ihnen würde, wie es bei südlichen Ländern geschieht. Die Bewohner dieser Gegenden habe ein ausgeglichenes Wesen, gesunde Körper, starke Kräfte und ausgeprägte rote und weiße Gesichtsfarbe.

4. Westliche Länder sind mit denen des Ostens vergleichbar. Sie sind nicht wirklich gemäßigt, sondern neigen zur Kälte und Trockenheit. Das kommt daher, weil diese Länder und deren Einwohner morgens nur wenig Sonnenwärme erhalten, dafür am späten Nachmittag sich erwärmen, wie es auch im Herbst geschieht. Überhaupt kann man acht Winde unterscheiden, von denen immer zwei einen Hauptwind flankieren und dessen Komplexion sie auch besitzen.

5. Der Frühling beginnt, wenn die Sonne in dem ersten Grad des Widders aufsteigt, das ist der am zehnten Tag des März. Die Natur des Frühlings ist gemäßigt, weil die Sonne sich auf der Äquinoktiallinie bewegt; er endet, wenn die Sonne den Zwilling verläßt. Der Frühling ist drei Monate lang. Im zweiten Monat steht die Sonne im Stier, im dritten im Zwilling. Jeder dieser Monate gleicht dem anderen, wegen ihrer zeitlichen Nähe. Aber so geht es mit jeder Zeit.

6. Der Sommer beginnt, wenn die Sonne den ersten Grad des Krebses erreicht, und er endet, wenn die Sonne die Jungfrau verläßt. Das ist am 15. September. Der zweite Sommermonat beginnt, wenn die Sonne den ersten Grad des Löwen erreicht, und ist zu Ende, wenn die Sonne ins Sternbild der Jungfrau tritt. Die Natur des Sommers ist heiß und trocken. Denn die Sonne steigt im Sommer so hoch in den Norden wie sie nur vermag und steht gerade über unseren Köpfen und erhitzt uns. Galenus[3] und Hippokrates vertraten die Meinung, daß der Beginn des Sommers mit dem Anfang des Sternzeichens der Henne[4] oder der Stirn des Stiers zusammenfiele, das ist nämlich der Beginn der Erntezeit.

7. Der Herbst beginnt, wenn die Sonne anfängt zu sinken und das Sternbild der Waage berührt; dann mäßigt sich der Norden wieder, weil die Sonne sich nun zum Süden neigt. Der Herbst endet, wenn die Sonne den Schützen verläßt. Der zweite Herbstmonat beginnt, wenn die Sonne den ersten Grad des Skorpions erreicht. Der Herbst ist kalt und trocken, und zwar von gemäßigter Kälte, weil er dem Winter nahesteht, trocken ist er, weil der Sommer noch nicht weit entfernt ist.

---

1 Nasenpfnüsel. Im Tac. 1531: coriza. Du Cange gibt verschiedene Deutungen an, darunter auch species catarrhi.
2 Vgl. Hippokrates I, 523 ff., wo er ausführlich über Winde referiert.
3 Vgl. Galenus XVII A, 17 und 29.
4 Bei Ptolemaeus wird das Sternbild des Schwans noch als Henne bezeichnet.

DIE VIERZIGSTE SCHACHTAFEL VON VERSCHIEDENEN LANDSCHAFTEN, VERGIFTETER LUFT UND WIE MAN SICH DAGEGEN SCHÜTZT

WINTER
1. Kalt und feucht.
2. Am angenehmsten ist er, wenn er sich schon gegen den Frühling neigt.
3. Er verbessert die Verdauung.
4. Er erzeugt Schleim.
5. Dagegen hilft, wenn man sich durch Heizen, geeignete Kleidung oder durch Bäder warm hält.
6. Der Winter ist besonders Menschen mit heißer und feuchter Komplexion zuträglich, auch Jugendlichen, dann Leuten, die viel Bewegung machen; am angenehmsten ist er in Meeresgegenden.

NÖRDLICHE LÄNDER
1. Kalt und trocken.
2. Vorzuziehen sind Gegenden mit gutem Wasser und gutem Ackerland.
3. In ihnen leben starke und kluge Leute.
4. Sie sind für Menschen mit enger Brust schädlich.
5. Man kann sich mit der Mäßigung der Monate behelfen.[1]
6. Nördliche Länder sind besonders gut geeignet für Menschen mit heißer und feuchter Komplexion und Jugendliche, speziell während des Sommers; dann sind sie heißen Ländern vorzuziehen.

SÜDLICHE LÄNDER
1. Heiß und trocken.
2. Vorzuziehen sind jene Landstriche, die weit vom Meer entfernt liegen und gegen Norden offen sind.
3. In ihnen leben tapfere und mildgesinnte Menschen.
4. Sie haben bei Pocken eine negative Wirkung, schädigen die Verdauung und verwirren den Verstand.
5. Dagegen helfen Stärkungsmittel für Kopf und Magen.
6. Südliche Länder eignen sich vorzugsweise für Menschen mit kalter und trockener Komplexion und für alte Leute; am angenehmsten ist der Aufenthalt in ihnen im Herbst, besonders für jene, die nahe am Nordpol wohnen.

ÖSTLICHE LÄNDER
1. Gemäßigt.
2. Vorzuziehen sind jene Teile, die genau zwischen Norden und Süden liegen.
3. Sie gereichen nahezu allen Kräften zum Vorteil.
4. In östlichen Ländern blitzt es viel und es gibt häufig Erdbeben.
5. Der beste Schutz dagegen ist das Aufsuchen unterirdischer Räume.
6. Östliche Länder eignen sich vorzugsweise für Menschen mit gemäßigter Komplexion, für alle Altersstufen, besonders während des Frühlings; sie sind um so angenehmer, je weiter sie im Osten liegen.

WESTLICHE LÄNDER
1. Wechselhaft gemäßigt.
2. Die schönste Gegend befindet sich auf den Alabor-Inseln.[2]
3. Sie sind reich an Mineralien.
4. Sie bewirken eine Verschlechterung der Komplexion.
5. Dagegen muß man ausgleichende Mittel nehmen.
6. Westliche Länder eignen sich besonders für Menschen mit gemäßigter Komplexion, für alle Altersstufen, speziell während des Frühjahrs; die angenehmsten Landstriche liegen im Nordwesten.

VERSEUCHTE LUFT (EPIDEMIEN)
1. Bösartig und gefährlich.
2. Jene Epidemien, die die Substanz nicht angreifen, sind weniger gefährlich.
3. Von Vorteil ist, daß daran auch Feinde sterben.
4. Sie schädigt alle Tiere und Pflanzen.
5. Man kann sich mit Räucherungen, die eine aufhebende Wirkung haben, behelfen.
6. Epidemien schaden allen Komplexionen, sie nützen nur den bösen Menschen, denn sie fördert alle Übel zu allen Jahreszeiten.

THERIAK[3]
1. Heiß und trocken.
2. Guter Theriak muß stark genug sein, um einen vergifteten Hahn vor dem Tode zu retten.
3. Theriak hilft bei Husten und allen kalten und trockenen Krankheiten.
4. Er bewirkt Schlaflosigkeit.
5. Dagegen helfen abkühlende Mittel, etwa Gerstenwasser oder ähnliches.
6. Theriak wirkt bei Menschen mit kalter und feuchter Komplexion günstig, auch bei alten Leuten, zu allen Jahreszeiten und immer dann, wenn ein Schaden eintritt.

1. Der Winter beginnt, wenn die Sonne in das Sternzeichen des Steinbocks tritt, er endet, wenn die Sonne die Fische verläßt, das ist, wenn die Sonne ihren südlichsten Kreis erreicht hat. Der zweite Wintermonat beginnt, wenn im Jänner die Sonne in das Sternbild des Wassermannes eintritt. Die Natur des Winters ist kalt und feucht; das kommt von der großen Entfernung der Sonne vom Zenit. Hippokrates vertrat die Meinung, der Winter beginne, wenn das Sternbild der Henne untergehe beziehungsweise die Stirn des Stiers, das ist die Zeit der Wintersaat.

2. Nördliche Länder, wie etwa Sclavonien und dergleichen Gegenden, sind ziemlich kalt und trocken. Ihre Bewohner haben eine breite Brust, besitzen eine weiße Gesichtsfarbe und sind von schrecklicher Erscheinung, die durch die Abwesenheit von Hitze entsteht. Sie haben auch schlanke Extremitäten, weil diese Glieder am schnellsten auskühlen. Die Menschen leben dort lange, vor allem wegen ihrer guten Verdauung. Sie trinken wenig, essen dafür um so mehr. Die Frauen dieser Regionen sind fruchtbar; sie haben keine Monatsblutung, des kalten Wassers wegen, das sie verwenden. Sie haben auch wenig Milch und gebären schwer, weil sie ein enges Becken haben.

3. Südliche Länder liegen dem südlichen Pole nahe, wie etwa das Mohrenland und dergleichen. Sie sind den nördlichen Ländern gänzlich entgegengesetzt, sind heiß und feucht, haben viel Verderbnis, die Gewässer sind trüb und versalzen. Ihre Bewohner sind schwarz, werden leicht betrunken, denn sie leiden an Kopfschwäche und großer Feuchtigkeit. In ihren Eingeweiden fließt sehr viel Schleim, davon werden sie appetitlos und das verdirbt ihnen auch die Verdauung. Denn das vermehrt auch die Kälte. Sie haben ein freundliches Wesen, leben nicht lange und haben wegen der schlechten Verdauung weiche Bäuche.

4. Östliche Länder haben eine klare und gemäßigte Luft, wie der Frühling, wenn sie auch etwas zur Trockenheit neigen. Die Speisen der Bewohner sind gemäßigt, ihre Gewässer sind süß und rein. Denn die Sonne scheint nicht so stark, daß die Gewässer davon salzig würden, aber doch lange genug, daß die Wasser nicht trüb bleiben. Die Bewohner haben eine weiße und rote Körperfarbe, sie sind wohlgenährt, sie haben helle Stimmen, leiden selten an Krankheiten, haben schöne Gliedmaßen und erhabene Träume. In diesen Regionen wachsen viele Sträucher und hohe Bäume. Die Einwohner sind von Natur aus verständig und klug, was von ihrer gemäßigten Qualität kommt. In Summe sind sie ein angenehmes und ruhiges Volk.

5. Westliche Länder haben eine Luft, die zur Hitze und Feuchtigkeit neigt und auch trüb ist. Die Speisen sind dort heiß und die Gewässer trüb. Denn am Morgen steht die Sonne nicht über ihnen. Ihre Sommer haben kalte Morgen und heiße Abende, wie sie sonst im Herbst üblich sind. Die Einwohner sind deswegen auch kraftlos, haben eine schlechte Gesichtsfarbe und leiden an vielen Krankheiten. Länder, die zwischen den vier Himmelsrichtungen liegen, haben eine mittlere Komplexion und sind den ihnen am nächsten liegenden Landschaften vergleichbar, aber nicht gänzlich.

6. Wenn die Luft fürchterlich zu stinken beginnt und voll von Krankheitskeimen ist, von Pocken und anderen tödlichen Krankheiten, soll man Wohnungen unter der Erde aufsuchen, die trocken sind und weit von den Ansiedlungen der Menschen entfernt. Diese Wohnungen soll man mit Essig besprengen und mit Weihrauch, Myrrhe und Sandelholz ausräuchern. Alle Speisen soll man mit Essig zubereiten und auch unter das Getränk ein wenig Essig mischen. Man soll häufig Aderlässe vornehmen und oft Abführmittel gebrauchen, gewaschenen armenischen Bolus[4] essen und an Kampfer und Rosenwasser riechen.

7. Die beste Wirkung entfaltet Theriak erst im zehnten Jahr und er behält sie bis zum dreißigsten Jahr. Im vierzigsten Jahr verliert er seine Kraft. Wenn man von einem giftigen Tier gebissen wird, so nehme man Theriak mit gutem Wein zu sich, streiche auch etwas Theriak auf die Bißwunde; das stärkt das Herz und zieht das Gift aus der Wunde. Wenn jemand von einem Skorpion gestochen wird, schneide man die Wunde auf und binde Theriak darauf. Den Patienten soll man dann zur Ader lassen und mit Aloe vermischten Wein zu trinken geben. Presse dann Fleisch aus und lege es auf die Wunde. Auch nützt es, wenn man dem Patienten gekauten und gesiegelten Weihrauch in sein Getränk gibt. Wenn Sonne und Mond im Skorpion stehen, so mache man ein Skorpionszeichen in einem Giftstein, das soll auch gut dafür sein. Ebenso, wenn der Mond in einem aufsteigenden Winkel im Skorpion sich befindet. Bei Vergiftungen hilft auch Milchtrinken und Erbrechen.

---

1 Der Sinn der Aussage ist nicht ganz klar. Im arabischen Cod. Or. 5590 wird empfohlen, die Wohnungen zu verbessern.
2 Im arabischen Cod. Or. 5590: al-Sa'da-Inseln.
3 Theriak war ein Universalmittel aus vielen (bis zu 70) Bestandteilen in der Form einer Latwerge. Man dachte die Wirkungen aller Bestandteile vereinen zu können; Theriak wurde auch als Gegenmittel gegen alle Arten von Vergiftung eingesetzt.
4 Armenischer Bolus. Mineral; wasserhältiges Aluminiumsilikat mit Eisenhydroxyd. Wurde als Arznei, Farbstoff und Grundierung für Vergoldungen verwendet. Der armenische Bolus galt als die beste Qualität.

GOTT ALLEIN GEBÜHRT EHRE

REGELBUCH ZU DEN SCHACHTAFELN DER SECHS AUSSERNATÜRLICHEN DINGE, WIE SIE IBN-BOTLAN BESCHRIEBEN HAT.

1. REGEL
VON DEM GESCHMACK, DEM GERUCH, WESEN ODER DER SUBSTANZ DER SPEISEN

Die Natur einer Speise kann auf vierfache Weise erkannt werden. Zum ersten durch den Verstand, denn dieser beurteilt den Grad einer Speise. Dann durch Geschmack und Geruch mittels der dazu geeigneten Organe. Drittens kann man die Speisen nach ihrer Verdaulichkeit beurteilen. Und viertens kann man sie nach ihrer Substanz einteilen.

Nun gibt es acht verschiedene Geschmacksrichtungen. Bitteres hat die meiste Hitze, deswegen schürft es die Zunge ab und bewirkt solcherart Entzündungen. Scharfes ist weniger heiß, deswegen hat es für die Zunge reinigende Wirkung. Gesalzenes ist noch weniger warm und hinterläßt auf der Zunge nur ein gewisses Gefühl der Schärfe. Herbes ist am kältesten, es zieht die Zunge zusammen und rauht sie auf. Saures ist weniger kalt und zieht auch die Zunge weniger zusammen. Nach Essig Schmeckendes ist noch weniger kalt und hinterläßt auf der Zunge ein Gefühl nach Schärfe. Süßes liegt in der Mitte, denn es ist weder so heiß, daß es die Zunge verletzten könnte, noch so kalt, daß es diese zusammenzieht. Süßes hat von beidem etwas. Diese Qualität ist aber nur eine akzidentielle, weil es von Natur aus dieses Mittelmaß hat und nicht mehr bewirken kann, als die Zunge zu glätten. Fettes ist weniger ausgeglichen.

Die acht Geschmacksrichtungen kann man auch noch nach Graden einteilen. Was die Zunge am meisten zusammenzieht, besitzt den vierten Grad, was am mindesten diese Wirkung hat, den ersten. Was dazwischen liegt, dem ersten Grad aber näher sich befindet als dem vierten, ist im zweiten Grad, ist es dem vierten näher, ist es im dritten. So verhält es sich auch mit heißen Dingen, die die Zunge verletzen.

Süße Gerüche werden von den Organen des Körpers aufgenommen und absorbiert. Doch haben sie weniger Hitze als Gewürze. Übelriechendes hat die gegenteilige Wirkung, und zwar aufgrund seiner Substanz.

Wenn die Substanz einer Speise dickflüssig, schwer, hart, schleimig oder grob ist, dann ist sie auch schwer verdaulich. Wenn sie aber verdaut wird — und sei es auch mit Mühe — dann ergeben solche Speisen viele Säfte und verursachen Verstopfungen. Wenn eine Speise aber leicht und locker, dünn, weich oder von verdünnender Wirkung ist, dann bewirkt sie das Gegenteil. Alles, was eine verdünnende Wirkung besitzt, kann entweder heiß sein, wie zum Beispiel scharfe Dinge, oder kalt, wie etwa der Essig. Ebenso verhält es sich bei den dickflüssigen Speisen, die sowohl heiß wie kalt sein können. Denn es ist nicht alles warm, was verdünnend wirkt, und nicht alles kalt, was dickflüssig ist.

2. REGEL
VON DEN QUALITÄTEN UND EIGENSCHAFTEN EINFACHER SPEISEN

Die zweite Regel erläutert die Qualitäten der Speisen, ihre Wirkung und ihre Stärke, und zwar nach den empirischen Erkenntnissen, die hier eher passen, als die Vernunft, die nur nach Kausalitäten vorgeht. Denn die Erfahrung zeigt uns die Wirkungen der Speisen im Körper, was um so wichtiger ist, da die Vernunft das Geschmacklose aus der Zahl der Geschmacksrichtungen ausgeschlossen hat. Denn es ist nicht möglich, daß irgendeine Speise vom Körper aufgenommen wird, die keine Qualität, die etwas bewirken könnte, besitzt. Wenn diese Wirkung das größte Ausmaß erreicht, dann setzt man sie in den vierten Grad. Ist sie kaum merklich, setzt man sie in den ersten Grad. Liegt die Wirkung dazwischen, aber näher am vierten Grad, dann teilt man sie dem dritten Grad zu, liegt sie näher am ersten, dem zweiten. So ist jede Qualität in diese vier Grade geteilt, wobei man diese weiter differenzieren kann, indem man zwischen Anfang, Mitte und Ende des Grades unterscheidet. Viele meinen auch, daß die Unterschiede unzählbar seien. Wegen dieser Einteilungen der Qualitäten gab es bei den Ärzten der Antike viele Streitigkeiten. Denn sie konnten keine Sache finden, die in solcher Weise durchmischt gewesen wäre, daß sie als Maßstab herangezogen hätte werden können, von dem ausgehend die Relationen hätten bestimmt werden können. Wenn eine Speise geringe Hitze besitzt, wird sie ausgleichend gewürzt, und eine heiße Speise hat eine starke Wirkung. Und es ist auch leicht zu begreifen, wie man die Wirkungen steuern kann, solange es sich nur um einfache Speisen handelt. Weil aber viele Speisen aus vielen Bestandteilen zusammengesetzt sind, entweder von Natur aus, wie etwa der Honig, der Süßes und Scharfes vereinigt, oder einige Melonensorten, die geschmacklose, bittere und scharfe Teile besitzen; oder durch künstliche Vermischung, wie zum Beispiel bei den Sirupen, die aus unterschiedlichen Zutaten zubereitet werden, müssen wir auch eine Regel aufstellen über die Natur der zusammengesetzten Speisen

3. REGEL
VON DER NATUR DER ZUSAMMENGESETZTEN SPEISEN

Zur Erkenntnis der Qualität der zusammengesetzten Speisen können wir gelangen, wenn wir die Qualität der einfachen Bestandteile und deren Grade durch Erfahrung und Verstand begriffen haben und danach die Einteilung nach Hitze und Kälte, Feuchte und Trockenheit treffen. Was sich im Gleichgewicht, in der Mitte dieser Gegensatzpaare befindet, wird als gemäßigt eingeschätzt. Als Beispiel dafür kann Ziribes dienen, eine süße Speise, die aus Fleisch, Honig, Zucker und Gewürzen zubereitet wird. Auf lateinisch wird diese Speise auch Assipitium ohne Essig genannt, weil sie nämlich auf gleiche Weise auch mit Essig zubereitet wird.[1] Herrscht nun eine Qualität vor, so wird die ganze Speise danach eingeordnet. Wird aber etwas aus gleichartigen Zutaten zubereitet, etwa aus zwei heißen Dingen, eines im ersten, das andere im dritten, urteilen wir entgegengesetzt.

4. REGEL
VOM NUTZEN UND SCHADEN DER SPEISEN

Wie man den Nutzen und den Schaden, den die Speisen mit sich bringen, unterscheidet, und wie man den Schaden ausgleicht, wird durch die vierte Regel erläutert. So erzeugt das Süße wegen seiner Hitze Durst und wird in seiner Veränderung im Körper zu Galle, bewirkt aber wegen seiner reinigenden Wirkung Abführen, aber auch Verstopfung, weil es stark nährt und die Organe viel davon aufnehmen. Nach Essig schmeckende Speisen unterdrücken die Galle und verursachen wegen ihrer Kälte Blähungen, schaden wegen ihrer verdünnenden Wirkung den Adern und den Eingeweiden. Solche Speisen dringen tief ein, haben aber eine geringere Kälte als saure und sind in ihrer Wirkung dem Herbst gleichzusetzen. Salzige Speisen reinigen den Schleim, verursachen durch ihre Hitze Durstgefühl und dörren wegen ihrer Trockenheit den Körper aus. Deshalb schaden solche Speisen auch der Brust. Sie sind aber in allen Wirkungen schwächer als bittere Speisen. Das fettig Schmeckende nährt gut, erzeugt aber im Magen Ekelgefühle, verursacht aber auch wegen seiner Feuchtigkeit schlüpfrigen Stuhlgang und ist auch nicht so ausgeglichen, wie es süße Speisen sind. Herbe, stopfende Speisen haben in ihren Wirkungen die geringste Kraft. Bittere Speisen haben eine auflösende Wirkung, schürfen mit ihrer großen Hitze die Zunge auf und erzeugen durch ihre Trockenheit nur wenige Säfte. Sie erweichen die Komplexion des Körpers und treiben durch ihre Hitze und Trockenheit den Schleim heraus. Nach Essig schmeckende Speisen sind im Vergleich zu den bitteren in allen Wirkungen schwächer. Geschmacklose Speisen kühlen aus.

5. REGEL
VOM AUSGLEICH DER WIRKUNGEN DER SPEISEN UND DER ABWENDUNG DES SCHADENS

Man kann einen bestimmten Geschmack durch einen anderen ausgleichen. So heben sich süße und nach Essig schmeckende Sachen gegenseitig auf. Nach Essig schmeckende Speisen werden durch gesalzene Zutaten in ihrer Wirkung verbessert. Salzige und fette Gerichte gleichen sich gegenseitig aus. Die Wirkung von herben, stopfenden Nahrungsmitteln kann man mit fetten oder süßen Dingen verbessern und umgekehrt. Doch ist aus diesem Schema nicht ohne letzten Zweifel die Aufhebung des Schadens zu erschließen, man muß darüber hinaus auch die konkrete Erfahrung miteinbeziehen und beobachten, was die Reaktionen an den Tag bringen. Etwa das Verhalten von Puls und Atem, oder wie sich der Körper anfühlt. Denn was Hitze auslöst, muß folgerichtig heiß sein, und daran muß sich der Arzt halten. Der Naturphilosoph sieht diese Frage so, daß jedes lebende Tier oder jede Pflanze, wenn man sie der nährenden Kraft beraubt, tot sind. Was aber tot ist, ist auch kalt und trocken, auch wenn es ein Knabenkraut oder ein Balsam wäre. Und ebenso ist jedes Tier und jedes Gewächs, wenn es die nährende Kraft noch besitzt, lebendig. Und was lebt, das ist warm und feucht, auch wenn es der schwarze Mohn ist, oder etwas anderes, das seiner Natur nach sehr kalt ist.[2]

6. REGEL
VERHALTENSREGELN BEZÜGLICH DER WIRKUNGEN DER SPEISEN

Die Anordnung in diesem Buch ist folgende: zuerst kommen Speisen, die etwas mehr Hitze erzeugen, als ein gemäßigter Körper normalerweise besitzt. Als Gegenstück folgen die auskühlenden Speisen. Zum zweiten die Ratschläge, wie ein gesunder Körper auf zwei Wegen zu erhalten ist, nämlich mit Speisen gleicher Komplexion, und wenn der Körper sich nicht im Gleichgewicht befindet, durch Speisen gegenteiliger Komplexion. Drittens: Wenn eine Speise heiß und feucht ist, erzeugt sie viel Blut. Deswegen nützt sie Menschen mit kalter Komplexion und den Einwohnern kalter Länder. Sie ist aber auch Greisen zu empfehlen und zur Herbstzeit besonders zuträglich. Viertens: Eine Speise, die in der Hitze gemäßigt ist, ist dies natürlich auch in Hinblick auf die Kälte, und was in bezug auf die Trockenheit gemäßigt ist, ist das auch in der Feuchtigkeit. Fünftens: Je mehr die Hitze einer Sache zunimmt, desto mehr nimmt die Kälte ab, und umgekehrt. Sechstens: Wenn eine Sache als gemäßigt oder ungemäßigt bezeichnet wird, so bezieht sich das immer nur auf eine Grundqualität und nicht auf die andere. Das gilt auch für den Nutzen und Schaden einer Speise. Siebtens: Heiße Speisen, die auch trocken sind, wirken heftiger als feuchte. Achtens: Eine Speise, die an und für sich feucht ist, kann im Verhältnis zu ihrer Art trocken sein, wie es bei Fischen der Fall sein kann, und umgekehrt. Neuntens: Speisen, die in der Verdauung gemäßigt sind, sind auch in der Quantität gemäßigt. Deswegen hält man Schweineschwarten für besser verdaulich als das Schweinefleisch. Zehntens: Man soll Heißes mit heißen Zutaten zubereiten, solange eines schwächer ist als das andere.

7. REGEL
ALLGEMEINE ANMERKUNGEN ZU DEN FRÜCHTEN. ZU DEN TAFELN 1–4

Wir müssen auch eigene Regeln suchen und finden, wie etwa die, daß alle Früchte Abnützungserscheinungen und herbstliche Fieber erzeugen. Saure Früchte schaden den Adern und mildern die Hitze des Blutes. Sie sind deswegen besonders für Menschen mit heißer Komplexion geeignet, es sei denn, sie werden bei der Verdauung verwandelt wie die Marillen. Herbe Früchte haben, vor dem Mahle genossen, stopfende Wirkung, als Nachtisch führen sie ab, wie zum Beispiel die Quitten. Wasserreiche Früchte, wie die Melonen, treiben den Harn. Süße und essigsaure Früchte bewirken hingegen Harnverhaltung. Wenn das Obst süß und reif ist, hat es seine beste Wirkung. Auch sind gut haltbare Früchte denen, die bald verfaulen, vorzuziehen. Sehr gut sind auch jene Früchte, die man nach der Ernte aufbehalten kann, bis sie austrocknen und solcherart viel trockener sind, als wenn man sie gleich nach der Ernte frisch ißt. Ebenso sind Obstsorten vorzuziehen, die schnell wieder den Körper verlassen, im Gegensatz zu jenen, die lange im Magen liegenbleiben und letztlich dort zu Gift werden. Früchte, die wegen ihrer Zähigkeit und Härte den Körper nicht leicht wieder verlassen, soll man als letzte essen. Früchte, die dem Magen gute Säfte bringen, verlassen den Körper notwendigerweise bald oder werden im Körper verwandelt und umgekehrt. Zähes, festes Obst soll man vorzugsweise im Winter essen, denn dann ist die Hitze tief im Leib. Für den Sommer gilt das Gegenteil.

8. REGEL
VON DEN GETREIDEN UND DEN SAMEN. ZU TAFEL 5

Galenus lehrt uns,[3] daß in manchen Jahren, durch die Bosheit der Zeit, ein bestimmtes Unkraut im Getreide auftritt. Wenn aus solchem Getreide zubereitetes Brot gegessen werde, entstünden daraus Kopfschmerzen, Ausschlag und Blutstürze. Deswegen soll man das Getreide gut reinigen und von allem, das sich dazwischen befindet, befreien. Das beste Getreide erkennt man daran, daß die Körner beim Kochen schnell anschwellen und auch in geringer Menge gut nähren. Das kann man an der Größe der Körner, am Gewicht, an der Menge des Mehles, die man aus ihnen gewinnt, feststellen. Alle unreifen Getreidesorten sind feuchter als die reifen. Alle Samen sind leichter, heißer und mit stärkerer verdünnender Wirkung ausgestattet, als das dazugehörige Kraut oder die Halme. So besitzt der Mohnsamen weniger Kälte als die Blätter der Pflanze. Auch ißt man einige Samen ohne die dazugehörenden Blätter, manche verzehrt man mit dem Kraut und allen anderen Teilen, einige aber überhaupt nicht. Wenn man die Körner röstet, sind jene am besten, die eine glatte Oberfläche haben. Durch das Rösten wird dem Getreide seine blähende Wirkung genommen, es wird dann langsamer verdaut und erzeugt viele Säfte.

9. REGEL
VERGLEICH ZWISCHEN DER BODENBESCHAFFENHEIT UND DEN DARAUF WACHSENDEN PFLANZEN

Das Erdreich verhält sich zu den Pflanzen, wie sich Landschaften mit Tieren vergleichen lassen, und zwar in dieser Weise, daß nicht jedes Land die gleichen Pflanzen hervorbringt. So findet sich der Balsam in Ägypten, nicht aber in anderen Ländern. Und der ägyptische Dorn (das ist eine Pflanze, die fruchtbar macht) ist in Arabien eine eßbare Pflanze; die Art, die man hingegen in Persien pflanzt und von dort exportiert, ist ein tödliches Gift. So meinen manche Ärzte, daß die Wicke oder Kornrade[4] ursprünglich Getreide gewesen seien, das durch die schlechte Qualität des Bodens verwandelt wurde.

10. REGEL
ÜBER HÜLSENFRÜCHTE UND WAS DIE GELEHRTEN ÜBER DIE NATUR DER SAMEN GESAGT HABEN

Die besten Hülsenfrüchte sind zwischen sechs Monaten und einem Jahr alt. Was älter ist, nährt nicht so gut und ist auch schlechter zu verdauen, denn es geht schwerlich durch den Körper. Doch nicht nur das Alter jener Früchte ist zu beachten, sondern auch ihre Größe. Denn jene Hülsenfrüchte, die das Durchschnittsmaß überschreiten und feucht und angeschwollen sind, haben zuviel Feuchtigkeit. Solche soll man an einem trockenen Ort aufbewahren, bis sie ihre Feuchtigkeit verloren haben. So wie diese Hülsenfrüchte mit dem Alter trockener werden, geschieht es auch mit dem Mehl, und dies ereignet sich vor allem, wenn der Nordwind nicht weht und wenn das Mehl nicht mit anderen Dingen vermischt wurde. Wenn man aber etwas darunter mischen möchte, so verwende man solche Dinge, die die Feuchtigkeit aufzehren, wie zum Beispiel die wilde Minze. Die Gelehrten behaupten, daß alle Samen warm und feucht seien, wie der Same der Tiere, und sie seien so beschaffen wie die Materie und die Essenz der Pflanzen, weil sie der Anfang der Zeugung sind. Als Begründung geben sie an, daß einige Pflanzen viele Samen hätten, wie etwa Sesam, weil sie von schwächerer Natur seien. Denn die Natur gleiche die Schwäche durch vermehrte Samenproduktion aus; an Stelle der Kraft trete die Vermehrung. Deswegen haben auch die kleinen, schwachen Tiere viele Füße[5] und Glieder, die ihnen anstelle großer Kräfte gegeben wurden. Das ist auch die Ursache für den Umstand, daß manche Samen zweigeteilt sind, damit, wenn ein Teil am Boden verderbe, der andere übrigbleibe. Deswegen sind auch manche Körperglieder doppelt, wie die Augen, die Ohren und die Hoden. Die landwirtschaftlichen Schriftsteller behaupten auch, daß Saatgut um so schneller verderbe, wenn man es bei Südwind aussäe.[6] Die Güte des Saatgutes, so wird behauptet, kann man folgendermaßen feststellen: wenn man im September etwas davon aussät, und es keimt gut, dann ist dies ein Hinweis dafür, daß das Saatgut ohne Schaden ein Jahr aufbewahrt werden kann. Und umgekehrt. Es ist auch eine allgemeine Regel, daß jeder Same, der beim Kochen nicht anschwillt, schlecht ist.

11. REGEL
VON DER NATUR DES BROTES UND SEINEN UNTERSCHIEDEN. ZU TAFEL 7

Brot ist von gemäßigter Wärme, es nimmt jeden Geschmack an und wird von Menschen aller Komplexionen gut vertragen. Brot gelingt am besten, wenn es aus gutem Korn gebacken wird, im richtigen Maße gesäuert ist, genügend Salz und Wasser beigegeben wurde und wenn die Ofenhitze innen und außen richtig einwirken kann. Hippokrates behauptet, daß solcherart zubereitetes Brot gut nähre, schnell verdaut werde und den Körper schnell wieder verlasse.
Auch bei den Broten gibt es Unterschiede. Manche Brote werden nur aus Wasser und Mehl zubereitet: diese nähren gut. Bisweilen wird auch Öl zugegeben — solches Brot wird langsamer verdaut und verläßt nicht leicht den Magen. Manchesmal wird auch Mohnsamen beigefügt; das schläfert ein. Wiederum andere fügen beide Kümmelsorten bei; das nimmt nämlich die blähende Wirkung.
Bisweilen ißt man das Brot noch heiß: so wird es sehr schnell verdaut, bleibt aber im Magen liegen und gibt viel Nahrung. Andere Sorten ißt man kalt. Diese werden langsamer verdaut, nähren weniger und verlassen den Körper bald. Die Ursache dafür ist folgende: die Kruste des Brotes wird kalt und zäh. Aus der inneren Hitze des Brotes entsteht ein Dampf, der nicht herauskann, wenn er an die Kruste gelangt, deswegen zieht er wieder in das Brot hinein und begegnet dem anderen Dampf, der mit ihm wieder umkehrt. Und aus diesem Auf- und Absteigen der Dämpfe entstehen Schleimigkeit und Blähung, die die Befeuchtung verhindern. Und das kann der Magen nicht bewältigen. Johannes und Rhazes haben auch die gegenteilige Wirkung beobachtet. Sie bevorzugen Brot, das gut gesäuert ist und erst am Tage nach dem Backen gegessen wird. Die Qualität des gesäuerten Brotes erkennt man folgendermaßen: man lege das Brot ins Wasser. Sinkt es auf den Boden, so wurde kein Sauerteig verwendet. Schwimmt das Brot allerdings obenauf, hat es zuviel Sauerteig bekommen. Schwebt es in der Mitte, so ist es richtig. Die Gründe dafür sind folgende: Sauerteig hat eine verdünnende Wirkung und schmeckt etwas nach verdorbenem Essig. Dieser Geschmack verleiht ihm etwas Hitze und Luftigkeit. Deshalb wird das gesäuerte Brot wie ein Schwamm und schwimmt im Wasser oben.

Nachfolgende Seiten: TAFELN XVII–XXIV (folio 9v–13r, pag. 18–25) →

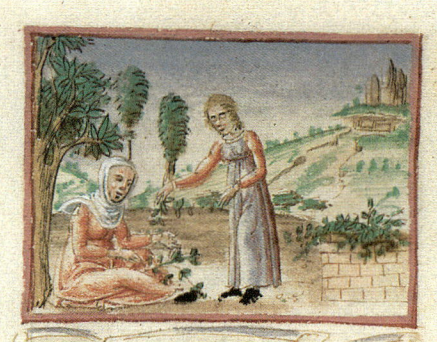

Menta

Naturæ calidę et siccę
in ij. melius ex ea
hortulana Iuuam̃ fortifi
cat stomachũ sedat uomi
tu et excitat coitũ Nocm̃
oppilat uasa spermatis. Re
motio nocumenti sump
ta cum diureticis.

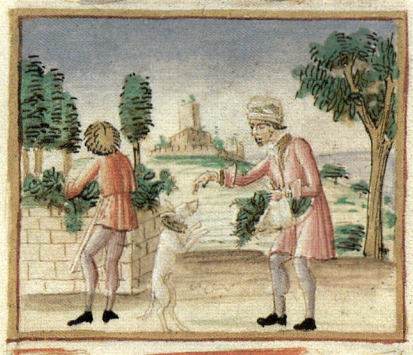

Ruta

Naturę calidę & siccę
in ij. melius ex ea
orta prope ficu. Iuuam̃tũ
acuit uisu. uentositati disso
luit. Nocm̃ excitat sperma
et deycit desiderium coitus.
Remotio nocum̃ti cũ mul
tiplicantibz sperma.

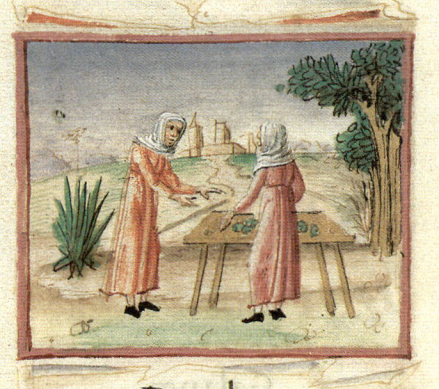

Petrosillum

Naturę calidę & siccę
in ij. melius ex eo
semen eius Iuuamentũ pro
uocat urinam. et aperit oppi
lationes Nocumentum Di
abeti. Remotio nocum̃ti cũ
prouocantibz sudorem.

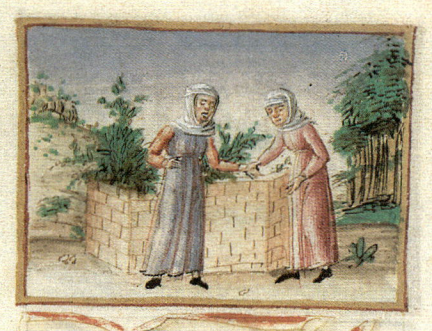

Enula

Naturę calidę et siccę
in ij. melius ex ea
radix enulę campanę. Iu
uam̃ fortificat os stomachi
et mundificat pect' Nocm̃ fa
cit soda Remotio noc. cũ
coriandris confectis.

Marubium

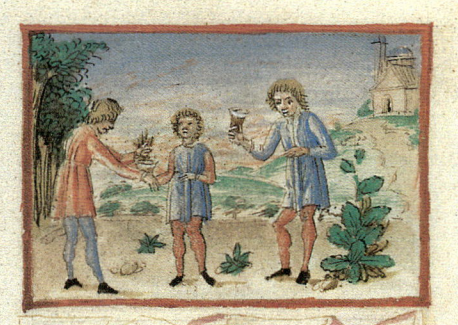

Naturæ calidæ in ij siccæ in iij melius ex eo nascens in campis Iuuamentum Ictericis ptysicis et ursui Nocumentum reni bz et uesicę. Remotio nocumenti cum diureticis frigidis.

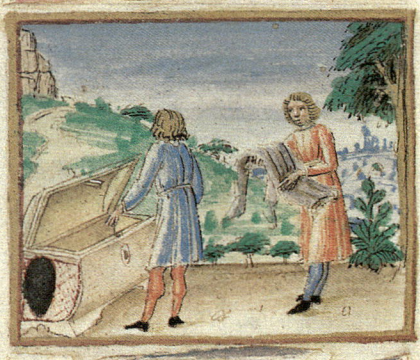

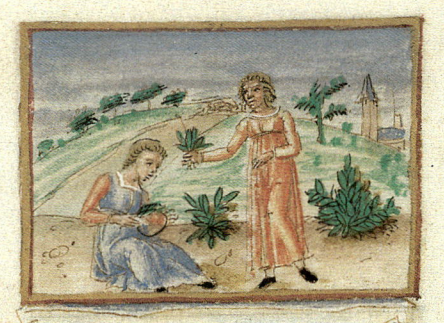

Salura

Naturæ calidæ in j siccæ in ij melius ex ea domestica et eius folia Iuuamtum Paralysi et ner uis Nocumtu denigrat capillos. Remotio nocumenti cũ liscuno in quo sit uir tus croci hortensis.

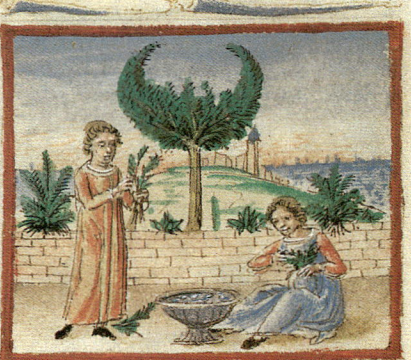

Absintium

Naturæ calidæ in j si ccæ in ij melius ex co huis folia alba lenia plana Iuuam reddit appetitu et custo dit pano a tineis. Noc. succus eius nocet stomacho Rem. noc si assumat herba et ñ suc.

Rosmarinus

Naturæ calidæ et siccæ in ij melius ex eo syluestris Iuuam cofert ca piti et cũ flos confortat cor Nocumentum calefactis Remotio nocumenti si infunditur acceto.

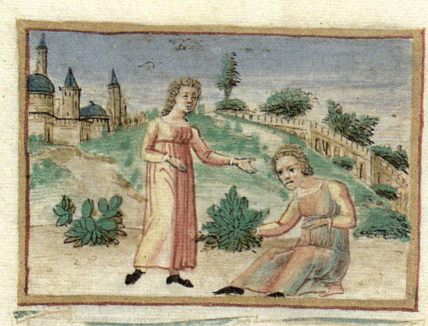

Citraria quę melissa.
Naturę calidę et sicę
in j̄. melius ex ea
sylvestris. Iuvamentum
confortat cor valde et de
sicat pulmonem. Nocumen
tum. difficilis digestiois
Remotio nocumenti. si
comedatur sica

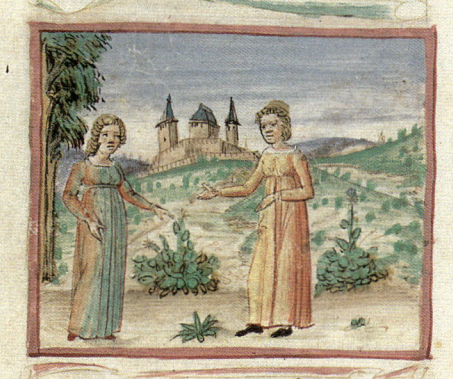

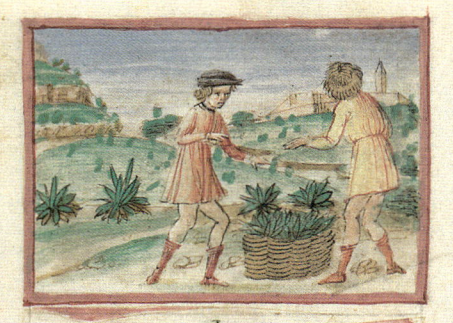

Endivia
Naturę frigidę et sicę
in j̄. melius ex eis.
sylvestris. Iuvamentum
apit oppilationes viscer. et
venar. et confortat Cor.
Nocumentum. difficile
digeritur. Remotio noci.
elixa cū aceto comedit̄

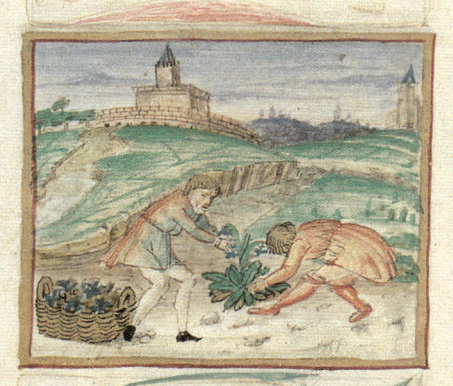

Pimpinella
Naturę calidę et sicę
complexiois melius
ex eis sylvestris Iuvam. cō
fert egritudinibꝫ cordis. et
cōtra venena Nocuīm cruda
nocet stomacho debili Re
nocuīmti. si coquatur

Borago
Naturę calidę et hū.
in j̄. melius ex eo
folia viridia. et flos. Iuva
generat bonū sanguinem
Nocuīm. sica est pariū ad
iuīnti Remotio nocuīm
recens decoquatur

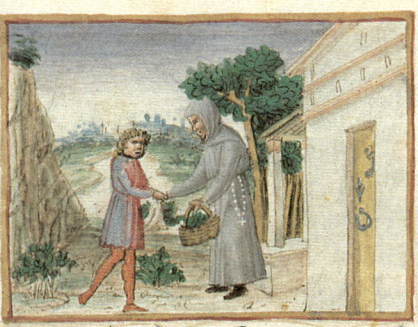

Cretanu i̇ herba s. petri
Naturæ calidæ et sic
in iij°. melius ex eis
nascens in scopulis mari
nis **Iuuamentum** reni
bus et Vesicæ **Nocumentum**
inflationes generat. **Re**
motio nocumenti si dec
quatur et aceto sumatur

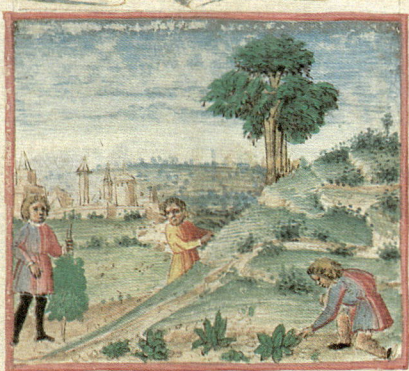

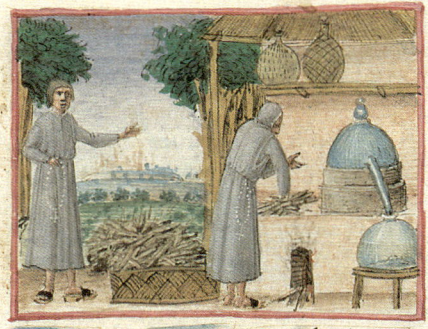

Cicorum i̇. Radichy
Naturæ frigidæ in j°.
sicc. in ij°. melius ex
eis Syluestre **Iuuamentū**
apit oppilationes epatis et
confert Hydropisi **Nocu**
mentum stomacho. **Remotio**
nocumenti si elixata come
datur cum Aceto

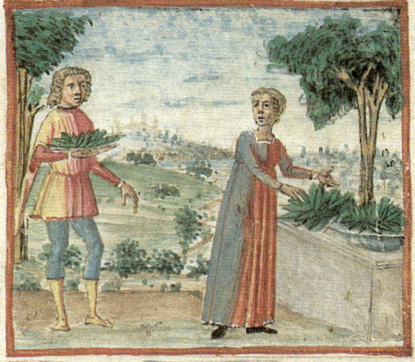

Senation
Naturæ frigidæ et hu
mide coplexionis:
melius ex eo qd tenerū est
Iuuamentū. confert epati
et renib. **Nocumentū** reti
dat digestione. **Remoto**
nocumti coctum cū semie
foeniculi

Bugolossa
Naturæ cal. in p̄ncipio
p̄mi et hum. in fine
melius ex eis syluestris **Iuua**
mentū. cōfert cordi et eū tre
mori. **Nocumt̄**. cruda exas
pat guttur. **Remotio no**
cumenti cū Hydromelle et
Zucharo

Leuisticum

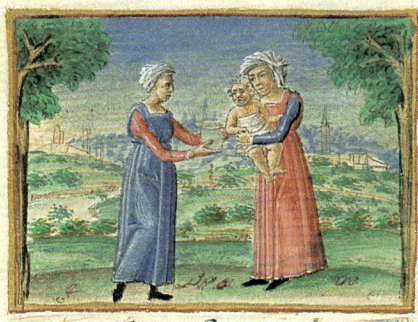

Naturæ calidæ et siccæ in .ij. melius ex eo nascens in campis Iuuam[entum] duretiam h[abe]t uirtutem et interficit ji[n]mes pueror[um] No[cumentum] cum. Dysuriç Remo[tio] no[cumen]ti cum Karabe, Cori[an]dro uel Lentib[us].

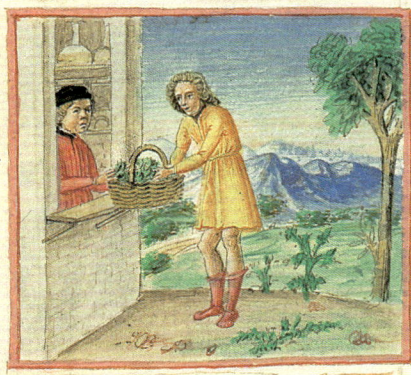

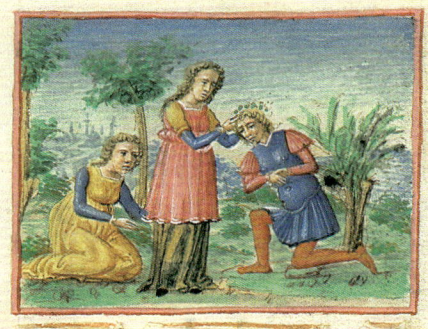

Myrtus

Naturæ frigidæ in .ij. siccæ in .iij. melius ex eis grossi recentes Iuuamentum epati calid[o] Nocumentum Vigilijs Remotio nocumenti cum Violis recentibus

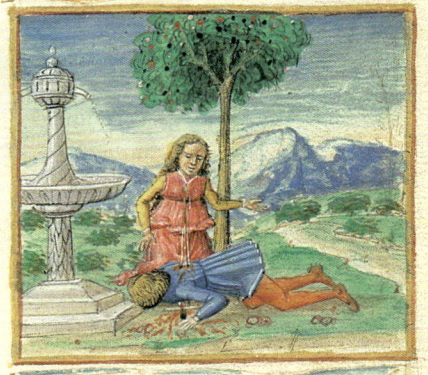

Satureia

Naturæ calidæ et sicce in .ij. melius ex eis domestica Iuuam[entum] confert epati stomacho et pectori Nocum[entum] h[abe]ntib[us] epar calidum Remotio nocum[enti] si p[re]paret[ur] cu[m] aceto an[te] comestionem

Mora

Naturæ cal. et hum. melius ex eis nigre exiccate et no[n] p[er]fecte maturę Iuua[mentum] acuit appetitum Nocu[mentum] dulcia nocet stomacho et destruit sanguinem Rem. noc. si comedantur ieiuno stomacho

Fraga

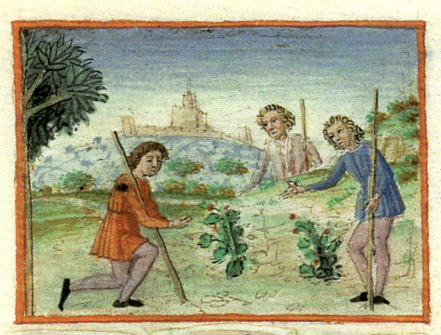

Naturę calidę & sicę in i°. melius ex eis grossiora. Iuuam. folia decocta purificat sanguinem rectificado epar. Noc. matura cito putrescũt ĩ stomacho. Rem. noc. imatura sumat ieiuno stomacho

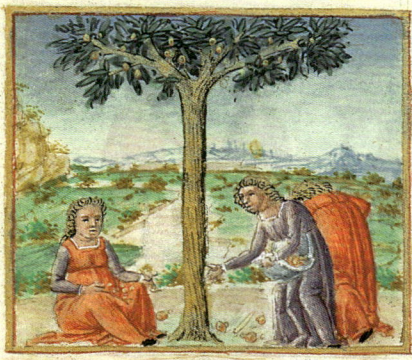

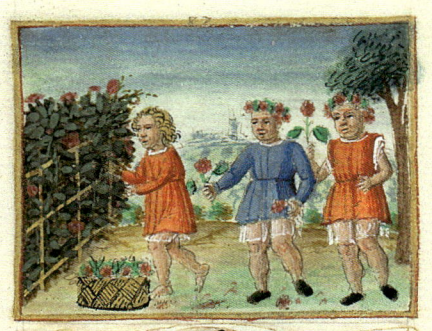

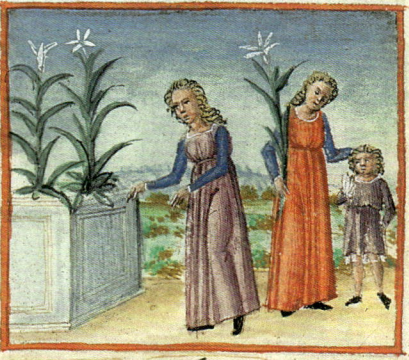

Rosa

Naturæ frigidæ in ij. sicę in iij°. melius ex eis de uiri et Persia recens. Iuuamentum cerebro calido Nocum. efficit quibusdam meschure. Remotio nocumenti cum Camphora

Sorbę

Naturæ stipticæ melius ex eis imaturę & exicatę Iuuamentum stringunt uentre & prouocant urinam Nocum. faciunt dolorem capitis. Remotio nocumti si puluerizatę comedantur.

Lilia

Naturæ calidę in ij. sicę in iij°. melius ex eis cestia. Iuuamentum dissoluunt superfluitates cerebri Nocum. Sodæ ex caliditate. Remotio nocumenti cum Camphora

Violæ

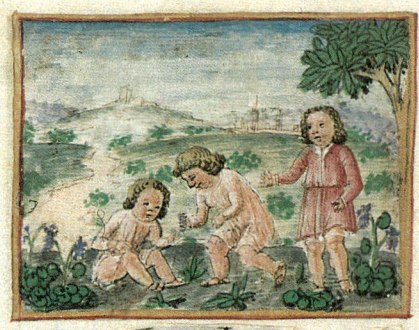

Naturæ frigidæ in p̄. hūm. in ij meliꝰ ex eis azuline multipliciū foliorꝫ. Iuuam̄ odorata ad birsem et eiꝰ potus laxat choleram. Nocum̄ catarris ex frigiditate. Remotio nocum̄ cum Keiri et sansuco.

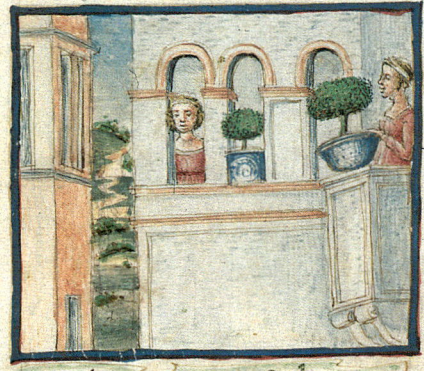

Fructus Mandragoræ

Naturæ frig. in iij. sic. in ij. meliꝰ ex eis magni et odoris sen Iuuam̄ odorādi ꝗ̄ sedā emplastrādo elephātiæ et nig̃s īfectioībus eiꝰ. Nocum̄ hebetat sensꝰ et somnū puocat. Remotio nocum̄ cum fructibꝰ hederē.

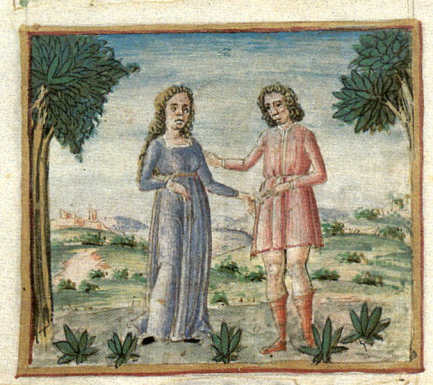

Basilicam garofiolatum

Naturæ cal. et sic. in ij. meliꝰ ex eo apho̅ꝝ foliorꝫ et tenerorꝫ. Iuuam̄ stupefactiōez dentū et delet po̅ros et sputo sanguis. Nocum̄ absc̄dit coitus appetitū. Remo̅ noc̄. cū Ruc̄ula sylue̅stri.

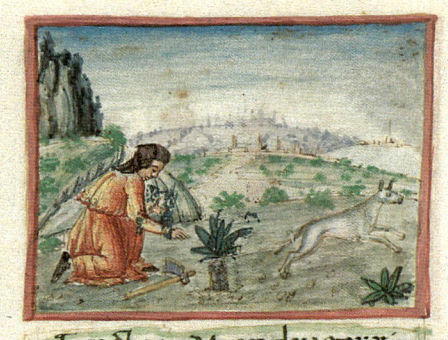

Crocus

Naturæ calidæ in ij. sic. in p̄. meliꝰ ex eis recēs boni coloris sōtilis odoris sup̃ cui̅ pilos ē paululū albedinis. Iuuam̄ confortat cor. Nocum̄ facit nauseam. Remo̅ noc̄. cum acetosis.

Marinū Origanū

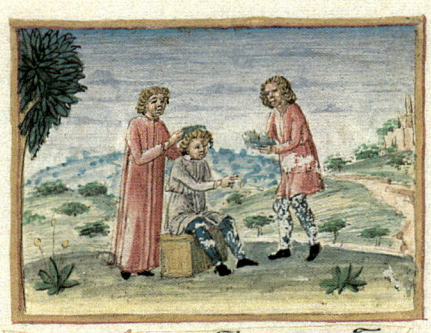

Naturæ cal. in i⁰. sicę i
ij. melius ex eo orga
natum. pp suam frigiditate
ratiōe uiscositatis Iuuame
dissoluit supfluitates cerebr.
Nocu. replet cerebrū frigidū
fumositatibus Remotio no
cumenti cum nenufero.

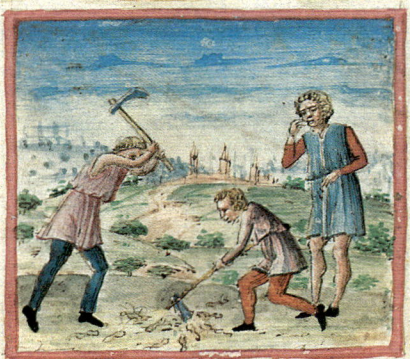

Ciperi

Naturæ calidæ et sicę
in ij. melius ex eo i
hortulanū album. Iuuam
uesicę frigidæ et gingiuas
stringit Nocumentū
gutturi & tussi Remo
tio nocimenti cū miscet̄ zu
charą post sandalum.

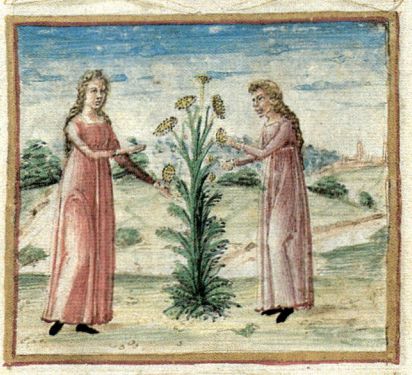

Sandalus albus

Naturę frigidæ in
ij. sicæ in ij. me
lius ex eis mastri Iuua
mentum ori et epati ca
lidis Nocumentum uoci
obest Remotio nocimen
ti. cum Candis.

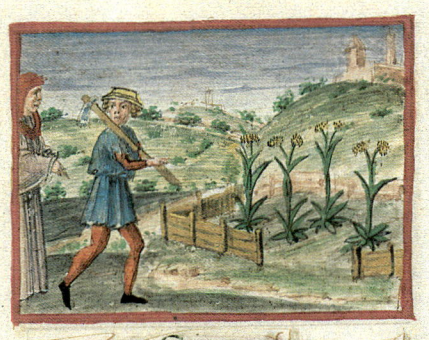

Coriandri

Naturę frī et sicę in
ij. melius ex eo receņ
hortulanū Iuua. una dra
cma ipī aufert siti et extin
guit calorē sanguis. Nocim
Cordi. Remotio noc. si su
mat̄ integri et nō tritum

12. REGEL
VON DEN GEMÜSEN. ZU DEN TAFELN 8 UND 9

Der Grund, weshalb man Gemüse vor anderen Gerichten zu sich nehmen soll, ist folgender: Gemüse hat wie Obst eine verdünnende Wirkung, erzeugt Blähungen und Winde, bei Geschwächten auch Koliken und schlechte Verdauung. Das gilt nicht für scharfe Kräuter, wie zum Beispiel den grünen Dost[7] oder die Kresse, die diese Wirkungen nicht besitzen. Deswegen ist es sehr bekömmlich, solche Kräuter zu essen. Gemüse erbringen auch weniger Nahrung, und das daraus entstehende Blut ist von geringer Quantität, verdünnend, wäßrig und schlecht. Auch haben einige der antiken Ärzte behauptet, daß aus hundert Drachmen[8] Gemüse weniger Nahrung entsteht, als aus 10 Drachmen Fleisch und Blut. Kalte und feuchte Gemüse, wie zum Beispiel der Lattich und die Gänsedistel[9], sind gut für junge Leute geeignet, die eine heiße Komplexion besitzen. Wildgemüse sind generell trockener und ergeben auch schlechtere Nahrung. Folgende sind aber weniger abträglich: Lattich, Malven[10], Melden, Portulak und Mangold. Bei einigen Gemüsen ergeben die Blätter die beste Nahrung, wie etwa beim Lattich. Bei anderen ist das beste die Wurzel, wie zum Beispiel beim Rettich, bei den Rüben und beim Mangold. Von Gemüsen, von denen die Wurzel gegessen wird, kann man ohne Schaden auch den Samen essen. Und umgekehrt; wie man es bei Lattich und den Koloquinthen erproben kann. Viele Römer essen Gemüse und rohe Kräuter nach anderen Gerichten, und es schadet ihnen nicht. Das kommt möglicherweise von ihren ungeordneten Eßgewohnheiten. Oder vielleicht auch deswegen, weil der Magenboden die Gemüse mit seiner Hitze verbrennt und der Magenmund sie mit seiner Kälte verdaut.

13. REGEL
VON VERSCHIEDENEN GEWÜRZEN UND IHRER ANWENDUNG BEIM KOCHEN

Einige Gewürze wachsen aus der Erde, andere stammen von Tieren. Bei den pflanzlichen Gewürzen gibt es Früchte, wie den Pfeffer oder die Oliven, oder Blüten, wie den Safran, oder Samen, wie den Kümmel und den Koriander, oder das Kraut, wie beim Spinat und dem Mangold. Wieder andere stammen von Wurzeln, wie zum Beispiel die Rüben und Pastinaken. Andere Gewürze sind Öle, wie zum Beispiel jenes, das aus Sesam gemacht wird. Andere flüssige Gewürze sind Essig oder Agrest. Auch Hölzer werden verwendet, wie zum Beispiel Zimt und Ingwer. Wieder andere Gewürze sind tierische Ausscheidungen, wie etwa der Honig und etliche dergleichen Dinge, von denen wir hier nicht weiter handeln wollen, sondern im Abschnitt über Früchte und Kräuter. Von der Verwendung von Essig und Gewürzen werden wir im Abschnitt über die Nachttische berichten, und was zu Käse und Milch zu sagen ist, werden wir bei den Oliven ausführen, Salz wird beim gesalzenen Dörrfleisch behandelt und Essig bei den Essiggerichten. Alles ist so eingeteilt, wie es nach der Ordnung der Tafeln sinnvoll ist.
Wenn man etwas mit einem Gemüse oder Gewächs für das Essen zubereiten will, so gebe man zuerst die Wurzeln in den Topf und erst danach jene Teile, die leicht verkochen, wie etwa das Kraut. Bei den aromatischen Samen gebe man zuerst die trockenen zum Kochen. Und bei Speisen, die eine abkühlende Wirkung haben sollen, verwende man wenig Gewürze, denn sie heben diese Wirkung auf.
Von den Würzflüssigkeiten aus Früchten gibt man den Essig zuerst zum Kochgut, dann erst jene, die süß oder herb sind, damit die Speise nicht bitter werde. Auch ist darauf zu achten, daß die Zutaten abgestuft zugegeben werden, nämlich mit etwas schwächerer Wirkung als die Dinge, mit denen sie vermischt werden. Wie zum Beispiel das Assipitium mit Essig, oder Speisen mit Salzlake, die aus zwei verschiedenen Qualitäten zusammengesetzt sind, etwa mit süßem Ingwer.
Wenn eine Speise verschiedene Qualitäten besitzt, gilt es als gemäßigt, wie das frische Ziribes, das ist eine Speise, die aus Fleisch und Honig zubereitet wird. Das alles ist durch die vierte Regel geordnet und unterschieden. Denn manchesmal wird diese Speise mit Fischwasser zubereitet, dann wird es saftig; oder mit Semmelmehl, das nur mäßige Hitze besitzt und einen vorzüglichen Geschmack erbringt. Auch mit Gerstenmehl wird es zubereitet, daß heiß im ersten und trocken im zweiten ist. Dann wirkt es abführend.

14. REGEL
VON DEN MIT ESSIG ZUBEREITETEN SPEISEN. ZU TAFEL 10

Alle mit Essig zubereiteten Speisen belasten ganz allgemein die Adern, die Brust und die Eingeweide. Sie wirken sich auch schlecht auf den Beischlaf aus, beseitigen die Galle und die Schärfe des Blutes und erzeugen viel Schleim. Solche Speisen sind vor allem Menschen mit einer heißen Komplexion zuträglich, speziell während der warmen Jahreszeit und in heißen Gegenden. Der Essig nimmt den Speisen die Hitze, die Feuchtigkeit und die Zähflüssigkeit. Menschen mit heißem Magen sollen dickflüssige Speisen, vorzugsweise im Winter, zu sich nehmen. Jene mit schwachem Magen brauchen vor allem im Sommer verdünnende Speisen. Man bereitet auch einige Speisen mit Essig, um sie lange aufzubewahren, wie zum Beispiel Melanzani und Rüben. Aber auch für Speisen, die man gleich ißt, wie Salate oder dergleichen, verwendet man Essig. Des weiteren ist die Regel zu beachten, daß bei der Konservierung von Fleisch oder anderen Dingen die Aufbewahrung im Schnee die Speise feucht und zart macht, die Konservierung in Honig feucht und warm, das Einlegen in Wein heiß und trocken, in Essig aber kalt, in Salz hingegen heiß und ziemlich trocken.

15. REGEL
VON GEMÜSEN, DIE IN DER REGEL NICHT MIT ESSIG ZUBEREITET WERDEN

Gekochtes Gemüse wird für gewöhnlich nicht mit Essig zubereitet. Speisen müssen unterschiedlich zubereitet werden, je nachdem ob sie für Leute gedacht sind, die ihre Komplexion verdünnen wollen, oder für solche, die vieler Speisen bedürfen, die aber nicht zu stark nähren sollen, oder für Menschen, die zähe, dicke Speisen nicht vertragen, wie zum Beispiel Fleisch, sei es ihrer Komplexion oder einer Krankheit wegen, oder daß sie fürchten, durch den Genuß solcher Speisen krank zu werden, oder daß sie sie aus religiösen Gründen meiden; oder daß die Speisen für Menschen zubereitet werden, die den Ausbruch von Epidemien oder der Pest befürchten, was den Tod vieler Tiere nach sich zieht.
So gibt es Zubereitungen mit den Säften von Früchten, um dünne Säfte damit dicker zu machen oder um die heiße und ent-

zündete Komplexion des Essers damit zu kühlen. Zubereitungen mit Senf dienen dazu, dicke Säfte aufzulösen. Die Zubereitung mit Salz, Wasser und Pfeffer erhitzt kalte Komplexionen. Die Zubereitung mit Zitronensaft stärkt den Magen und regt den Appetit an.

Galenus hat viel zu diesem Thema beim Abschnitt über die Behandlung der dicken Milz, der Leberverstopfung und der ausbrechenden Wassersucht durch verdünnende Diäten geschrieben. Nach der allgemeinen Theorie sind Speisen, die mit Essig zubereitet wurden, den Arzneien zuzurechnen, da der Körper kaum Nahrung durch sie gewinnt. Das Wesen solcher Arznei-Speisen liegt darin, daß ein Bestandteil, zum Beispiel Knoblauch oder Senf, so beschaffen ist, daß die Komplexion des Essers sie verweigert, und ein anderer Bestandteil eine nährende Komponente besitzt, die von der Komplexion angenommen wird.

16. REGEL
VON GEBACKENEN UND GERÖSTETEN SPEISEN. VON DER BUTTER, DER MOLKE, DER MILCH UND DEN EIERN. ZU DEN TAFELN 12 UND 13

Gedämpfte und geröstete Speisen sind für Menschen mit feuchtem Magen zuträglich, auch für jene, die ein Überwiegen der feuchten Komplexion befürchten. Da gibt es einige Unterschiede. Denn einige Gerichte werden mit Essig zubereitet, wie zum Beispiel Lebersulz, Gallerte, entfettetes Assipitium; solche Speisen eignen sich vorzüglich für Menschen mit heißer Komplexion oder mit einer heißen Leber. Sie mildern nämlich die Hitze des Blutes und der Galle, schaden aber Menschen mit schwarzgalliger Komplexion und den Adern. Die Zubereitung mit Milch löst Blähungen und Koliken aus, besonders wenn Hühnerfleisch mitverwendet wird, oder Kürbis und dergleichen.

Frischgemolkene Milch, wie auch die etwas abgestandene, geläuterte, wie auch die rohe Butter, der frische Weichkäse und auch die Molke haben grundsätzlich gute nährende Wirkung, beheben auch den Juckreiz und den trockenen Schorf. Sie machen auch wohlbeleibt und nützen der Brust. Frische Butter ist weniger warm als die geläuterte. Molke besitzt mehr Feuchtigkeit als Weichkäse. Geronnene Milch, Sauermilch und süße Milch, die mit Gewürzen und Kräutern versetzt ist, verlieren ihre Wirkung. Gute Milch soll ziemlich weiß sein, guten Geruch und Geschmack haben, und wenn man einen Tropfen auf eine Fläche setzt, dann soll er bestehen bleiben und nicht auseinanderfließen. Das kommt daher, weil Milch in Hitze und Feuchte gemäßigt ist. Sie ist ausgereiftes Blut, das im Euter oder in den Brüsten zu ihrer Substanz verwandelt wurde, so wie das Blut im Hirn zu lebendigem Geist und im Hoden zu menschlichem Samen verändert wird. Die Natur verwandelt das warme Blut in kaltes, damit dem Hirn Nahrung zukomme. Sie kann auch aus dünner Nahrung dicke Körper versorgen, wie es etwa bei der Eselsmilch geschieht. Die Eselsmilch ist nämlich deswegen so dünn, weil die milchgebende Eselin von grober Beschaffenheit ist und das dicke aus der Milch für ihre Nahrung zurückbehält. Denn der Natur der Eselin ist es besonders zuträglich, wenn sie mit dickem Futter genährt wird.

Die Natur der Milch unterscheidet sich nach der Natur der Tiere, ihres Alters, der Jahreszeit, der Weide[11], und ob sie knapp vor einer Niederkunft stehen oder nicht. So geben Tiere, die auf der Weide sind, bessere Milch als jene, die im Stall aufgezogen werden. Die Qualität der Milch verbessert sich auch, wenn das Tier Purgierkraut[12], Eicheln oder Sumach zu fressen bekommt. Die Milch ist im Frühjahr, wenn die Tiere geworfen haben, ziemlich dünn, im Sommer dann mittel; danach wird sie dicker bis zu dem Zeitpunkt der Deckung, nach dem sie gänzlich verschwindet. Junge Tiere geben eine bessere Milch als alte. Kuhmilch ist dicker und verläßt den Magen langsamer, verursacht auch leichter Verstopfungen im Körper als andere Milchsorten, erzeugt aber auch mehr Säfte. Kamelmilch hat die gegenteilige Wirkung, Geißenmilch hält etwa die Mitte zwischen beiden. Schafmilch steht zwischen Kuh- und Eselsmilch, während die Milch von Pferdestuten zwischen Kamel- und Geißenmilch einzuordnen ist. Die Milch einer Frau hingegen ist weitaus gemäßigter als alle andere Milch, weil sie der Überfluß eines viel gemäßigteren Lebewesens ist. Einige Tiere produzieren Eier, über die wir zur Unterhaltung einiges erzählen wollen. Folgende Fragen sind offen: Warum Küken, die aus Eiern stammen, die abwechselnd vom Männchen und vom Weibchen bebrütet worden sind, nicht selbst fressen können, sobald sie auf den Boden kommen, sondern vom Vater[13] und der Mutter ernährt werden müssen, wie zum Beispiel die jungen Tauben. Oder warum Küken, die aus Eiern stammen, die nur vom Weibchen bebrütet wurden, vor allen anderen selbständig zu fressen beginnen, sobald sie geschlüpft sind, und das, obwohl das Weibchen schwächer ist[14] und weniger Hitze besitzt. Als Beispiel können Hühner und Fasane gelten. Und schließlich: warum brütet das Männchen nie alleine, wie etwa das Weibchen? Warum legen alle Tiere, die keine vorstehenden Ohren haben, Eier, und umgekehrt, jene Tiere, die vorstehende Ohren haben, keine?

Isaac behauptet in seinem Buch von den Tieren, wobei er sich auf die Meinung des Aristoteles stützt, daß aus zweidottrigen Eiern Zwillingsküken schlüpfen. Das können wir bestätigen, aber eines der Küken wird immer größer sein als das andere. Einige behaupten hingegen, daß die Eier einer Henne, die keinen Hahn hat, unfruchtbar bleiben, ebenso verhält es sich, wenn die Henne auf Asche brütet oder wenn es während des Brütens donnert. Zweidottrige Eier sind selten fruchtbar, wie auch die Eier, die bei abnehmendem Mond gelegt wurden. Aus allen anderen Eiern schlüpfen normalerweise Küken.

17. REGEL
VON DER NATUR DES FLEISCHES IM ALLGEMEINEN, VON DER HITZE DES MAGENS UND VOM SCHWEINEFLEISCH. ZU TAFEL 14

Fleisch nährt sehr gut und erzeugt fettes Blut. Es eignet sich gut für Menschen, die viel Bewegung machen, gesund und stark sind. Es gibt auch viele Unterschiede nach der Art des Tieres, nach dem Alter, der Gegend, der Weide, ob es gesotten oder gebraten zubereitet wird, und nach dem Zeitpunkt der Schlachtung und der Dauer der Aufbewahrung danach. Je jünger das Schlachttier ist, desto feuchter ist das Fleisch, auch sind Haustiere feuchter als Wildtiere. Ebenso ist das Fleisch im Frühjahr feuchter als im Herbst. Mageres Fleisch verläßt den Körper langsamer als fettes, doch erzeugt es mehr Säfte. Fettes Fleisch und Fleisch von kastrierten Tieren ist besser als mageres oder Fleisch nicht kastrierter Tiere. Von den feuchten Tieren ist jeweils das Männchen bekömmlicher als das Weibchen und umgekehrt. Alle von Natur aus trockenen Tiere sind um so besser, je jünger sie sind, wie zum Beispiel die Kälber, und umgekehrt, wie bei den Widdern oder bei dem Fleisch von unlängst geschlachteten Tieren.

Fische, die nicht zu alt sind, werden leichter verdaut als ganz frische oder junge, doch nur durch einen Magen, der dazu geeignet ist. Fleisch ist kurz nach der Schlachtung einem heißen Magen zuträglich, wie ihn die Türken und Sclavonier haben. Die Hitze des Magens kommt entweder von der Komplexion oder steht im Gegensatz zu ihr, etwa bei einem entzündeten Magen, oder durch zufällige Umstände, wenn etwa der Gallengang zum Magen einer größere Öffnung hat, als der, der zu den Eingeweiden führt. Dann verbrennt die Galle die Nahrung im Magen. Oder es kann eine Beschwernis von außen kommen, die den Magen belastet. Oder daß die Hitze des Körpers sich nach innen zurückzieht, wie das im Winter geschieht; oder auch, daß der Magenmund sehr fleischig ist und deswegen ziemlich heiß.

Rhazes behauptet, daß Schweinefleisch am ausgeglichensten sei, wiewohl es nach dem religiösen Gebot untersagt ist. Galenus schreibt darüber hinaus, daß Schweinefleisch[15] dem Menschenfleisch am ähnlichsten sei. Denn man hat einigen Menschenfleisch zu essen gegeben, die es für Schweinefleisch hielten und keinen Unterschied in Geschmack und Geruch bemerkten. So groß soll die Ähnlichkeit sein.

Als allgemeine Regel können wir festlegen, daß Fleisch dann am besten ist, wenn es nicht von zu jungen oder zu alten Tieren stammt. Denn die ersteren sind zu feucht und schleimig und letztere sind zu trocken. Das Fleisch junger Tiere ist deshalb auch nicht gut, weil es viel zu schnell durch den Körper geht und deswegen kaum Nahrung abgibt; das Fleisch alter Tiere bleibt wiederum zu lange im Körper. Man soll also das Fleisch von Tieren, die sich in der Mitte zwischen den Extremen befinden, erwählen, und dann wieder das Fleisch von gesunden Tieren, während der gemäßigten Jahreszeit, die von einer guten Weide stammen, vorziehen. Ebenso ist das Fleisch von Haustieren, die nur mäßig bewegt wurden, auf dem Weg zur und von der Weide, und keine giftigen Kräuter gefressen haben, als besser einzuschätzen. Man muß dazu natürlich wissen, welche Kräuter den Tieren zuträglich sind. Dazu kommt noch, daß ein Kraut für die Komplexion des Tieres passend ist und für eine andere wieder nicht. Zum Beispiel vertragen Wachteln die Nießwurz, die Spatzen Bilsenkraut, die Rinder Krokus, der Mensch aber gutgemischtes Brot und wohlgekochtes Fleisch.

Menschen mit einem erhitzten Magen können am ehesten Kamelfleisch und ungesäuertes Fleisch ohne Schaden zu sich nehmen. Wenn aber eine Speise im Magen sauer wird, ist dies ein Zeichen für Schwäche und Kälte des Magens. So wie es jenem Redner erging, von dem Galenus berichtet.

Ich aber behaupte, daß, wenn der Magenmund sehr kalt ist und der Magenboden sehr heiß, großer Appetit entsteht und eine starke verdauende Kraft, zumal wenn der Körper groß und die Verbindung zwischen Galle und Magen eine weite Öffnung besitzt, besonders während des Winters und in kalten Gegenden. Und umgekehrt.

18. REGEL
VON GROBEM UND ZARTEM WILDBRET. ZU DEN TAFELN 15 UND 16

Das Wildbret von vierfüßigen Tieren ist ziemlich zäh und ist nur für Menschen geeignet, die viel Bewegung machen. Das Fleisch von wilden Vögeln hingegen ist zart und eignet sich für Rekonvaleszente, aber nicht für jene, die viel Sport betreiben, gesund sind, einen heißen Magen haben und schlank sind. Denn diese Leute brauchen Speisen, die sie wohlbeleibt und dick machen. Im Gegensatz dazu benötigen korpulente Menschen Speisen, die schlank und zart machen und leicht durch den Körper gehen. So bedarf ein heißer Magen der dicken Speisen, damit sie sich in ihm verklumpen. Deshalb kann auch ein Magen, der keine Hitze hat, grobe Dinge verdauen, wie Knochen und Knorpeln, die ein weicher Magen nicht verarbeiten kann. Und zwar deswegen, weil diese Dinge keine verdauungsfördernden Eigenschaften haben und die Dicke der Speisen sich den feuchten und schwachen Magen unterwerfe. So wie der menschliche Körper eher von einem Skorpion gestochen wird als von etwas anderem Dünnen, und einige Tiere den Stichen der Wespen und Mücken unterworfen sind, die sie essen.[16]

Und das Instrument der nährenden Kraft ist in einigen so vollkommen, daß einer mehr verdauen kann, als er essen möchte. So wie man von dem Sohne Alephs erzählt und anderen, deren Magen der Speise in einem Maße unterworfen ist und dadurch erweicht wird, wie ein Diamant durch einen bleiernen Hammer. Und diese nährende Kraft wirkt in vielen Speisen, wie das Feuer bei vielem Holz, das nur wenig Asche gibt, weil es so schnell verzehrt wird. So lösen sich manche Teile der Speise in Dampf auf, der dann durch die Poren abzieht oder sich einen anderen Weg sucht.

19. REGEL
VON DER NATUR UND DER VERDAUUNG DER FISCHE. ZU TAFEL 17

Galenus behauptet, daß Fische ganz allgemein schwer zu verdauen seien.[17] Sie erzeugen Schleim und bösartiges Blut, am meisten bei denen, die sie heiß verzehren und nicht ständig Wein dazu trinken. Doch gibt es natürlich Unterschiede nach ihren Arten, Standorten, ihrer Größe, Nahrung, Zubereitungsart. Darüber habe ich in den Tabellen schon vieles gesagt. Die gutschmeckenden sind auch die gesündesten, auch sollen sie einen guten Geruch haben und wenig Schleim und viele Säfte erzeugen, eine gute Farbe vorzuweisen haben und in einem steinigen Wasserlauf, der nach Norden fließt, gefangen werden. Fische mit den gegenteiligen Eigenschaften sind nicht zu empfehlen. Leuten, die Fische nicht verdauen können, ist anzuraten, am gleichen Tage noch zu erbrechen. Am schlechtesten ist es, Schneewasser darauf zu trinken. Dagegen ist es gut, den Durst zu mildern, der durch das Fett und durch den Schleim entsteht, die im Magen haften bleiben. Deshalb soll man vorher ein wenig puren Wein trinken, damit der Fisch bis auf den Grund des Magens komme. Danach trinke man weiter tüchtig Wein, damit die Fische mit diesem wieder leicht den Körper verlassen. Diejenigen, die dieser Regel nicht folgen, sollen Honigwasser zu sich nehmen und danach schlafen, wenn sie nicht verdauen.

Einige behaupten auch, daß die Fische deswegen Durst machen, weil sie kalt und feucht sind. Und jedes Ding brauche seinesgleichen, darum seien sie des Wassers bedürftig, weshalb sie Durst erzeugten. Wenn dem so ist, daß Kaltes und Feuchtes seinesgleichen bedarf, wie Wasser des Schnees, und Lattich dessen, was von Natur aus den Durst löscht, und die Fische Durst verursachen, so kann man diese Begierde des Magens so nicht erklären, denn dann löscht auch der Wein keinen Durst.

20. REGEL
ÜBER DIE ÄUSSEREN UND INNEREN TEILE DER TIERE. ZU DEN TAFELN 18 UND 19

Die einzelnen Teile der Tiere sind natürlich mit den Tieren, von denen sie kommen, durchaus vergleichbar; sie unterscheiden sich ebenso wie die Tiere nach ihren Arten. Deswegen hat ein Widder ein feuchteres Haupt als eine Geiß, und ein Geißhirn ist feuchter als ein Rehhirn. Und so unterscheiden sie sich mehr oder minder, aber jeder Teil kann mit dem dazugehörigen Tier verglichen werden. Auch die Herzen unterscheiden sich, wenn sie auch für gewöhnlich heiß und trocken sind, weil sie der Ursprung der natürlichen Wärme der Tiere sind. Deswegen sind die Teile, die dem Herzen näher sind, gemäßigter, leichter und besser zu verdauen als jene Organe, die vom Herzen weit entfernt sind. Das kommt auch daher, daß die herznahen Organe von dem Blut genährt werden, das im Herzen und in der Leber erwärmt wurde. Die Teile, die zwischen Nabel und dem Schwanz liegen, haben die gegenteiligen Eigenschaften, nämlich bösartige, und danach kann verglichen werden. Die Organe der rechten Körperhälfte sind besser als die der linken, weil sie der Leber näher sind. Und die dem Rücken näher sind als dem Bauch, sind besser, weil diese stärker bewegt werden als jene, die stets ruhen. So sind die Teile, die an der Außenseite der Körper liegen, besser als die inneren, denn sie sind den Körperporen näher. Auch was an den Knochen haftet, schmeckt besser als das weit entfernte. Und Knorpeln sind in der Mitte besser als am Rande.

Rufus behauptet folgendes: Ich preise die Gesundheit dessen, der mit seinem Verstand zwischen den guten und schlechten Körperteilen unterscheiden kann. Auch die Köche machen zwischen den einzelnen Teilen Unterschiede, wenn sie auch nicht wissen, daß der Kopf an seinen Platz gesetzt ist, um der Hüter des Leibes zu sein. Denn im Kopfe sind die fünf Sinne lokalisiert, damit er mit seinem Verstand zwischen dem Guten und dem Schlechten unterscheiden kann. Das Herz ist in die Mitte des Körpers gesetzt, damit es die umgebende Luft an sich ziehe, die Kälte der Luft mit seiner Hitze mildere, woraus sein feiner Geist entsteht, mit dem es die fünf Sinne unterscheidet. Und was daran dick ist, wird zur Stimme und zur Fähigkeit der Rede.

Die Organe zur Verarbeitung der Nahrung sind darunter plaziert, damit das Herz sie beim Verdauen mit seiner Hitze unterstütze und der gebärenden Kraft helfe, den Fötus und die überschüssigen Säfte auszutreiben.

Hände und Füße sind die Vorrichtungen, um sich etwas anzuzeigen oder es zu fliehen, sie eignen sich auch als Waffen zum Kampfe. Die Schneidezähne sind dafür geschaffen, die Speisen zu zerschneiden, und die Backenzähne sollen sie zermahlen. Die Zunge ist für die Rede geschaffen, der Schlund zum Schlucken, der Bauch zum Verdauen, die Eingeweide, um den Stuhl aufzunehmen. Die Adern im Gekröse sollen der Leber Nahrung vom Magen bringen. Ist die Nahrung gut verdaut, entstehen daraus vier Substanzen, nämlich Blut, wäßriger Saft, gelbe und schwarze Galle. Die Gallenblase zieht den Schaum an, die Milz die schwarze Galle, die Niere das darein gemischte Wasser. Zuletzt bleibt reines Blut zurück, das als Nahrung dem Körper erhalten bleibt. Aus dem Blut nehmen die Hoden den besten Teil und gleichen ihn ihrer Natur an.

Deswegen sei Gott gelobt, der den Menschen so herrlich geschaffen hat und die lebendigen Tiere, ihm zu dienen, die getöteten, daß sie ihm zu Speise nützen; er hat den Menschen über alle Lebewesen erhöht durch seine Vernunft, obwohl die wenigsten seinem Gebote folgen, sondern nach der Welt ihren Blick richten, Gott verlassen und anderen nachfolgen.

21. REGEL
VON DEM AMT DES KOCHES UND DEN VERSCHIEDENEN ZUBEREITUNGSARTEN UND WAS IN EINER KÜCHE GESCHEHEN SOLL. ZU TAFEL 20

Eine Regel der Köche besteht darin, daß alle Nahrungsmittel, die salzig oder herb sind, in süßem Wasser zu sieden sind, bevor sie zubereitet werden. Alles, was bitter und scharf ist, soll mit Essig zubereitet werden, alles, was Essiggeschmack hat, mit salzigen Zutaten, und umgekehrt. Was geschmacklos ist, soll mit scharfen Gewürzen und Salz zubereitet werden. Mageres Fleisch soll zusammen mit fettem aufgetischt werden, das magere soll man zuvor sieden, ehe man es als Speise verwendet.

Und Fleisch, das zum Braten bestimmt ist, soll man zuvor einölen, und solange es bratet, soll man ein Geschirr mit frischem Wasser darunter stellen. Saftiges Fleisch soll man solcherart braten, daß es seine Saftigkeit behält, trockenes Fleisch brate man solange, bis es ganz ausgetrocknet ist.

Man soll auch den Topf, in dem man Wildbret kocht, nicht zudecken. Auch soll man Schlachttiere nicht töten, wenn sie am selben Tag Knoblauch oder Zwiebel gefressen haben. Und wenn man Speisen im Topf aufbewahren möchte, verschließe man den Deckel mit Lehm.

Fleisch soll man auch gut waschen und reinigen, ehe man es kocht. Die großen Küchenmesser sind so zu handhaben, daß sie die Knochen beim Durchtrennen nicht in kleine Stücke zersplittern, die kleinen Messer soll man so schärfen, daß das Fleisch beim Schneiden nicht gänzlich zerfasert wird. Die Schneidebretter, auf denen man Fleisch und Kräuter hackt, soll man gut abreiben. Ein gesondertes Messer soll man auch für das Zwiebelschneiden haben; ein anderes sauberes Messer für das Würfeln von Brot als Suppeneinlage.

Jeder Topf soll einen dazu passenden Deckel und einen dazu gehörenden Löffel haben. Beim Kochen soll der Topf auch immer abgeschäumt und der obere Rand sauber gehalten werden, damit nichts anbrennen kann. Wenn allerdings etwas anbrennt, soll man an der Stelle ein befeuchtetes Stück Papier[18] aufkleben. Wenn es nötig ist, Wasser während des Kochens zuzugeben, soll man es langsam hineintropfen und nicht auf einmal hineingießen. Der Rand des Kochtopfes soll stets feucht gehalten werden.

Gewürze und Mandeln soll man nicht in einem fettigen Mörser stoßen, wie man auch nicht Kräuter in einem rostigen Mörser verarbeiten soll, wenn man ihren Saft gewinnen will. Das gekochte Gericht soll man etwas auskühlen lassen, ehe man es in die Schüssel gibt. Die Speisenträger sollen sich auch die Hände waschen, ehe sie die Gerichte auftragen, und sie mit Sandelholz parfümieren, damit sie nicht nach Zwiebeln riechen.

Der Koch darf auch nicht vergessen, das Fleisch vor dem Kochen mit Gewürzen und Zwiebeln zu versehen. Diese Regeln bestimmen alle Vorgänge in der Küche. Grobes Fleisch soll man eine Nacht liegen lassen und dann mit Salz und Wasser sieden, damit es zarter werde. Fleisch soll man auch nicht gleich nach dem Schlachten kochen, sondern man muß es gut auskühlen lassen. Man soll auch kein grünes Holz für das Kochen verwenden oder solches, das schlechte Eigenschaften besitzt. Möchtest du aber, daß das Fleisch schnell siede, so gib Borax in die Brühe und streue Wachs hinein, Zweige von Feigenbaum und Melonenschalen.

22. REGEL
WAS MAN BEIM ESSEN BEACHTEN SOLL, WELCHE SPEISEN MAN BEVORZUGEN UND WELCHE MAN MEIDEN SOLL. ZU TAFEL 21

Auch bei angenehmen Dingen sind Regeln zu beachten. So soll man bei einer Mahlzeit nicht zweierlei Gerichte mit heißer Komplexion zu sich nehmen, wie etwa junge, gebratene Tauben und Knoblauch. Auch nicht zwei Speisen mit kalter Komplexion, wie zum Beispiel Fleisch mit Sauermilch und Fleisch mit Molke zubereitet. Auch nicht zwei schleimige Gerichte, wie etwa Käse und frische Fische. Auch nicht zwei Speisen, die leicht veränderlich sind, wie Aprikosen und Melonen. Auch keine zwei blähenden Speisen, wie Obst und Kraut. Auch nicht zwei stopfende, wie Agrest und Sumach. Auch nicht zwei zähe, wie gesalzenes Dörrfleisch und alten Käse. Auch nicht zwei feuchte, wie Fett und Mark. Alles bisher Aufgezählte ist von bösartiger Wirkung, vor allem, wenn man es nicht unmittelbar hintereinander ißt und es miteinander vermischt wird. Man soll auch keinen Essig zu sich nehmen, wenn man zuvor ein Gericht mit Granozizo[19] gegessen hat. Auch Milch verträgt sich nicht mit Essig oder Rettich. Zwiebeln passen nicht zu Knoblauch, Hühnerfleisch nicht zu Sauermilch, Granatäpfel nicht zu Korn, das mit Fleisch gekocht wurde. Ebenso soll man kein süßes oder warmes Wasser nach Fleisch trinken, das mit Eiern, Gewürz und Wasser zubereitet wurde,[20] auch nicht nach gesalzenen Speisen.

Des weiteren soll man kein kaltes Wasser nach dem Genuß von Obst trinken, sondern heiße und süße Speisen essen. Auch paßt Fleisch, das auf einem guten Holz gebraten wurde, oder auf Feigenbaumholz oder dergleichen, nicht dazu. Der Genuß von Öl oder Essig, die in einem metallenen Gefäß aufbewahrt wurden, ist zu meiden, ebenso wie ein heißes Gericht, das eine Nacht lang in einem metallenen Geschirr verblieb, nicht zu essen ist. Auch Gerichte nicht, die an einem feuchten Ort oder Raum gestanden sind, was besonders für gebratene Fische und anderes Gebratenes gilt, das noch heiß in ein leinenes Tuch gewickelt wurde.

Wein, in den Ameisen, Schnecken oder anderes Gewürm gefallen sind, soll man nicht trinken. Verdorbenes Obst ist zu meiden. Speisen, die ihren Geschmack verloren haben, soll man nicht essen. Ganz allgemein soll man nichts zu sich nehmen, wenn man keinen Appetit hat. Man soll nicht während des Essens trinken oder während des Trinkens etwas essen. Wenn du morgens leicht aufstehen willst, darfst du nur wenig zu Abend essen. Höre auf zu essen, solange du noch Appetit hast. Vermeide bei Greisen, Kolikanfälligen und Rekonvaleszenten Speisen, die stopfen, auch Fleisch, das eher für junge Leute und für jene, die viel körperliche Arbeit leisten, passend ist.

Es ist auch ein Vorteil zu wissen, daß die nun aufgezählten verbotenen Speisen nicht unmittelbar negativ wirken, aber doch in der Zukunft, und dabei wiederum besonders bei Greisen und Menschen mit kalter Komplexion, die kalte Speisen zu sich nehmen. Und umgekehrt. Ich habe schon etliche gesehen, die zwei stopfende Speisen nacheinander aßen und von der Stunde an Koliken litten. Rhazes berichtet auch, er hätte erlebt, daß einige Knoblauch und Zwiebel auf einmal gegessen hätten und sofort danach an Sehschwäche litten. Und ein anderer Schriftsteller[21] behauptet, daß es zwei Speisen gäbe, die wir täglich genießen, die aber, wenn man sie zusammen mischte, tödlich wären.[22]

23. REGEL
VON DEN UNTERSCHIEDEN DER SPEISEN UND IHREN WIRKUNGEN.
ZU TAFEL 22

Die erste Unterscheidung kann man bei den Speisen durch sie selbst treffen. Entweder nach ihrer Substanz, die gut verdaulich ist, wie beim Fleisch eines einjährigen Lammes. Oder daß sie schlecht verdaulich ist, wie zum Beispiel bei den Pilzen. Ein weiteres Kriterium ist die Menge, die nicht besonders den Bauch auffüllt und nur wenig austrocknet. Dann die Qualität: Ist diese etwa heiß, erzeugt sie viele Dämpfe im Hirn und Feuchtigkeit im Magen. Ist sie aber kalt, dämpft sie die natürliche Hitze des Körpers. Weitere Unterscheidungen kann man nach ihrer Kraft und Wirkung treffen. Ob etwa eine Speise einer Krankheit entgegensteht und der Gesundheit ähnelt. Eine andere Überlegung trifft die Zeit: ob man den Verzehr der Speise verzögern soll, bis die Galle auf den Grund des Magens gelangt ist und mit dem Essen sich nicht beeile, bis der Magen gereinigt ist, und die vorangegangenen Speisen verzehrt sind.

Auch ist die Zeit zu bedenken, zu der man sich zu Tische begibt, damit nicht Speisen in den Magen kommen, ehe die Verdauung abgeschlossen ist. Herbe und stopfende Speisen soll man als erste essen. Augenmerk ist auf die Reihenfolge der Speisen zu legen, nämlich die dicken Speisen vor den dünnen zu konsumieren. Auch auf die Vermischung, daß keine unverträglichen Substanzen oder Geschmacksrichtungen aufeinander stoßen, denn das wäre für den Magen nachteilig. Ebenso soll man sich nach dem Appetit und der Eßlust orientieren, denn was den Appetit anregt ist bekömmlicher als das Gegenteil. Was den Appetit nicht anstachelt, enthält keinen Nutzen.

Man bedenke auch die Art des Magens, denn ein kleiner Magen verdaut nicht gut, ein kalter produziert viele rohe Säfte, ein heißer verbrennt die Speisen. Beachtenswert ist auch das Getränk, das man nur in geringen Mengen konsumieren soll, damit die Speisen nicht roh bleiben, aber zuwenig trinken bewirkt, daß sie verbrennen. Der Essende betrachte vor dem Mahle seine Komplexion, seine Beschaffenheit, sein Alter, seine Gestalt, die Gegend, in der er sich befindet, seine Aufgabe und Gewohnheiten. Speisen für junge Leute, die eine heiße Komplexion haben, kräftige Gliedmaßen, große und offene Poren, die körperliche Arbeiten verrichten, und zwar während des Winters in kalten Gegenden, sollen dick und kräftig sein. Und nach diesem Muster auch umgekehrt.

Zu guter Letzt ist auch noch die Bewegung miteinzubeziehen. Von dieser gibt es zweierlei Arten, die innere, vitale, wie Zorn und Furcht –, sie kann eine Speise gänzlich zerstören – und die äußerliche, animalische, wie etwa das Zusammentreffen mit dem Meer oder den Frauen, was wiederum Gliederlähmung erzeugen kann. Auch die Bewegung oder das Spazierengehen nach dem Essen bewirken, daß die Speisen im Körper roh bleiben und beschleunigen ihren Durchgang durch den Körper. Die Ruhe, zum Beispiel das Schlafen auf einem heißen Bett, verursacht das Entstehen von Karbunkeln. In heißen Zimmern, in hellen oder stinkenden Räumen, wo viel Lärm ist, kann man nicht schlafen.

24. REGEL
VON DEN SYMPTOMEN EINER GUTEN ODER SCHLECHTEN
VERDAUUNG UND DEM AUSGLEICH DER WIRKUNGEN DER SPEISEN.
ZU TAFEL 23

Dies sind die Anzeichen einer funktionierenden Verdauung: Beide Seiten des Körpers fühlen sich leicht und auch der Nabelbereich. Wenn man auf dem Rücken schläft, und der Magen bläht sich nicht auf. Die Rülpser sind geschmacklos, der Appetit drängt und hört nicht auf, der Puls verlangsamt sich, der Harn wird gelb und sein Geruch süßlich, das Schlafbedürfnis läßt nach, die Speichelproduktion geht zurück, das Durstgefühl verstärkt sich. Wenn dies alles eintrifft, sind die drei Verdauungsgänge abgeschlossen. Es ist ein besonders gutes Zeichen, wenn dies im Sommer in der Frühe geschieht und im Winter zu Mittag. Wenn es aber nicht selbst eintritt, muß man einen Weg suchen, um die Verdauung zu befördern. Ist es aber nicht möglich, durch den menschlichen Verstand die Umwandlung herbeizuführen, so kann man sie durch Ähnlichkeiten veranlassen, etwa durch die Verwandlung des Sommers in einen Winter. Und zwar, indem man die Wohnung abkühlt, die Luft mit dünnen Tüchern, die mit kaltem Wasser befeuchtet werden, verändert, oder durch Fächeln und dergleichen. Damit wird eines alten Mannes Magen gestärkt, daß er dem eines Jünglings gleicht, und solcherart können die

Alten auch dicke Speisen verdauen, auch zur heißen Jahreszeit und in heißen Gegenden. Aus dieser Regel kann man ableiten, daß die Speisen in beiden gemäßigten Jahreszeiten für gemäßigte Menschen gemäßigt sein müssen. Im Winter sind die dicken Speisen bekömmlich, weil ihre Hitze verborgen ist und heiß sind sie wegen der entgegengesetzten Kälte der Zeit. Für den Sommer sind dünne Speisen vorzuziehen, weil sie wenig Hitze besitzen und sie kühl im Gegensatz zur Hitze der Jahreszeit sind. Das kommt daher, weil im Winter die Luft den gemäßigten Körper beherrscht und durch die Kraft der Hitze der Schleim verdaut wird; im Sommer bewirkt die Schwäche der inneren und das Ansteigen der äußeren Hitze, daß die Galle verdaut wird. Denn die Luft vermag im Sommer wegen seiner Hitze das Herz nicht abzukühlen, so wie warmes Wasser den Durst nicht löscht. Der Grund dafür liegt darin, daß der Nutzen der Luft in ihrer Kühle liegt, die ihr Wesen ausmacht.

Durch die Hitze des Bodens werden die Menschen heiß, wie im Land der Mohren, und ihre inneren Organe tendieren zur Kälte. Kein Arzt kann diese Natur ausgleichen. Auch sind deshalb ihre Winter nicht so wirksam, als daß sie ihre Natur ausgleichen könnten. Sie verwenden heiße Speisen als Medizin für ihren Magen und auch für dessen Reinigung. Desgleichen essen die Sclavonier heiße Dinge bei ihren Mahlzeiten, denn diese sind ihrer Komplexion zuträglich.

25. REGEL
VON DEN EIGENSCHAFTEN GESOTTENER UND GEBRATENER SPEISEN. ZU TAFEL 24

Gebratene Speisen sind in zweierlei Hinsicht zu beurteilen. Zum ersten ihrer Zusammensetzung wegen, denn sie verleihen viel Nahrung, aber nur langsam. Zum anderen des Verhältnisses zu den gesottenen Speisen wegen, denn sie sind feuchter als diese. Denn was man siedet, verliert seine natürliche Feuchtigkeit an die Brühe, und damit ist es trocken. Was man aber über dem Feuer brät, das behält seinen Saft durch die Zähigkeit der Oberfläche. Und was seine Feuchtigkeit behalten hat, bleibt auch saftig, im Gegensatz zu dem, das sie verloren hat. So kommt es, daß, wenn du zwei Fleischstücke nimmst, die einander gleichen, von denen eines gesotten wird und gleich aus der Brühe kommt, das andere aber gebraten, und dann gleich vom Feuer kommt, und du beide Stücke über Nacht aufbewahrt hast, das gebratene Stück eine glänzende Farbe hat. Dieser Glanz kommt von dem Überfluß an Hitze und Feuchtigkeit und Luftigkeit.

Das gleiche Ergebnis zeigt sich, wenn man junge Menschen mit alten vergleicht.

Auch der Geschmack von Gebratenem ist besser, und diese Wohltat für den Geschmackssinn wird durch die Feuchtigkeit verursacht. Das gesottene Fleisch kannst du am Morgen trockener und dunkler finden, es hat seinen Geschmack verloren, da es die natürliche Feuchte nicht mehr besitzt. Diese befindet sich nunmehr in der Brühe, in der das Fleisch gesotten wurde. So ist das Gebratene feuchter als das Gesottene.

PP., der Arzt, rät, denen, die an hektischen Fiebern leiden, gebratene Hühner zu essen zu geben, damit ihre Feuchte durch den Überschuß an Feuchte der jungen Hühner erhalten werde. Man kann auch nicht behaupten, daß das Gesottene von dem Kochwasser feuchter geworden sei, im Ausgleich zu der Feuchte, die es beim Sieden verloren hat. Denn diese ist eine akzidentelle und kann deshalb nicht gerechnet werden, jene Feuchte aber, die durch das Sieden entzogen wurde, stammt von der eigentlichen Substanz.

Und keiner kann glauben, daß die Brühe die Gestalt des Gesottenen habe, sondern sie ist die Form des Siedens. Denn es ist ein Unterschied zwischen dem Sieden und dem Gesottenen und zwischen dem Braten und dem Gebratenen. Und über diesen einfachen Unterschied haben wir in der dritten Regel gesprochen.

26. REGEL
VON DEN SÜSS-SPEISEN, DIE MAN CHALDE[23] NENNT. VON DEN EINFACHEN UND DEN ZUSAMMENGESETZTEN ARTEN. ZU TAFEL 25

Unter Chalde versteht man jede süße Speise oder süße Materie, die den Mund von Fett reinigt. Sie wird von der Leber aufgesogen und auf die einzelnen Körperteile aufgeteilt, erzeugt viele Säfte, verursacht aber auch leicht Verstopfungen. Chalde kann aber von recht unterschiedlicher Form sein. Man unterscheidet künstliches und natürliches Chalde. Natürliches ist einfach, wenn es nur aus Grundstoffen besteht, wenn es zusammengesetzt ist, stammt es von Tieren. Steht es in der Mitte zwischen beiden, stammt es von einer Pflanze. Das durch die Wirkung der Elemente erzeugte nennt sich Terregenbin, Syrusuck und Manna[24]. Das von Tieren produzierte nennt man Honig. Das von Pflanzen stammende heißt Rucab, das ist das Zuckerrohr.

Auch künstliches Chalde kann einfach und zusammengesetzt sein. Das einfache ist Zucker und Sirup, das zusammengesetzte sind die künstlich verfertigten Süßspeisen.

Terregenbin ist ein Tau, der in Chorasan auf die Bäume und den Tragant[25] fällt. Seine Komplexion hat eine stärker verdünnende Wirkung als der Zucker, reinigt stärker, ist auch süßer, und seine Feuchte hat die abführende Wirkung. Syrusuk ist ein Tau, der in Chora, einer Region in Chorasan, auf Weidenbäume und Tragant fällt. Er hat mehr Wirksamkeit als Terregenbin. Manna fällt auf die Landi-Bäume[26] und auf Eichen in Sanguiar[27] und Diarbether.

Wenn Chalde mit Brot zubereitet wird, ist es am besten und am schleimigsten, das mit Öl zubereitete ist das schlechteste. Wir gebrauchen deswegen fette und süße Speisen, weil wir von Natur aus nicht ausgeglichen sind, und deswegen benötigen wir die gegenteilig wirkenden Speisen für die Mäßigung. Zum Beispiel die Speisen mit Essiggeschmack, um die galligen Komplexionen auszugleichen. Sind wir aber ausgeglichen, benötigen wir auch gemäßigte Speisen, wie etwa das künstlich zubereitete Chalde oder Süßspeisen als Nachtisch.

Daneben gibt es auch andere Gründe. Denn das Süße gleicht am ehesten der Leber — vor allen anderen Organen —, denn diese nimmt das Süße von allen Speisen als ihre eigene Nahrung heraus, das übrige überläßt sie den anderen Körperteilen. Der Grund, warum das Süße unter allen Geschmacksrichtungen als ausgeglichen empfunden wird, liegt darin, daß alle anderen die höchsten und niedrigsten Grade der Qualitäten besetzen. Das Süße liegt aber dazwischen in der Mitte, gleichsam als Zentrum oder Mittelpunkt in einem Ring. Und eben nicht irgendwo im Umkreis, denn das ist unmöglich.

27. REGEL
VON DER PFLEGE, REINIGUNG UND ERHALTUNG DER ZÄHNE.
ZU TAFEL 25

Wer seine Zähne reinigen und von Speiseresten befreien will, braucht entsprechendes Zahnpulver. Denn wenn Speisereste zwischen den Zähnen verbleiben, werden diese durch die natürliche Hitze zerstört und das schadet den Zähnen und dem Zahnfleisch, besonders bei Menschen mit heißer Komplexion. Ein Zeichen dieser Verderbnis ist der schlechte Geschmack im Munde bevor man die Zähne reinigt. Deswegen gibt es für die Zähne einige Reinigungsmittel. Zum Beispiel das Kauen von Quitten vor dem Mahle, damit dadurch die Zahnlücken verstopft werden und dann keine Speisereste zwischen die Zähne kommen können. Und so können sie auch nicht verfaulen. Folgende Zahnpflegepräparate gibt es: Mische man etwas, das die Zähne stärkt mit seinem guten Aroma oder seiner adstringierenden Wirkung, denn so sind solche Präparate am wirksamsten. Doch schaden sie nicht wenig, wenn man zuviel nimmt oder sie zu oft anwendet. Dann helfen sie nicht, sondern bewirken, daß die Zähne lose werden und bald ausfallen. Aber um die Reste fetter Speisen zu entfernen, sind Mittel mit lösender Wirkung wie Usnen, Zucker und Bohnen vonnöten. Besonders gut ist das Mehl aus Wickensamen, um den Geruch der gesalzenen Fische zu vertreiben und was dergleichen mehr ist. So nimmt das Trinken von Milch den Geschmack der Pflanze, die man Dakeriratam nennt und anderes dieser Art. Aber diese Mittel schaden alle den Zähnen und erweichen das Zahnfleisch, es sei denn, man verhütet es durch aromatische und adstringierende Mittel, wie Zyperwurz und Sandelholz. Es ist auch günstig, vor dem Essen die Zähne mit einem wohlschmeckenden Öl zu benetzen. Denn das verhindert, daß der schlechte Geschmack in die Poren gelangt, da es zuvor darinnen ist. Nach dem Essen soll man das Zahnfleisch mit Mandelöl waschen, auch das dringt in die Poren ein und verdrängt überflüssige Substanzen daraus. Und die Luft zehrt den üblen Gestank auf, der durch die Fäulnis entstanden ist.

28. REGEL
VON DEN UNTERSCHIEDEN DES WASSERS UND VON GESUNDEN
GETRÄNKEN. ZU TAFEL 27

Das Wasser ist der Begleiter der Speisen im Körper, denn es führt sie bis ans Ende der Verdauung. Das beste Wasser fließt von Norden nach Süden, über steinigem Grund und nicht über schlechtem Erdreich. Es soll durchscheinend und kar sein, süß, von geringem Gewicht, ohne Geruch und Geschmack, es soll sich in der Sonne leicht erwärmen und schnell wieder erkalten, wenn die Sonne sinkt. Wenn es in den Magen kommt, glättet es die groben Speisen, und wenn man es in Maßen trinkt, verdünnt es die Speisen und erleichtert ihren Durchgang durch die Organe. Durch das Wasser wird die natürliche Feuchte und jene, die zusätzlich dazukommt, erhalten. Desgleichen auch die natürliche Hitze.
Wenn man aber zuviel Wasser trinkt, entsteht im Leib Fäulnis, das Fleisch wird erweicht und wird zart. Übermäßiges Wassertrinken erzeugt Zittrigkeit, Verwirrtheit und Vergeßlichkeit. Durst hingegen dämpft den Appetit, trocknet den Körper aus und beeinträchtigt das Sehvermögen.
Folgende Unterschiede kann man zwischen den verschiedenen Wassersorten machen: manche sind kalt — das stärkt den Appetit, bringt eine gesunde Gesichtsfarbe und fördert akzidentell die Verdauung, denn es konditioniert den Magen zur Verdauung. Um den Durst zu löschen, braucht man nur wenig von dieser Sorte. Es bewirkt auch, daß das Blut nicht aus dem Körper fließt und die Dämpfe nicht ins Hirn steigen. Es erhält die Gesundheit, bewahrt vor Fiebern, besonders bei Menschen, die einen heißen Körper und eine heiße Komplexion haben. Kaltes Wasser schadet aber bei Schnupfen, Katarrhen und nicht ausgereiften Geschwüren.
Das warme Wasser löscht keinen Durst und wird auch von den Organen nicht angenommen. Denn es zerstört die Komplexion, löst weiche Geschwulste aus, füllt den Kopf mit Dämpfen, die dann durch die Adern in den Magen gelangen und seine Erschlaffung bewirken, so daß er nicht mehr verdaut. Man kann sehen, daß diejenigen, die heißes Wasser trinken, eine grünlich-gelbe Gesichtsfarbe haben, an geschwollener Milz und Leber leiden und eine Disposition zum Aussatz haben.
Man mag uns nun nicht Lügen strafen, weil die Christen warmes Wasser trinken und doch keinen Schaden nehmen. Denn sie trinken es mit Wein gemischt und so bewirkt es in den Organen nichts anderes als Abkühlung und Befeuchtung.
Salziges Wasser verursacht Durstgefühl, erhitzt und trocknet aus. Das Salz kann man beseitigen, wenn man das Wasser mit Kürbissen destilliert. Oder wenn man aus Wachs eine Schale formt und sie leer in das Salzwasser stellt. Das Wasser dringt durch die Wände in die Schale und wird solcherart süß.
Wasser soll man vor dem Trinken auf ein Drittel einkochen. Auch soll man aus keinem engen Gefäß Wasser trinken, denn das verursacht Blähungen. Am besten sind für Trinkwasser lederne Schläuche geeignet. Wasser, das mit Schnee vermischt ist, erzeugt Durst, weil man es wegen seiner Kälte begierig trinkt, besonders diejenigen, die eine heiße Komplexion haben. Wenn du Wasser trinkst, so trinke nur die Hälfte von dem, was dir zum Stillen des Durstes auszureichen scheint. Denn dann hat das Wasser eine gesündere Wirkung für den Körper, stärkt besser den Magen, vermehrt auch nicht den Harn und bewirkt eine bessere Verdauung.

29. REGEL
VON DER NATUR DES WEINES, WELCHER DER BESTE IST UND WIE
MAN IHN OHNE NACHTEIL TRINKEN KANN. ZU TAFEL 28

Wein erwärmt den Körper, verbessert die Verdauung, befeuchtet die Organe, beseitigt die Ohnmacht. Wenn Wein mit Wasser gemischt ist, treibt er den Harn und führt den Magen ab, er erheitert das Gemüt, tröstet, macht freigebig und besonnen, besonders bei Menschen mit gemäßigter Komplexion. Diese Wirkung hat er aber nur, wenn man ihn mäßig trinkt. Trinkt man aber Wein ohne Maß, verursacht dies Schlaflosigkeit, bläht die Leber auf, weckt sexuelle Gelüste und vermindert die Nahrung. In der weiteren Folge verursacht es Schlafsucht, üblen Atem, Gliederzittern, Zappelsucht, Epilepsie, Schwäche der Adern, Beeinträchtigung des Sehvermögens, intellektuelle Einbußen und plötzlichen Tod.
Das kommt alles daher, weil der Wein das Hirn anfüllt und die natürliche Hitze unterdrückt, ähnlich wie zu viel Öl in einer Lampe die Flamme verlöschen läßt. Dennoch läßt sich bei genauer Betrachtung ein zehnfacher Nutzen des Weines ausmachen: fünf beziehen sich auf die Physis, fünf auf das Gemüt. Denn der Genuß von Wein verbessert die Verdauung, treibt den Harn, bewirkt eine schöne Gesichtsfarbe, verleiht guten Geruch, verstärkt die sexuelle Lust; er erheitert das Gemüt, erfüllt

den Trinkenden mit schönen Hoffnungen, verleiht Kühnheit, verschönt die Proportionen des Körpers und vertreibt den Geiz. Rotwein erzeugt bei Menschen mit gemäßigter Komplexion das beste Blut, wenn er wohlschmeckend und gut mit Wasser gemischt ist und in der Mitte zwischen neuem und altem Wein steht. Menschen mit heißer Komplexion sollen nur gemischten Wein trinken und Weißbrot, Quittenschnitze und Äpfel hineintauchen. Man kann aber auch nach dem Essen Mandelmilch trinken. Wenn man aber den Wein klären will, dann soll man ihn mit gestoßenen Mandeln und Ochsenzunge[28] vermischen und dann abseihen. So zubereitet stärkt der Wein das Herz. Doch soll man ein wenig klares Wasser danach trinken.

Menschen mit kalter Komplexion sollen Wein meiden. Man soll auch keinen Wein trinken, wenn man Hunger hat oder sich eben an gesalzenen, scharfen oder nach Essig schmeckenden Speisen gesättigt hat. Auch nicht, wenn man gerade Milch getrunken hat, auch nicht zum Essen, um nicht Verstopfungen oder Wassersucht zu erzeugen. Aber nach zwei bis drei Stunden kann man wohl Wein trinken. Man soll auch nicht verschiedene Weinsorten durcheinandermischen. Ebenso soll man nicht unmittelbar nach einem Besuch im Bade oder nach anstrengenden Leibesübungen Wein trinken; zu diesem Zeitpunkt sind Räucherungen zuträglicher. Man meide großes Geschwätz ebenso wie allzugroße Schweigsamkeit, auch den Schlaf und die Berauschung. Man soll auch nicht auf einem schnell fahrenden Schiff trinken, nicht vor schweren körperlichen Anstrengungen und auch nicht, wenn man Weinfässer im Blickfeld hat. Denn all das mindert den Genuß des Trinkens und verursacht Katzenjammer. Ist die Zahl der Becher — die etwa ein Pfund fassen sollen — vier, gemäß der Zahl der Säfte, bringt der Wein Appetit, sanften Schlaf und gute Verdauung.

30. REGEL
VON DEN WOHLRIECHENDEN DINGEN, NACH DEM LAUF DES JAHRES. ZU TAFEL 29

Gewürze und andere wohlriechende Dinge, in einem Zimmer ausgelegt, verbessern die Luft, stärken das Hirn in einer Weise, daß die Dämpfe des Weines ihm nicht schaden können. Dies gelingt vor allem mit kalten Mitteln.

Aromen bereiten dem Geruchsinn, aber auch den anderen Sinnen Vergnügen. Diese Geruchsstoffe kann man nach der Jahreszeit unterscheiden. Denn einige sind im September verfügbar, wie die Zitronen, die Veilchen, die Narzissen und der Majoran. Andere wieder im November, nämlich Orangen und Sodula[29], im Dezember die übriggebliebenen Früchte, im Jänner Nabach, im Februar erscheinen die Rosen und die Baumblüte. Im März gibt es Bahar[30] und die jungen Triebe an allen Bäumen.

Im April blühen der Holunder und die Alraune. Im Mai riechen die Melonen ein wenig nach Frucht, auch gibt es die Seerosen. Im Juni werden die Äpfel reif und auch die wohlschmeckenden Melonen. Im Juli sind die Quitten verfügbar, im August die unreifen Zitronen und andere Früchte. Alle diese Früchte reifen in heißen Ländern früher als in kalten.

Aber wir reden hier nicht von dem Genuß der Früchte, sondern von ihrem Geruch. Der Unterschied zwischen ihrer Farbe und ihrem Geruch entsteht dadurch, daß ihre Komplexion nach Hitze, Trockenheit, Kälte und Feuchtigkeit ungleich ist. Auch daß sich manche Früchte gut halten und andere nicht, kommt von der Ähnlichkeit der Komplexion der Früchte und derer, die sie aufbehalten. Denn jedes Ding hat Lust an seinesgleichen. Darum bevorzugen Menschen mit ausgeglichener Komplexion grüne Sachen, denn was grün ist, ist auch gemäßigt. Schwarzgallige Menschen wohnen gern an düsteren Orten. Viele freuen sich aber an entgegengesetzten Dingen, weil sie ein wenig von der Gesundheit abweichen. So haben Erhitzte Vergnügen an kalten Sachen, und jene, die Dämpfe im Hirn haben, riechen gern an heißen Aromen, wie Petroleum und Pech. Man soll sich auch nicht darüber wundern, daß manche, wenn sie sich freuen, gern Musik hören. Solche Abweichungen kann man auch beim Geruchssinn feststellen, denn so manchen gefällt ein Geruch, der anderen zuwider ist.

31. REGEL
VON DEN NACHSPEISEN UND WAS DAZU GEEIGNET IST. ZU TAFEL 20

Verschiedene Nachspeisen werden am Ende des Frühstücks oder nach dem Mittagstisch genossen, entweder, um die Dämpfe des Weines zu unterdrücken oder zu mildern beziehungsweise um die Ekelgefühle zu vermindern. So verwenden Erhitzte Sauermilch, Äpfel, Lattich und Mohnsamen. Auch um die Angstgefühle zu vertreiben, die durch den Weingenuß entstehen können, saugt man Zitronen aus oder ißt gewürzten Kohl. Oder um die Stimme zu erhalten zum Beispiel durch Essen von Zuckerrohr oder Kandiszucker. Oder um die Ekelgefühle des Magens zu mildern, nimmt man Bolus oder gesalzene Speisen. Oder wenn der Magen schwach und kalt ist, nimmt man Zyperwurz oder Palmsprossen. Oder für den Beischlaf nimmt man grünen Ingwer, wie ihn auch die alten Leute verwenden, oder Zitrinat und getrocknetes Zuckerrohr. Wenn der Magen heiß ist und die Speisen darinnen verderben, soll man Bismaguard oder mit Fleisch zubereitetes Ramala nehmen. Dieses ist aber Menschen mit kaltem Magen strikte zu verbieten.

Unter den Gerichten, die man nach dem Mahle zu sich nimmt, sind am besten diejenigen, die den Atem nicht behindern und vor denen der Magen keine Abscheu empfindet. Die Nachspeisen, die diese Eigenschaften nicht besitzen, zerstören die anderen Speisen und verlassen dann mit dem Wein, den man darauf getrunken hatte, unverdaut den Körper. Deswegen werden jene, die unpassende Nachspeisen essen und trinken, um so betrunkener, leiden an Angstgefühlen und Verstörtheit durch diesen Rausch, werden schlaff und ihre Sinne verwirren sich. Und am schädlichsten ist es, wenn man Nachspeisen unterm Trinken zu sich nimmt, vor allem, wenn es sich um Süßspeisen handelt. Auch soll sich niemand über seine Gewohnheiten täuschen und etwas von diesen Dingen gebrauchen, weil sie ihm nicht zu schaden scheinen. Denn die Naturkraft wirkt auch später oder im Alter, bei Nachlassen der Kräfte und Erschöpfung, und dann erscheint der Schaden, die Gewöhnung mag so groß sein, wie sie will.

Die besten Nachspeisen sind jene, die reinigen, den Körper bald wieder verlassen und verhindern, daß die Dämpfe ins Hirn steigen. Diese Wirkungen haben Mohnsamen, Zucker und Rosenwasser und kaltes Wasser, zum Nachtisch getrunken.

32. REGEL
VON DER AUSÜBUNG DER MUSIK, IHRER WIRKUNG UND DEN SCHWANKUNGEN DES GEMÜTS. ZU TAFEL 31

Instrumentalmusik hilft, die Gesundheit zu erhalten und die verlorene wieder zurückzubringen. Schon in der Antike nützte man die Musik, um ungebärdige Gemüter wieder zu den guten Sitten zurückzuführen. Davon ausgehend haben die gelehr-

Nachfolgende Seiten: TAFELN XXV–XXXII (folio 13v–16v und 17v, pag. 26–32 und 34) →

Anisum

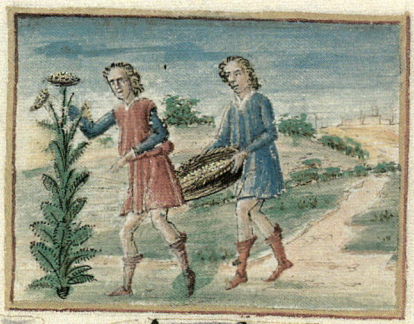

Naturæ cal. et sicc̄ in iij. melius ex eo recens hn̄s grana grossa Iuuam. expellit uentositates puocat lac et excitat libidinē Nocumetū qnq̄. stringit uentrem. Rem. noc. si fumat integrū et nō tritū.

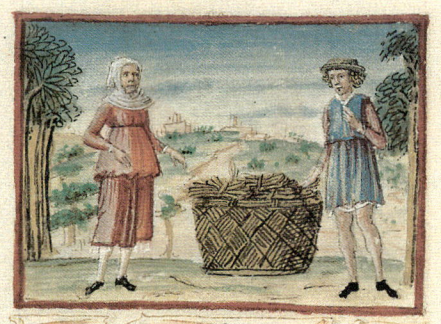

Liquiricia

Naturæ cal. et hūm. tēperatē meli' ex ea nō nimis grossa nec m̄ltū tenuis et interi' croceā Iuua. ardori urine asperitati pectoris et siti Nocu. orti in tr̄a cretosa et dura. Rem. noc. trāslata in tr̄am bn̄ solutā et sabulosam.

Fœniculus

Naturæ calida et sicc̄ in ij. melius. ex eo domesticus Iuuamentū uisui. et febribꝫ diuturnis Nocumentum fluxuī mestruorū. Rem. nocumī cū trociscis et Karabe.

Malua

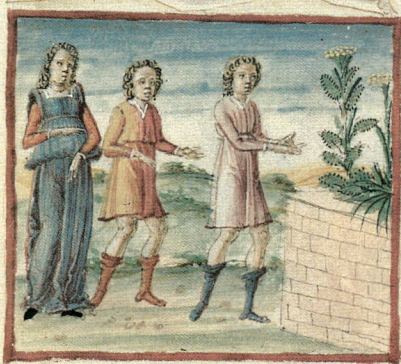

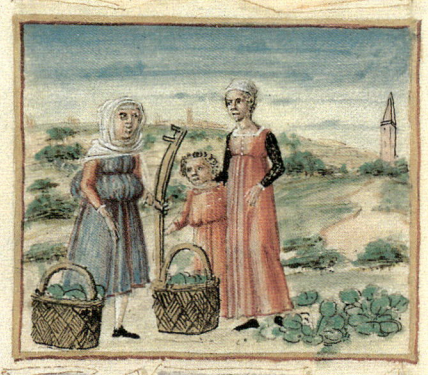

Naturæ hū. in j. hu. in ij. meli' ex ea hortulana. Iu. apit oppilatōes epatis et cōfert dolori renis et uesice Nocum. stomacho Remotio nocumī decoquatur cū carnibꝫ arietinis.

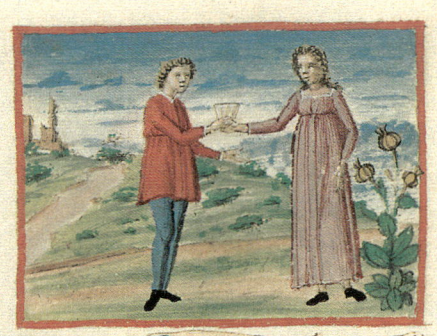

Papauer

Naturæ frigidæ et siccæ in ij°. melius ex eis album et hortulanū. Iuuamentum confert tussi calidæ et fluxibz humorū ad pectus. Nocūm inducit nimiū somnū. Remotio nocumenti cum melle.

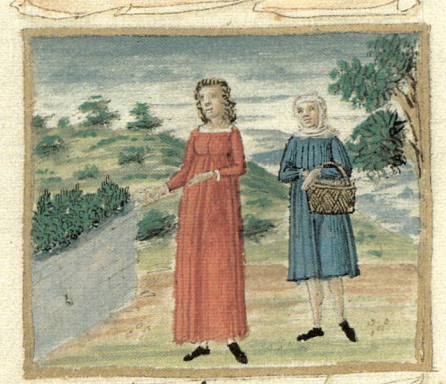

Parietaria

Naturæ stipticitatis ht cū humiditate melius ex ea q̃ nascat in altis locis. Iuua. eius succus sorbet ad tussim antiquā et gargarizat pdest faucibz. Noc. cruda inimica e stomacho. Remotio nocumenti si coquatur.

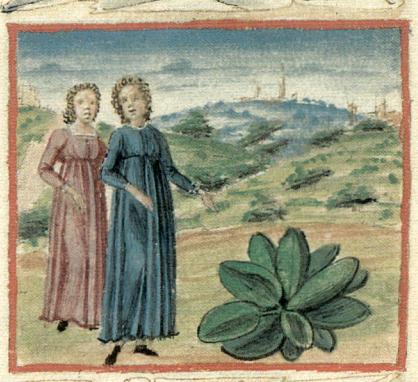

Pulegium

Naturæ calidę et siccæ in iij. melius ex eis syluestre. Iuuam. prouocat urinā et confert uenenis. Nocumentum uiride nocet stomacho. Remotio nocumenti si exicatū sumat.

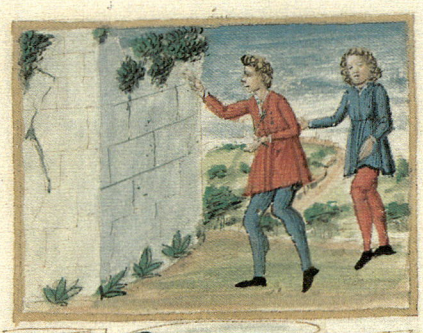

Lapatium

Naturæ frigidę in j°. siccę in ij°. melius ex eis syluestre. Iuuam. confert ictericię nigrę cū uino et sedat nauseā. Nocūm cruda cū semie stringit uentrem. Remotio nocum. si coquatur.

Celidonia

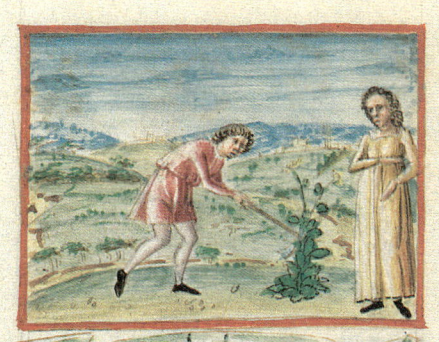

Naturæ calidæ et siccæ in ij. melius ex eis maior. Iuuamentum succus ei aufert albuginē oculorū et collyriū ex eo acuit uisū. Nocum̄ radix ei obest dentibz. Remotio nocumenti si non apponatur.

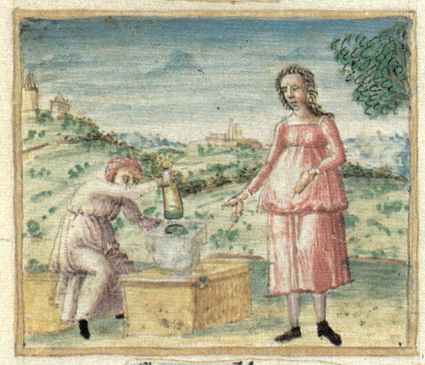

Urtica

Naturæ calidæ in prīcipio tertij. et siccæ in ij. melius ex ea semen. Iuuamentum cum aqua ordei mundificat pectus. Nocūm exulcerat tacta. Remotio nocumēti si cum oleo liniatū locus exulcerationis.

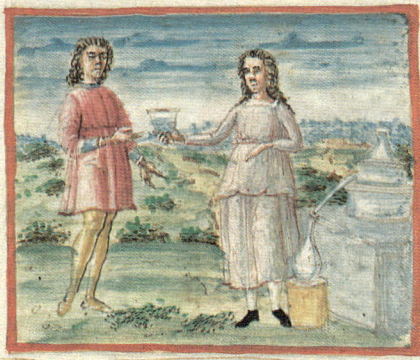

Serpillum

Naturæ calidæ in ij. siccæ in j. melius ex eis Syluestre. Iuuam̄. eo fert singultui bibitū cū uino. et ei semē est fortē. Nocūm hintibz et par calidū. Remotio nocumēti si sumat cum aceto.

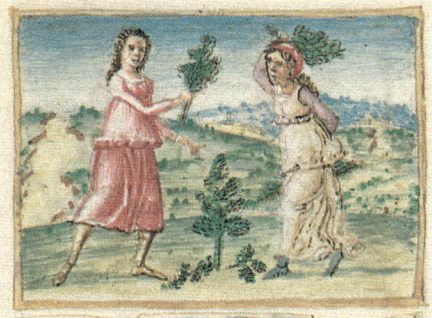

Fumus terræ

Naturæ cal. et sicc in ij. melius ex eo recens. Iuuam̄ succ ul decoctio ei purificat sanguinē et bibit ad pruritū et scabie. Nocūm inducit sitim. Remotio nocumēti cum aqua lactis.

28

Betonica

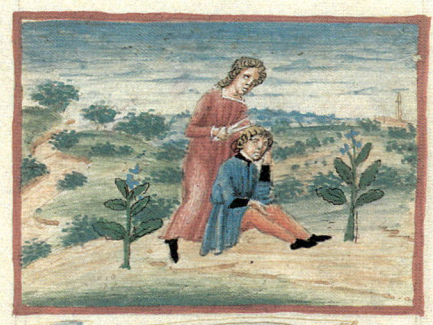

Naturæ calidæ et sicc
in principio tertij
melius ex ea sicca. Iuuam
tum confert omibus precor
dijs Nocimentum. cru
da aggrauat stomachum
Remotio nocumenti cu
Cinnamomo

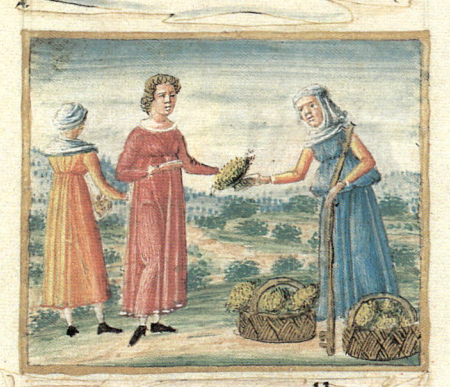

Capilli Veneris

Naturæ e æqlis cople
xiois tedes in partem
caliditatis. meli' ex eis recetes, ui
ridis coloris. Iuuam. cofert
purgatioi pulmois. Nocim.
exicata e partie inutilis. Re
motio nocimti si cum a
qua lactis coquatur

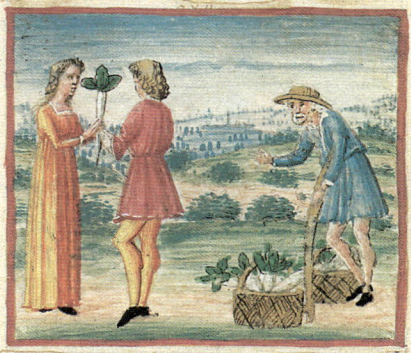

Camomilla

Naturæ calide et sicc
in s'. melius ex eis sy
luestris Iuua. cofortat caput
et mebra neruosa oia et sedat
dolores Nocim hntibs re
nes calidos Rem. nocim.
coquat cu Cicorea

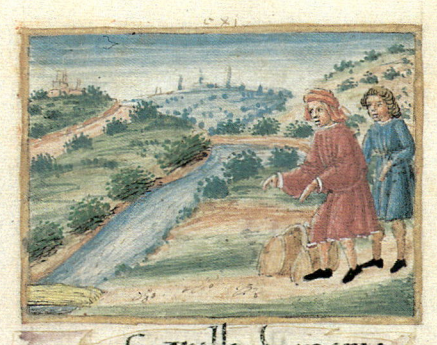

Raphani

Naturæ cal. et si. in iij.
meli' ex eis hortulai re
cetes. Iuua. an cibu ad uomdu
post ad laxadu et pirgat aqua
citrina et digere faciut et ipi noe
digerūt Noi. comouedo aluu
et humores Re. noc. cu uo
mitu

Rape

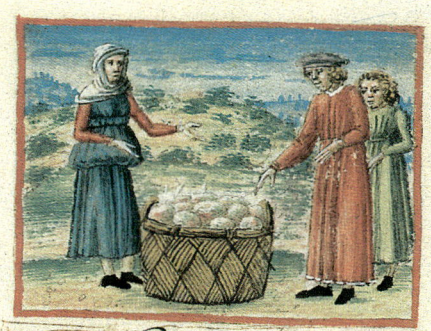

Nature cal. et hum. i ij. mel' ex eis. domesticē hñtes caudas sbtiles. Iuua[m] illuminat oculos et addut i coitu. Nocum. dure digeruntur. R[em]otio nocume[n]ti si abiecta prima aqua coquantur in alia.

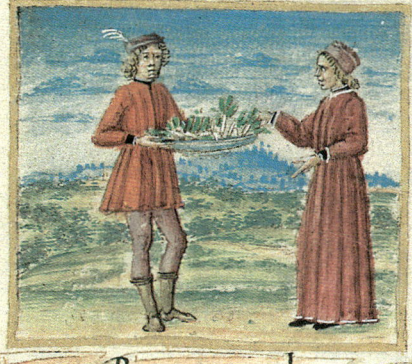

Napones

Nature cal. in ij. humi i ij. mel' ex eis lo[n]gi gr[os]i et nig. Iuua. acuit sperma et faciut carne[m] mi[n] i[n] sta[n]tis rapis. Noc[um]. oppilatioes i venis et porris. Rem. noc[um]. bis elixati. et cu[m] carnib[us] pi[n]guissimis coquant[ur].

Rapunculus

Nature frigide et humide. melius ex eis teneri. Iuuam[entum] stomacho et epati. Nocumentu[m] tarde descendunt. R[e]motio nocumenti cocti cum Aceto condiantur.

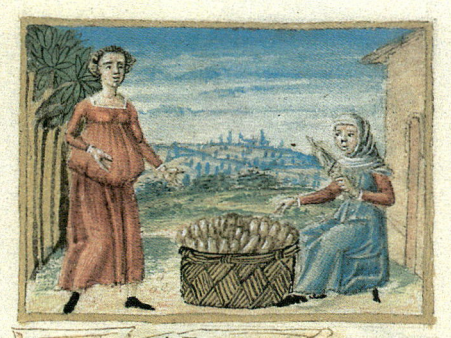

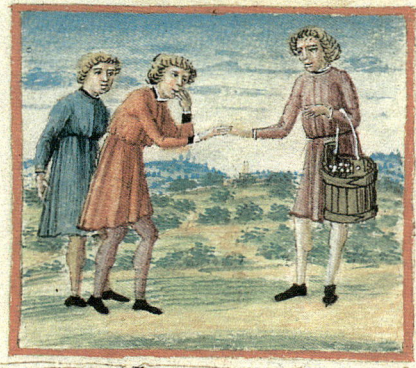

Lupini

Nature cal. et si. in ij. mel' ex eis albi et po[n]derosi. Iuua. necat uermes. Noc[um]. difficult' digeruntur. Rem. noc[ume]n[ti] cu[m] dimittit[ur] meis aliqua amaritudo. et comedat[ur] cu[m] Aceto et muri[a].

Frumentū

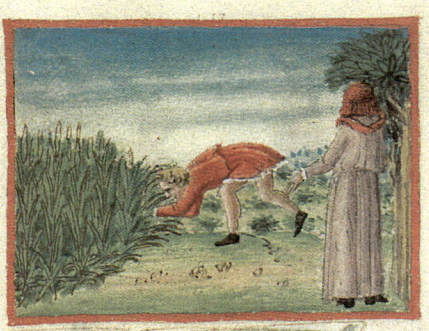

Naturæ calidæ et humidæ in ij° melius ex eo pingue ponderosū Iuuamentum aperit apostemata. Nocumentum facit oppilationes Remotio nocumenti cum bene coquitur.

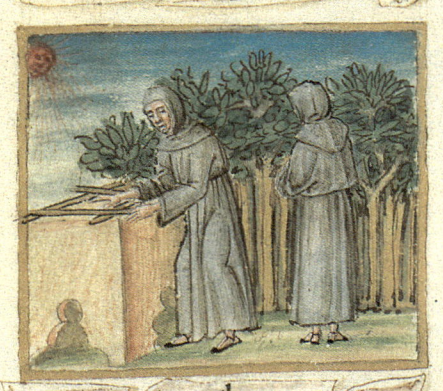

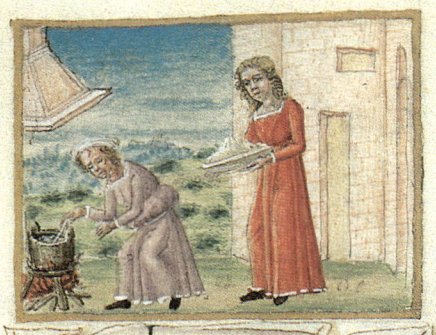

Pultes tritici

Naturæ calidæ & siccæ melius ex eo temperate torrefactum Iuuamentum visceribus humidis Nocumentum asperat pectus. Remotio nocumenti cum lauetur aqua calida.

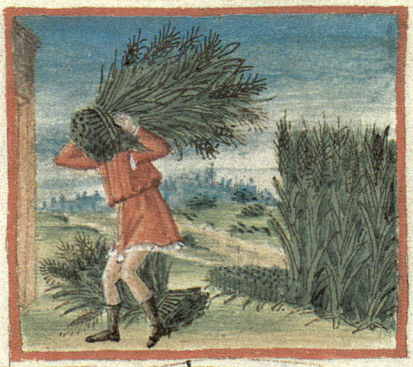

Amilum

Naturæ frigidæ & siccæ in ij° melius ex eo frangibile album Iuuam. sedat punturam coloris. Nocumentum tardæ digestionis Remotio nocum. cū rebus dulcibus.

Ordeum

Naturæ fri. et sic. in ij° meli° ex eo nouum grossū et albū Iuua. confortat expulsiua et descendit velociter. Nocu. patientibus colicā. Remotio nocumenti torrefactum.

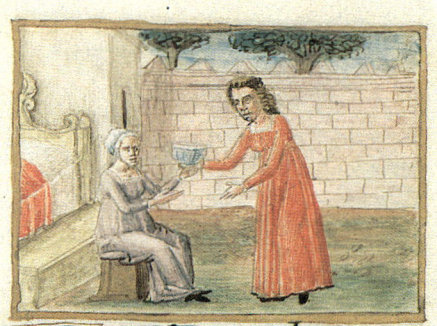

Pultes ordei Naturæ frigidæ & sicex in ij. melius ex eo temperate torrefactum. Iuuamentum fluxui colerico. Nocumentum generat inflationem. Remotio nocumenti cu Zucharo.

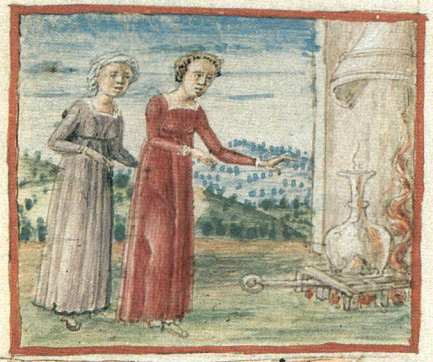

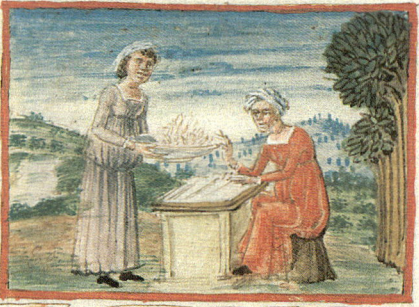

Tri i. minutelli Naturæ humidæ & calidæ in ij. melius ex eo complete operatum. Iuuamentum pectori & gutturi. Nocumentum visceribus debilibus. Remotio nocumenti cum Penitidis.

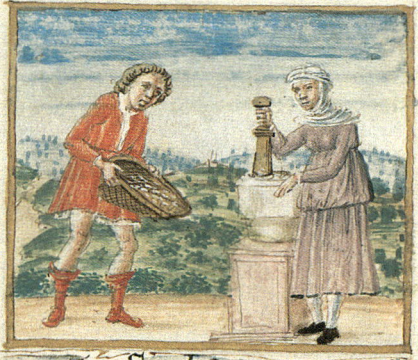

Aqua ordei Naturæ frigidæ & humidæ in ij. melius ex ea complete cocta. Iuuamentum epati calido. Nocumentum visceribus frigidis. Remotio noc. cu Zucharo rosato.

Spelta Naturæ temperate q̃ habitis. mel' ex ea grauior et poderosior. Iuu. pectori et pulmoni et tussi. Noc. e mala stomacho et min' nutrit frumeto. Remo. nocumti sumpta cu Aniso.

32

Melica

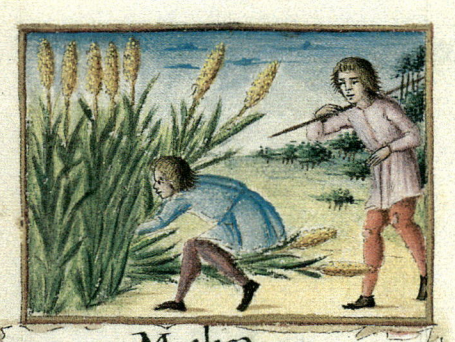

Naturæ frigidæ et siccæ in ij°. melius ex ea alba. Iuuamentum rusticis et poras. Nocumentum generat inflationem et melancholiam. Remotio nocumenti cum speciebus lætificantibus.

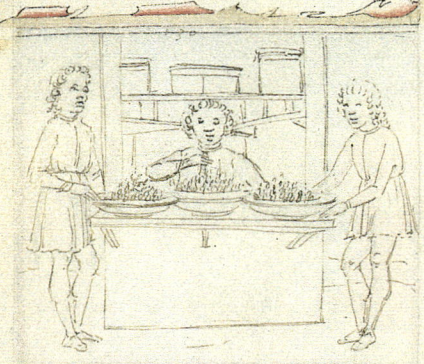

Faba

Naturæ frigidæ in ij° sicæ in ij°. melius ex ea calara munda et integra. Iuuamentum uigilijs & sodæ. Nocumentum hebetat sensus. Remotio nocumenti cum sale & Origano.

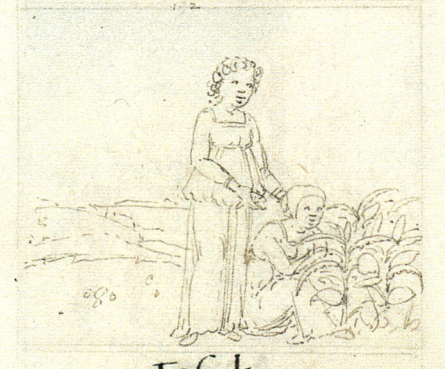

Rizum

Naturæ calidæ et sicæ in ij°. melius ex eo magurtinum qd crescat in coctura. Iuuamentum ardori stomachi. Nocumentum patientibus colici. Rem. nocum. cu oleo et Lacte.

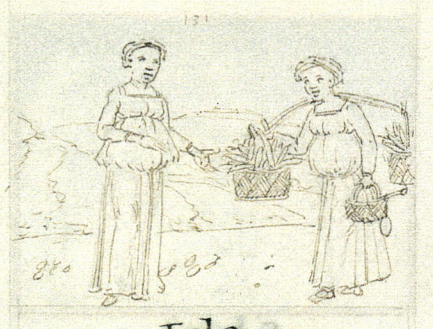

Faseoli

Naturæ cal. et hum. in j°. melius ex eis ruber n corrosi. Iuua. puocat urinam et ipinguat corp. Nec. facit nausea et somnia mala. Remotio nocumenti cum oleo muriæ et Sinapi.

ten Ärzte untersucht, wie man die kranke Physis mit ihrer Hilfe heilen könnte. Denn die Töne wirken auf die Kranken wie Medizinen auf kranke Körper. Die Wirkung der Musik manifestiert sich zum Beispiel auch bei schwerbeladnen Kamelen, deren Treiber singen, um sie auf diese Weise zu stärken. Allgemein bekannt ist auch, daß es den Kindern wohltut, wenn ihre Mütter singen. Denn das Singen erhöht die Geschicklichkeit, erheitert und kräftigt die Stimme, um lange Reden zu halten, und die Ärzte nutzen den Gesang, um dadurch Schmerzen zu lindern. In gleicher Weise verwenden ihn die Lastträger, denn er läßt ihnen die Arbeit leichter erscheinen.

Der beste Gesang ist jener, der im richtigen Verhältnis zu den Tönen des Instruments und der Saiten sich befindet, in der Höhe und der Tiefe auch zu den Flötentönen paßt, gemäß der Einteilung und Proportion der Stimme. Auch der Takt, das ist die Bewegung der Stimme, muß im Maß der Zeit sein. Die besten Gesänge sind also immer im Gleichmaß; die davon abweichen, mögen ihn danach ordnen. Und wenn es auf natürliche Weise nicht geht, so versuche man es mit vernünftigem Geschick.

Die Wechselfälle des Gemüts sind fünf an der Zahl: Zorn, Freude, Scham, Verzagtheit und Furcht. Und diese entstehen folgendermaßen. Das Herz wird entweder gegen die Brust oder gegen den Rücken bewegt, oder gegen beide. Und es bewegt sich entweder mit Gewalt und plötzlich, oder sanft und allmählich. Bewegt sich das Herz gewaltsam zur Brust, so erzeugt dies Zorn. Bewegt es sich sanft zur Brust, dann entsteht Freude. Bewegt sich das Herz plötzlich gegen den Rücken, folgt Furcht, bewegt es sich langsam, so entsteht Trauer. Bewegt sich das Herz hin und her, so verursacht das Scham und Verzagtheit.

Soweit zu den Wechselfällen des Gemütes. Weitere vitale Einflüsse gehen von den Sinnen und dem Gedächtnis aus. Denn die Sinne beeinflussen das Herz mit angenehmen und unangenehmen Eindrücken – ebenso wirkt das Gedächtnis. Die Verzagtheit entsteht immer als Produkt vergangener Dinge, die Traurigkeit besteht aber aus Dingen, die aus Hoffnungen und Verzweiflung gemischt sind.

33. REGEL
VON DEN WIRKUNGEN DES SCHLAFES UND SEINEN URSACHEN.
ZU TAFEL 32

Der natürliche Schlaf entsteht aus den feuchten Dämpfen, die von den Speisen zum Hirn aufsteigen und es ausfüllen. Sie bewirken, daß die Sinne von der Anstrengung des Wachens ausruhen, auch schaffen sie dem Körper Ruhe von den Mühen und Anstrengungen. Der Schlaf verbessert Gedächtnis und Verstand, befeuchtet den Körper, befördert die Verdauung der Speisen, weil sich die natürliche Hitze in das Innere des Körpers zurückzieht. Die Oberfläche des Körpers kühlt während des Schlafes aus, deswegen müssen Schlafende zugedeckt werden. Deswegen ist auch die Verdauung im Winter besser, obgleich viele Dinge gegessen werden, denn die Hitze des Körpers sammelt sich im Inneren, auch sind die Nächte in dieser Zeit länger und kälter. Wenn aber zufälligerweise Speisen nicht verdaut werden, sondern zerstört und faulig, dann steigen davon heiße Dämpfe ins Hirn, die dann Schlaflosigkeit bewirken. Mit solchen Leuten muß man dann reden und schwatzen, bis sie der Schlaf überkommt. Denn wenn einer nicht schläft, dann trocknet dadurch der Körper aus, und auf diese Art schadet das Wachen den Gliedern und dem Hirn. Schlaflosigkeit verwirrt die Sinne und verursacht akute Erkrankungen. Deshalb schreiben die Ärzte für diejenigen, die kalte Herzen besitzen, vor, daß man ihnen Geschichten vorlese, die sie zum Zorn reizen. Für jene, die heiße Herzen haben, soll etwas vorgelesen werden, das ihr Mitleid anspricht. Auf diese Weise können die Komplexionen ausgeglichen werden. Daß gewöhnliches Geschwätz Schlaf hervorruft, kann man so erklären. Das Gehör empfängt ohne natürliche Bewegung sinnliche Qualitäten, wählt das Angenehmste davon aus und übermittelt es der Vorstellungskraft, und diese wiederum der Vernunft. Die Vernunft staunt über die übermittelten Bilder, solange bis sie ermüdet, so daß diese Vorstellungen, die mit dem Gehör zusammenhängen, bewirken, daß nichts weiteres Gehörtes mehr vordringt; das Gehör, zusammen mit den anderen Sinnen, wird durch die Aufnahme der sinnlichen Wahrnehmung beruhigt, und so wird der Schlaft erzeugt.

Nachdem die Sinne durch etwas, das sie im Wachen aufgenommen haben, beruhigt werden, sind Gedächtnis und Verstand noch in Funktion und können noch zwischen den Sinnen und dem sinnlich Wahrgenommenen unterscheiden. Daher kommt es, daß einigen im Traume erscheint, was sie sich wachend vorgestellt haben. Die Gespräche, die man zu diesem Zwecke führt, sollen mit schönen Worten geschmückt sein, damit der Schlaf lange dauere und die so Eingeschläferten keine Alpträume bekommen. Denn Alpträume verursachen eine schlechte Verdauung, verwirren die Sinne, den Verstand und das Blut.

Der Schlaf überkommt einen dann, wenn das Hirn von den Dämpfen, die von den Speisen aufsteigen, angefüllt ist. Schlaf kann auch durch die Abnahme des Geistes entstehen, der durch Mangel an Nahrung verursacht wird, den die Sinne registrieren. Er kann aber auch durch Bewegung hervorgerufen werden, denn durch die Bewegung steigen Dämpfe ins Hirn und lösen den Schlaf aus. So verhält es sich bei Kindern, die man in der Wiege schaukelt. Manchmal steigen heiße Dämpfe auf, durch die aus Furcht ausgelöste Bewegung, wie es bei Greisen geschieht, die aus dem Schlaf gerissen wurden.

So ist die Empfehlung, wie man einschlafe, folgende: nach dem Essen soll man einige Schritte spazierengehen, bis die Speisen auf dem Grunde des Magens angelangt sind. Dann bemühe man sich zu schlafen, zuerst auf der rechten Seite, dann auf der linken. Wenn sich jemand nach dem Schlafe leicht und munter fühlt, so ist dies ein Zeichen guter Verdauung und daß der Geist von bösen Dämpfen gereinigt ist. Wenn man sich nach dem Schlafe schwer und schläfrig fühlt, ist das ein Merkmal für schlechte Verdauung und bösartige Dämpfe.

34. REGEL
VON VERSCHIEDENEN REINIGUNGSMETHODEN UND VOM BEISCHLAF.
ZU TAFEL 32

Es gibt verschiedene Arten der Reinigung. Zum Beispiel durch Aderlassen. Das soll man vornehmen, wenn der Körper schwer wird, wenn die Verstopfung und die Verspannung zunimmt, das Gesicht sich rot färbt, Harn und Puls sich vermehren und die Adern geschwollen sind. Manchesmal spürt man auch ein Jucken am Aderlaßpunkt und Nierenschmerzen. Bisweilen meint man auch Blut zu schmecken. Wenn diese Symptome auftreten, dann entnehme man Blut der Kopfader und führe so das Blut von Kopf und Hals ab. Die Leberader und jene an den Brustwarzen sind sehr nützlich bei Krankheiten, die zwischen den Nieren und den Füßen zu lokalisieren sind. Die obere Ader wird geöffnet, um dem Bauch und der Leber zu helfen. Das Öffnen der Median- und Purpurader dient dem ganzen Körper.

Man soll die Ader aber mit einem Schlag öffnen und ein genügend großes Loch machen. Das Blut soll auch nicht auf einmal herauskommen; der Blutfluß ist immer wieder durch einen auf die Wunde gelegten Finger zu unterbrechen. Zusätzlich soll man auf das Alter, die Kräfte, die Gewohnheiten und die Komplexion der Luft achten.

Öfter geschieht die Reinigung durch Abführen des Bauches. Ist es vonnöten, so löse man sie mit Hilfe von Arznei aus, wenn man feststellt, daß die Feuchtigkeit des Körpers überhand nimmt. Sind keine Symptome vorhanden, so gib vor, daß du weder Abführmittel noch stopfende Medizinen verabreichst, denn der Körper ist dann gesund. Denn durch unnütze Aderlässe entstehen Darmabschürfungen und Blutfluß.

Wenn ein Übermaß an Feuchte zurückgehalten wird, können daraus Rupturen und Koliken entstehen. Bei Harnverhaltung entstehen Geschwüre und Ohnmachten, bei Inkontinenz Austrocknung und Durst. Und wenn man zu lange auf dem Leibstuhl sitzt und ziemlich drücken muß, entstehen Hämorrhoiden. Kommt es dazu, daß man mit Hilfe von Abführmitteln vorgehen muß, soll man zehn Gebote beachten: es soll nicht nach dem Schlaf, sondern davor bewerkstelligt werden; vor sportlichen Übungen, vor dem Beischlaf, vor dem Aderlassen, vor dem Bade, vor dem Ansetzen der Schröpfköpfe, vor dem Mahle, vor dem Besteigen eines Schiffes und vor dem Ausreiten.

Soll aber die Reinigung durch den Beischlaf geschehen, wie wir es in unserem Buche über den Geschlechtsverkehr ausgeführt haben, so unterstütze man sie mit Mitteln, die den Samen vermehren oder mit geeigneten äußerlichen Dingen, die die Begierde anreizen. Der menschliche Same kann nämlich natürlich und künstlich vermehrt werden. Zweierlei Arten von Mitteln kann man dazu verwenden. Einige Mittel, die den Samen vermehren, sind feucht und heiß, wie zum Beispiel halb gebratene Eier oder weiche Eier, auch die Hoden von Hähnen. Andere wirken aufblähend, die so die Erektion des Gliedes bewirken, wie zum Beispiel die Zwiebeln und der weiße Senf. Männern mit heißer und trockener Komplexion schadet der Wein, wenn sie beizuschlafen beabsichtigen. Ihnen nützt alles, was kalt und feucht ist, wie zum Beispiel grüne Fische, süße Milch und Lattich. Männer mit kalter und feuchter Komplexion nützen in dieser Situation trockene, gesalzene Fische und Fleisch, das mit Senf auf einem Tonscherben gebraten wurde, auch der Same des Alants.

Man soll keinen Verkehr haben, wenn der Bauch zuvor nicht entleert wurde, denn dies ist nützlich für die Zeugung. Man soll vor dem Geschlechtsakt mit der Frau scherzen, etwa sie an den Fußsohlen kitzeln oder ihre Brüste anfassen und sanft drücken, damit beide erregt werden, der Same ausgestoßen und zur Zeugung vermischt werde. Die Erregung der Frau kann man ihren Augen ansehen. Und man soll sich dabei auf die rechte Seite legen, wenn man Knaben sich wünscht. Ein Mann soll auch nicht zweimal unmittelbar hintereinander mit einer Frau schlafen, bevor er nicht seine Blase entleert und sich gewaschen hat. Macht er das nämlich nicht, werden die Kinder alle blaue Augen haben.

35. REGEL
VON DEN LEIBESÜBUNGEN UND SONSTIGER BEWEGUNG, ABER AUCH VON DER RUHE. ZU TAFEL 34

Leibesübungen — sofern man an sie gewöhnt ist — soll man beenden, wenn man zu ermüden beginnt, der Atem schwer geht und der Schweiß ausbricht. Man soll sie nach abgeschlossener Verdauung beginnen, nach langem Schlaf und wenn der Harn sich verfärbt. Sport vor dem Essen ist sehr nützlich, nach dem Mahle aber ziemlich schädlich. Es sei denn, die Speisen schwimmen beim Magenmund, dann mag man sich üben, damit sich die Speisen im Magen setzen.

Wenn einer schwer und schlaftrunken aufsteht und wieder schlafen gehen möchte, der lasse sich den Körper abreiben bis sich der Harn verfärbt, der Überfluß an Stuhl und Harn abgeht und der Bauch leicht wird. Danach kann man sich sportlich betätigen, solange man nüchtern bleibt.

Bei solchen Leibesübungen soll man darauf achten, daß verletzte Körperteile nicht bewegt werden. Wenn zum Beispiel einer an Podagra leidet und ausreiten möchte, so soll er im Sattel sitzen bleiben und nicht in den Steigbügeln stehen oder zu Fuß gehen.

Auch bei den sportlichen Übungen kann man verschiedene unterscheiden. Bei manchen wird der ganze Körper bewegt — diese eignen sich für Leute, die einen starken Körper haben und an überschüssiger Feuchtigkeit leiden. Dazu gehört das Ringen, das Springen und das Ball spielen. Andere Übungen eignen sich für Geschwächte, wie zum Beispiel das Reiten auf Pferden.

Wieder andere Übungen halten das Mittelmaß, wie das Spazierengehen.

Schließlich gibt es spezielle Übungen für die einzelnen Körperglieder. Für die Hände etwa das Lautenschlagen, für die Füße das Stampfen in der Weinkelter, für die Brust Singen und Pfeifen, für Kinder eignet sich das Schaukeln in der Wiege, für Buben das Herumspringen auf ebenem Grund und das Ballspielen mit Schlägern.

Die Übungen kann man auch nach ihrer Länge unterscheiden. Einige dauern lang, andere kurz. Oder auch nach ihrer Qualität kann man sie trennen, denn einige sind anstrengend, oder auch gar nicht oder mittel. Schließlich nach der Bewegung, entweder schnell oder langsam, oder in mittlerem Maße.

Und wenn man alles miteinander kombiniert, findet man siebzehn Variationen. Von denen aber oft die eine der anderen entspricht, weil zum Beispiel eine anstrengende Bewegung auch eine schnelle sein kann.

Aus dem Übermaß an Ruhe entsteht Verstopfung und Überfülle des Leibes durch die Ansammlung von Feuchtigkeit. Wenn diese verfault, folgen daraus Fieber.

36. REGEL
VON DEM NUTZEN UND DEM SCHADEN DES BADENS. ZU TAFEL 35

Baden ist fast immer gut und gesund. Denn das Bad öffnet die Poren, treibt die überschüssige Feuchte aus, reinigt von der Verunreinigung des Schweißes, behebt den Juckreiz und den Grind, es beseitigt die Müdigkeit, befeuchtet den Körper, regt die Verdauung an, konditioniert den Körper für die Nahrungsaufnahme, wirkt auf Körperteile, die durch den Schlag vertrocknet sind, wohltuend, nimmt den Schnupfen und den Gehirnfluß, hilft auch bei täglichen, eintägigen, viertägigen und den hektischen Fiebern, und zwar nach der Verdauung. Und das alles wird von den gelehrten Ärzten bestätigt.

Das Bad kann auch verschiedene Schäden auslösen. So können überschüssige Säfte in die schwachen Glieder gelangen. Bei manchen verursacht es auch Erschöpfungszustände. Es schwächt die natürliche Hitze und die Organe, die viele Adern haben, es nimmt den Appetit und die Libido.

Vor dem Bad soll man Sport betreiben und danach essen gehen. Der Körper hat dann nämlich weit geöffnete Poren oder ist mit galliger Feuchte ausgefüllt. Und wenn einer wohlbeleibt werden möchte, soll er nach dem Essen baden. Das Baden verändert den Körper aus drei Gründen, nämlich durch die Luft, durch das Wasser und durch seine Wirkung.

Die Luft wirkt nach der Art des Badegemachs. Das Wasser wirkt, je nachdem, ob es süß oder nicht süß ist. Ist es süß, kann es wiederum kalt oder warm sein. Ist es nicht süß, kann es gesalzen oder nicht gesalzen sein, oder auch alaun- oder eisenhältig. Oder dergleichen. Die Wirkung des Bades unterscheidet sich danach, ob man mit oder ohne Massage badet. Beim Massieren kann man Öl verwenden oder nicht, auch kann man stark oder sanft massieren.

Jesus stellt dazu fest: Hüte dich davor, ins Bad zu gehen beziehungsweise es wieder zu verlassen, solange du noch erhitzt bist, sondern wechsle von einem Baderaum in den anderen und verbleibe in jedem eine Weile.

Wasche dir auch den Kopf jede Woche einmal, damit dir der Bart nicht ausfalle, und säubere auch die Haare von dem darin befindlichen Schweiß mit ein wenig Salz. Und kämme das Kopfhaar des öfteren, denn das verbessert das Aussehen und läßt den Körper größer erscheinen. Das Gesicht wasche dir mit Bohnenmehl, das sieben Tage in einer Melone aufbewahrt und öfters umgerührt wurde. Dann schütte man dieses Mehl in Milch, die man auch öfters auswechseln soll. Schließlich trockne man das Mehl und vermische es mit Safranwurzel, Alkanna und Borretsch, von jedem gleich viel.

Nachdem man gebadet hat, verlasse man langsam das Bad und ziehe sein Hemd an, das man vorher räuchern soll. Man meide die Frauen einen Tag und eine Nacht lang.

37. REGEL
VON DEN BILDERN IN DEN BÄDERN UND ÜBER MANCHERLEI HAARPFLEGE. ZU TAFEL 36

Das Bad soll mit Bildern ausgestattet sein, die geeignet sind, den Appetit anzuregen, wie etwa die Darstellung von Gastmählern und Hochzeiten. Hingegen sind Bilder zu meiden, die den Zorn erregen, wie etwa Schlachtengemälde. Dafür soll man solche auswählen, die die sensitiven Kräfte ansprechen, wie die Portraits von Philosophen und Gelehrten. Und das aus folgenden Gründen: Zorn und Begierde folgen den Komplexionen, die die Kräfte leiten. Und wenn die Komplexionen durch das Bad geschwächt werden, so vertreibt der Anblick dieser Bilder den genannten Schaden.

Es trifft sich gut, daß die Menschen das Beste dafür erfunden haben, nämlich Schach und Würfelspiel und noch andere Brettspiele, die dem gleichen, was auf der Welt geschieht. Denn das Schachspiel ist den Vorgängen zu vergleichen, die Voraussicht und Vernunft erfordern, das Würfeln aber jenen Situationen, die durch unerwartete Wendungen und Glückszufälle gekennzeichnet sind. Alpharabius berichtet, daß einstens diese Bilder in den Bädern in großem Ansehen standen, die man nun nicht mehr benötigt.

Da wir nun die Unterschiede der Bäder ausgeführt haben, ist noch von der Haarpflege zu reden. Willst du viele Haare haben, so nimm Emblici, Tragant und Gummi, und zwar von jedem gleich viel, Vitriol und Borax je die Hälfte. Das vermische mit Mangoldsaft und Rindergalle und trage es dann auf. Es gibt noch andere Mittel, um den Haarwuchs zu befördern, zum Beispiel Alkanna- und Myrtenöl.

Willst du aber die Haare schwarz färben, so nimm weiße Silberglätte, gebranntes Erz und Kalk, vor jedem gleich viel, zwei Teile grünen Lehm, verrühre es mit Seifenwasser und wende es an. Auch Nüsse, die mit ihren Schalen verbrannt werden, färben von selbst die Haare. Oder nimm roten Mohn, lege ihn in ein Geschirr und gibt gebranntes Erz darüber und darunter. Das Ganze vergrabe in frischem Mist und laß es dort vierzig Tage liegen. Das färbt dann sofort.

Oder reibe das Haar mit Alkanna und danach mit indischen Blättern. Willst du aber das Haar weiß färben, so räuchere es mit Schwefel oder Schwalbenkot. Oder nimm einen Raben oder eine Krähe und vergrabe sie in frischem Mist drei Tage lang, bis Würmer erscheinen. Diese nimm dann und gib sie in einen Topf, schütte Öl darüber, bis es die Würmer bedeckt, und laß das Ganze langsam sieden, bis die Würmer weich werden und zerfallen. Dann salbe dich viermal mit diesem Öl, und dein Haar wird weiß werden.

Willst du aber erreichen, daß dir keine Haare wachsen, so verfahre folgendermaßen: zuerst zupfe die Haare aus, dann befeuchte die Stelle mit Bohnenmehlwasser und lege dann das Mehl auf. Man verwendet auch Schwertbohnen dafür, die man gekocht hat und dann wieder trocknet. Willst du hingegen den Haarwuchs befördern, so nimm die Klauen schwarzer Schafe, verbrenne sie und vermische die Asche mit Öl. Daraus forme ein Pflaster, daß du dort auflegst, wo du den Haarwuchs wünschst.

38. REGEL
VON DEN GEWÜRZEN, PARFUMS UND SIRUPEN UND IHREN ZUBEREITUNGEN. ZU TAFEL 38

Wohlriechende Aromen nähren die Geister, die die Kräfte lenken und führen. Sie sind wie die Luft, die das Licht empfängt und leitet. Solchen Gerüche gibt es viele. Einige stammen von Bäumen oder Blumen, wie zum Beispiel Aloeholz, aromatisches Gewürz, Kampfer und Sandelholz. Andere kommen von Tieren, wie Moschus oder Zibet[31], wieder andere aus fließenden Brunnen, wie Ambra. Viele Parfume werden zusammengemischt, wie zum Beispiel jenes, das sie Neda[32] nennen. Es wird auf verschiedene Weise hergestellt. Die dreifache Neda geht so: Man nimmt einen Teil reines Aloeholz, stößt es fein und siebt es durch ein seidenes Tuch, dann Moschus und Ambra, ebenfalls je ein Teil, löse die Ambra auf und vermische sie mit dem anderen, forme Würfel daraus und verwende sie für Räucherungen. Eine andere Neda ist die sogenannte zweifache. Diese geht so: man nehme halb Moschus, halb Ambra. Manche fügen auch Kampfer hinzu, und zwar zwischen einem und sechs Karat. Man kann diese Parfums aber auch so anfertigen: man nehme zwei Teile Moschus und einen Teil Ambra. Eine weitere Zubereitung mit Aloeholz wird folgendermaßen gemacht: man nehme ein Stück Aloeholz und Veilchensirup, dann gleichviel Moschus, halb soviel Ambra und ein wenig Kampfer. Löse den Kampfer und die Ambra auf und mische das andere dazu, trockne alles im Schatten und bewahre es auf. Oder verwende gestoßenes Aloeholz, das durchgesiebt ist, und vermische es mit Moschus und Ambra und verarbeite es mit Julep, forme Pastillen daraus und trockne sie im Schatten und verwende sie für Räucherungen. Wenn du aber zerlassenen Kampfer verwenden kannst, lasse den Sirup weg. Einige Sirupe sind einfach, andere aus verschiedenen Zutaten zubereitet. Letztere werden mit verschiedenen Blüten, wie Rosen und Seerosen, zubereitet. Oder auch aus sauren Früchten wie dem Essig. Oder aus herbem und stopfendem Obst, wie Äpfeln und Quitten. Oder aus Wurzeln und Samen, etwa aus Fenchelsamen und Kapernwurzeln.

Daraus kann man eine einfache Regel ableiten. Werden saure und herbe Zutaten zusammengemischt, so kühlt ein solcher Sirup aus und überwindet die Galle, wie zum Beispiel der saure Sirup aus Quitten, den Galenus entwickelt hat. Vermischt man aber süße Zutaten mit solchen, die Essiggeschmack haben, so hat dieser Sirup einen reinigenden Effekt und wirkt stärker verdünnend als der einfache saure Sirup. Bereitet man den Sirup aus bitteren und herben Zutaten, so kann er Verstopfungen lösen und wirkt verdünnend. Wie zum Beispiel Fenchelsirup und Kapernwurzelsirup. Wird der Sirup aber aus schleimigen und stopfenden Zutaten, die süß sind, hergestellt, dann führt er ab. Wie zum Beispiel Veilchen- und Rosensirup. Sirup aus gewürzten und stopfenden Zutaten stärkt das Hirn und die Leber, wie etwa der Sandelholzsirup.

39. REGEL
WIE MAN SIRUPE VERABREICHEN SOLL UND WIE WOHNUNGEN EINZURICHTEN SIND. ZU TAFEL 38

Bei Brustbeschwerden oder Husten sind Sirupe mit sauren Zutaten zu meiden. Ebenso sind süße Sirupe für jene verboten, die an Bauchfluß leiden. Man soll herbe Zutaten verwenden, um zu stopfen, süße, um Durchfall zu bewirken, nach Essig schmeckende, um aufzulösen, zu öffnen und zu reinigen, und kalte, um die Feuchte damit zu verdicken.

Man soll Sirupe mit herben Zutaten nur in einem steinernen Mörser zubereiten und sie auch nur mit einem hölzernen Löffel abschäumen. Man soll auch keinen Saft aus frisch gesammelten Früchten pressen, sondern sie erst eine Nacht lang abliegen lassen. Bei den Veilchen soll man die Stiele und die Köpfchen verwenden, von den Rosen die Köpfe und die Samen. Bei den Seerosen verwendet man sowohl die Blüten wie die Blätter. Wurzeln und andere feste Bestandteile soll man lange in Wasser liegen lassen, ehe man sie kocht. Sind sie aber frisch, kann man sie sofort in die Abkochung legen. Was verwandelt werden soll, lege man ebenfalls in Wasser. Zum Beispiel Rosen, aus denen rotes Rosenwasser entstehen soll, muß man zerstoßen und dann mit dem Wasser oft umrühren. Wenn man Sirupe siedet, muß man sie immer abschäumen, bis sie rein und klar werden. Sirupe, die aus sauren Zutaten bereitet werden, soll man so lange kochen, bis die gleiche Menge wie die Zuckerzugabe übrigbleibt. Sirup mit süßen Zutaten koche man solange, bis er vor Verderb geschützt ist. Eiweiß, Wasser und Zucker, die man zusammenschlägt, mische man miteinander, bevor man den Sirup kocht. Muß man aber Wasser und Gewürze in einen Sirup geben, so füge man sie hinzu, wenn er fast gekocht ist. Das Feuer, auf dem man die Sirupe kocht, soll klein sein und von der Seite auf die Pfanne einwirken, damit sich der Schaum auf einer Seite sammle.

Die Einrichtung der Wohnungen dient mit ihrer Luft dem animalischen und vitalen Geist. Diese Luft soll von allen schlechten und feuchten Qualitäten befreit sein und mit guten Aromen versetzt. Im Sommer öffne man die Türen und die Fenster, die nach Norden gehen, um die Zerstörung der Luft im Zimmer hintanzuhalten. Im Winter öffne man die Zimmer, um die Sonne hereinzulassen, die die Luft und die Dämpfe reinigt. Einige verlangen, daß auch die Wohnungen mit Gemälden und Bildnissen geschmückt sein sollen, damit Geruch- und Gesichtssinn sich daran erfreuen. Denn wenn man diese Bilder eifrig ansieht, fällt man in Schlaf, ähnlich als ob man Geschichten hört, an denen sich das Gemüt erfreut.

40. REGEL
VON GEMÄSSIGTER UND UNGEMÄSSIGTER LUFT. ZU TAFEL 39

Manche Luft ist gemäßigt, andere wieder nicht. Sie ist dann gemäßigt, wenn sie rein ist, ohne Dämpfe, von gutem Geruch, sie den Körper nicht zum Schwitzen bringt oder ihn auskühlt, wenn sie sich leicht erwärmt und leicht wieder abkühlt, wenn sie am Morgen die Kräfte stärkt und die Komplexion mäßigt, die Säfte reinigt, dem Geist Klarheit bringt und die Verdauung verbessert. Ungemäßigte Luft ist aber genau genommen vergiftet. Und das auf zweierlei Weise. Einmal durch die Vermischung der Dämpfe, die aus den Pfützen, die sich im Umkreis der Städte befinden, aufsteigen und die Luft verderben. Oder wenn Kadaver von toten Tieren herumliegen beziehungsweise wenn nach einer Schlacht die Leichen unbegraben liegen bleiben, von denen dann die Vergiftung ausgeht. Zusätzlich entsteht eine Veränderung durch die Jahreszeiten, wenn etwa der Winter warm und ohne Regen ist und der Sommer kalt und regnerisch.

Die Qualitäten der Luft können auf fünf verschiedene Arten verändert werden. Erstens durch die Jahreszeit, zweitens dadurch, ob die großen Sterne nahe oder ferne der Sonne stehen, wie nämlich der Große Hund oder der Bärenschwanz. Drittens durch die Winde, denn die nördlichen Winde schmücken den Körper und verlängern das Leben, wie man es an den Sclavoniern ersehen kann. Die südlichen Winde bewirken das Gegenteil. Die östlichen sind gemäßigt und gleichen dem Frühling. Die westlichen sind wechselhaft und ähneln dem Herbst. Viertens: durch die Landschaften, die man wiederum fünffach unterteilen kann. a) nach den Winden, wie schon erwähnt. b) nach der Lage der Städte. Denn diejenigen, die hoch gelegen sind, haben schönes Wasser und gute Luft und ihre Bewohner sind wohlgestaltet. Die aber im Tieflande liegen, stellen das Gegenteil dar. c) nach der Lage der Berge. Denn manche haben Berge, die die südlichen Winde abhalten und deshalb so sind wie nördliche Regionen. d) nach der Nähe des Meeres. Denn jene Gegenden, die ein südlich angrenzendes Meer haben, sind ebenfalls südlich. e) nach der Art des Bodens. Denn steiniger Boden ist kalt und trocken und hat kälteres Wasser als ein Boden, der aus Lehm und Schlamm besteht. Kiesiger Boden hat warmes Wasser.[33]

Fünftens: durch die Veränderung der Qualitäten der Luft durch Dämpfe, die aber nicht ihre Substanz beeinträchtigen, wie wir es von der vergifteten Luft gesagt haben. Es ist auch möglich, daß eine Region zwei oder drei verschiedene Naturen hat, die sich nach ihrer Gestalt, ihren Eigenschaften und den Jahreszeiten verwandeln.

41. REGEL
VON DEN TALBEWOHNERN UND DEN UNTERSCHIEDEN DER LUFT. ZU TAFEL 40

Wenn man in Gebirgsgegenden in den Tälern wohnen muß, werden die Einwohner im Winter vom Regen erstickt und im Sommer von der Hitze der Luft verbrannt. Die Körper dieser Menschen sind wegen der Hitze zart, und sie beherrschen auch subtile Künste. Sie besitzen einen hübschen Körper und leiden wegen der Feuchte im Herbst an Krankheiten und ihr Nachlassen ist ganz offensichtlich. Anfang und Abklingen hängen mit dem vorgenannten Effekt zusammen, da jeder beliebige von ihnen eine offenkundig einfache Natur besitzt.

Denn heiße Luft macht den Körper mager und gelb, löst Durstgefühl aus, mindert den Hunger, erhitzt das Herz, verdirbt das Blut, befördert das Nasenbluten und die Menstruation, schwächt die Kräfte, ermattet den Körper und behindert die Verdauung. Hingegen hilft sie bei Schnupfen und Katarrhen, allgemein bei Paralyse, besonders, wenn diese durch die Feuchtigkeit entstanden ist. Die kalte Luft bewirkt das Gegenteil.

Feuchte Luft befeuchtet den Körper und nützt dem Magen, sie befeuchtet die Haut und das Fleisch, verleiht dem Körper Wäßrigkeit und gute Farbe. Trockene Luft bewirkt das Gegenteil.

Aber man kann den Wirkungen der heißen Luft begegnen, wenn man in unterirdischen Wohnungen lebt, die mit Tüchern ausgeschlagen sind, die mit kaltem Wasser besprengt werden. Gegen die kalte Luft ist man in heißen Gemächern geschützt, wenn man sich warm kleidet und ein Feuer entzündet. Die Wirkung trockener Luft begegnet man durch Wohnungen mit luftigen Zimmern und durch das Trinken von kaltem Wasser. Und den Wirkungen der feuchten Luft entkommt man, wenn man in hohen Häusern wohnt, die von der Sonne beschienen werden. Hiezu muß man wissen, daß der Nutzen der Luft von ihrer Kälte kommt und nicht von ihrer Substanz. So kommt es, daß wir im Bade zu ersticken scheinen. Nun bedürfen wir der Luft mehr als des Wassers. Denn wenn man einen, der sehr hungrig und durstig ist, würgen ließe, gerade so lange, daß er nicht erstickt, so würde er, sobald man ihn losließe, eher nach Luft schnappen als nach einem Trunk Wasser oder nach einer Speise. So kann man auch länger ohne Wasser leben als ohne Luft.

Deshalb ist die Luft auch ein Element, das Wasser aber nur die Ausdampfung des feuchten Erdreichs, die daher kommt, daß die Sonne in den Zenit steigt. Und deshalb ist die Natur des Dampfes von der Natur des Erdreiches, von dem er kommt, abhängig.

Und das ist nun alles, was wir über die sechs nebennatürlichen Dinge sagen wollen. Warum es aber sechs sind, hat folgenden Grund: sie sind zu den Kräften der Natur korreliert. Speise und Trank, Abführen und Verstopfen folgen den natürlichen Dingen. Das Gemüt und die umgebene Luft folgen den vitalen Dingen. Und den animalischen folgen Bewegung und Ruhe, Schlafen und Wachen.

Hier enden die Regeln der sechs nebennatürlichen Dinge, durch welche diese in rechtem Maß und rechter Ordnung gehalten werden, damit die menschliche Gesundheit dauernd erhalten bleibe. Es folgen nun andere Regeln, die drei Dinge, die gegen die Natur gerichtet sind, nämlich Krankheit, ihre Ursachen und Unfälle betreffen und wie sie abgewendet werden können und wie man dem Körper die verlorene Gesundheit wieder zurückerstatte.

ANMERKUNGEN ZUM REGELBUCH

1 Assipitium ist bei Du Cange und anderen mittellateinischen Wörterbüchern nicht nachweisbar. Brunfels zitiert in seinem Ονομαστικον auch nur diesen Beleg.
2 Der Text im Tac. 1531 ist länger: . . . seu piscis Bonch, id est tranula.
3 Vgl. Galenus VI, 553
4 Ratten. Grimm; Rade, Kornrade. Ein Ackerunkraut.
5 Die Füße sind eine Ergänzung Herrs.
6 Im Tac. 1531 werden Ost- und Südwind genannt.
7 Im Tac. 1531 steht: Origanum recens.
8 Drachme war in der Antike eine Gewichtsbezeichnung, die auch im arabischen Kulturkreis in Verwendung stand.
9 Scariola: Saudistel. Vgl. Schachtafel 8, Abschnitt 2.
10 Im Tac. 1531: Molachia, Malve. Für Milcher finden sich bei Grimm andere Bedeutungen.
11 Weide ist aus dem Tac. 1531 ergänzt.
12 Scammonia. Convolvulus scammonia, Purgierwinde, Purgierkraut.
13 Vater wurde aus dem Tac. 1531 ergänzt.
14 aus dem Tac. 1531 ergänzt.
15 Vgl. Galenus XII, 254
16 Die lateinische Version ist länger.
17 Vgl. Galenus VI, 726 ff.
18 Im Tac. 1531 steht carta bombycina = Papier. Herrs Übersetzung Baumwolle ist unzutreffend.
19 Granozizo. Unbekanntes Getreide; vielleicht ist die Kichererbse gemeint.
20 Im Tac. 1531 ist der Name der Speise genannt: Stidibog. Vgl. Schachtafel 20, Abschnitt 2.
21 im Tac. 1531 wird der Name des Schriftstellers genannt: Rufus.
22 Die lateinische Version ist ausführlicher.
23 Chalde. Aus dem arabischen Wort al-Halwa, Süßes, verdorben. Vgl. auch die die Form Chaloe cum nucibus, Süße Nußspeise auf der Schachtafel 25.
24 Unter Manna versteht man einen zuckerartigen Stoff, den manche Pflanzen von selbst oder nach Einschnitten oder Insektenbefall absondern. Man unterscheidet verschiedene Arten, wie z. B. Eschenmanna, Eichenmanna, Tamariskenmanna und Tragantmanna. Daneben kommen Bezeichnungen wie Tränenmanna oder Ges-engebin (auf Astragalus-Arten) und das aus Chorasan stammende Ter-engebin (Fruchthonig, Alhagimanna), das auf Alhagi maurorum entsteht, vor.
25 Unter Tragant versteht man eine Pflanze aus der Familie der Schmetterlingsblütler Astragalus gummifer oder Astragalus adscendens; auch die süßen Ausscheidungen dieser Pflanzen werden Tragant genannt. Sie fanden in der Zuckerbäckerei Verwendung.
26 Landi-Bäume. In der arabischen Handschrift Cod. Or. 5590: al-Daflā.
27 Sanguiar. In der arabischen Handschrift Cod. Or. 5590: Saḥāra oder Sanḥāra.
28 Ochsenzunge. Pflanze aus der Familie der Boraginaceae Anchusa officinalis.
29 Sodula fehlt in den arabischen Handschriften. Dort erscheint nur al-Nāring, die Bitterorange. Der Abschnitt über die Monate im Jahreslauf ist in den arabischen Handschriften stark verkürzt.
30 Bahar. Im Cod. Or. 5590: al-Bhār, Gewürz.
31 Zibet. Salbenartige Absonderungen der Zibetkatze, riecht stark, entfernt moschusartig.
32 Neda. Im Cod. Or. 5590: al-Nadi. Vgl. Schachtafel 38, die Opiniones zu Abschnitt 7.
33 gryen. Grimm: Grien, Kies.

TAFELVERZEICHNIS

TAFEL I (folio 1v, pag. 1)
FEIGE — PFIRSICH
TRAUBEN — PFLAUME

TAFEL II (folio 2r, pag. 2)
BIRNE — SAURE GRANATÄPFEL
SÜSSE GRANATÄPFEL — QUITTE

TAFEL III (folio 2v, pag. 3)
SÜSSE ÄPFEL — APRIKOSE
SAURE ÄPFEL — MAULBEER-FEIGEN

TAFEL IV (folio 3r, pag. 4)
MISPELN — SÜSSE KIRSCHE
NABACH = CEDER — SAUERKIRSCHE
(–KERNE)

TAFEL V (folio 3v, pag. 5)
WILDE DATTELN — REIFE DATTELN
DATTELN AM BEGINN DES — INDISCHE NUSS
SÜSSWERDENS

TAFEL VI (folio 4r, pag. 6)
JOHANNISBROT — BRUSTBEEREN
(–FRUCHT) — (WAL-)NÜSSE
EICHELN

TAFEL VII (folio 4v, pag. 7)
SCHWARZE OLIVEN — HASELNÜSSE
(EDEL-)KASTANIEN — LORBEER-BEEREN

TAFEL VIII (folio 5r, pag. 8)
SÜSSE MANDELN — JOHANNIS-BEEREN
BITTERE MANDELN — (RIBISEL)
ZITRONE

TAFEL IX (folio 5v, pag. 9)
ZITRONE ODER NARATIA — BANANE
(BITTERORANGE) — SÜSSE MELONEN
PINIEN

TAFEL X (folio 6r, pag. 10)
GESCHMACKLOSE — KÜRBISSE
MELONEN — GURKEN ODER CITRULI
MELONEN AUS INDIEN bzw.
PALÄSTINA

TAFEL XI (folio 6v, pag. 11)
MELANZANI (EIERFRUCHT) — PORREE/LAUCH
KAPER — ZWIEBEL

TAFEL XII (folio 7r, pag. 13)
KNOBLAUCH — SPARGEL
PASTINAK — TRÜFFELN ODER
TAURTUFULE

TAFEL XIII (folio 7v, pag. 14)
KOHL — AMARANTH
SPINAT — LATTICH/KOPFSALAT

TAFEL XIV (folio 8r, pag. 15)
PORTULAK — GROSSE DRACHENWURZ
GIFTLATTICH — ODER BERTRAMKRAUT
SELERIE

TAFEL XV (folio 8v, pag. 16)
RAUKE/ROKKE — BASILIKUM
BRUNNENKRESSE — SENF

TAFEL XVI (folio 9r, pag. 17)
DILL — YSOP
GALGANT — MAJORAN

TAFEL XVII (folio 9v, pag. 18)
MINZE — RAUTE
PETERSILIE — NULA?, ALANT

TAFEL XVIII (folio 10r, pag. 19)
ANDORN — SALBEI
WERTMUT — ROSMARIN

TAFEL XIX (folio 10v, pag. 20)
MELISSE — ENDIVIE
PIMPERNELL — BORRETSCH

TAFEL XX (folio 11r, pag. 21)
MEERFENCHEL ODER — WEGWARTE
ST.-PETERS-KRAUT — OCHSENZUNGE
GEMEINES KREUZKRAUT

TAFEL XXI (folio 11v, pag. 22)
LIEBSTÖCKL — MYRTE
BOHNENKRAUT — MORA

TAFEL XXII (folio 12r, pag. 23)
ERDBEEREN — ROSEN
SPIERLINGS-FRÜCHTE — LILIEN

TAFEL XXIII (folio 12v, pag. 24)
VEILCHEN — MANDRAGORA-ÄPFEL
BASILIKUM — KROKUS/SAFRAN

TAFEL XXIV (folio 13r, pag. 25)
ORIGANUM — CYPERNGRAS
MARU/MARU-DOST (?) — KORIANDER (-SAMEN)
WEISSES SANDELHOLZ

TAFEL XXV (folio 13v, pag. 26)
ANIS — SÜSSHOLZ
FENCHEL — MALVE

TAFEL XXVI (folio 14r, pag. 27)
MOHN — GLASKRAUT
POLEI — AMPFER

TAFEL XXVII (folio 14v, pag. 28)
SCHÖLLKRAUT — NESSEL
QUENDEL — ERDRAUCH

TAFEL XXVIII (folio 15r, pag. 29)
HEILZIEST — FRAUENHAAR
KAMILLE — RETTICHE

TAFEL XXIX (folio 15v, pag. 30)
WEISSE RÜBEN — KOHLRÜBEN
RAPUNZEL — LUPINEN (WOLFSBOHNEN)

TAFEL XXX (folio 16r, pag. 31)
SOMMER-WEIZEN — WEIZENGRIES
STÄRKEMEHL AUS WEIZEN — GERSTE

TAFEL XXXI (folio 16v, pag. 32)
GERSTENGRIES — NUDELN
GERSTEN-WASSER — DINKEL

TAFEL XXXII (folio 17v, pag. 34)
MOHRENHIRSE — TEIGWAREN/NUDELN
REIS — DINKELTEIGWAREN

KONKORDANZ DER HANDSCHRIFTEN

VORBEMERKUNGEN ZUR HANDSCHRIFTENKONKORDANZ

Folgende Handschriften wurden zum Vergleich herangezogen: die faksimilierten Bildhandschriften Codd. Vind. 2396 und 2466, der römische Cod. Casanat. 4182. Des weiteren der Cod. Vind. 2322 (der allerdings nur ein Fragment ist, der Text bricht mit der 25. Schachtafel ab) und die beiden Pariser Codd. 6977 und 6977A. Schließlich wurden die arabischen Handschriften Cod. 2945 (Paris, Bibliothèque nationale), Cod. Or. 5590 (London, British Museum) und Cod. arab. 821 (München, Bayerische Staatsbibliothek) stichprobenartig konsultiert. Natürlich wurde auch Herrs unmittelbare Vorlage, die lateinische Tacuinumausgabe von 1531 ständig benutzt. Da die Abfolge der Objekte in allen bildlosen lateinischen und arabischen Texten weitgehend identisch ist, wurde die Konkordanz nur auf die drei faksimilierten Handschriften erstreckt.

TACUINUM SANITATIS 1531/1533	Cod. Vind. 2396	Cod. Vind. 2644	Cod. Casanat. 4182
1. Feigen	1	1	1
2. Weintrauben	2	2	2
3. Pfirsiche	3	3	3
4. Pflaumen	4	4	4
5. Birnen	5	5	5
6. Süße Granatäpfel	6	6	6
7. Saure Granatäpfel	7	7	7
8. Quitten	8	8	8
9. Süße Äpfel	9	9	9
10. Saure Äpfel	10	10	10
11. Aprikosen	11	11	11
12. Maulbeeren	12	12	12
13. Mispeln	13	13	13
14. Nabach	14	14	14
15. Süße Melonen	36	34	35
16. Saure Melonen	37	35	36
17. Judenmelonen	38	36	37
18. Wilde Datteln	17	17	31
19. Datteln, die süß werden	18	18	32
20. Bananen	35	33	37
21. Indische Nüsse	20	20	18
22. Reife Datteln	19	19	33
23. Rosinen	238	104	105
24. Getrocknete Feigen	239	105	106
25. Karuben	21	21	19
26. Eicheln	22	22	20
27. Jujuba	23	23	21
28. Nüsse	24	24	22
29. Roggen	117	74	78
30. Stärkemehl	118	78	79
31. Weizenbrei	119	79	80
32. Gerste	120	80	81
33. Gersten- und Roggenbrei	121	81	82
34. Gerstenwasser	122	82	83
35. Weizen	125	85	86
36. Reis	130	84	85
37. Bohnen	131	91	92
38. Erbsen	137	92	93
39. Schwertbohnen	132	93	94
40. Linsen	135	–	–
41. Lupinen	116	95	98
42. Gekochter Roggen	138	98	99

TACUINUM SANITATIS 1531/1533	Cod. Vind. 2396	Cod. Vind. 2644	Cod. Casanat. 4182
43. Weißbrot	139	118	119
44. Kleienbrot	140	119	120
45. Ungesäuertes Brot	143	120	121
46. Reisbrot	142	–	–
47. Brot aus dem Ofen	141	–	–
48. Brot vom Herd	–	–	–
49. Brot auf Steinen gebacken	–	–	–
50. Lattich	52	50	51
51. Saudistel	54	–	–
52. Eppich	56	52	53
53. Bertramkraut und Minze	55	51	52
54. Wilder Senf und Kresse	57	53	54
55. Basilikum	59	54	55
56. Portulak und Melisse	53	–	–
57. Kichererbse	133	90	91
58. Senf	60	40	61
59. Dill	61	56	57
60. Lauch	43	42	43
61. Galgant	62	57	58
62. Mandelöl	232	174	175
63. Agrest	215	162	163
64. Essig	217	163	164
65. Asawurzel	–	–	–
66. Gurken und Koloquinthen	40	39	40
67. Melanzani	41	55	41
68. Alantwurzel	–	–	–
69. Zwiebel	44	43	44
70. Knoblauch	45	44	45
71. Spargel	47	43	46
72. Spinat	50	46	47
73. Mangold	51	47	48
74. Pastinake	46	48	49
75. Trüffel	48	49	56
76. Kürbis	39	37	38
77. Kraut	49	38	39
78. Gedämpfte Speisen	–	–	–
79. Gallerte	168	144	145
80. Süße Milch	146	110	111
81. Saure Milch	147	111	112
82. Frischer Käse	151	112	113
83. Alter Käse	152	113	114
84. Oliven	25	25	23
85. Butter	150	114	–
86. Zyperwurzel	–	–	–
87. Kräutersauce	–	–	–
88. Eier mit Leber	–	–	–
89. Hühnereier	199	123	124
90. Rebhuhneier	201	124	126
91. Gänseeier	200	124	125
92. Widderfleisch	156	137	138
93. Geißen- und Kitzfleisch	158	138	139
94. Kalbfleisch	–	–	–
95. Kuh- und Kamelfleisch	154	140	142
96. Salz	145	117	118
97. Gesalzenes Dörrfleisch	164	142	143
98. An der Sonne gedörrtes Fleisch	–	–	–
99. Gazellenfleisch	163	135	136
100. Hasenfleisch	160	136	137
101. Kraniche	195	133	133
102. Trappen	191	–	–
103. Pfauen	186	132	135
104. Gänse und Enten	187	131	132
105. Stare	–	–	–

TACUINUM SANITATIS 1531/1533	Cod. Vind. 2396	Cod. Vind. 2644	Cod. Casanat. 4182
106. Wachteln	193	128	129
107. Jungvögel	197	205	208
108. Drosseln und Amseln	196	–	–
109. Hennen	181	–	–
110. Hähne	183	122	123
111. Jungtauben	185	126	127
112. Kastrierte Tiere	184	–	–
113. Fische	202	156	157
114. Fische, sauer zubereitet	–	–	–
115. Fische, gesalzen	203	157	158
116. Fische, gebacken	204	159	159
117. Tharet	–	–	–
118. Sachne	–	–	–
119. Krebse	205	–	160
120. Köpfe	169	145	146
121. Hirn	170	146	147
122. Augen	171	147	148
123. Füße mit Schienbeinen	172	148	149
124. Herzen	173	149	150
125. Euter	174	150	151
126. Hoden	175	151	152
127. Leber	176	152	153
128. Milz	177	153	154
129. Eingeweide	179	154	156
130. Fett und Unschlitt	178	155	155
131. Flügel und Hälse	182	–	–
132. Haut und Fell	180	–	–
133. Bäuche und Wammen	–	–	–
134. Sicheis	–	–	–
135. Salhadia und Srindibeis	–	–	–
136. Madua und Maskia	–	–	–
137. Kichererbsenbrühe	134	–	–
138. Sumacheria und Rumania	–	–	–
139. Habarissa und Sicinkia	–	–	–
140. Ziribes	–	–	–
141. Homadia	–	–	–
142. Tamutia	–	–	–
143. Berberosia	–	–	–
144. Corumbria	–	–	–
145. Munturia	–	–	–
146. Torosia und Cerasia	–	–	–
147. Agrestia und Coformia	–	–	–
148. Michelebria	–	–	–
149. Pumara und Kibesia	–	–	–
150. Rapata und Cumabitia	–	–	–
151. Dikiscera	–	–	–
152. Reis und Hirse mit Milch	–	–	–
153. Maguminie	–	–	–
154. Maskinbe	–	–	–
155. Bismaguard	–	–	–
156. Muducatate	–	–	–
157. Thabegeth	–	–	–
158. Geröstete Speisen	–	–	–
159. Gedämpfte und gesalzene Speisen	–	–	–
160. Auf Kohlen gebratene Speisen	166	–	–
161. Am Spieß gebratene Speisen	167	–	–
162. Gebratenes	–	–	–
163. Brotjulep	–	–	–
164. Kataïfjulep	–	–	–
165. Mohnsamenjulep	–	–	–
166. Melonen- und Mandeljulep	–	–	–
167. Datteljulep	–	–	–
168. Koriander	96	–	–

TACUINUM SANITATIS 1531/1533	Cod. Vind. 2396	Cod. Vind. 2644	Cod. Casanat. 4182
169. Zucker	235	176	179
170. Honig	237	181	181
171. Feludichi	–	–	–
172. Nüsse-Katāīf	–	–	–
173. Kappis	–	–	–
174. Süße Nachspeise	–	–	–
175. Cuskabenchi	–	–	–
176. Zahnpulver	–	–	–
177. Maheleb	–	–	–
178. Kampferwasser	–	–	–
179. Usnen	–	–	–
180. Zyperwurz	95	–	–
181. Weißes Sandelholz	94	–	–
182. Rosen	–	–	–
183. Brunnenwasser	218	169	169
184. Regenwasser	220	171	171
185. Schnee und Eis	223	172	174
186. Wasser mit Schnee vermischt	–	–	–
187. Warmes Wasser	224	170	172
188. Salzwasser	219	168	170
189. Alaunwasser	228	173	173
190. Wein	–	164	–
191. Wohlriechender Wein	210	165	166
192. Dicker Rotwein	211	165	167
193. Säuerlicher Weißwein	212	167	168
194. Wein, d. gerade zu Essig umschlägt	216	–	–
195. Dattelwein	213	–	–
196. Bittermandeln	30	–	–
197. Myrten	83	–	–
198. Rosen	87	68	69
199. Krauses Basilikum	93	–	–
200. Veilchen	89	70	71
201. Lilien	88	69	70
202. Zitronen	33	32	27
203. Alraunenfrüchte	91	72	73
204. Zuckerrohr	234	177	178
205. Kandiszucker	236	–	–
206. Lehm aus Chorasan	–	–	–
207. Pistazien	240	–	–
208. Haselnüsse	–	–	–
209. Gesalzene Mandeln	29	29	29
210. Johannesbeeren	31	–	–
211. Gesang	262	198	203
212. Orgel- und Flötenspiel	260	199	200
213. Musizieren und Tanzen	261	200	201
214. Freude	263	201	204
215. Scham	265	188	189
216. Zorn	264	189	190
217. Silberglätte	–	–	–
218. Trunkenheit	266	190	191
219. Erbrechen	267	191	192
220. Rettich	112	96	95
221. Schlaf	271	192	194
222. Erzählungen	274	193	193
223. Reden im Schlaf	273	194	195
224. Wachen	272	195	199
225. Abführen	278	–	–
226. Verstopfung	278	–	–
227. Beischlaf	275	–	196
228. Menschlicher Same	276	–	–
229. Zahnreinigung	–	–	–
230. Katzenjammer	–	–	–
231. Bier	250	–	–

TACUINUM SANITATIS 1531/1533	Cod. Vind. 2396	Cod. Vind. 2644	Cod. Casanat. 4182
232. Bewegung	258	197	202
233. Ruhe	256	–	197
234. Leichte Übungen	259	–	–
235. Reiten	257	196	198
236. Jagd	253	184	184
237. Ballspiel	254	–	–
238. Ringen	255	185	185
239. Baden	226	–	–
240. Badegemach und die Luft darinnen	–	–	–
241. Laues Wasser	225	–	–
242. Heißes Wasser	227	–	–
243. Kaltes Wasser	222	–	–
244. Sehr kaltes Wasser	221	–	–
245. Enthaarungsmittel	–	–	–
246. Auripigment	–	–	–
247. Salben mit Öl	–	–	–
248. Massage ohne Öl	–	–	–
249. Eibisch	–	–	–
250. Leinenkleider	282	203	207
251. Seiden- und Wollkleider	281	202	206
252. Veilchenöl	231	–	–
253. Aloeholz	233	–	–
254. Moschus	241	179	180
255. Kampfer	242	180	182
256. Ambra	208	161	162
257. Rosenwasser	229	178	177
258. Saurer Sirup	249	182	183
259. Saurer Sirup aus Samen	244	–	–
260. Quittensirup	245	–	–
261. Mohnsamensirup	246	–	–
262. Rosensirup	247	–	–
263. Rosenwasserjulep	248	–	–
264. Johannisbeerensirup	251	–	–
265. Sommerwohnungen	268	186	187
266. Winterwohnungen	269	187	188
267. Südwind	293	108	107
268. Nordwind	294	109	108
269. Ostwind	291	106	109
270. Westwind	292	107	110
271. Frühling	286	103	104
272. Sommer	283	100	101
273. Herbst	284	101	102
274. Winter	285	102	103
275. Nördliche Länder	290	–	–
276. Südliche Länder	289	–	–
277. Östliche Länder	287	–	–
278. Westliche Länder	288	–	–
279. Vergiftete Luft	277	–	–
280. Theriak	252	99	100

ERLÄUTERUNGEN ZU DEN FARBTAFELN

Das Tacuinum sanitatis – Codex Vindobonensis 2396
(Ein Hinweis des Verlages)

Unter den 17 erhaltenen Abschriften des Tacuinum sanitatis nimmt der Codex Vindobonensis 2396 als jüngste und zugleich reichhaltigste bebilderte Handschrift dieses Typus eine besondere Stellung ein. Der um 1490 in Venedig (oder Venetien) entstandene Codex (er befindet sich seit 1737 im Besitz der Österreichischen Nationalbibliothek – vormals k. k. Hofbibliothek) markiert den vorläufigen Endpunkt der Rezeption eines Werkes, das bereits in der zweiten Hälfte des 11. Jahrhunderts verfaßt worden war. In seinem Taqwīm as-ṣiḥḥa hatte der arabische Arzt Ibn-Buṭlān das gesamte medizinische Wissen seiner Zeit zusammengefaßt und damit ein Standardwerk für alle Fragen der Gesundheit und einer gesunden Lebensführung geschaffen. Die darin behandelten Objekte umfaßten zum größten Teil Nahrungs- und Genußmittel wie Baum- und Gartenfrüchte, Gewürze, Getreide, aus verschiedenen Getreidesorten hergestellte Speisen, Milch, Wein- und Wassersorten, Eier, Geflügel, Tiere und die von ihnen gewonnenen Fleischsorten, Fische und ihre Zubereitung, aber auch alle anderen Dinge, die in irgendeiner Weise Einfluß auf die Gesundheit des Menschen gewinnen können, wie Wohlgerüche, Jahreszeiten, sportliche Betätigungen, Gemütsbewegungen und -zustände. Die Verbreitung des Werkes setzte mit seiner Übertragung ins Lateinische in der zweiten Hälfte des 13. Jahrhunderts am Hofe Manfreds von Sizilien in Palermo ein. Zu einem wirklichen „Hausbuch der Gesundheit" wurde die im Original und in der Übersetzung graphisch kunstvoll angelegte reine Texthandschrift allerdings erst im 14. Jahrhundert als man begann, die einzelnen Kapitel mit Bildern auszustatten. Als Anregung dafür dienten inhaltsverwandte Werke, wie die alphabetisch geordneten Kräuterbücher, in denen bereits im 6. Jahrhundert eine Verbindung zwischen Text und Bild hergestellt worden war.

Die Illustrierung des Tacuinums brachte nicht nur den Verlust der systematischen Originalanordnung, sondern auch eine erhebliche Reduktion des ursprünglich umfangreichen Textbestandes mit sich. In wenigen Zeilen beschränkte man sich nunmehr auf die Beschreibung der Natur des genannten Objektes, auf die Angabe seines besonderen Nutzens und Schadens bei der Anwendung sowie einer möglichen Verhütung schädlicher Auswirkungen. Diese komprimierte Fassung bildete gleichsam die – auch dem Laien verständliche – Quintessenz des medizin-wissenschaftlichen Werkes Ibn-Buṭlāns.

Der Codex Vindobonensis 2396 gehört einerseits zur Gruppe der späten, bebilderten und im Text durchaus verkürzten Tacuinum-Handschriften, er hält andererseits aber alle, der unverkürzten Tradition angehörenden 294 Einzelkapitel. Zudem bewahrt die Handschrift noch die ungestörte wohl auf die originale Anlage des Werkes zurückgehende wissenschaftliche Kapitelreihung. Pro Seite sind es vier Objekte, die dem Betrachter in Bild und Wort vorgeführt werden. 129 dieser kleinen Bildchen sind koloriert, die übrigen sind als virtous ausgeführte Federzeichnungen stehengeblieben. Die bildlichen Darstellungen weisen mit dem jeweils unter ihnen angeordneten zugehörigen Texten nur einen losen inhaltlichen Zusammenhang auf. Der Grund dafür liegt wohl in der außerordentlichen Schwierigkeit – bisweilen sogar Unmöglichkeit – für die Natur eines Dinges, seinen Nutzen und Schaden eine adäquate Bildfassung zu finden. Die szenischen Darstellungen erfüllen daher nicht die Funktion, den Text zu illustrieren. Sie geben vielmehr eine über diesen hinausreichende zusätzliche Information. Die behandelten Objekte – in einer einfachen Bildsprache stets in charakteristischer Form wiedergegeben – sind in reizvolle Genreszenen eingekleidet, die Tätigkeiten, Umstände und Begebenheiten aus dem alltäglichen Leben zum Vorwurf haben.

Zu einem der interessanten Aspekte der Tacuinum-Handschriften zählt die gelungene Adaptierung des im Orient entstandenen Originaltextes (der eine Umwelt zur Voraussetzung hat, wie sie der Vordere Orient bietet) an Lebensgewohnheiten der Menschen jenes Landes und Zeitraumes, in dem die Übertragung und Bebilderung dieses Textes durchgeführt wurde. Denn der in den Illustrationen geschilderte Alltag ist durchaus italienisch und bietet so einen reichen Realienschatz für das Leben im Oberitalien des ausgehenden 15. Jahrhunderts. Daß es bei dieser Umsetzung zu keinen großen Brüchen gekommen ist, hängt wohl damit zusammen, daß die Fragen nach der Gesundheit und der Zuträglichkeit und Heilkraft einzelner Pflanzen seit jeher die Menschen aller geographischen Breiten beschäftigt haben und die Erfahrungswerte auf diesem Gebiet häufig übereinstimmen.

REGISTER

Die erste Zahl nach dem Lemma zeigt die Seitenzahl und durch einen Beistrich getrennt, den jeweiligen Abschnitt. Bei den Seiten 238 bis 269 folgt getrennt durch einen Schrägstrich die Nummer der Regel. Mehrfachnennungen innerhalb eines Abschnittes oder einer Regel werden nicht ausgewiesen. Pluralformen sind meist unter den Singularformen subsumiert.

Aale 191,1
Abbrennen der Felder 179,1
Abführen 222,1; 223,1; 266/34; 269/47
Abführen auslösen 159,4; 161,5; 162,1; 165,4; 210,5; 210,6; 212,6; 213,1; 220,3; 230,7; 239/4
Abführen, Schaden für das 226,3; 232,4
Abführkuren 233,4
Abführmittel 226,6; 237,6
Abkochung von Feigen, Lilienwurzeln und Frauenhaarfarn 223,2
Abmagern bewirken 196,1; 229,6
Abnahme 225,1
Abnützungserscheinungen 239/7
Abschürfungen der Eingeweide, Hilfe bei 173,3
Abstinenz 223,6
Abstumpfung der Sinne 168,2
Abwendung des Schadens 239/5
Achseln 219,7
Adern 193,3; 195,3; 222,7; 228,7; 239/4, 252/20
Adern austrocknen 186,1
Adern, geschwollene 265/33
Adern reinigen 163,2; 181,5
Adern, Schaden für 160,2; 161,1; 161,3; 174,7; 176,1; 176,2; 180,2; 181,2; 194,3; 198,1; 199,5; 201,2; 201,6; 211,1; 212,5; 230,7; 239/7; 249/14; 250/16
Adern stärken 231,1
Adern, weit geöffnete 217,3
Adernerkrankung 211,4
Aderlaß 223,2; 237,6; 237,7; 265/34; 266/34
Aderlaß, Hilfe bei 202,6; 203,6
Adernschwäche 255/29
Adriatisches Meer 184,5
Ägypten 211,5; 240/9
Ängstliche, Hilfe für 219,6
Äpfel 256/29; 256/31
Äpfel aus Jerusalem 233,1
Äpfel, saure 160,3; 206,2; 212,2
Äpfel, süße 160,2; 161,2
Äquinoktiallinie 235,1; 235,5
Äthiopier 167,1
Äußere Teile der Tiere 251/20
Afrikaner 167,1
Agrest 174,7; 175,7; 198,7; 199,7; 200,1; 219,7; 223,7; 249/13; 252/22
Agrestia 198,7; 199,7
Agrestsaft 233,5
Alabor-Inseln 236,5
Alantsamen 266/34
Alantwurzel 176,5; 177,5
Alaun 211,7
Alaunwasser 210,7; 211,7
Aldrabing 209,2
Alexander der Große 221,6
Alkaliwasser 229,1
Alkanna 230,4; 267/36
Alkannablättersaft 219,7
Alkannaöl 267/37
Alkohol 223,6
Alkoholdämpfe 198,4
Alkoholverträglichkeit (= leicht betrunken werden) 237,3
Aloe Epitimide 229,1
Aloe in Wein 237,7
Aloeholz 205,7; 230,1; 231,1; 267/38
Alpharabius 267/37
Alpträume auslösen 169,2; 265/33
Alraune 256/30
Alraunenfrüchte 214,7; 215,7
Ambra 230,4; 231,4; 233,7; 267/38
Ameisen 253/22

Ameiseneier 219,7
Ameos 185,7
Ammoniak 233,3
Ampfersaft 201,4
Amseln 188,3; 189,3
Amt des Koches 252/21
Anfälle, epileptische 235,1
Anfälligkeit gegen Gifte 173,3
Angst 219,4; 219,6
Angstgefühle 256/31
Anstrengungen, körperliche 171,3; 171,5; 182,4; 182,6; 203,2; 207,7; 211,1
Anstrengungen, körperliche, Hilfe bei 182,7; 203,1; 227,6
Anschwellungen auflösen 209,1
Anschwellungen, feuchte 210,1
Anwendung, äußere 211,7
Apfelsaft 161,1; 233,1
Apfelsirup 161,2; 221,3, 232,4
Appetit anregen 160,1; 173,4; 175,3; 175,5; 176,1; 177,2; 177,3; 177,4; 177,6; 180,7; 181,7; 182,2; 182,3; 185,5; 190,4; 198,5; 200,3; 231,7; 233,2; 250/15; 251/17; 253/23; 253/24; 255/28
Appetit nehmen 211,5; 255/28; 266/36
Appetitlosigkeit 193,2; 223,4; 237,3
Aprikosen 159,3; 160,4; 161,4; 252/22
Aprikosen, getrocknete 216,4
Aprikosenkerne 211,7
Arabien 240/9
Arbeiten körperliche s. Anstrengungen, körperliche
Armenien 175,5
Aromen 256/30; 267/38; 268/39
Arram und Arrui 160,4
Arzneien 250/15
Arzneien, übelschmeckende, mildern 173,4
Arzt 239/5; 249/12; 265/32
Asawurzel 176,2; 177,2
Asche 170,7; 171,7; 175,7; 213,5
Asthma, Hilfe bei 231,7
Assipitium 238/3; 249/13; 250/16
Aszendenten 213,3; 213,5
Atem 239/5
Atem, kalter und trockener, Schaden bei 222,3
Atem, schlechter 191,6; 255/29
Atembeschwerden auslösen 179,5
Atembeschwerden, Hilfe bei 231,7
Athritis 189,5; 225,1
Augen 192,3; 193,3, 240/10
Augen, feuchte 199,4
Augen, hohl erscheinende 221,7
Augen, Schaden für 177,7; 189,6; 209,4
Augen, trockene 199,4
Augen verbinden 220,2
Augenbeschwerden, heiße, Hilfe bei 212,2
Augenbeschwerden, Schaden bei 234,3
Augenbrauen 219,7
Augenfluß 159,6
Aufstoßen 182,4; 193,1; 198,5; 215,3
Auripigment 228,1; 229,1; 233,7
Ausgleich der Wirkungen 239/5; 253/24
Aussatz, Disposition zum 255/28
Ausscheidung, langsame 170,4; 170,7
Ausschlag 169,5; 185,2; 245/8
Ausschlag, Hilfe bei 211,6; 216,7
Ausschlag, Schaden bei 234,5
Ausschweifungen, sexuelle 203,2
Azichne 214,4

Backenzähne 252/20
Backofen 199,2

277

Bad, Bäder, Baden 167,5; 170,4; 171,3; 184,3; 210,1; 210,4; 210,6; 211,1; 221,3; 223,2; 223,6; 226,1; 228,3; 229,3; 232,6; 233,7; 234,2; 234,7; 236,1; 256/29; 266/36; 269/41
Badegemach 226,2; 267/36
Badehäuser 191,3
Badeknechte 225,7
Bäche 190,1
Bärenschwanz (Sternzeichen) 268/40
Bäuche und Wammen 194,7; 195,7
Bäuche, weiche 237,3
Bäume, hohe 237,4
Bahar 256/30
Ballspiele 224,6; 225,6; 266/35
Balsam 239,5; 240/9
Balsamöl 208,3
Bananen 162,6; 163,6
Bananenjulep 205,3
Baschie 215,5
Basilikum 172,6; 173,6; 214,3; 215,3; 215,5
Bauch 252/20
Bauch abführen 190,5; 191,1; 191,2; 199,4; 205,3; 205,6; 217,1; 217,6; 228,4
Bauch erweichen 163,5; 177,5; 177,6; 179,1; 179,2
Bauch, Feuchte im 169,5
Bauch mäßigen 170,2; 199,2
Bauch stopfen 232,1
Bauch, schwachen, stärken 217,7
Bauch schlüpfrig machen 191,1
Bauch trockener 233,4
Bauchfluß 268/39
Bauchfluß, Hilfe bei 181,4; 233,1; 233,5
Bauchfluß, Schaden bei 227,6
Bauchschmerzen auslösen 162,2
Baumwolle 229,6
Baumwollkleider 229,5
Bausuri 209,5
Begierde 267/37
Behälter, gläserne 175,7
Beine, Schaden für die 211,1
Beischlaf 211,1; 222,3; 223,3; 265/34
Beischlaf fördern 256/31
Beischlaf, Schaden für den 168,5; 227,6; 249/14; 266/34
Bemi 219,2
Benommenheit erzeugen 233,2
Berberitzen 198,3; 199,3; 199,4
Berberosia 198,3; 199,3
Berbim (Casdrie) 208,4; 209,4
Bergpolei 192,7; 193,2
Bertramkraut 172,4; 173,4; 183,3
Bergwerke 211,3
Beschwerden, befreien von 218,1
Betrunkene, Hilfe für 179,7; 199,1
Betrunkenwerden, schnelles 213,4; s. a. Alkoholverträglichkeit
Betrunkenwerden verzögern 198,4; 216,6
Bewegung 170,4; 170,6; 171,7; 184,3; 184,4; 203,4; 203,5; 207,3; 210,1; 210,4; 224,1; 225,1; 225,2; 250/17; 251/18; 253/23; 265/33; 266/35; 269/41
Bewegungslust dämpfen 235,1
Biberpelz 229,6
Bier 222,7; 223,7
Bier aus Brot und Kräutern 223,7
Bilder in Bädern 267/37
Bilsenkraut 251/17
Birnen 158,5; 159,5; 205,7
Birnenkerne 159,5
Bisamöl 229,2
Bismaguard 202,1; 203,1; 256/31
Bißwunde 237,7
Bitterer Geschmack 238/1
Bittere Speisen 239/4
Bitterkeit 169,6
Bittermandeln 212,7; 217,6
Blähungen beseitigen 167,3; 173,5; 175,2; 175,3; 177,5; 179,3; 183,3; 185,5; 186,4; 197,2; 199,2; 205,6; 213,1; 231,7; 240/11

Blähungen im Hirn, Hilfe bei 215,5
Blähungen im Magen 199,7
Blähungen, starke 215,3
Blähungen verursachen 158,1; 158,6; 159,2; 160,4; 161,3; 161,5; 163,5; 164,6; 166,5; 169,1; 169,2; 170,3; 171,4; 173,3; 173,4; 173,6; 177,6; 179,4; 182,7; 201,3; 209,1; 213,1; 213,6; 216,1; 217,3; 217,5; 223,7; 239/4; 249/12; 250/16; 255/28
Bläschen 185,2; 228,3; 229,1
Bläschen im Mund 164,7; 176,4; 206,4
Blätter, indische 267/37
Blättersaft einer weißen Rebe 213,7
Blase, Hilfe für die 183,5; 207,1; 208,5; 163,3;
Blase, Schaden für die 158,2; 173,5; 175,5; 197,4; 209,4
Blase, Verstopfungen der, öffnen 217,6
Blasensteine 207,4
Blasinstrumente 219,2
Blaubeerensaft 223,7; 233,5
Bleche, vergoldete 228,1
Bleistaub 231,2
Blitze 236,4
Blütenabsude 234,3
Blut, böses 179,4; 185,1; 195,2; 213,1; 251/19
Blut, dickes 187,1; 195,1
Blut, gemäßigtes 217,1
Blut, gutes 193,4; 193,6; 195,7; 213,1
Blut aus dem Leib ziehen 229,3
Blut reinigen 221,5
Blut, rohes 173,2; 173,4
Blut, Schärfe des, bekämpfen 168,5
Blut verbrennen 164,2; 178,3; 207,2
Blut vermehren 199,2
Blut vermindern 176,5
Blut zerstören 204,5
Bluterbrechen, Hilfe bei 176,4
Blutfluß, Hilfe bei 161,1; 163,4; 167,2; 173,7; 176,4; 197,5; 266/34
Blutgefäße, Beschwerden der, heilen 219,1
Blutgerinnung 227,6
Blutkrankheiten 189,6
Blutruhr verursachen 196,1; 230,6
Blutspucken stillen 167,7; 177,1; 183,5; 191,7
Blutstürze 240/8
Blutungen stillen 227,6
Bodenbeschaffenheit 240/9
Böcklein, einjährige 188,7
Böhmen 218,7
Bohnen 168,2; 169,2; 196,4; 197,6; 255/27
Bohnengerichte 197,4
Bohnenmehl 267/36
Bohnenmehlwasser 267/37
Bolus 186,6; 256/31
Borax 186,6; 252/21; 267/37
Borretsch 267/36
Brand nach Zechereien löschen 185,7
Brechmittel 220,3; 227,6
Brechreiz auslösen 192,2; 193,2; 207,2
Brechreiz mildern 161,1; 161,6; 173,7; 216,3; 215,7; 232,1; 233,1; 233,2; 233,3; 233,5
Brei 211,6
Breitwegerich 167,7
Brennen der Blase und der Nieren mildern 173,7
Brettspiele 267/37
Brot 203,1; 240/8; 240/11; 254/26
Brot, gesäuertes 204,2; 205,2
Brot, gutgemischtes 251/17
Brot auf dem Herd 170,6
Brot aus dem Ofen 170,5; 171,5
Brot aus dem Tongeschirr 171,6
Brot auf kleinen Steinen 170,7; 171,7
Brot, ungesäuertes 170,3; 171,3; 171,5
Brot, viereckiges 206,4
Brotanteil 207,7
Brotbrösel 206,5; 207,4
Brotjulep 204,2; 205,2
Brühe 170,6; 177,2; 181,2; 185,4; 203,2; 254/25
Brühe, fette 223,1

Brühe, feuchte 188,3
Brühe, gewürzte 194,3; 201,4
Brühe, stopfende 184,1
Brunnen, östliche 210,1
Brunnenwasser 210,1; 211,1; 229,1
Brüste 250/16
Brust aufrauhen 166,3; 230,5; 232,1
Brust, breite 237,2
Brust, Feuchtigkeit austreiben 183,1; 209,2; 217,4
Brust, Hilfe für die 159,1; 159,2; 164,3; 166,7; 169,2; 169,3; 171,4; 178,2; 180,3; 208,3; 207,1; 217,1; 217,2; 224,2; 232,2; 234,1; 234,2; 250/16
Brust, Rauhheit der 159,6; 201,2
Brust reinigen 165,3; 183,5; 217,1; 217,6; 231,7; 233,3
Brust, Schärfe der, nehmen 167,2
Brust, Schaden für die 158,7; 162,4; 196,5; 199,1; 200,6; 202,5; 210,4; 216,7; 220,2; 224,7; 225,7; 230,7; 236,2; 239/4; 249/14
Brust, Verdickungen in der 175,6,
Brustbeeren 164,6
Brustbeschwerden, Hilfe bei 173,1; 174,6; 174,7; 207,3; 207,4; 216,1; 217,7; 268/39
Brustflüsse 233,2
Brustkrankheiten 167,7; 169,7
Brustverstopfung 207,6
Brustwarzen 265/33
Bubulichi 191,7
Buchweizen 201,5
Busuri 163,5
Butter 180,4; 181,3; 182,1; 183,1; 185,6; 223,2; 250/16
Butter, geklärte 169,1

Calandrelle 189,3
Carasac 209,3
Caruc 161,3
Cassia 214,4
Cayr 214,4
Cerasia 198,6; 199,6
Chabis 179,6; 205,5
Chalde 254/26
Charam 231,2
Chite 161,3
Chora 254/26
Chorasan 164,2; 254/26
Christen 255/28
Citrulli 176,3
Coformia 198,7; 199,7
Contracta 214,1
Coqui 180,7
Corumbria 198,4; 199,4
Cubit 231,2
Cuchach 191,5
Culbeth 230,2
Cumabitia 200,3; 201,3
Cumebeth 201,3
Cuskabenchi 206,7; 207,7

Dämpfe 268/40
Dämpfe auflösen 228,3
Dämpfe austrocknen 225,4
Dämpfe, feuchte 265/33
Dämpfe im Hirn 213,4; 253/23; 255/28
Dämpfe, melancholische 176,4
Dämpfe, rauchende 225,2
Dämpfe, scharfe 201,6
Dämpfe zurückhalten 228,5
Dakeriratam 255/27
Damaskus 158,4
Darie 161,7
Darmabschürfungen 266/34
Darmverletzungen 232,4
Darmzotten schädigen 178,1
Datteln, gerade süß werdende 162,5
Datteln, in Honig eingelegt 160,1; 197,3; 199,1
Datteln, kultivierte 162,4
Datteln, reife 163,5; 164,1; 165,1

Datteln, unreife 212,6
Datteln, wilde 162,4; 163,4
Dattelgerichte 205,6
Dattelhonig 207,2; 212,6; 213,6
Datteljulep 204,6
Dattelsirup 163,4
Dattelstiele 223,5
Dattelwein 212,6; 213,6
Deckel 252/21
Denkfähigkeit verbessern 234,3
Deps 207,2
Diät 219,4; 223,1
Diäten, verdünnende 250/15
Diamant 251/18
Diarbether 254/26
Diatheon 190,4
Dicke, Hilfe für 186,2
Dickflüssigkeit der Komplexion 194,2
Dikiscera 200,4; 201,4
Dill 174,3; 221,2
Dillwasser 221,3
Dinge, feuchte 210,7
Dinge, kalte 226,1
Dinge, nebennatürliche 269/41
Dinge, wohlriechende 256/30
Dorn, ägyptischer 240/9
Dörrfleisch, gesalzenes 169,5; 184,6; 249/13; 253/22
Dost 168,2; 169,2; 169,4; 175,3; 182,7; 183,3; 185,5; 192,2; 192,3; 192,6; 193,7; 201,4; 209,3; 214,3; 215,3; 249/12
Dotter 182,5
Dreibein 199,2
Drosseln 188,3; 189,3
Drüse 193,6
Durchfall bewirken 162,5; 169,6; 188,7
Durchfall, Hilfe bei 169,2; 209,4; 233,5
Durchfall, Schaden bei 232,4
Durchgang der Speisen beschleunigen 175,4
Durst erzeugen 158,2; 172,4; 177,3; 177,7; 180,1; 181,5; 181,6; 182,2; 183,2; 190,1; 190,6; 191,4; 191,6; 196,2; 199,6; 202,5; 203,5; 206,1; 206,2; 232,7; 233,7; 239/4; 251/19; 253/24; 268/41
Durst löschen 159,4; 167,3; 167,6; 173,1; 177,3; 178,6; 180,4; 204,4; 207,1; 211,1; 233,1; 233,3; 233,5; 255/28

Efeufrüchte 214,7; 215,5
Eibisch 228,4; 229,4
Eibischsaft 229,4
Eicheln 164,5; 165,5; 250/16
Eichen 207,1; 254/26
Eidechsenöl 219,7
Eier 189,2; 197,4; 198,6; 199,6; 203,1; 207,7; 250/16; 253/22
Eier, halbgebratene 266/34
Eier mit Leber zubereitet 182,4; 183,4
Eier, weiche 190,5; 266/34
Eierbrühe 171,1; 185,6
Eidotter 181,7
Eiweiß 268/39
Einbußen, intellektuelle 255/29
Eingeweide 194,3; 195,3; 232,3; 233,4; 239/4; 251/17; 252/20
Eingeweide, Hilfe für die 166,3; 169,1; 174,7; 175,2; 175,4; 199,4
Eingeweide reinigen 170,4; 171,2; 209,4
Eingeweide, Schaden für die 166,6; 166,7; 174,6; 178,7; 189,2; 196,7; 200,6; 204,2; 204,4; 212,5; 212,7; 232,2; 249/14
Eingeweide verstopfen 164,3
Eingeweidegeschwüre 169,2
Eingeweideschmerzen, Hilfe bei 164,2
Eingeweideschmerzen verursachen 176,3
Eingeweidewürmer erzeugen 169,7
Eingeweidewürmer töten 159,5; 168,6; 169,6; 173,4; 173,5; 175,2; 209,2
Eis 210,3; 211,3
Eiter 229,7

Ekel beseitigen 159,5; 173,4; 183,2; 185,7; 194,4; 215,7; 217,7; 256/31
Ekel erregen 168,4; 174,3; 175,2; 175,6; 184,1; 186,3; 191,1; 191,6; 192,2; 193,3; 196,2; 198,2; 199,2; 199,6; 200,7; 202,2; 203,5; 206,7; 207,6; 216,6; 222,7; 239/4
Ekel vor Wein 222,6
Elephantiasis, Hilfe bei 214,7
Elfenbein erweichen und reinigen 225,7
Emblicis 231,4; 267/37
Engelsüß 197,2
Enten 186,4; 186,6; 187,6
Enteneier 183,7
Enthaarungsmittel 226,7; 227,7; 228,1; 229,1
Entstehen 225,1
Entzündungen, Hilfe bei 161,3; 173,2; 233,5
Entzündungen verursachen 238/1
Epidemien 236,6; 249/15
Epilepsie 195,1; 255/29
Eppich 172,1; 172,3; 172,4; 173,3; 183,3
Eppichsamen 223,1
Eppichwurzeln 173,3
Erbrechen 160,4; 220,1; 220,2; 220,3; 221,2; 223,2; 237,7; 251/19
Erbrechen auslösen 160,4; 176,2; 227,4
Erbrechen verhindern 159,7
Erbrechen von Blut verhindern 173,7
Erbsen 168,3; 169,3
Erdbeben 236,4
Erdreich 175,1
Erfrierungen der Haut, Hilfe bei 214,7
Erektion des Gliedes 173,5; 188,3; 266,34
Erhaltung des menschlichen Geschlechts 222,3
Erhitzte 167,5
Erkältungen 226,5
Erkrankungen, akute 162,3; 265/33
Erkrankungen, heiße, des Hirns 230,1
Erkrankungen des Leibes 231,7
Erntezeit 235,6
Erscheinung, häßliche 225,2; 237,2
Erschlaffte beleben 168,7; 170,3; 170,7
Erschöpfungszustände 266/36
Erz, gebranntes 267/37
Erzählungen 220,5
Eselin 250/16
Eselsdistel 179,1
Eselsleber 195,1
Eselsmilch 181,3; 250/16
Essen, fettes 211,6
Essig 159,1; 161,1; 161,7; 165,1; 168,6; 169,2; 172,5; 174,2; 175,1; 176,1; 176,2; 176,4; 176,5; 176,6; 176,7; 177,1; 177,2; 177,3; 177,4; 177,5; 177,7; 178,3; 179,3; 179,4; 179,6; 181,2; 181,7; 182,2; 183,5; 183,5; 185,1; 186,4; 187,1; 185,7; 188,1; 188,6; 191,2; 191,4; 192,4; 192,5; 192,6; 193,2; 194,4; 194,6; 195,2; 195,3; 196,3; 199,1; 199,5; 201,6; 207,4; 213,7; 237,6; 238/1; 238/3; 249/13; 250/16; 252/22; 267/38
Essig als Konservierungsmittel 249/14
Essig verdorbener 240/11
Essiggeschmack 238/1; 239/4; 239/5; 254/26
Essigsaucen 177,2
Essigspeisen 249/14
Eßkastanien 165,5
Euter 192,6; 193,6; 193,7; 250/16
Extremitäten, schlanke 237,2

Fäulnis 229,7; 255/28
Falken 186,3
Fallsucht 175,4; 195,1
Fasane 187,7; 189,3; 199,3; 250/16
Fasane am Spieß 203,7
Fasi 228,6
Fassisigna 214,6
Fastende, Hilfe für 211,5
Fazialähmung, Hilfe bei 215,1; 218,6
Feder 221,3
Feigbohnen 168,6
Feigen 158,1; 159,1; 217,5; 223,2

Feigen, getrocknete 164,3; 165,3
Feigenbaumholz 233,7; 253/22
Feigenbaumzweige 252/21
Feigenmast 195,1
Feigenpflaster 159,1
Feldkümmel 175,3
Fell 194,6
Feludichi 206,3; 206,5; 207,3
Fenchelsaft 267/38
Fenchelsamen 223,1
Fenchelsirup 268/38
Fett 181,3; 193,3; 194,2; 194,4; 195,4; 253/22
Fett aufzehren 227,4
Fette Gerichte 170,2; 239/5
Fetter Geschmack 238/1; 239/4
Feuchtigkeit ausgleichen 219,4
Feuchtigkeit beseitigen 227,3
Feuchtigkeit der Brust nehmen 173,6
Feuchtigkeit erzeugen 225,2
Feuchtigkeit, gallige 227,2; 227,3; 266/36
Feuchtigkeit, an großer, leiden 237,3
Feuchtigkeit des Magens 217,3; 253/23
Feuchtigkeit, schleimige 169,7; 231,7
Feuchtigkeit, übermäßige 193,4
Feuchtigkeit, überschüssige 195,6; 195,5; 197,1; 197,5; 197,6; 211,5; 224,3; 225,4; 228,1; 229,2; 234,6; 266/36
Feuchtigkeit, überschüssige, im Kopf 205,4; 214,3; 214,5; 215,3; 235,1
Fieber 159,3; 211,1; 266/35; 266/36
Fieber auslösen 187,6; 205,5; 211,2; 225,7
Fieber brennende 158/3; 163,1; 163,3
Fieber, chronische, Hilfe bei 189,5
Fieber, dreitägige, Hilfe bei 226,3; 227,2
Fieber, gallige 233,5
Fieber, heftige 176,3; 179,2; 225,2
Fieber, hektische, Hilfe bei 191,7; 227,1; 254/25
Fieber, herbstliche 239/7
Fieber, Hilfe bei 169,5; 179,6; 191,2; 229,2
Fieber, leichte 193,5
Fieber, die Schärfe des, dämpfen 233,4
Fieber, Schaden bei 180,3
Fieber, viertägiges 169,5; 176,2; 185,4; 191,5
Fieber, zerstörende 219,6
Fieber, zunehmende 221,4
Filocotane 189,6
Fingernägel 229,7
Fingri 207,3
Firolli 231,3
Fische 177,7; 181,2; 190,1; 191,1; 239/6; 250/17; 251/19
Fische, frische 252/22
Fische fangen 225,5
Fische, gebacken 190,4; 191,4
Fische, gebraten 253/22
Fische, gesalzen 190,2; 191,3; 191,5; 211,7; 221,3; 266/34
Fische, grüne 266/34
Fische, sauer 190,2; 191,2
Fische (Sternzeichen) 223,4; 227,6; 229,7; 237,1
Fisch-Ambra 231,4
Fischbrühe 191,2
Fischrogen 191,4
Fischwasser 249/13
Fladen, kalte 198,5
Flecken, schwarze, ablösen 229,4
Fleisch 277,4; 197,3; 199,6; 199,7; 201,1; 201,4; 237,7; 238/3; 249/12; 249/13; 250/17; 252/21; 252/22
Fleisch erweichen 169,2
Fleisch, fettes 171,2; 171,7; 179,5
Fleisch, gebraten 205,1
Fleisch, gedörrtes 184,7; 185,6
Fleisch, geröstet 171,1; 199,5; 203,4; 205,1
Fleisch, gesalzenes 185,7
Fleisch, gesotten 205,1
Fleisch, grobes 175,4
Fleisch, kleingeschnitten 203,1; 203,2
Fleisch, knorpeliges erzeugen 204,1
Fleisch auf Kohlen gebraten 203,6
Fleisch, überflüssiges 225,7

Fleisch, ungesäuertes 251/17
Fleisch, wohlgekochtes 251/17
Fleisch, weißes 181,2
Fleisch, zartes 170,6; 196,6; 197,1
Fleischbrühe 171,1
Fleischwucherungen 218,7
Flöhkrautsamen 229,4; 229,7
Flöte 219,2
Flötenspiel 218,2
Flötentöne 265/32
Flügel 194,5; 195,5
Flüssigkeitsansammlungen in Brust und Lunge auflösen 209,2
Fluß auslösen 161,7; 163,3; 181,7
Fluß, Hilfe bei 161,2; 163,5; 180,6; 227,3
Fluß des Bauches, Hilfe bei 210,7
Fötus 252/20
Fötus abtreiben 169,6; 175,1; 208,4; 231,7
Fortpflanzung 223,3
Fortuna (Sternbild) 165,1; 225,1
Fotani 161,2
Frauen 253/23
Frauen, schwangere 215,6
Frauenhaarfarn 223,2
Freude 218,4; 219,4; 265/32
Froschblut 219,7
Fruchtsäfte 188,7
Fruchtsirup 202,1
Früchte 238/7
Früchte, herbe 205,5
Früchte, saure 216,2; 216,3; 223,6; 267/38
Frühling 225,3; 232,6; 232,7; 234,5; 235,5; 237,4
Fuchspelze 229,6
Füße 192,4; 193,4; 252/20; 265/34
Furcht 203,2; 219,6; 253/23; 265/32

Gänse 186,4; 186,6; 187,6; 194,7; 195,7
Gänsedistel 249/12
Gänseeier 182,7; 183,7
Gänseleber 183,4; 194,1; 195,1; 195,7
Galgant 174,5; 194,3; 197,3
Galläpfel 204,4; 204,7
Galle 161,3; 173,6; 189,4; 191,2; 195,4; 199,2; 239/4; 251/17; 254/24
Galle abführen 158,4; 159,4; 159,6; 166,5; 173,7; 175,5; 176,1; 177,1; 179,2; 180,2; 194,6; 197,1; 197,2; 198,7; 214,4; 230,7; 231,7; 232,3; 233,3; 233,5; 239/4; 249/14
Galle erzeugen 159,6; 181,7; 207,6
Galle im Magen 177,3; 203,3
Galle, schwarze 173,7; 177,5; 195,2; 191,5; 199,5; 200,7
Galle verändern 161,7
Gallengang 197,1
Gallenblase 252/20
Gallenfluß 163,4; 201,2
Gallenfluß auslösen 184,4; 206,1; 234,6
Gallenfluß, Hilfe bei 160,7; 161,4; 175,3; 196,3; 199,3; 200,2; 201,2; 212,5
Gallerte 180,2; 181,2; 250/16
Garnelen 191,7
Gartarosia 164,3
Garteneingänge 217,4
Gartenkresse 172,5
Gartenkoriander 204,7
Gartenlauch 174,4; 175,4
Gazellenfleisch 186,1; 187,1
Gebratenes 204,1
Geburt, schwere 237,2
Gedächtnis 265/32
Gedächtnis von Kindern schädigen 212,2
Gedächtnis verbessern 202,4; 265/33
Gedanken, gute 221,4
Gefäß, gläsernes 209,4
Gefäß, irdenes 191,7
Gefäß, metallenes 253/22
Gefühlsbewegung 218,5
Gehirnfluß beseitigen 266/36
Gehirnschlag 186,1
Gehirnsubstanz vermehren 188,4; 189,4; 192,2

Geiß 251/20
Geißenfleisch 184,2; 185,2
Geißenhirn 251/20
Geißenmilch 250/16
Geist läutern 235,2; 221,5
Geist stärken 215,7; 230,1; 230,4
Geisteszucht 219,4
Gekröse 252/20
Gelbsucht vertreiben 166,2; 179,2; 185,4; 191,2
Gelenke, Schaden für die 160,3; 224,6
Gelenkschmerzen 171,1; 188,1; 186,4; 227,6
Gelüste, sexuelle 255/29
Gemächer, heiße 269/41
Gemälde 268/39
Gemüse 249/12; 249/13; 249/15
Gemüseportulak 197,5
Gemüt 269/41
Gemüt erfreuen 173,7; 221,5; 255/29
Gemüt stabilisieren 233,1
Gemüt, Wechselfälle des 265/32
Gemütsbewegungen 221,6
Gemütserkrankungen 219,1
Gemütsschwankungen 256/32
Gemütsverwirrung auslösen 223,4
Genitalien 219,7
Genitalien der Frau 222,4
Gergeri 231,2
Gerichte, schonende 197,5
Gerste 166,4; 167,4
Gerstenbier 223,7
Gerstenbrei 166,5; 167,5
Gerstenmehl 249/13
Gerstenmehlsaft 169,7
Gerstensaft 159,7
Gerstenwasser 166,6; 167,4; 167,6; 229,1; 232,3; 236,7
Gerstenzucker 160,6; 162,3; 162,7; 164,4; 166,7; 197,3; 216,5; 217,1
Gerüche, kalte 222,6
Gerüche, süße 238/1
Geruch 238/1; 256/30
Geruch des fetten Fleisches nehmen 209,2
Geruch, schlechter 189,3
Gesalzene Mandeln, 216,6
Gesang 218,1; 219,2; 219,3; 265/32
Gesang, mißtönender 218,2
Geschichten erzählen 221,5; 265/33
Geschlechtsakt 266/34
Geschlechtstrieb mindern 201,2; 208,7; 212,4; 213,4; 230,3
Geschlechtstrieb verstärken 162,6; 188,2; 189,2; 189,6; 190,7; 194,4; 196,6; 197,1; 198,6; 199,2; 201,3; 204,6; 209,1
Geschlechtsverkehr, Hilfe bei 159,1; 173,5; 266/34
Geschmack 238/1
Geschmack, guter 183,2; 183,3; 199,3
Geschmack, schlechten 175,6; 195,2
Geschmackloses 238/2
Geschmackssinn, Wohltat für den 254/25
Geschwächte, Schaden für 213,4
Geschwätz 256/29
Geschwollene, Hilfe für 185,7
Geschwüre 211,6; 266/34
Geschwüre des Mundes 209,5
Geschwüre in den Eingeweiden 200,5
Geschwüre, ausgereifte 255/28
Geschwüre austrocknen 218,7
Geschwüre verhindern 228,2; 229,1
Geschwulste, harte, erweichen 209,2
Geschwulste, heiße 229,7
Geschwulste, kalte, Schaden für 227,6
Geschwulste, weiche, auslösen 255/28
Gesichtsfarbe, gelbe 217,3; 219,6
Gesichtsfarbe, gesunde 255/28
Gesichtsfarbe, grünlich-gelbe 255/28
Gesichtsfarbe, gute 165,3; 171,4; 177,6; 189,4; 197,4; 197,6
Gesichtsfarbe, rote 219,6; 235,3
Gesichtsfarbe, schlechte 237,5

Gesichtsfarbe, schwarze 237,3
Gesichtsfarbe, weiße 237,2
Gesichtsfarbe, wiederbringen 218,6
Gesichtshaut zart machen 229,4
Gespräche 221,6; 265/33
Gesundheit erhalten 200,1; 202,5; 232,4; 256/32
Getränke, gesunde 255/28
Getränke, stopfende 226,3
Getreide 223,1; 240/8; 240/9
Gewässer 234,4
Gewässer, süße und reine 237,4
Gewässer, trübe und versalzene 237,3
Gewässer, verschmutzte 191,3
Gewichtszunahme s. Wohlbeleibt werden
Gewürze 171,1; 186,2; 186,3; 187,4; 197,1; 191,2; 191,4; 193,2; 194,6; 195,3; 197,3; 199,5; 200,2; 203,2; 238/3; 249/13; 250/16; 252/21; 253/22; 267/38
Gewürze, feuchte und kalte 184,7
Gewürze, heiße 181,1; 197,6; 198,5; 201,1; 203,4
Gewürzbier 223,7
Gewürznelken 205,7; 228,4
Gichtkranke, Schaden für 189,4
Gift, Hilfe gegen 161,3; 163,2; 164,3; 175,6; 214,6; 215,6; 240/9; 237,7
Giftstein 237,7
Giftschädigungen beseitigen 212,4
Glas, gestoßenes 175,7
Glaukom 191,5
Glied, männliches 173,5
Glieder, niedere (= Eingeweide) 162,4; 220,2
Glieder, Schaden für die 265/33
Glieder straffen 225,4
Gliederlähmung 253/23
Gliederschmerzen, verursachen 223,4
Gliederzittern 255/29
Gliedmaßen, schöne 237,4
Glück 218,4
Gradeinteilung 238/1; 238/2
Granatäpfel 206,1; 206,4; 253/22
Granatäpfel, saure 158,2; 158,6; 158,7; 159,7; 204,6; 212,3
Granatäpfel, süße 158,7; 159,6; 212,6
Granatapfelsaft 159,7; 175,7; 187,1; 223,7; 232,5
Granatapfelsirup 233,3
Granatapfelkerne 159,6
Granozizo 253/22
Greise, Hilfe für 187,1
Greise, Schaden für 199,1; 217,7
Grind beheben 266/36
Großer Hund (Sternzeichen) 268/40
Gründe, psychische 203,2
Gründe, religiöse 249/15
Gummi 267/37
Gurken 176,3; 177,3

Haar festigen 229,4
Haare schwarz färben 267/37
Haare weiß färben 267/37
Haarentfernungsmittel 227,7
Haarpflege 267/37
Habarissa 196,6; 197,6
Hähne 188,5; 189,5; 192,7
Hälse 193,4; 194,5; 195,5
Hämorrhoiden 175,4; 179,3; 210,7; 228,4; 229,6; 266/34
Hände 252/20
Händewaschen 229,4
Häuser, hohe 269/41
Hahn 183,7
Hahn, vergifteter 236,7
Halsgeschwüre, Hilfe bei 160,5; 169,5
Hals aufrauhen 199,1
Halse, am, aufhängen 186,5
Hammer bleierner 251/18
Hausfrauen 185,5
Harn, gelb werdender 253/24
Harn, gelben treiben 214,5; 220,3
Harn reinigen 173,3

Harn treiben 162,2; 163,2; 163,3; 165,4; 167,6; 168,4; 169,6; 173,3; 173,5; 174,4; 175,1; 175,2; 175,5; 176,3; 177,3; 177,6; 177,7; 179,1; 179,4; 179,6; 179,7; 185,5; 186,2; 187,2; 197,4; 200,2; 204,5; 205,3; 207,2; 208,2; 211,6; 213,1; 213,3; 217,1; 217,2; 231,7; 239/7; 255/29
Harn, stinkender 193,1
Harn vermehren 161,6; 255/28
Harn mit Veilchengeruch 215,4
Harnverhaltung 162,7; 223,1; 239/7; 266/34
Harn vermindern 169,1; 176,5
Harnfluß 161,1
Harntröpfeln 173,5; 177,3
Hasenfelle 229,6
Hasenfleisch 186,2; 187,1
Hasenhirn 187,2
Haselhühner 187,7; 189,3
Haselnüsse 216,5; 217,5
Haus, achtes 213,3
Haus, drittes 225,1; 233,7
Haus, erstes 219,5
Haus, feuriges 223,2
Haus, fünftes 213,3
Haus, irdisches 223,2
Haus, nördliches 221,2
Haus, siebentes 219,5
Haus, viertes 225,1
Haustiere 250/17
Haut 194,6; 195,6
Haut befeuchten 268/41
Haut gelb färben 175,2
Hautjucken 173,4; 181,4
Hautreinigung 162,1
Hefe 213,5
Heidelbeeren 161,7
Heiserkeit, Hilfe bei 217,2; 223,2
Heiterkeit 221,1
Heizen 236,1
Helem 181,2
Henne 183,7; 188,4; 189,4; 189,5; 194,5; 250/16
Henne (Sternzeichen) 235,6; 237,1
Herbe Speisen 239/4; 239/5
Herber Geschmack 238/1
Herbst 225,3; 234,7; 235,7; 237,5
Herz 195,3; 221,7; 251/20; 252/20; 265/32
Herz erfreuen 175,4; 197,7
Herz erhitzen 268/41
Herz, Schaden für das 174,5; 204,7; 218,7
Herz stärken 160,2; 161,2; 173,7; 230,2; 230,4; 231,5; 237,7; 256/29
Herzadern 197,6
Herzen (Speise) 192,5; 193,5
Herzklopfen 159,6; 223,4; 226,2; 233,1
Heuschrecken 189,3
Hinfälligkeit des Leibes 196,5
Hirn 193,4; 198,4; 206,5; 250/16
Hirn austrocknen 215,2
Hirn, heißes 209,7; 213,2; 214,2; 214,4; 215,4; 230,2; 232,2
Hirn, kaltes 214,3; 215,2
Hirn, Schaden für das 174,2; 174,4; 176,2; 176,7; 179,1; 184,5; 188,3; 188,6; 189,6; 201,6; 208,2; 211,1; 215,5; 220,1; 220,2; 222,6; 265/33
Hirn, schwaches 223,6
Hirn stärken 215,7; 230,2; 231,1; 256/30
Hirne (Speise) 192,2; 193,2
Hirnmasse vermehren 216,5
Hirsche 187,2
Hirse 167,1
Hirsegerichte 201,5
Hitze des Blutes dämpfen 204,7; 239/7; 250/16
Hitze des Blutes vermehren 204,6
Hitze des Bodens 254/24
Hitze erzeugen 210,2; 211,2;
Hitze der Galle mindern 198,1; 250/16
Hitze des Herzens 221,7
Hitze aus dem Körper ziehen 219,4; 228,6; 253/23
Hitze des Leibes mäßigen 228,5

Hitze löschen 167,3; 167,6; 185,5; 207,1
Hitze des Magens 233,4; 250,17
Hitze, natürliche 221,7; 227,2
Hitze, natürliche bewegen 219,5
Hitze, natürliche vermehren 225,4
Hitze, natürliche vermindern 211,1; 221,4; 266/36
Hitze und Trockenheit vermehren 191,5
Hitze vermehren 227,5; 228,6
Hoden 192,7; 193,7; 240/10; 250/16; 252/20
Hoden, anschwellender 223,4
Hoden von Hähnen 266/34
Hoffnung 219,5; 265/32
Holunder 215,1; 256/30
Holunderöl 228,7; 229,2
Holzsorten 233,7
Homadia 198,1; 199,1
Honig 159,4; 165,1; 176,3; 177,1; 179,6; 180,5; 181,2; 183,1; 184,2; 187,3; 187,4; 190,3; 196,3; 197,3; 201,5; 204,3; 206,2; 207,1; 207,2; 207,5; 207,6; 209,4; 211,5; 213,6; 229,1; 231,6; 233,4; 238/3; 249/13; 254/26
Honig, hartgesottener 190,2
Honig zum Konservieren 249/14
Honigsirup 207,2
Honigspeisen 158,7
Honigwaben 160,7; 162,4; 163,6; 196,1; 205,6
Honigwasser 171,3; 180,4; 221,3; 223,2; 233,4; 251/19
Hüftader, Hilfe für die 174,5
Hüftleiden, Schaden für 190,4
Hüftleidende heilen 219,1
Hüftschmerzen, Hilfe bei 185,4
Hühner 186,4; 250/16
Hühner, fette 198,1; 200,2
Hühner, gebratene 254/25
Hühner am Spieß 203,7
Hühneraugen 172,7; 173,7
Hühnereier 182,5; 183,5; 183,6
Hühnerfett 198,4; 200,1
Hühnerfleisch 250/16; 253/22
Hühnerleber 183,4; 195,1; 195,7
Hühnerschmalz 205,3
Hülsenfrüchte 240/10
Hundstage 221,2
Hunger mindern 212,1; 268/40
Husten 158,6; 159,6; 225,7; 268/39
Husten fiebriger, Hilfe bei 168,3; 233,3
Husten, feuchter, Hilfe, bei 207,6
Husten, heißer, Schaden bei 230,6
Husten, Hilfe bei 167,2; 169,7; 174,6; 178,2; 179,6; 205,2; 205,4; 207,1; 207,6; 210,2; 216,1; 217,1; 217,2; 233,2; 233,5; 236,7
Husten, Schaden bei 199,1; 200,2; 208,5; 234,2
Husten verursachen 210,3

Inder 167,1
Indien 188,4; 231,1
Indifabarion 161,3
Indische Nuß 162,7; 163,7
Ingwer 174,3; 175,5; 184,4; 187,4; 194,4; 202,5; 249/13
Ingwer, grüner 159,5; 185,4; 193,5; 256/31
Inkontinenz 266/34
Innere Teile der Tiere 251/20
Instrumentalmusik 256/32

Jänner 237,1
Jagd 224,5; 225,5; 225,6
Jagdhunde 186,2
Jagende, Hilfe für 204,3
Jahreszeiten 225,3; 254/24
Jerusalem 160,2; 161,2; 233,1
Johanichor 182,4
Johannisbeeren 216,7; 217,7
Johannisbeerensaft 232,5
Johannisbrot 164,4; 165,4
Johanniskraut 233,7
Juckreiz beheben 250/16; 266/36
Juckreiz verursachen 170,2; 184,7
Judenmelonen 162,3

Jugendliche 225,3
Jujuba 164,6; 165,6
Julep 223,1; 230,5; 230,6; 267/38
Julep aus Melonen und Mandeln 204,5; 205,5
Jungfrau (Sternzeichen) 223,4; 229,1; 235,6
Junghühner, saure 223,6
Jungtauben 188,6; 189,3; 189,6; 199,3
Jungtiere, milchtrinkende 187,1
Jungvögel 188,2; 189,2
Jupiter 213,1; 225,4; 227,1; 229,5; 229,7; 233,1; 233,4

Kadaver 268/40
Kälber 189,7; 250/17
Kälte 225,2
Kältegefühl, Schaden bei 234,4
Kämmen 267/36
Käse 181,3; 249/13; 252/22
Käse, alter 180,6; 181,6; 253/22
Käse, frischer 180,5; 181,5
Kalbfleisch 184,3; 185,3; 189,7; 198,2
Kalk, gebrannter 267/37
Kalk, gelöschter 229,1
Kalk, ungelöschter 226,7
Kamele 175,6
Kamele, schwerbeladene 265/32
Kamelfleisch 184,4; 185,4; 251/17
Kamelmilch 181,3; 250/16
Kamelurin 181,3
Kampfer 213,7; 214,2; 214,5; 230,1; 230,2; 230,3; 230,4; 231,3; 231,5; 233,6; 234,1; 237,6; 267/38
Kampferbaum 209,3
Kampferwasser 208,3; 209,3
Kandiszucker 208,6; 216,2; 217,2; 230,5; 256/31
Kaninchenfelle 229,6
Kapaune 189,7
Kapern 177,5
Kapernwurzel 267/38
Kapernwurzelsirup 268/38
Kappis 206,5
Karbunkeln 253/23
Kardamom 185,7
Karuben 164,4
Kastrierte Tiere 188,7; 189,7
Kataif 207,3
Kataifjulep 203,4; 205,3
Katarrh, Hilfe bei 268/41
Katarrh, Schaden bei 255/28
Katzenjammer 222,6; 223,6; 223,7; 256/29
Kehle, Hilfe für 166,7; 175,6; 217,2; 233,3
Kehle, Schaden für die 162,4; 164,1; 208,4; 208,5; 210,4; 232,1
Kehlengeschwulste 233,5
Kehlenschmerzen 232,5
Kibesia 200,2; 201,2
Kichererbsen 174,1; 175,1; 211,7; 213,5
Kichererbsenbrühe 196,4; 197,4
Kinder mit blauen Augen 266/34
Kirschen 161,7
Kitze 185,2
Kitzfleisch 184,2
Klauen schwarzer Schafe 267/37
Kleider, rauhe 229,6
Kleidung, geeignete 234,2; 236,1
Kleie 167,7
Kleienbrot 170,2; 171,2
Klugheit 237,4
Knabenzeichen 223,4
Knabenkraut 239/5
Knoblauch 176,7; 177,7; 179,3; 185,4; 187,4; 205,7; 250/15; 252/21; 252/22; 253/22
Knochen, gebrochene, festigen 192,4
Knochen verdauen 251/18
Knorpeln 193,3
Koch 181,2; 252/20; 252/21
Kochbuchautoren 197,1
Kochen, langes 194,7
Kochzeit verkürzen 175,4

283

Köpfe (Speise) 177,2; 192,1; 193,1
Körper aufblähen 211,5
Körper befeuchten 265/33
Körper ermatten 235,1
Körper erwärmen 255/29
Körper, gesunder 235,3
Körper, von gemäßigter Hitze, Hilfe für 181,5
Körper schwer machen 192,2
Körper, trockener und kalter, Schaden für 219,4
Körperdämpfe einschließen 227,5
Körperfarbe s. Gesichtsfarbe
Körperflüsse stillen 235,2
Körperröte 233,3
Körperstärke 184,7
Körperzittern, Schaden bei 234,4
Kohl 179,7; 189,5; 199,4; 223,6; 256/31
Kohlbrühe 199,4; 213,7
Kohlgemüse 201,3
Kohlköpfe 200,3
Kohlsamen 213,7
Kohlen 211,7; 223,5; 233,7
Kolik 159,2; 159,6; 171,2; 171,4; 179,3; 253/22; 266/34
Koliken auslösen 158,5; 160,1; 182,7; 184,6; 249/12; 250/16
Koliken, chronische, Hilfe bei 197,2
Koliken, Hilfe bei 161,2; 186,1; 188,5; 189,2; 196,2; 201,2
Koliken, Schaden bei 168,1; 184,2; 186,4; 192,4
Koloquinthen 176,3; 177,3; 229,1; 249/12
Komplexion, ausgeglichene, Schaden für 234,7
Komplexion, blutreiche 197,1; 197,5
Komplexion, entzündete, kühlen 250/15
Komplexion erweichen 239,4
Komplexion, feuchte, Hilfe für 185,6
Komplexion, feuchte, Schaden für 188,2
Komplexion, gallige 196,4; 197,1; 198,6; 200,1; 254/26
Komplexion, die gerade in das Gegenteil umschlägt 234,7
Komplexion, gemischte, Hilfe für 197,7; 207,4
Komplexion, heiße 181,4; 197,3; 199,1; 199,3; 211,7; 213,3; 217,2; 229,1; 239/7; 249/14; 250/16
Komplexion, kalte 185,4; 211,7; 229,1
Komplexion, kalte, Hilfe für 188,1; 201,2; 201,3; 219,6
Komplexion, kalte, Schaden für 181,7; 196,3; 197,3; 199,1; 217,7; 225,7; 235,2
Komplexion mäßigen 232,6
Komplexion, schwarzgallige, Hilfe für 217,2
Komplexion, schwarzgallige, Schaden für 201,4; 250/16
Komplexion, schleimige, Hilfe für 181,2
Komplexion, trockene, mildern 197,4
Komplexion, Verschlechterung der 236,5
Konservierung von Fleisch 249/14
Kopf reinigen 175,5
Kopf, Schaden für den 177,7
Kopf, Verhütung des Schadens für den 161,5
Kopf, schwer werdender 206,6
Kopf unempfindlich machen 215,7
Kopfader 265/34
Kopfschmerzen, Hilfe bei 168,2; 214,7; 215,4; 227,3; 233,2
Kopfschmerzen, Schaden bei 208,3; 214,5; 230,4
Kopfschmerzen verursachen 165,1; 172,3; 176,6; 180,7; 191,6; 209,6; 213,2; 235,1; 240/8
Kopfschuppen bekämpfen 229,4
Kopfschwäche 237,3
Kopfwaschen 267/36
Koriander 175,4; 179,2; 185,7; 188,1; 188,6; 204,7; 205,7; 249/13
Koriandersaft 217,2
Korn mit Fleisch 253/22
Korn, grünes 197,6
Korn, gutes 196,6; 240/11
Kornrade 240/9
Kostwurzöl 229,2
Kraft, austreibende, Schaden für die 176,7
Kraft, natürliche 221,7
Kraft, nährende 251/18
Kraft, reinigende 175,1
Kraft schwächen 221,2; 222,6; 268/41
Kraft stärken 197,6; 197,7; 202,1; 203,6; 221,4; 227,5; 230,5; 232,7; 235,3; 236,4

Kraft, zurückhaltende 164,5; 222,1; 222,2
Krähe 267/37
Krätze hervorrufen 210,6
Kräuselung der Haare beseitigen 228,4
Kräuter 203,1; 252/21
Kräuter, scharfe 249/12
Kräuter, wohlriechende 233,6
Kräutersaucen 182,3; 183,3
Kraftlosigkeit 237,5
Kraniche 186,3; 187,3
Kranke 177,6
Krankheiten, akute, Schaden bei 226,1
Krankheiten, heiße 163,3
Krankheiten, kalte, Hilfe bei 205,6; 233,4
Krankheiten, durch Schleim verursachte 203,5
Krankheiten, tödliche 237,6
Krankheiten, trockene 236,7
Krankheitskeime 237,6
Kraut 178,7; 249/13; 252/22
Krauthäuptel 179,7
Krebs (Sternzeichen) 227,6; 235,6
Krebse 190,7
Krebse, gesalzen 191,7
Kresse 172,2; 173,5; 249/12
Kressesamen 175,1
Krino 231,1
Krisensituation 221,1
Krokus 251/17
Küche 252/21
Küchenabflüsse 191,3
Küchenmesser 252/21
Kühlung bringen 167,5
Küken 186,6; 250/16
Kükenaufzucht 183,7
Kümmel 169,4; 175,2; 193,5; 196,6; 249/13
Kümmel, großer 183,3
Kümmel, schwarzer 175,2
Kümmelsorten 240/11
Kürbis, eingelegter 200,4; 202,5
Kürbisse 163,2; 178,6; 179,6; 183,3; 211,7; 250/16; 255/28
Kuffi 209,5
Kuh 195,4
Kuhfleisch 181,2; 184,3; 184,4; 185,3; 185,4; 197,1
Kuhmilch 250/16
Kupferwasser 211,6
Kurzlebigkeit 237,3

Lab 181,4; 181,6
Lachen, zum, bringen 221,5
Lähmung nach einem Schlaganfall beseitigen 227,5
Länder, kalte 225,3
Lärm 253/23
Läuse, Entstehen von 159,1
Läuse töten 229,4; 231,1
Lamm 182,4; 253/23
Lammfell 229,6
Lammfleisch 184,2; 185,1
Lammfleisch, gebratenes 203,6
Landi-Bäume 254/26
Landschaften 268/40
Lapislazuli 217,2
Lastträger 265/32
Latrinen 191,3
Lattich 165,1; 172,1; 172,3; 173,1; 206,6; 249/12; 251/19; 256/31; 266/34
Lattichmark 190,6; 212,2
Lauch, wilder 174,4; 175,4; 179,3
Lautenschlagen 266/35
Lebensgeister vermehren 202,7
Leber 171,3; 173,2; 183,4; 231,1; 252/20; 254/26
Leber (Speise) 177,2; 191,1; 195,1
Leber auskühlen 231,6
Leber, dicke 206,5
Leber, entzündete, Hilfe für 198,3; 199,3; 209,6
Leber, Feuchtigkeit der, austreiben 217,4
Leber, gallige 190,2; 196,1
Leber, geschwollene 255/28

Leber, heiße 158,7; 159,6; 166,6; 172,2; 181,5; 185,4; 188,1; 201,1; 208,6; 210,1; 213,2; 214,1; 250/16
Leber, Hilfe für die 169,6; 177,5; 196,7
Leber säubern 175,1
Leber, Schaden für die 159,2; 163,3; 165,3; 212,3
Leber stärken 173,7; 231,7
Leber, verstopfte 201,5; 206,3; 206,4; 207,3; 207,4; 250/15
Leber von vierfüßigen Tieren 183,4
Leberader 265/34
Leberblähungen verursachen 255/29
Lebererkrankungen verursachen 205,6
Lebergeschwüre 223,4
Lebermedikamente 209,6
Lebersulz 250/16
Lehm 191,7; 210,6; 211,7; 252/21
Lehm aus Chorasan 216,3; 217,3
Lehm grüner 267/37
Leib austrocknen 210,7
Leib erweichen 177,3; 180,5
Leib, heißer 181,6
Leib kühlen 205,4
Leib laxieren 189,7; 191,5 191,7; 205,2
Leib mäßigen 175,6
Leib reinigen 167,4; 206,1; 221,2
Leiber, starke, Schaden für 194,5
Leibesfrucht s. Fötus
Leibesübungen 256/29
Leibschmerzen, schwache, erzeugen 203,5
Leichen, unbegrabene 268/40
Leinenkleider 228,5; 228,6; 229,5
Leinentuch 223,5
Leinenunterwäsche 228,6
Lerchen 189,2; 189,3
Leusimichi 207,3
Leute, junge, Schaden für 187,1
Leute, starke und kluge 236,2
Libido s. a. Geschlechtstrieb
Libido mindern 172,1; 172,7; 173,7; 175,3; 266/36
Libido verstärken 158,6; 172,5; 173,4; 174,4; 174,5; 176,6; 178,1; 178,4; 179,1; 179,4; 181,2; 182,5
Lilien 214,5; 215,5
Lilienblättersaft 219,7
Lilienwurzeln 223,2
Limonen 215,7
Limonensaft 222,7
Limonensirup 223,7; 233,2
Linsen 168,5; 169,5; 197,6; 199,4
Linsen, sauer eingemacht 223,6
Linsenfelder 217,4
Löffel 252/21; 268/39
Löwe (Sternzeichen) 235,6
Lorbeerbäume 207,1
Luft im Bade 227,2
Luft, gemäßigte 268/40
Luft, Nutzen der 254/24
Luft, stinkende 237,6
Luft, ungemäßigte 268/40
Luft verbessern 256/30
Luft, warme 227,1
Luftröhre reinigen 191,1; 216,2; 217,1
Luftzeichen 219,2
Lunge 193,5; 231,7
Lunge, Flüssigkeit in der 182,1; 183,1; 209,2; 217,4
Lunge, Hilfe für die 159,2; 169,6; 175,6; 180,3; 201,2; 206,3; 207,1; 217,2
Lunge reinigen 183,5; 217,6
Lunge, Schaden für 177,7; 199,1
Lungenbeschwerden, Hilfe bei 207,4
Lungengeschwür 169,7; 223,4
Lungenverstopfung 207,6
Lupinen 168,6
Lupinenkörner 169,6
Lust 218,1
Lustspeisen 183,2

Madua 196,3; 197,3
Mädchenzeichen 223,4

Mäßigung der Monate 236,2
März 235,5
Magen 180,1; 232,3; 233,2; 253/23
Magen aromatisieren 161,2
Magen abführen 211,5; 255/29
Magen abstumpfen 195,4
Magen belasten 194,1
Magen, blutreicher 199,7
Magen, brennender, Hilfe für 168,1; 169,1
Magen einrichten 197,7
Magen, entzündeter 250/17
Magen ermüden 170,6
Magen, feuchter, Hilfe für 201,4; 203,5
Magen, feuchter, Schaden bei 227,4
Magen, Feuchtigkeit des, vermehren 182,1
Magen, galliger, Hilfe für 202,3; 217,7; 233,3
Magen, galliger, Schaden bei 199,7; 216,2
Magen, heißer 159,1; 161,4; 181,4; 183,3; 186,5; 199,6; 203,1; 203,7; 249/14; 250/17; 251/17
Magen, gemäßigter 184,1
Magen, guter 197,6
Magen, kalter 164,1; 186,7
Magen, nüchterner 221,4
Magen reinigen 175,5; 176,2; 177,5; 182,2; 210,5
Magen, Schaden für den 159,4; 160,6; 161,5; 162,6; 163,3; 165,4; 165,6: 173,1; 173,5; 179,3; 179,7; 188,5; 190,5; 191,1; 193,1; 193,2; 199,4; 201,3; 204,1; 211,1; 213,3; 230,7
Magen, schwacher 249/14; 256/31
Magen, schwacher, Schaden für 196,6; 199,2; 201,6; 201,7; 202,7; 203,5
Magen, schwachen, stärken 158,5; 163,4; 176,4; 201,2; 209,5; 217,7
Magen, stärken 159,6; 161,7; 163,5; 165,2; 168,5; 173,2; 173,3; 174,3; 174,6; 177,5; 179,1; 181,7; 183,5; 203,3; 211,5; 215,6; 217,4; 220,2; 230,1; 231,5; 231,7; 232,5; 233,1; 233,2; 233,4; 250/15; 255/28; 268/41
Magen, Trägheit des 175,6
Magen, im, verbleiben 162,7
Magen verderben 161,4
Magen, verschleimter 181,1; 200,6; 201,4; 206,6
Magen zusammendrücken 233,4
Magenausgang 181,1
Magenbeschwerden, Hilfe bei 207,1
Magenboden 249/12; 253/23
Magenentzündung 209,6
Magenleiden, Schaden bei 202,6
Magenmedikamente 209,6
Magenmund 159,7; 161,4; 177,4; 193,3; 202,4; 217,3; 217,7; 233,1; 249/12; 251/17; 266/35
Magenschmerzen auslösen 160/5; 161,3; 176,3
Magenstechen 173,1
Magenverletzungen verursachen 216,5
Magenverstopfung, Schaden bei 227,4
Magere, Hilfe für 204,2; 219,4
Magere, Schaden für 224,3; 226,7
Magerkeit 225,7
Maguminie 200,6; 201,6
Maheleb 208,2; 209,2
Maimonides 209,1
Majoran 215,3; 215,5; 229,1; 256/30
Majoranöl 215,3
Majoransaft 215,3
Makastri 208,6
Makir 231,2
Malui 161,2
Malve 227,7; 249/12
Mandeln 164,7; 165,1; 174,2; 180,5; 205,5; 207,4; 207,6; 217,6; 252,2
Mandeln, geschälte 205,5
Mandeln, gesalzene 217,6
Mandeln, gestoßene 198,7
Mandeln süße 164,3; 212,7
Mandelmilch 168,3; 169,2; 256/29
Mandelöl 167,2; 167,7; 169,1; 169,2; 169,3; 171,4; 174,6; 179,2; 188,2; 203,7; 204,4; 205,3; 255/27
Mandelölsauce 190,7

285

Mandelpflanzungen 217,4
Mangold 168,5; 169,5; 178,3; 179,3; 197,5; 249/12; 249/13
Mangold, kleiner 179,2
Mangoldbrühe 171,4
Mangoldsaft 229,4; 267/37
Manna 207,1; 254/26
Mark 198,5; 253/22
Marillen s. Aprikosen
Mars 213,5; 219,2; 225,4; 227,1
Masi 228,6
Maskia 196,3; 197,3
Maskinbe 200,7; 207,7
Massage 171,3; 267/36
Massage ohne Öl 228,3; 229,3
Mastix 174,6; 193,1; 223,2
Matalebia s. Michelebria
Materien, überschüssige 223,1
Maulbeeren 160,5; 161,5
Maulbeerensaft 233,5
Mechelebria s. Michelebria
Medianader 265/34
Medizinen, abführende 222,2; 223,2; 223,5
Medizinen, stopfende 266/34
Meer 253/23
Meerestiere 191,7
Meerkatzenfell 229,6
Meerschaum 229,1
Meerzwiebelsirup, saurer 231,7
Mehl 179,6; 191,2; 207,5; 209,6; 240/8; 240/10; 240/11
Mehl, altes 171,1
Mehl, frischgemahlenes 171,1
Mehl, grobes 201,4; 229,7
Mekka 223,5
Melancholie erzeugen 180,2
Melancholie, Schaden bei 168,5; 191,4; 219,6
Melancholische Komplexion, Schaden bei 194,2
Melancholische Erkrankungen 178,5; 179,5
Melanzani 176,4; 177,4; 178,5; 249/14
Melde 168,5; 179,2; 249/12
Melisse 172,7; 173,7
Melonen 163,1; 163,6; 201,6; 205,5; 221,3; 239/7; 252/22; 256/30; 267/36
Melonen, indische 223,1
Melonen, saure 162,2; 163,2
Melonen, süße 162,1
Melonen, palästinensische 163,3
Melonenkerne 227,7
Melonensaft 229,1
Melonensamenmark 208,4
Melonenschalen 252/21
Melonensorten 238/2
Menschen, korpulente 251/18
Menschen, tafpere und mildgesinnte 236,3
Menschenfleisch 251/17
Menschier, Hilfe bei 161,3
Menschlicher Samen s. Samen, menschlicher
Menstruation s. Monatsblutung
Merkur 219,5; 229,7
Michelebria 196,5; 200,1; 200,6; 201,1
Mieselsucht 163,2; 190,3
Migräne auslösen 172,5
Milch 161,6; 167,2; 267,4; 168,1; 195,6; 177,7; 181,3; 181,5; 182,3; 183,3; 184,6; 185,5; 195,1; 196,4; 197,6; 198,7; 201,1; 201,5; 249/13; 250/16; 253/22; 255/27; 256/29; 267/36
Milch, geronnene 181,5; 250/16
Milch, saure 180,4
Milch, süße 180,3; 266/34
Milchdistel 179,1
Milchproduktion verstärken 192,6; 197,4
Milchtrinken 237,7; 223,5
Milz 171,3; 173,2; 194,2; 195,2; 252/20
Milz, dicke 179,3; 250/15
Milz dick machen 183,2
Milz, Hilfe für die 169,6; 177,5; 199,4
Milz säubern 175,1
Milz, Schaden für die 159,2; 163,3; 165,3; 190,5; 212,3

Milz, verstopfte 217,6; 207,3
Milzanschwellungen, Hilfe bei 211,6; 255/28
Milzerkrankungen verursachen 205,6
Milzsucht 184,3; 229,5
Milzvergrößerung 159,1
Mina 232,2; 233,1
Mineralien 236,5
Minze 172,4; 183,3; 185,4; 233,3
Minze, weiße 233,7
Minze, wilde 205,7; 215,5; 240/10
Minzensaft 215,3; 229,1
Mispel 160,6; 161,6; 161,7
Missen 231,3
Mist, frischer 267/37
Mittel, ankühlende 236,7
Mittel, ausgleichende 236,5
Mittel, blutkühlende 163,7
Mittel, schadensaufhebende 163,7
Mittel, stopfende 222,1
Mörser 252/21; 268/39
Mörser, gläserner 175,7
Mohn 207,6
Mohn, roter 267/37
Mohn, schwarzer 239/5
Mohnsamen 164,7; 165,1; 174,1; 175,2, 185,5; 206,6; 212,7; 217,2; 240/8; 240/11; 256/31
Mohnsamenjulep 204,4; 205,4
Mohnsamensaft 164,1
Mohnsamensirup 191,7; 230,7; 232,1; 232,2; 233,2
Mohren 167,1
Mohrenland 237,3; 254/24
Molke 181,3; 181,4; 197,3; 250/16; 252/22
Monatsblutung 237,2
Monatsblutung auslösen 165,6; 199,4
Monatsblutung beschleunigen 169,4; 169,6; 173,3; 175,1; 175,5; 197,4; 209,5; 268/41
Monatsblutung beseitigen 164,5
Monatsblutung verlangsamen 165,5
Monatsblutung verhindern 173,7
Mond 165,1; 213,1; 213,3; 219,2; 219,5; 221,2; 223,2; 223,4; 225,1; 225,4; 225,5; 225,6; 227,1; 227,6; 227,7; 229,1; 229,5; 229,7; 233,1; 233,4; 233,7; 237,7
Mond abnehmender 183,7; 213,5; 250/16
Mond zunehmender 183,7
Mondfinsternis 183,7
Moschus 231,2; 267/38
Moschusholz 230,2
Moschustier 231,2
Muducatate 202,2; 203,2
Mücken 209,3; 233,7; 251/18
Müdigkeit beseitigen 266/36
Müdigkeit erzeugen 169,2
Mutter 265/32
Mund, Bläschen am 177,4
Mund vom Fett reinigen 254/26
Mund, heißer 208,6
Mund, Schaden für 162,5; 209,4
Mundgeruch, guter 174,5; 209,6
Mundgeruch, schlechter 159,1; 190,6; 205,7
Munturia 198,5; 199,5
Musik 219,1; 256/30; 252/32; 265/32
Musizieren 218,3
Muskatnuß 162,7
Muskelfleisch 193,3
Mutten 161,3
Muttermilch 250/16
Myrrhe 229,1; 231,2; 237,6
Myrten 213,5; 214,1; 215,1
Myrtenöl 267/37
Myrtensaft 213,7
Myrtenwasser 227,7

Nabach 160,7; 161,7; 256/30
Nabel 252/20
Nabelbereich 253/24
Nachspeisen 256/31
Nachtische, süße 197,3; 198,3; 202,3; 212,5; 217,4

Nachtblindheit 194,1
Nagelpflege 229,7
Nahrung, heiß und feucht 185,1
Nahrung, schleimige 193,5
Naphta 211,6
Narden 231,2
Narzissen 215,1; 256/30
Narzissenzwiebel 215,1
Nasenbluten auslösen 211,5; 227,4; 268/41
Nasenbluten stillen 227,6; 230,3
Nasenkatarrh 234,3
Natur, reinigen 197,7
Naturphilosoph 239/5
Neda 267/38
Nervenkrankheiten, Schaden bei 202,3
Neuigkeiten, verwirrende 221,5
Nidasia 188,1
Nieren 163,3; 252/20; 265/34
Nieren (Speise) 177,2; 195,2
Nieren, Hilfe für die 159,1; 163,2; 175;1; 206,1; 206,6; 207,1; 217,4; 217,6; 229,6
Nieren, Schaden für die 174,3; 177,7; 180,6; 197,4; 208,1; 207,4
Nieren- und Blasengeschwüre 174,1
Nieren, Sand in den 158/1
Nierenschmerzen 265/34
Nierensteine beseitigen 175,1
Nierenverstopfung, Schaden bei 201,5
Nießen 223,2
Nießwurz 189,1; 251/17
Nil 211,5
Nissen töten 229,4
Nisaburi 176,3
Nördliche Länder 235,2; 236,2; 237,2; 237,3
Nordwestwinde 234,4
Nordwind 213,5; 226,2; 232,7; 234,2; 235,2; 240/10
Nüsse 164,3; 164,7; 165,7; 180,3; 180,5; 204,3; 205,3; 207,4; 207,6; 217,5; 267/37
Nüsse, zerquetschte 213,6
Nüssekataif 206,4; 207,4
Nußöl 175,6; 205,3
Nußsaft 233,5
Nußspeisen, süße 206,6
Nutzen der Speisen 239/4

Oblaten 198,5
Obst 239/7; 249/12; 252/22; 253/22
Ochsenzunge 256/29
Öl 168,1; 168,4; 169,4; 169,5; 171,4; 176,3; 176,7; 178,5; 178,7; 179,2; 179,3; 179,5; 179,7; 183,1; 183,3; 183,6; 184,6; 186,1; 186,4; 187,6; 191,3; 191,4; 192,2; 194,1; 194,2; 194,5; 205,4; 206,7; 207,7; 221,3; 240/11; 249/13; 253/22; 254/26; 255/27
Öl, heißes 229,2
Öl, kaltes 208,2; 229,2; 229,7
Östliche Länder 235,3; 236,4; 237,4
Ohnmacht, Hilfe bei 160,3; 161,2; 211,3; 231,5; 255/29
Ohnmacht, in, fallen 226,2; 227,4; 266/34
Ohren 193,3; 193,4; 240/10
Ohrenschmerzen, Hilfe bei 215,3
Oliven 180,7; 181,6; 181,7; 249/13
Olivenöl 175,6; 207,5
Orangen 215,7; 256/30
Organe befeuchten 255/29
Organe, innere 231,1
Organe schwächen 266/36
Orgelspiel 218,2; 219,2
Ortswechsel 225,1
Osten 235,1; 235,2; 235,4
Ostwind 234,3

Palmsprossen 256/31
Papier 252/21
Paralyse, Hilfe bei 196,4; 215,1; 218,6; 268/41
Pafums 267/38
Paris und Helena 221,6
Paroxysmus, Anfang des 221,4

Pastinaken 178,4; 179,4; 249/13
Pastinaken, wilde 211,7
Pech 211,6; 256/30
Pelze 229,6
Persien 214,2; 240/9
Pest 249/15
Petroleum 256/30
Pfauen 186,5; 187,5
Pfeffer 167,7; 175,2; 178,5; 179,2; 184,4; 185,4; 185,7; 187,4; 192,1; 193,5; 194,3; 197,3; 249/13; 250/15
Pfeffer, langer 175,5
Pfeifen 266/35
Pfirsiche 158,3; 159,3
Pfirsichblätter 175,7
Pfirsichtriebe, Saft von 223,5
Pflanzen, Schaden für die 236,6
Pflaster aus Myrten 214,1
Pflaumen 158,4; 159,4
Pflaumensaft 159,4; 233,5
Pflaumenwasser 227,7
Phaseolen 168,4
Pilze 159,5; 253/23
Pistazien 207,6; 216,4; 217,4
Planet, rückwärtsschreitender 221,2
Pocken 237,6
Pocken, Hilfe bei 216,7; 233,3
Pocken, Schaden bei 236,3
Podagra, 174,2; 181,2; 211,4; 266/35
Polei 205,7
Poren 251/18; 255/27
Poren, geöffnete 201,7; 213,4; 225,4; 225,7; 226,3; 227,3; 228,3; 229,2; 229,3; 266/36
Poren schließen 227,5; 229,3
Portulak 165,7; 167,7; 172,6; 172,7; 173,7; 249/12
PP., der Arzt 254/25
Puls 239/5; 253/24
Pulver, stärkendes 223,5
Pumara 200,2; 201,2
Purgierkraut 250/16
Purpurader 265/34

Qualitäten der Speisen 238/2
Quellenwasser 211,4; 227,6
Quendel 175,3
Quitten 160,1; 161,1; 193,1; 204,4; 204,7; 205,5; 205,7; 215,7; 239/7; 255/27; 256/30; 267/38
Quittensäure 212,4
Quittensaft 161,7
Quittenschnitze 256/29
Quittensirup 231,7; 232,1; 233,1

Rabe 267/37
Rachacaromi 215,5
Räucherungen 209,4; 236,6; 256/29; 267/38
Räucherwerk 231,1
Räume, unterirdische 236,4
Ramala mit Fleisch 203,1; 256/31
Ramich 231,4
Ramole s. Ramala
Rapata 200,3; 201,3
Rassis 209,5
Raute 175,3; 205,7; 217,5
Raute, grüne 175,4
Rautensaft 213,7
Rauch beseitigen 213,6
Rauhigkeit der Lungenröhre, Hilfe bei 205,2
Rausch 215,4
Rebhühner 187,7; 189,3; 199,3
Rebhühner am Spieß 203,7
Rebhuhneier 182,6; 183,6
Rebesch 223,7
Reblebi-Öl 175,6
Rebschößlinge, Saft von 213,7
Reden im Schlaf 220,6
Regen 178,2
Regenwasser 210,2; 211,2
Rehhirn 251/20

287

Reif 211,3
Reinigung 265/34
Reinigung des Leibes 158,2; 227,7; 234,5
Reinigung der Zähne 222,5
Reis 167,1; 168,1; 169,1; 181,4; 201,1
Reis und Hirse mit Milch zubereitet 200,5
Reisbrot 170,4; 171,4
Reise, Schaden für die 176,6
Reisgerichte 201,5
Reismehl, 227,7
Reissaft 228,1
Reiswasser 229,1
Reiten 224,4; 225,4; 266/34; 266/35
Rekonvaleszente, Hilfe für 182,6; 186,7; 189,4; 194,5; 195,5; 231,7; 251/18
Rekonvaleszente, Schaden für 201,7; 213,4
Rettich 220,3; 221,3; 249/12; 253/22
Rhythmusschlagen 219,2
Riachi 231,3
Rinder 251/17
Rindergalle 267/37
Ringen 224,7; 225,7; 266/35
Ringer 184,6
Risse entstehen 225,7
Rittersspornsaft 229,4
Römer 249/12
Roggen 166,1; 167,1; 167,2; 181,4
Roggen, gekochter 168,7; 169,7
Roggenbrei 166,5
Rosen 208,6; 209,7; 214,2; 215,2; 223,5; 229,4; 256/30; 267/38; 268/39
Rosenhonig 160,2
Rosenöl 218,7
Rosensirup 232,3; 233,3
Rosenwasser 161,2; 165,1; 192,1; 203,1; 208,1; 209,4; 210,5; 219,7; 221,3; 223,5; 226,7; 227,7; 228,2; 230,5; 231,5; 233,6; 234,1; 237,6; 256/31; 268/39
Rosenwasserjulep 232,4; 233,4
Rosenzucker 158,4; 160,2; 166,5
Rosêwein 213,2
Rosinen 164,2; 164,6; 165,2; 180,3; 190,1
Rosinen, zerschnittene 213,5
Rosinensirup 268/38
Rosinenwein 213,6
Rotwein 182,6; 190,3
Rotwein, dicker 212,3
Rucab 254/26
Rüben 177,3; 179,4; 249/12; 249/13; 249/14
Rübengmüse 201,3
Rücken 253/24
Rücken, Hilfe für den 159,1; 229,6
Rückenschmerzen, chronische 163,7
Rülpser 253/24
Rüssel 193,4
Ruhe 189,4; 189,7; 201,1; 224,2; 225,2; 269/41
Ruhe, Nutzen der 220,4
Ruhende 167,5; 201,7; 207,3
Ruhr, rote 206,7; 198,5
Rumania 196,5; 197,5
Rupturen 266/34
Ruß 215,4
Rutal 205,6

Saatgut 240/10
Sachar 189,3
Sachne 190,6; 191,6
Säfte in den Adern verderben 205,5
Säfte in Bewegung bringen 220,3
Säfte, dicke 181,3
Säfte, dünne 181,3; 224,5
Säfte, gallige 227,4
Säfte, gemäßigte 197,7
Säfte, gute 169,3; 169,4; 177,3; 193,3; 193,5
Säfte, kalte 197,3
Säfte reinigen 235,2
Säfte, rohe 163,3; 171,6
Säfte, saure 198,6; 203,1

Säfte, schlechte 168,6; 177,6; 181,6; 185,2; 195,2; 199,1
Säfte, schleimige 168,7; 193,3
Säfte, überschüssige 165,2; 181,1; 182,1; 186,1; 191,1; 191,6; 195,3; 214,3; 218,7; 222,1; 222,2; 229,3
Säfte verderben 158,3
Säfte verzehren 229,3
Säfte zerstören 221,7
Sämereien 197,1; 197,3
Säure beseitigen 165,7
Safran 165,1; 175,4; 192,4; 205,6; 228,4; 231,5; 249/13
Safran, wilder 189,5
Safranöl 169,1; 175,6
Safransamen 227,7; 228,1
Safranwurzel 267/36
Saft, aus ausgepreßten Trauben 189,6
Saiteninstrumente 219,2
Salate 249/14
Salbungen 224,5; 229,3
Salbungen mit Öl 228,2
Salhadia 196,2; 197,2
Salich 231,2
Salmiud 231,2
Salz 165,7; 168,2; 169,2; 171,6; 175,7; 177,4; 178,5; 181,6; 182,7; 183,1; 183,6; 184,5; 185,5; 185,6; 189,5; 191,6; 192,2; 192,7; 193,2; 193,7; 194,1; 194,7; 201,3; 201,4; 213,6; 240/11; 249/13; 250/15
Salz als Konservierungsmittel 250/15
Salzanteil 217,3
Salzlake 249/13
Salzwasser 158,1; 168,4; 168,6; 169,4; 178,1; 178,2; 179,2; 179,4; 179,7; 181,7; 183,6; 185,1; 193,5; 195,2; 196,6; 211,6; 201,4; 210,6; 229,7
Salzwasser süß machen 255/28
Salzige Speisen 239/4
Salziger Geschmack 238/1; 239/5
Samarkand 162,1
Samen (Getreide) 240/8; 240/10
Samen, menschlicher 193,7; 222,3; 222,4; 223,4
Samen abtöten 213,4
Samen austrocknen 185,5
Samenfluß, übermäßiger 172,1
Samenproduktion vermehren 163,5; 163,7; 165,1, 169,1; 172,5; 173,5; 174,1; 177,3; 188,2; 188,4; 191,1; 192,3; 192,7; 193,1; 193,6; 196,6; 197,4; 204,5; 205,3; 266/34
Samenproduktion vermindern 172,7; 176,5; 201,2; 220,1
Samensubstanz 193,6
Sand 175,7
Sandelholz 208,5; 228,2; 229,4; 233,6; 237,6; 252/21; 255/27; 267/38
Sandelholz, rotes 209,6
Sandelholz, weißes 208,6; 209,6
Sandelholzsirup 268/38
Sanguiar 254/26
Saturn 213,5; 225,6; 227,6
Saucen, verdauungsfördernde 193,7
Sauerampfer 197,5
Sauermilch 171,4; 181,4; 181,5; 197,3; 199,6; 250/16; 252/22; 253/22; 256/31
Sauerteig 170,1; 170,6; 175,1; 186,7; 240/11
Saudistel 172,2; 172,5; 173,2; 175,7
Saumsi 231,1
Saurer Geschmack 238/1
Saurer Sirup 230,6; 230,7
Saures 186,1; 198,2
Schach 267/37
Schaden der Speisen 239/4
Schädliches aus dem Magen austreiben 221,2
Schärfe 189,3
Schärfe der Brust 205,3; 205,4
Schärfe des Blutes nehmen 164,6; 165,6; 249/14
Schärfe der Feuchte mindern 197,7
Schärfe der Hitze beseitigen 222,7
Schärfe der Lungen, Hilfe bei 205,4
Schafe 180,3; 195,2
Schafmilch 182,1; 250/16
Scham 218,5; 219,6; 265/32
Schamhaare am Wachsen hindern 219,7

Scharfer Geschmack 238/1
Schaukeln in der Wiege 266/35
Schienbeine 193,4
Schiff 266/34
Schildkrötenblut 219,7
Schlachttiere 193,3; 252/21
Schlachtung 188,5; 189,6
Schläuche, lederne 255/28
Schlaf 220,4; 220,7; 253/23; 268/39; 269/41
Schlaf, allzulanger 221,4
Schlaf nach dem Bade 224,7
Schlaf beeinträchtigen 190,7
Schlaf bringen 205,4; 220,5
Schlaf, langer 171,3
Schlaf, Wirkungen des 265/33
Schlafbedürfnis hervorrufen 227,3
Schlafbedürfnis nachlassendes 253/24
Schlaflosigkeit 227,6; 265/33
Schlaflosigkeit auslösen 180,7; 186,2; 188,6; 213,2; 214,1; 230,3; 236,7
Schlaflosigkeit, Hilfe bei 168,2; 172,1; 204,4; 215,4; 233,2
Schlafmittel 175,2
Schlafsucht 255/29
Schlag 223,4; 266/36
Schlaganfälle, Hilfe bei 188,6; 226,6; 227,1; 227,3
Schlangenbiß, Hilfe bei 216,4
Schlanke, Hilfe für 204,2
Schleim 185,1; 189,4; 208,4; 213,4; 221,4; 237,3; 254/24
Schleim abführen 230,7; 239/4
Schleim auflösen 175,5; 177,1; 199,5; 201,6
Schleim erzeugen 165,6; 195,4; 197,3; 201,3; 236,1; 249/14; 251/19
Schleim in der Kehle beseitigen 223,2
Schleim im Magen 191,6; 203,3; 203,4; 217,6
Schleim reinigen 239/4
Schleim, Übermaß an 166,2
Schleim verdünnen 173,5; 180,1; 190,3; 226,4
Schleimigkeit 193,4; 240/11
Schleimhusten 177,1
Schlüpfrigkeit des Bauches 233,3
Schlund 233,5; 252/20
Schlund, Hilfe für den 175,6; 183,5; 217,1
Schlund, schmerzender 232,5
Schlund verletzen 189,2
Schmalz 195,4
Schmerz, geringer 166,4
Schmerz lindern 159,7; 199,2; 227,3; 265/32
Schmerzen, langwierige 170,7
Schmerzen, starke, Hilfe bei 220,1
Schmerzen verursachen 201,3
Schnecken 253/22
Schnee 210,3; 211,3
Schnee als Konservierungsmittel 249/14
Schneewasser 159,2; 223,7; 251/19
Schneidebretter 252/21
Schneidezähne 252/20
Schnupfen 167,2; 215,2
Schnupfen, Hilfe bei 207,6; 233,2; 266/36; 268/41
Schnupfen, Schaden bei 214,4; 255/28
Schnupfen verursachen 216,7
Schorf 170,2
Schorf beseitigen 168,6; 250/16
Schriftsteller, landwirtschaftliche 240/10
Schröpfköpfe 215,3; 266/34
Schröpfmale 215,3
Schütze (Sternzeichen) 223,4; 235,7
Schuhe anziehen 229,5
Schuppen beseitigen 178,3
Schutz vor Schlangenbissen 217,5
Schwachsichtigkeit, Hilfe bei 195,1
Schwachbrüstige, Hilfe für 198,7
Schwäche 203,2; 227,4
Schwächung der Kräfte 221,4
Schwalbenkot 267/37
Schwamm 240/11
Schwanken 213,4
Schwanz 252,20

Schwanz des Drachen 213,5
Schwarzfärbung der Haut 228,1
Schwefel 211,6; 267/37
Schweine 165,3
Schweinefleisch 239/6; 250/17; 251/17
Schweineleber 195,1
Schweineschwarten 239/6
Schweiß 224,4
Schweiß, strenggriechender 179,1
Schweißgeruch 219,7
Schweißporen 224,3
Schwellungen der Augenbrauen 219,7
Schwellungen, kalte, Hilfe bei 210,4
Schwertbohnen 168,4; 169,4; 267/37
Schwimmen 227,6
Schwindel verursachen 182,7; 216,4
Schwitzbad 227,2
Schwitzen 219,6; 223,4; 224,4; 225,4; 228,1
Schwitzen verhindern 229,3
Schwindsucht, Hilfe bei 227,1
Sclavonien 237,2; 250/17
Scumeysi 229,5
Seerosen 213,7; 214,3; 215,4; 230,3; 267/38; 268/39
Seerosensirup 233,3
Sehestem 161,2
Sehschwäche 253/22
Sehvermögen 199,4
Sehvermögen, Schaden für das 168,5; 172,1; 172,6; 173,1; 176,7; 177,6; 184,5; 190,2; 200,3; 211,5; 223,4; 255/28; 255/29
Sehvermögen verbessern 175,3
Seidenkleider 228,6; 229,6
Seifenwasser 267/37
Selbstbeherrschung 218,5
Sembusuch 203,1
Semmelmehl 249/13
Senf 168,4; 169,4; 174,2; 174,4; 175,2; 177,3; 178,3; 179,4; 182,3; 183,3; 192,2; 221,3; 250/15
Senf, weißer 172,5; 172,7; 173,5; 266/34
Senfsamen 175,1
Seni 223,5
September 235,6; 249/10
Sesam 169,1; 240/10
Sesamgerichte 207,6
Sesamkörner 174,4; 185,5
Sesammehl 165,7
Sesamöl 174,4; 175,2; 175,6; 185,6; 205,3; 221,3; 249/13
Sicheis 196,1; 197,1
Sichem 160,2
Sicinkia 196,6; 197,6
Sieden 254/25
Signa 219,2
Sikabegi s. Sicheis
Silberbergwerke 211,6
Silberglätte 218,7; 267/37
Silberstaub 231,2
Singen 266/35
Sinne erwecken 231,5
Sinne, fünf 252/20
Sinne klären 173,7
Sinne reinigen 234,2
Sinne schädigen 174,4
Sinne stärken 189,4; 221,7; 235,2
Sinne verwirren 214,4; 234,1; 235,1
Sires 232,5
Sirup 223,6; 238/2; 254/26; 267/38; 268/39
Sirup, einfacher 231,6; 231,7
Sirup, aus grünen Äpfeln 161,3
Sirup, saurer 158,1; 161,5; 162,1; 162,5; 163,3; 196,7; 204,7; 211,7; 213,7; 216,3; 221,3; 231,6; 233,3
Sirup, stopfender 167,5
Sirup, süßer 232,1
Sitzkissen 229,6
Skorpion 217,5; 237,7; 251/18
Skorpion (Sternzeichen) 213,1; 233,4; 235,7; 237,7
Sodula 256/30
Sommer 229,5; 232,6; 234,6; 235,6; 235,7; 237,5

Sommerkohl 199,4
Sommersprossen 182,5; 209,2; 212,7
Sommertage 225,3
Sommerwohnungen 232,6; 233,6
Sonne 227,7; 237,7
Sonnenbrand beseitigen 227,3
Spargel 178,1; 179,1
Spatzen 251/17
Spazierengehen 266/35
Speichel entfernen 231,7
Speichelproduktion 253/24
Speise 269/41
Speisen in Bewegung bringen 220,3
Speisen, fette 174,5; 174,7; 182,2; 183,2; 185,7; 217,3
Speisen, feuchte 220,4; 224,4; 234,7
Speisen, dicke, verdünnen 175,2
Speisen, gebratene 183,2; 254/25
Speisen, gebackene 250/16
Speisen, gedämpfte 180,1; 181,1; 202,5; 203,5
Speisen, gemäßigte 237,4
Speisen, geröstete 202,4; 250/16
Speisen, geschmacklose 185,5; 239/4
Speisen, gesottene 254/25
Speisen, gutgewürzte 171,6
Speisen, heiße 223,5; 237,5
Speisen, herbe 171,4
Speisen, kalte 172,4; 183,2; 234,6
Speisen auf Kohlen gebraten 202,6
Speisen, die im Magen rauchen 194,3
Speisen, samenproduzierende 222,3
Speisen, salzige 203,5; 211,1; 256/31
Speisen, saure 202,4; 204,5; 223,6
Speisen, scharfe 223,5
Speisen, am Spieß gebraten 202,7
Speisen, stopfende 182,1; 199,3; 204,2; 204,4
Speisen, süße 170,5; 174,7; 184,2; 187,3; 196,3; 207,6; 207,7; 223,5; 223,6
Speisen aus süßer Milch 171,2
Speisen, trockene 181,6
Speisen, unverdauliche 227,6; 232,7
Speisen, verdünnende 173,6; 183,5; 187,2
Speisen, zusammengesetzte 238/3
Speisenregeln 252/22
Speisereste 255/27
Speisenträger 252/21
Spinat 169,3; 169,5; 178,2; 179,2; 197,5; 249/13
Spicanardi 175,5
Sport 266/35; 266/36
Squinanto 223,5
Srindibeis 196,2; 197,2; 221,3
Stärkemehl 166,2; 167,2; 181,2; 206,3
Stärkungsmittel für das Hirn 220,1; 236,3
Stampfen in der Weinkelter 266/35
Stare 186,7; 187,7; 189,1; 189,3
Steckenkraut 185,5; 192,3; 192,5
Steinbock 187,2
Steinbock (Sternzeichen) 227,6; 229,5; 237,1
Steine auflösen 162,1; 163,2; 209,2; 209,5
Stein bilden 170,6; 171,1; 171,3; 181,6; 186,3; 197,6; 216,3; 201,5; 205,2
Steine, trockene 181,4
Steinleiden, Schaden bei 180,6
Stellio 219,7
Sternzeichen, bewegliche 225,4
Sternzeichen, feurige 163,1; 165,1; 219,2
Sternzeichen im Haus der Krankheit 167,1
Sternzeichen, wäßriges 163,1; 165,1; 213,3; 233,1
Stier (Sternzeichen) 235,5
Stimme 219,1; 252/20
Stimme erhalten 256/31
Stimme, helle 183,5; 191,1; 237,4
Stimme kräftigen 265/32
Stimme, Schaden für die 158,7; 164,1; 208,6
Stinkasant 175,5
Stirn des Stiers (Sternzeichen) 235,6; 237,1
Stopfende Speisen 201,7
Stoconnia 214,6

Strauch 237,4
Straußeneier 183,7
Streuzucker 200,5; 207,1
Stridebeng s. Srindibeis
Stuhlgang, allzuhäufiger 164,4
Stuhlgang beschleunigen 166,4
Stuhlgang, schlüpfriger 239/4
Stuhlgang, stinkender 175,5
Stuhlgang vermindern 169,1
Stuhlgang, weicher 169,5
Stutenmilch 250/16
Substanz 225,1
Substanz, salzige 175,1
Substanz, schädliche 223,2
Substanz der Speisen 238/1
Substanz, süße 175,1
Such 231,4
Südliche Länder 235,1; 236,3; 237,3
Südpol 237,3
Südwind 234,1; 235,1; 240/10
Süßer Geschmack 238/1
Süßspeisen 166,2; 181,2; 187,4; 239/4; 239/5; 254/6; 256/31
Süßwasser 234,2
Süßwasserbäder 226,1
Sumach 175,3; 196,5; 203,3; 219,7; 250/16; 252/22
Sumach-Agrest 175,7
Sumacheria 196,5; 197,5
Sumachsaft 202,2
Suppen, feuchte 223,1
Suppeneinlage 252/21
Susia 198,1
Syrusuck 254/26

Talbewohner 268/41
Tamerinden 161,4
Tamariskensamen 219,7
Tamutia 198,2; 199,2
Tannen 231,4
Tanzen 218,3; 219,3
Tauben 180,2; 250/16
Tauben, gebratene 252/22
Teig 195,1; 201,6
Terregenbin 254/26
Thabegeth 202,3; 203,3
Tharet 190,5; 191,5
Theriak 236,7; 237,7
Tier, giftiges 237,7
Tiere, kastrierte 250/17
Tiere, kleine und schwache 240/10
Tiere, säugende 192,5
Tieren, Schaden für die 236,6
Tiere, vierfüßige 251/18
Tobsüchtige beruhigen 214,4
Töpfe 252/21
Tod, plötzlicher 225,7; 255/29
Tongeschirr 211,6
Torosia 198,6; 199,6
Totgeburt abtreiben 197,4
Tragant 254/26; 267/37
Training, körperliches 186,3; 187,5; 197,6; 199,6; 200,7; 201,7; 204,1
Trank 269/41
Trappen 186,4; 187,4
Trauben, weiße 213,5
Traubensaft 175,7
Träume 265/33
Träume, angenehme 171,4; 201,1
Träume, böse 168,4
Träume, erhabene 237,4
Traurige 218,4
Traurigkeit 214,2; 219,5; 265/32
Trifera 160/5; 161/5; 171,3; 202,6
Trinkexzesse 213,5
Tristan und Isolde 221,6
Trockenheit 189,1; 223,3
Trüffeln 178/5; 179/5
Trunkenheit 220,1; 221,1; 221,2; 222,7

290

Trunkenheit, Schutz vor 160,6; 199,4; 212,7; 213,7; 223,7; 232,4; 233,2
Tuch, leinernes 253/22
Tuchia 219,7
Tüpfelfarn 189,5
Türken 167,1; 250/17
Turteltauben 187,7; 189,1; 189,3; 189,6

Überfluß an Stuhl und Harn 266/35
Überfülle des Körpers und des Hirns 223,4
Übelriechendes 238/1
Übungen, körperliche 184,3; 188,4; 189,7; 193,1; 193,5; 194,7; 203,7; 206,4; 221,3; 223,6; 224,3; 225,3; 225,6
Übungen zu Lande 225,5
Übungen in der Luft 225,5
Übungen zu Wasser 225,5
Unförmigkeit 225,2
Unkraut 240/8
Unreinheiten der Haut beseitigen 163,2
Unruhe auslösen 213,2
Unschlitt 194,4; 195,4
Unsinn treiben 221,1
Unterhaltungen 221,6
Unterkleider, seidene 228,5
Unterschenkel von Tieren 181,2
Urbien 191,7
Urin 195,2
Usnen 208,4; 209,4; 229,4; 255/27

Vehemit 209,2
Veilchen 214,1; 214,4; 214,6; 215,4; 230,3; 256/30; 268/39
Veilchenöl 208,3; 208,4; 223,2; 226,7; 228,7; 229,2
Veilchensirup 233,3; 267/38; 268/38
Venus 213,1; 219,2; 219,5; 227,1; 229,5; 233,1
Venenbeschwerden 199,4
Verabreichung von Sirupen 268/39
Veränderung 225,1
Verbrennungen beseitigen 227,7
Verdaulichkeit 238/1
Verdaulichkeit, gute 169,6; 184,2; 185,5; 188,7; 191,4; 193,4; 193,5; 195,3; 195,5; 195,6; 201,5; 205,6; 213,1
Verdaulichkeit, schlechte 168,6; 168,7; 169,6; 169,7; 170,5; 181,1; 181,5; 181,6; 185,2; 186,3; 186,5; 187,6; 189,1; 189,7; 192,7; 193,2; 193,7; 194,7; 195,1; 195,5; 195,7; 200,4; 201,6; 203,5; 205,3; 207,3; 213,1; 213,3; 213,4; 214,6; 238/1; 240/10
Verdauung 253/24
Verdauung von Fischen 251/19
Verdauung, Schaden für die 158,4; 160,5; 160,6; 160,7; 162,3; 163,3; 164,4; 172,2; 178,2; 178,4; 182,3; 182,5; 193,1; 194,6; 225,2; 235,1; 237,3; 202,1; 211,5; 234,6; 236,3; 240/8; 249/12; 265/33; 268/41
Verdauung verbessern 161,2; 163,6; 167,4; 173,4; 175,3; 175,5; 177,2; 177,5; 178,2; 179,2; 179,3; 183,2; 184,5; 185,1; 210,1; 210,3; 210,4; 214,6; 215,6; 217,3; 220,4; 221,5; 225,4; 226,5; 227,5; 232,1; 232,5; 233,2; 234,4; 236,1; 237,2; 255/28; 255/29; 265/33; 266/36
Verdauungsorgane schädigen 192,5
Verdauungsprobleme 163,6
Verdauungsstörungen 203,2
Verdauungsunfähigkeit 209,5
Verderben 225,1
Verderben von Fleisch verhindern 206,2
Verworrenheit verursachen 220,7
Verfolgungswahn 219,6
Vergeßlichkeit 203,5; 255/28
Vergiftungen 158,1; 164,7; 175,3; 176,7; 185,5; 209,4; 268/40
Verhärtungen auflösen 174,2
Verhärtungen der Adern erweichen 228,7
Verhütung des Betrunkenwerdens 179,7
Vernunft, Schaden für die 226,4
Verschleimung erzeugen 224,2
Verschleimung feuchte 217,1
Verseuchte Luft 236,6
Verskunst 219,1
Verspannung 265/34

Verständigkeit 218,4; 237,4
Verstand klären 201,1
Verstand schärfen 162,7
Verstand verwirren 227,4; 236,3
Verstopfungen 217,3; 222,2; 223,1; 223,2; 256/29; 265/34; 266/35; 269/41
Verstopfung beseitigen 167,6; 172,3; 173,3; 175,4; 177,5; 177,7; 178,1; 178,7; 179,3; 209,2; 215,3; 233,5
Verstopfungen verursachen 159,6; 161,3; 161,5; 163,5; 166,1; 167,2; 171,1; 173,2; 183,5; 186,2; 187,2; 193,5; 194,6; 195,4; 197,4; 205,2; 205,6; 213,6; 223,3; 238/1; 239/4; 254/26
Verstopfungen der Milz, der Leber und der Lunge 169,6; 173,2; 217,6
Verstopfungen, Schaden bei 198,3; 200,5
Verunreinigungen der Haut 159,1
Verunreinigungen beseitigen 208,3
Verwirrung, geistige 169,5; 255/28
Verzagtheit 265/32
Verzweiflung 219,5; 265/32
Vitriol 267/37
Vögel 194,6; 195,6; 251/18
Vogelbeeren, Blüte der 181,2
Vogelleber 195,7

Waage (Sternzeichen) 223,4; 229,5; 235,7
Wachen 220,7; 221,7; 269/41
Wachs 229,7; 252/21
Wachteln 188,1; 189,1; 189,3; 251/17
Wärme, natürliche, erhalten 229,3
Wäßrigkeit 209,7
Waffendienst 225,6
Wahrnehmungsvermögen schädigen 212,2
Waldtauben 189,3
Wanzen 233,7
Wammen 194,7; 195,7
Warzen vertreiben 165,4
Wasser 171,5; 173,1; 176,1; 177,4; 189,5; 199,6; 201,3; 201,4; 207,2; 211,3; 211,6; 212,1; 229,1; 240/11; 250/15
Wasser, erdiges 211,6
Wasser, heißes 183,5; 226,4; 227,4
Wasser, kaltes 167,3; 167,5; 223,5; 226,4; 226,5; 227,5; 227,6; 227,7; 253/22, 256/31
Wasser, laues 223,2; 226,3; 227,3
Wasser, sehr kaltes 226,6
Wasser mit Schnee vermischt 210,4; 211,4; 255/28
Wasser, süßes 210,3; 253/22
Wasser, trübes, klären 211,7
Wasser, Unterschiede des 255/28
Wasser, warmes 167,3; 210,5; 211,5; 216,1; 221,3; 226,5; 227,1; 229,3; 253/22
Wasserbad, kaltes 227,1
Wasserdampf 223,2; 235,1
Wassermann (Sternzeichen) 227,6; 237,1
Wassersucht 256/29
Wassersucht, ausbrechende 250/15
Wassersucht, Hilfe bei 181,3; 185,7; 209,4; 211,6; 227,1; 231,7
Waschen 227,6
Weichkäse 250/16
Weidenbäume 254/26
Weihrauch 237,6; 237,7
Weihrauchsirup 233,3
Wein 163,1; 182,2; 183,6; 187,3; 187,4; 190,1; 191,2; 191,5; 201,4; 212,1; 213,1; 217,6; 221,3; 251/19; 253/22; 255/29
Wein, alter 159,4; 167,7; 170,3; 170,7; 180,2; 182,4; 187,5; 197,2; 212,2; 213,3
Wein, dünner 200,7
Wein, frischer 198,4; 200,3
Wein, geharzter 213,6
Wein, gekochter 213,6
Wein, gelber 160,3; 197,3; 216,6; 226,6
Wein, gemischter 206,7
Wein, der gerade zu Essig umschlägt 212,5; 213,5
Wein, guter 171,7; 199,1; 207,3; 237,7
Wein, herber 211,7

Wein klären 213,6
Wein als Konservierungsmittel 249/14
Wein, roher 185,2
Wein, süßer 165,4; 210,7; 213,7
Wein verabscheuen 213,7
Wein, verdünnter 223,7
Wein, wohlriechender 158,3; 212,2; 233,6
Wein, wohlschmeckender 163,6; 188,4; 202,1; 202,7; 205,7; 217,7
Weindämpfe 221,1
Weinessig 176,1; 213,5
Weingarten, bewässerter 212,5
Weingenuß 159,7; 221,1; 256/31
Weintrauben 158,2; 159,2; 165,2; 213,5
Weisheit 218,4; 218,6
Weißbrot 170,1; 171,1; 256/29
Weißwein, säuerlicher 212,4
Weizen 166,7; 167,7
Weizen, gequetschter 167,3
Weizenbrei 166,3; 167,3; 167,5
Wermut 177,5
Wesen, ausgeglichenes 235,3; 237,3
Wespen 251/18
Westliche Länder 235,4; 236,5; 237,5
Westwind 234,4
Wicke 240/9
Wickensamenmehl 255/27
Widder 189,7; 194,3; 250/17; 251/20
Widder (Sternzeichen) 229,5; 235,5
Widderfleisch 184,1; 184,3; 185,1; 185,3
Wiesen, schöne 234,3
Wiesenkümmel 175,2
Wildbret 186,1; 187,1; 225,5; 251/18; 252/21
Wildgemüse 249/12
Wildtiere 250/17
Winde 268/40
Winde, kalte, auflösen 215,7
Winde, nördliche 233,6
Winter 229,5; 235,7; 236,1; 237,1
Wintersaat 237,1
Wintertage 225,3
Winterwohnungen 232,7; 233,7
Wirkung, abführende 165,4; 167,5; 167,6; 169,1; 169,3; 172,6; 173,5; 175,1; 175,2; 177,3; 177,7; 179,2; 179,3; 179,4; 179,6; 181,3; 189,2; 192,1; 206,2; 207,2; 211,6; 221,7; 228,7; 233,4; 239/7; 249/13; 254/26
Wirkung, auskühlende 199,7; 210,1; 211,6; 215,2; 215,3; 215,7; 221,4; 225,5; 227,1; 227,3; 227,5; 231,6; 239/4
Wirkung, abmagernde 221,4
Wirkung, abtreibende 169,2
Wirkung, anziehende 209,2
Wirkung, auflösende 191,6; 209,2; 215,5; 215,6; 230,6; 231,6; 232,6; 239/4
Wirkung, austrocknende 167,4; 171,2; 171,4; 185,5; 187,2; 191,6; 198,4; 199,4; 203,3; 211,6; 217,3; 219,5; 220,4; 221,4; 221,7; 224,5; 225,5; 227,1; 228,1; 239/4
Wirkung, befeuchtende 206,2; 215,3; 215,7; 225,5; 227,1; 227,3; 227,5; 228,2; 229,2; 229,3; 229,4; 229,5
Wirkung, blähende 169,4; 217,1; 240/8
Wirkung, durstlöschende 231,6
Wirkung, einschläfernde 214,7; 215,4; 220,6; 240/11
Wirkung, erhitzende 211,6; 227,1; 227,4; 227,5; 229,2; 229,3
Wirkung, harntreibende 192,1; 201,3
Wirkung, lindernde 229,5
Wirkung, reinigende 183,1; 191,6; 206,2; 209,4; 217,6; 229,4; 230,6; 233,4; 238/1; 239/4
Wirkung, öffnende 230,6; 231,6
Wirkung der Speisen 239/6; 253/23
Wirkung, stopfende 161,1; 161,6; 161,7; 163,7; 165,4; 165,5; 165,7; 169,1; 169,5; 170,1; 170,4; 171,3; 171,6; 172,6; 177,1; 179,3; 180,5; 181,6; 189,2; 195,2; 197,1; 197,5; 199,4; 199,7; 209,7; 211,6; 212,6; 217,5; 217,7; 227,4; 229,4; 231,5; 239/7
Wirkung, tödliche 219,4
Wirkung, verdauende 229,4; 251/18
Wirkung, verdickende 209,7; 228,5; 249/15
Wirkung, verdünnende 165,2; 169,4; 170,6; 173,5; 175,2; 175,4; 175,5; 177,1; 177,2; 177,3; 177,6; 177,7; 179,4; 183,3; 183,6; 183,7; 185,1; 185,5; 186,2; 191,4; 191,5; 191,6; 195,6; 199,5; 201,6; 207,3; 209,7; 215,1; 215,5; 215,6; 215,7; 230,6; 231,2; 238/1; 239/4; 240/11; 249/12; 249/15; 254/26
Wirkung, wohltuende 199,7
Wirkung, zurückhaltende 230,1; 233,4
Wirkung, zusammenziehende 208,5; 209,1; 232,3
Wohlbeleibtheit erzeugen 158,2; 168,4; 170,1; 171,4; 180,5; 181,5; 185,5; 186,6; 190,1; 197,4; 197,6; 198,2; 199,2; 202,2; 205,6; 212,6; 227,3; 237,4; 250/16
Wohlgeruch 231,1
Wohlgeschmack 172,4
Wollkleider 228,6
Wollust 223,3
Wohnungen 253/24; 260/39
Wohnungen, unterirdische 237,6; 269/41
Würfelspiel 267/37
Würmer 189,3; 267/37
Wunde 237,7
Wurzelsirup 231,6
Wutanfälle 218,5

Zähne, faulende 223,5
Zähne, Hilfe für die 208,7; 209,1; 209,6
Zähne, hohle 164,7; 165,7; 172,7; 173,7; 222,5; 223,5
Zähne, Schaden für die 162,5; 163,7; 168,3; 180,4; 211,1; 223,5
Zähne vom Schleim reinigen 208,4
Zähne verbrennen 208,4
Zahnfleisch 176,1; 180,4; 208,2; 208,5; 208,7; 209,1; 209,6; 222,5; 255/27
Zahnfleischschwellungen 222,5
Zahnpflegemittel 208,1; 209,1; 209,2; 223,5; 255/27
Zahnreinigung 223,2; 223,5; 255/27
Zahnschmerzen 208,1
Zappelsucht 255/29
Zarole 161,6; 161,7
Zelunkörner 208,7
Zeugung 222,4; 223,3; 240/10
Zeugungsgebrechen 222,4
Zibet 267/38
Ziegen 185,2; 192,4
Ziegenfell 229,6
Ziegenfleisch 189,7
Ziegenfüße 181,2
Ziegenleber 192,1; 195,1
Ziegenmilch 200,5
Zimmer, heiße 253/23
Zimt 175,5; 179,2; 185,4; 186,4; 192,1; 197,3; 249/13
Zir 219,2
Ziribes 196,7; 197,7; 238/3; 249/13
Zitronat 159,7; 256/31
Zitronen 164,2; 174,3; 198,1; 204,3; 206,5; 214,6; 215,6; 215,7; 216,7; 256/30; 256/31
Zitronenblätter 205,7
Zitronensaft 175,7; 196,2; 196,3; 202,3; 203,3; 233,5; 250/15
Zitronenschale 205,7; 214,6; 215,6
Zitronensäure 222,7
Zittern 187,2; 189,5; 199,4; 213,4; 219,6; 223,4; 227,3; 255/28
Zorn 218,6; 219,6; 221,1; 221,6; 253/23; 265/32; 267/37
Zubereitungsarten 252/21
Zucker 162,6; 163,3; 163,6; 164,5; 166,6; 167,2; 167,5; 167,7; 171,5; 176,1; 183,1; 198,3; 201,5; 202,3; 204,4; 205,3; 205,4; 205,5; 206,1; 206,3; 207,1; 207,4; 207,6; 208,5; 211,5; 212,7; 231,6; 238/3; 254/26; 255/27; 256/31; 268/39
Zuckergebäck 213,7
Zuckerrohr 216,1; 217,1; 254/26; 256/31
Zuckerspeisen 185,1; 196,7
Zunahme 225,1
Zunge 193,3; 252/20
Zunge abschürfen 238/1; 239/4
Zunge, schwere 164,7

Zuri 214,2
Zuspeisen verdünnende 201,7
Zutaten, ölige 176,4
Zweiglein als Zahnbürste 209,2
Zwiebeln 176,6; 177,6; 179,3; 189,2; 197,4; 205,7; 211,7; 252/21; 253/22; 266/34
Zwiebel in Essig eingelegt 211,7

Zwiebelschneiden 252/21
Zwillinge (Sternzeichen) 223,2; 229,7; 235,5
Zyklamenblüten 215,4
Zyperwurz 182,2; 205,7; 208,5; 209,5; 223,5; 255/27; 256/31
Zypressennüsse 233,7

VERZEICHNIS DER GRUNDQUALITÄTEN

Ibn-Buṭlān gibt nicht bei allen Objekten die Qualitäten an, manchesmal erscheinen sie nur in reduzierter Form. Qualitätsangaben anderer Autoren werden in dieser Übersicht nicht berücksichtigt. Objekte ohne Qualitätsangaben scheinen hier ebenfalls nicht auf. Die Zahlen geben die jeweiligen Grade an.

HEISS UND FEUCHT

Gemäßigt/Gemäßigt: Heißes Wasser
Gemäßigt/1: Mandelöl
1/1: Süße Äpfel, Bananen, Bertramkraut, Feigen, Fett, Gebratenes, Süße Granatäpfel, Jujuba, Minze, Rosenwasserjulep, Nüsse, Kichererbsen, Rosinen, Schwertbohnen, Unschlitt, Weintrauben, Widderfleisch, Zuckerrohr
1/2: Kandiszucker, Zucker
2/1: Gartenkresse, Pastinaken, Weißer Senf
2/2: Augen, Brotjulep, Reife Datteln, Dattelwein, Enten, Euter, Gänse, Herzen, Hoden, Indische Nuß, Jungtauben, Kichererbsenbrühe, Köpfe, Leber, Mandeljulep, Maskinbe, Melonenjulep, Muducatate, Nüsse-Kataif, Pfauen, Roggen, Gekochter Roggen, Salhadia, Speisen auf Kohlen, Speisen am Spieß, Srindibeis, Tamutia, Torosia, Trappen, Laues Wasser, Weizen
4/1: Zwiebel

HEISS UND TROCKEN

Ohne Gradangabe: Aloeholz, Ambra, Theriak, Südliche Länder
1/1: Eppich, Getrocknete Feigen, Habarissa, Karuben, Mangold, Sicinkia
1/2: Krauses Basilikum, Kraut, Melanzani
2/1: Basilikum, Südwind, Wohlriechender Wein
2/2: Auripigment, Bittermandeln, Corumbria, Datteln, die gerade süß werden, Datteljulep, Dill, Drosseln, Enthaarungsmittel, Gesalzene Fische, Gazellenfleisch, Hähne, Hasenfleisch, Honig, Johannisbeeren, Jungvögel, Kamelfleisch, Kampferwasser, Kataifjulep, Kraniche, Krebse, Kuhfleisch, Lupinen, Gesalzene Mandeln, Milz, Munturia, Süße Nußspeise, Reis, Reisbrot, Dicker Rotwein, Sachne, Salzwasser, Seidenkleider, Gedämpfte Speisen, Tharet, Wachteln, Wein, Wein, der gerade zu Essig umschlägt, Säuerlicher Weißwein, Weizenbrei, Zitronen, Zyperwurzel
2/3: Gesalzenes Dörrfleisch, Lilien, Salz
3/2: Alantwurzel, Galgant, Gartenlauch, Wilder Lauch, Rettich, Usnen
3/3: Asawurzel, Pistazien, Senf
4/3: Knoblauch

KALT UND FEUCHT

Ohne Gradangabe: Bier, Winter
Gemäßigt: Sommerwohnungen
1/1: Aprikosen
1/2: Birnen, Pfirsiche, Pflaumen, Veilchen
2/Gemäßigt: Erbsen
2/1: Saure Granatäpfel
2/2: Agrest, Saure Fische, Gurken, Hirne, Weinsaure Melonen, Judenmelonen, Koloquinthen, Koriander, Kürbis, Lattich, Trüffeln
2/3: Süße Melonen, Veilchenöl, Warmes Wasser
3/1: Melisse, Portulak
3/3: Fische, Schnee
4/4: Brunnenwasser, Regenwasser

KALT UND TROCKEN

Ohne Gradangabe: Nördliche Länder
Gemäßigt/2: Lehm aus Chorasan
1/1: Saure Äpfel, Linsen, Maheleb, Maulbeeren, Mispeln, Quitten, Rosensirup
1/2: Bohnen, Wilde Datteln, Essig, Saudistel
1/3: Nabach
2/1: Eicheln
2/2: Berberosia, Eingeweide, Fell, Gebackene Fische, Gerste, Gerstenbrei, Gerstenwasser, Haut, Homadia, Johannisbeerensaft, Kibesia, Leinenkleider, Pumara, Roggenbrei, Rumania, Weißes Sandelholz, Stärkemehl, Sumacheria, Wasser mit Schnee
2/3: Myrten, Rosen
B3/2: Alraunenfrüchte, Quittensirup, Rosen
3/3: Alaunwasser
3/4: Nordwind

NUR EINE ANGABE:

HEISS

Gemäßigt: Silberglätte, Saurer Sirup aus Samen, Winterwohnungen
1: Bismaguard, Cuskabenchi, Flügel und Hälse, Kalbfleisch, Kleienbrot, Spargel
2: Agrestia oder Coformia, Dikiscera, Eibisch, Feludichi, Geißen- oder Kitzfleisch, Hennen, Kappis, Mohnsamenjulep, Ostwind, Rapata, Sicheis, Geröstete Speisen, Stare, Thabegeth, Weißbrot, Ziribes
3: An der Sonne gedörrtes Fleisch

KALT

Ohne Gradangabe: Rosenwasser
Gemäßigt: Ungesäuertes Brot
1: Mohnsamensirup, Spinat
2: Brot im Ofen, Madua, Maskia, Salben mit Öl, Kaltes Wasser

FEUCHT

2: Brot auf Steinen, Frühling

TROCKEN

2: Brot auf dem Herd, Maguminie, Westwind

WAS DIE SPEISEN ERZEUGEN

Blut, dickes: Schwertbohnen, Linsen, Brot aus dem Ofen, Kraniche, Tamutia
Blut, dünnes: Rapata, Cumabitia, Wohlriechender Wein
Blut, galliges: Aprikosen, Bananen, Reife Datteln
Blut, gemäßigtes: Weizenbrei, Gerstenwasser, Stare, Kastrierte Tiere, Ziribes, Muducatate, Mohnsamensirup, Wein, Zukkerrohr
Blut, gutes: Weintrauben, Birnen, Roggen, Butter, Bohnen, Leber, Sicheis, Zucker
Blut, heißes: Nüsse, Wachteln, Jungtauben, Honig
Blut, kaltes: Gallerte, Haut und Fell
Blut, reichlich: Datteln, die gerade reif werden, Gänseeier, Brotjulep, Kataifjulep
Blut, rohes: Brot vom Herd, Nüsse-Kataif
Blut, rotes: Dattelwein
Blut, scharfes: Indische Nuß, Rosinen, Gedämpfte Speisen, Gazellenfleisch, Drosseln und Amseln, Munturia
Blut, schlechtes: Lupinen, Brot auf Steinen, Kraut, Haselnüsse
Blut, schleimiges: Saure Äpfel, Jujuba, Trappen, Hirne, Augen
Blut, schwarzgalliges: Dörrfleisch, Dikiscera, Maguminie
Blut, das zur Trockenheit tendiert: Geröstete Speisen, Pistazien
Blut, trübes: Datteljulep
Blut, unreines: Maulbeeren, Wein, der gerade zu Essig umschlägt
Blut, verdorbenes: Melonen- und Mandeljulep
Blut, wäßriges: Judenmelonen
Blut, wenig: Süße Äpfel, Süße Melonen, Flügel und Hälse
Blutüberschuß: Gurken, Koloquinthen

Galle, rote: Dicker Rotwein
Galle, scharfe: Gartenlauch, Wilder Lauch, Säuerlicher Weißwein
Galle, schwarze: Nabach, Stärkemehl, Reisbrot, Asawurzel, Melanzani, Oliven, An der Sonne gedörrtes Fleisch, Hasenfleisch, Milz

Milch/Samen/Blut: Roggen, Kichererbsen, Zwiebel, Pastinake, Hoden, Kichererbsenbrühe

Nahrung, dicke: Frischer Käse
Nahrung, heiße: Feludichi
Nahrung, reichliche: Getrocknete Feigen, Karuben, Herzen
Nahrung, trockene: Mispeln, Gedämpfte Speisen, Lehm aus Chorasan
Nahrung, viel: Kappis, Koriander
Nahrung, wenig: Eicheln

Säfte, blähende: Basilikum
Säfte, dicke: Wilde Datteln, Knoblauch, Pfauen, Krebse
Säfte, eklige: Fett und Unschlitt
Säfte, gallige: Jungvögel
Säfte, gemäßigte: Mandelöl, Hennen, Berberosia, Michelebria
Säfte, gute: Feigen, Süße Granatäpfel, Gerste, Gerstenbrei, Roggenbrei, Weizen, Reis, Erbsen, Weißbrot, Kleienbrot, Lattich, Spargel, Süße Milch, Saure Milch, Hühnereier, Füße mit Schienbeinen, Salhadia, Srindibeis, Homadia, Corumbria, Reis, Thabegeth, Kandiszucker
Säfte, kalte: Quitten, Saurer Sirup
Säfte, kräftigende: Eier mit Leber
Säfte, saure: Knoblauch
Säfte, scharfe: Bertramkraut, Melisse, Weißer Senf, Gartenkresse, Senf, Galgant, Mangold, Kräutersaucen
Säfte, schlechte: Hähne, Tharet, Sachne, Saurer Sirup aus Samen, Rettich, Bier
Säfte, schleimige: Gänse, Enten, Fische, Madua, Maskia
Säfte, wenige: Saure Granatäpfel, Weinsaure Melonen, Saudistel, Eppich, Portulak, Melisse, Dill, Agrest, Essig, Spinat, Kürbis, Rebhuhneier
Säfte, übelriechende: Alantwurzel
Säfte, ungemäßigte: Geißen- und Kitzfleisch
Säfte, unreine: Johannisbeeren
Säfte, unterschiedliche: Köpfe
Säfte, unverdaute: Bittermandeln
Säfte, viele: Alter Käse, Kalbfleisch, Bäuche und Wammen, Habarissa, Sicinkia, Torosia, Cerasia, Maskinbe, Speisen auf Kohlen, Speisen am Spieß, Gebratenes, Süße Nußspeise, Cuskabenchi

Schleim: Ungesäuertes Brot, Trüffeln, Widderfleisch, Kuhfleisch, Kamelfleisch, Fische, sauer eingemacht, Eingeweide
Schleim, salziger: Zyperwurzel, Gesalzene Mandeln